제2판

건강운동관리사를 위한

운동상해

제2판

건강운동관리사를 위한

운동상해

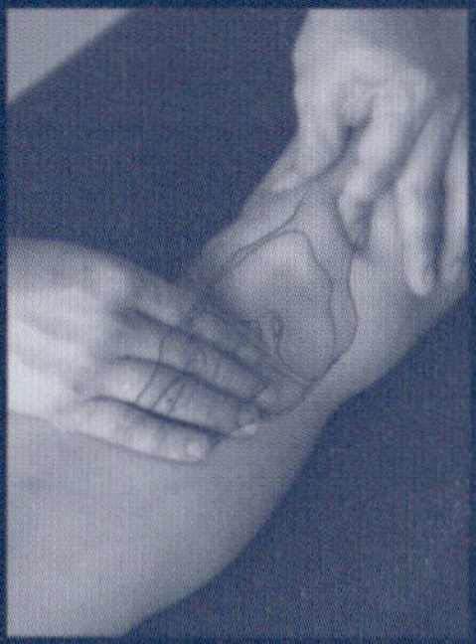

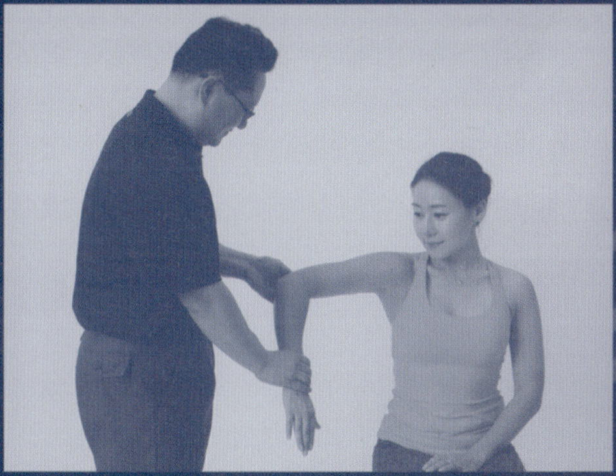

김용권 · 임승길 · 홍정기 · 김경훈
김진구 · 박진영 · 송하헌 공저

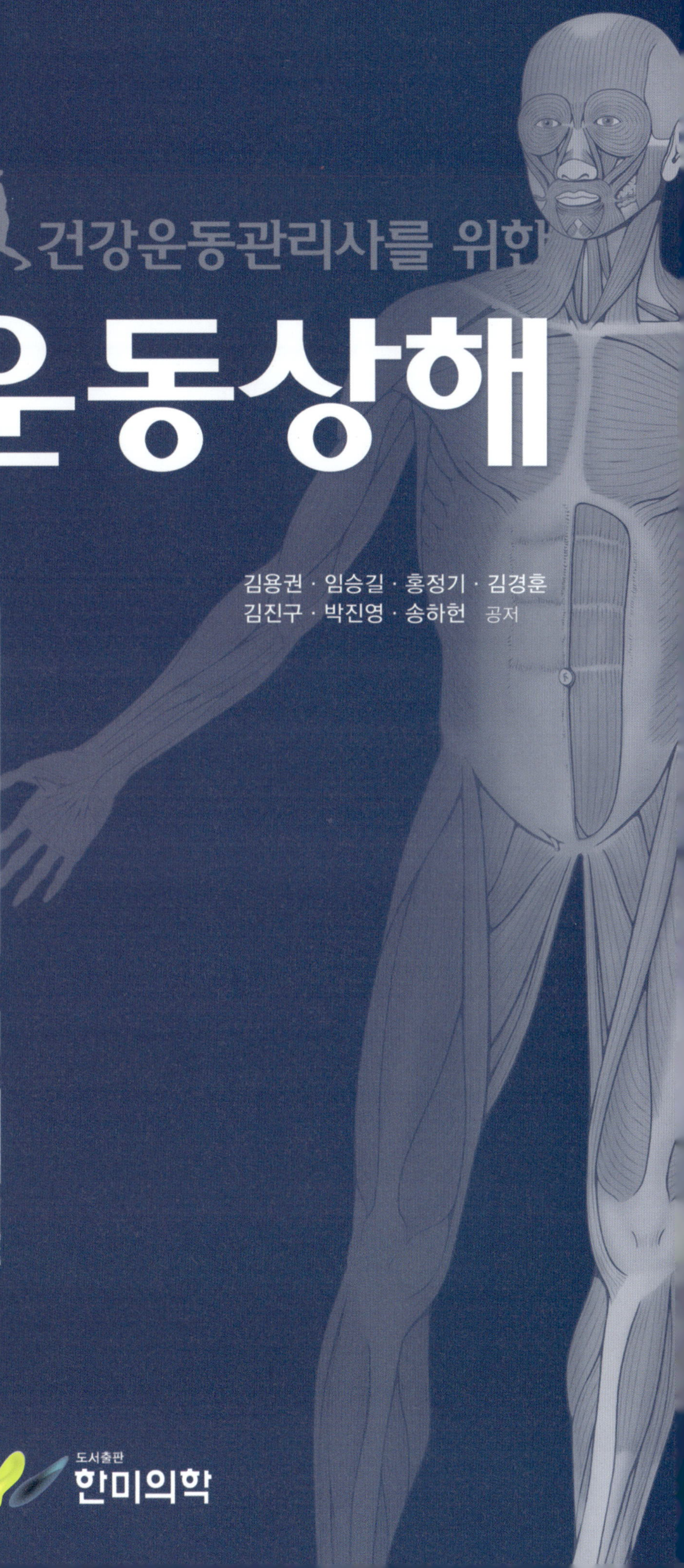

• 건강운동관리사 표준 교재 •

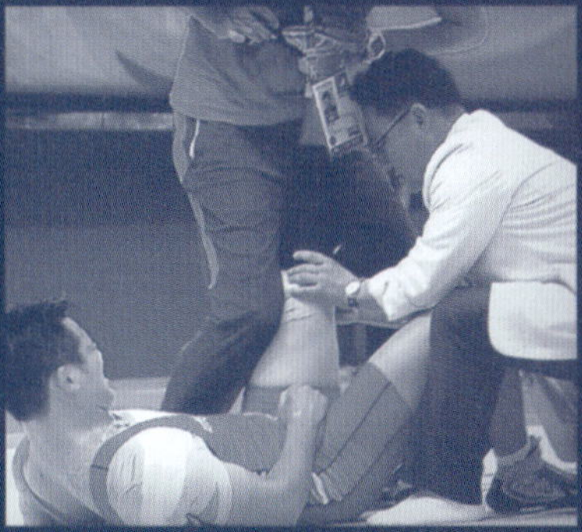

도서출판
한미의학

제2판

건강운동관리사를 위한

운동상해

1판 1쇄 발행 2015년 3월 30일
4쇄 발행 2022년 1월 25일
2판 1쇄 발행 2023년 2월 10일
2쇄 발행 2025년 2월 6일

지은이 김용권, 임승길, 홍정기, 김경훈, 김진구, 박진영, 송하헌
펴낸이 이광재
펴낸곳 도서출판 한미의학(2025 Printed in Korea)

모델 조아라, 윤이정

책임편집 오인택
본문편집 서영주
책임교정 이순례, 박순옥
마 케 팅 이종희, 이상빈
경영관리 이종희, 박희숙

출판등록 1999년 7월 13일 제22-1586호
주소 서울시 마포구 동교로23길 36 리앤리빌딩
전화 02-336-3477
팩스 02-336-6762
메일 k_medical@hanmail.net
www.hanmibook.co.kr

ISBN 979-11-90322-52-2 93510
정가 28,000원

이 책의 출간을 위해 집필해 주신 교수님들과 사랑하는 아내에게 감사드립니다.

Learn from yesterday, live for today, hope for tomorrow.

어제로부터 배우고, 오늘을 살며, 내일을 꿈꿔라.

– 아인슈타인

저자에 대하여

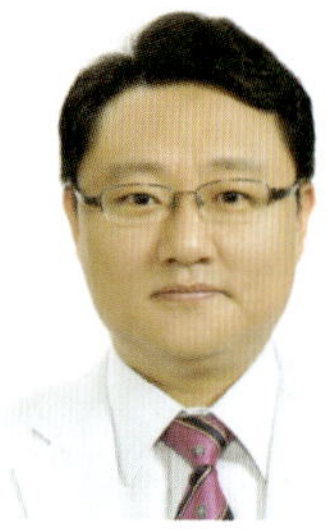

김용권 PhD

- 서울대학교 체육교육과 졸업
- 서울대학교 스포츠의학 박사
- ㈜본스포츠재활센터 대표 원장
- 전주대학교 운동처방학과 겸임 교수
- 전북스포츠의학연구회 상근 부회장
- 한화토탈에너지스㈜ 웰리스클리닉 위탁 운영
- 서울시교육청 연수원 체육 1정연수 전문강사
- 전 서울아산병원 운동처방실장
- 전 국가대표 레슬링팀 전임 의무주치의
- 전 삼성디스플레이(주) 근골격계질환예방센터장
- 전 서울시 동부교육지청 학생선수보호위원장
- 전 대한운동사협회 이사/자격연수원 교수
- 전 대한스포츠의학회/대한선수트레이너협회 이사
- 전 한국운동생리학회 총무이사
- 저서: 건강운동관리사를 위한 운동상해, 병태생리학, 건강운동관리사 완전정복, 김용권 교수의 건강 100세 재활운동

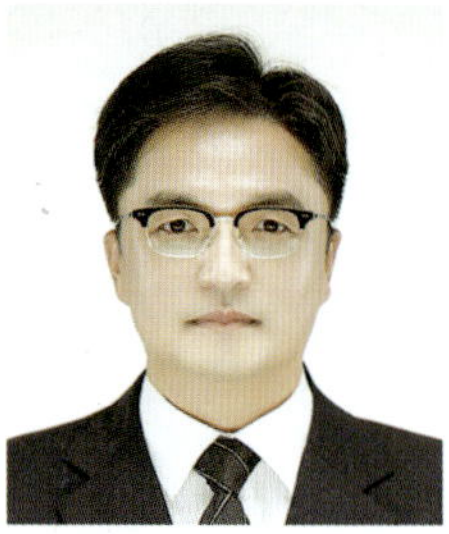

임승길 PhD

- 중앙대학교 체육교육과 학사
- 중앙대학교 대학원 이학박사
- 서원대학교 헬스케어운동학과 교수
- 한국운동생리학회 이사
- 대한운동학회 부회장
- 대한스포츠의학회 편집위원
- 건강운동관리사
- NSCA, CSCS
- 전 동신대학교 운동처방학과 교수

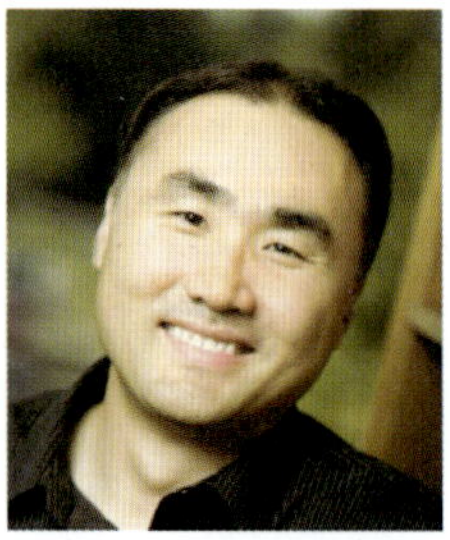

홍정기 PhD

- 한국체육대학교 체육학과 졸업
- Oregon State University, PhD
- 차의과대학교 스포츠의학대학원장
- 강남차병원 스포츠의학 고문
- 한국선수트레이닝학회장
- 대한육상연맹 기술 고문
- SSL 자문 교수
- NATA ATC
- 전 고양농구단 스포츠퍼포먼스 및 운동재활 컨설턴트
- 전 Willamette University Assistant Professor

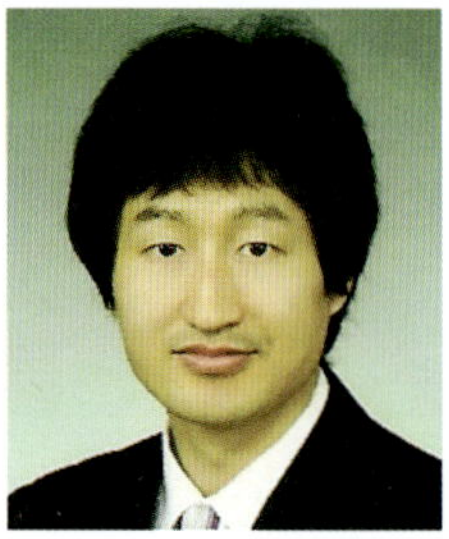

김경훈 PhD

- 조선대학교 산업공학과 졸업
- 연세대학교 운동역학 박사
- RE트레이닝센터장
- 동신대학교 운동처방학과 겸임 교수
- West Chest University 인턴
- 독일 분데스리가 브레멘축구팀 연수
- 건강운동관리사
- NATA ATC

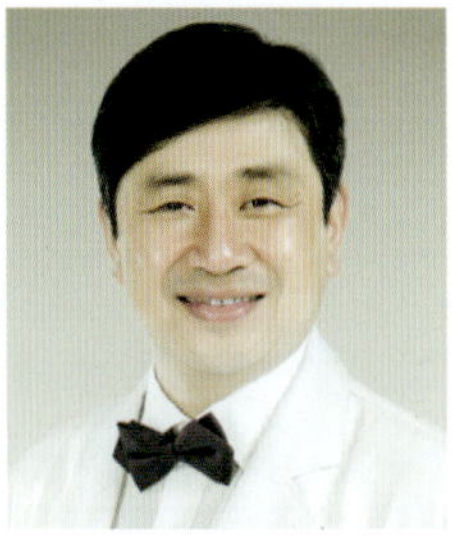

김진구 MD, PhD

- 서울대학교 의과대학 의학사, 인제대학교 박사
- 한양대학교 교육협력 명지병원 병원장
- 한양대학교 교육협력 명지병원 스포츠의학센터장
- 유럽 관절경스포츠학회(ESSKA) 학술위원
- 대한스포츠의학회 학술편집위원장 및 이사
- 대한관절경학회 국제위원회 위원장, 평의원
- 미국스포츠의학회 학술지 편집위원
- 대한슬관절학회 편집위원
- 대한정형외과학회 학술위원
- Exercise is Medicine Korea 부위원장
- 전 건국대학교병원 정형외과 교수
- 전 인제대학교 서울백병원 정형외과 교수
- 전 미국 피츠버그 의과대학 정형외과, 스포츠센터 연구강사

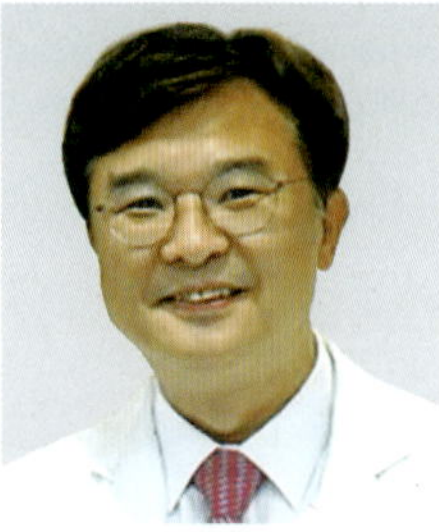

박진영 MD, PhD

- 서울대학교 의과대학 의학사, 석박사 졸
- 네온 정형외과 원장
- 세계 견-주관절학회 이사회 사무총장
- (사)대한스포츠의학회 회장
- 한국야구위원회(KBO), 대한핸드볼협회(KHF) 의무위원
- KBO 팀주치의 협의회 회장
- 전 미국 컬럼비아 대학교 정형외과 임상전임의
- 전 단국대학교 의과대학 정형외과 부교수
- 전 건국대학교 의학전문대학원 주임교수 견-주관절 센터장
- 전 대한견-주관절학회, 대한정형외과초음파학회 회장

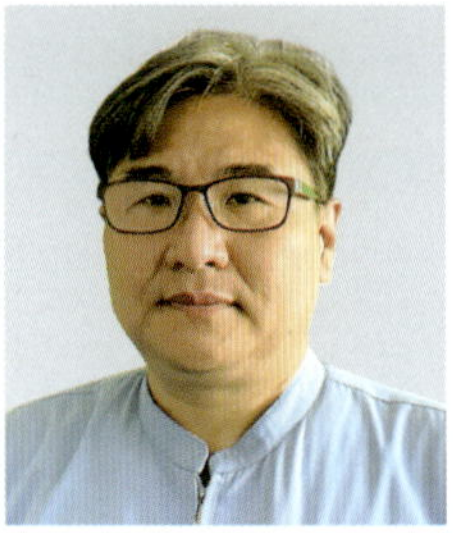

송하헌 MD, PhD

- 원광대학교 의과대학 의학사, 전북대학교 의학박사
- 전주 본병원 원장
- 전북현대프로축구단 팀 주치의
- 대한프로축구연맹 의무위원
- 대한족부족관절학회 개원의위원회 고문
- 미국 뉴욕 The Hospital for Special Surgery 정형외과 임상의사
- International Member American Orthopaedic Foot & Ankle society
- 정형외과 전문의/스포츠의학인증 전문의
- 대한스포츠의학회 이사
- 전 원광대학교 의과대학 정형외과 교수
- 저서: 스포츠의학, 족부초음파, 족부정형외과학, 장애판정기준 등

서문

필자는 1995년 서울아산병원 스포츠건강의학센터에 입사한 후 지금까지 병원과 재활센터에서 수술 후 환자부터 기능 회복을 위한 환자, 비수술 재활 환자 및 부상 선수를 대상으로 부상 예방 및 치료를 위해 국내 최고의 임상 재활운동을 진행하고 있습니다. 또한 여러 해 동안 대학교에서 후학양성을 위해 운동상해 및 손상평가, 운동재활 과목을 강의하고 있습니다. 2015년 1월부터 국가자격인 "건강운동관리사"가 문화체육관광부 인정 자격으로 탄생했지만, 마땅한 교재가 없어 1995년에 『운동상해』 1판을 출간했고, 그것은 총 4쇄까지 발간되었습니다. 그리고 이제서야 2판을 출판하게 되었습니다. 2판에서는 국내 최고의 정형외과 의사이자 스포츠의학 전문의이신 김진구, 박진영, 송하헌 교수님이 참여해 주셨고, 내용을 더 보강하여 심도 있게 준비했습니다. 국가시험관리위원회에서 제시한 과목 중 '운동상해' 에 역점을 두어 임상 및 현장에서 건강운동관리사가 꼭 알아야 하는 관절별 기능해부학과 운동손상학, 신경계, 재활운동을 보강했기에 시험대비는 물론 임상 현장에서 훨씬 더 쉽게 적용할 수 있을 것으로 기대합니다.

제 I 편에서는 스포츠 손상의 예방에 관한 내용으로, 경기 참가 전 신체검사, 종목별 상해 예방법, 스포츠 의학팀의 역할과 기능을 다루었습니다.

제 II 편에서는 스포츠 손상의 위험 관리에 관한 내용으로, 다양한 환경적 고려와 보호용 스포츠 장비, 테이핑에 관하여 다루고 있습니다.

제 III 편에서는 스포츠손상의 기전에 관한 내용으로, 손상에 대한 조직의 반응과 손상의 구조와 특성을 언급하였습니다.

제 IV 편에서는 스포츠 손상의 관리 기술에 관한 내용으로, 심리적 중재와 응급처치, 경기장 밖에서의 손상평가 및 처치를 다루었습니다.

제 V 편에서는 스포츠 손상의 일반적인 의학적 상태에 관한 내용으로, 신체 부위별 스포츠 손상의 이해와 이학적검사, 초기 재활운동법을 다루었습니다.

제 VI 편에서는 스포츠 손상의 재활운동에 관한 내용으로, 재활운동의 원리, 재활운동 프로그램 과정에 대해 다루었습니다.

이 저서는 건강운동관리사가 할 일을 정확하게 인지하고 제대로 잘 수행할 수 있도록 집필되었습니다. 의사가 해야 할 일과 건강운동관리사가 해야 할 일들을 정확하게 인지하고 협력하는 것은 매우 중요한 부분입니다. 이러한 점에서 『운동상해』는 건강운동관리사 국가자격을 위한 좋은 지침서가 될 것입니다. 무엇보다 건강운동관리사가 국가자격으로 우뚝 서기 위해서는 올바른 운동교육을 통하여 환자들의 질병을 관리하고 체력을 증진시킴으로써 질병을 예방하고 조기에 치료할 수 있도록 제 역할을 충실히 수행하는 것이 중요합니다. 이로써 많은 전공자가 이러한 업무를 수행함에 있어서 행복을 느끼고 보람 있는 직업군으로 자리매김하기를 희망합니다. 건강운동관리사의 행복은 곧 운동이 필요한 많은 환자들의 행복과 일치됨을 상기하면서 수험생들 모두의 건승을 기원드립니다.

2023년 1월

대표저자 김 용 권

목차

목차

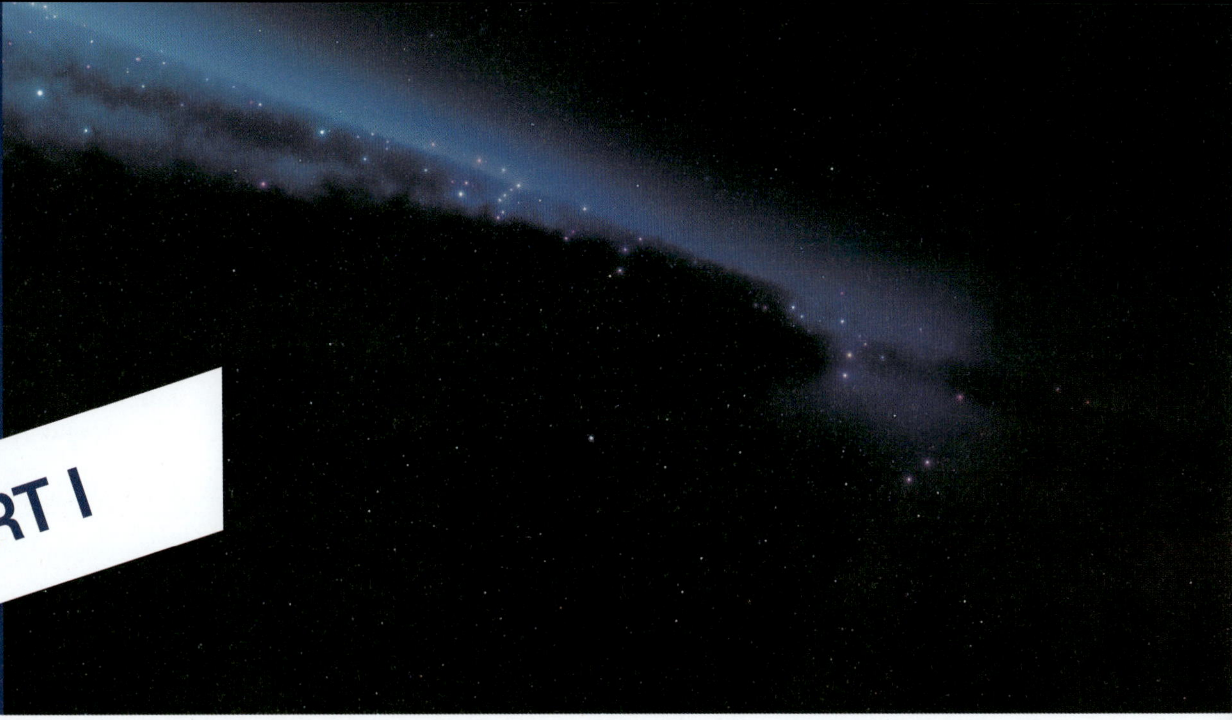

PART I

스포츠 손상의 예방

서론

운동은 건강을 위해 매우 중요한 필수 요소가 되었다. 주 5일 근무제가 도입되고 여가 시간이 증가하면서 다양한 스포츠 종목을 즐기는 사람들이 많아짐에 따라 운동 중 손상을 입는 사람들도 증가했다. 과거에는 운동선수들에게서나 볼 수 있었던 손상이 지금은 일반인에게도 발생됨으로써 의학계에서도 스포츠 손상의 진단과 치료에 대한 관심이 집중되고 있다. 특히 의학적 진단과 치료 후 운동재활의 필요성 및 복귀 전 훈련 등은 체육계에서도 새로운 전공 분야가 생성되는 계기가 되었다. 그러나 스포츠 손상을 예방하는 것이 손상 후 재활보다 더 중요하다는 인식이 확산되면서 체육계에서는 손상 예방을 위한 체력적 측면과 신체역학적 측면, 종목별 손상기전에 관한 연구 등으로 관심 분야가 확대되고 있다.

축구는 전 세계적으로 가장 대중화된 스포츠로 신체 접촉과 충돌이 많기 때문에 손상이 자주 발생하는 종목이다. 프로 축구 선수의 경우 근육 손상이 48.2%로 가장 많고, 그 다음으로 인대 손상이 23.5%를 차지하고 있다. 손상 부위로는 허벅지, 발목, 종아리의 순으로 보고된다. 그러나 야구종목의 경우에는 팔꿈치와 어깨 손상이 가장 많은 것으로 보고되고 있으며, 돌림근띠(회전근개) 손상과 팔꿈치 안쪽곁인대의 손상이 그 다음으로 많이 보고된다. 수영 종목의 경우에는 어깨 손상이 43%, 발목 손상이 18%, 허리 손상이 16% 순으로 보고되고 있으며, 자유형이 다른 영법보다 손상이 더 많은 것으로 나타났다. 이렇듯 스포츠 종목에 따라 통증 부위가 다르고 종목별 포지션이나 영법에 따라서도 통증 부위가 다르기 때문에 손상을 예방하기 위해서는 각 스포츠 특성과 체력에 맞는 운동 프로그램을 구성해야 한다.

스포츠 손상이란 운동 중 발생되는 손상으로 건강운동관리사 또는 의사에 의한 관리가 필요하고, 24시간 이상 운동이나 경기에 참여할 수 없는 상태를 의미한다(NCAA의 ISS 참조). 스포츠 손상이 발생하면 의사와 건강운동관리사, 운동사, 스포츠 물리치료사 등으로 구성된 스포츠의학팀이 손상의 심각성에 관해 의견을 조율하고 손상의 특성을 인지해 적절한 치료를 실시하게 된다.

손상은 크게 급성과 만성으로 구분된다. 급성 손상은 외상성 충격에 의해 발생하며, 염증의 5대 징후인 발적, 발열, 부종, 통증, 그리고 기능장애와 같은 증상이 빠르게 발현되는 특성이 있다. 만성 손상은 6개월 이상 증상이 발현됨과 동시에 점차적으로 구조적인 부상이 심각해지는 손상을 의미한다. 특히 만성 손상은 단일 외상성 손상이 아니라 시간이 지나면서 점차적으로 발전되는 손상이기 때문에 반복적이며 과사용되거나 지속적인 염증이 유발되는 운동에서 자주 나타나는 특성이 있다. 예를 들어, 힘줄의 과사용은 운동으로 인해 발생되는 부하가 근힘줄 조직의 신장 능력을 초과할 때 발생한다. 아킬레스 힘줄과 무릎힘줄, 팔꿈치 가쪽위관절융기염(테니스 엘보), 돌림근띠는 과사용에 의한 만성 손상의 주된 부위이다.

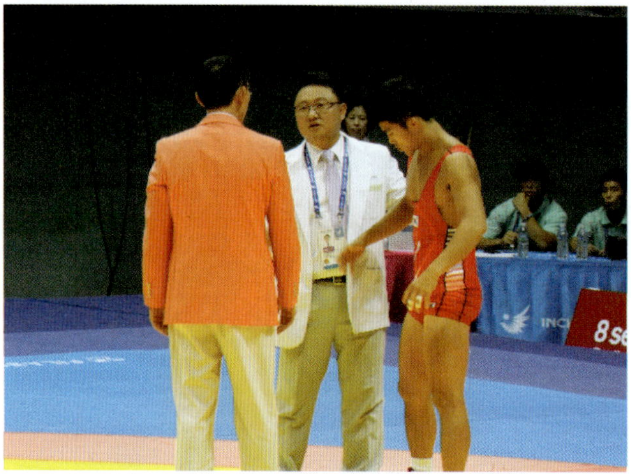

그림 I-1 경기 중 스포츠 손상의 중재

CHAPTER

1 스포츠 손상의 예방 대책

스포츠 손상을 예방하기 위해서는 경기에 참가하기 이전에 신체검사 및 체력검사 등을 통해 잠재적 질병을 사전에 확인하고 체력의 상태를 파악해 손상의 위험 요인을 점검하는 것이 중요하다. 손상의 위험 요인으로는 근육의 불안정, 비만도, 유연성 부족, 근력 저하, 고유수용성 능력의 감소, 근지구력 저하, 무산소성 능력의 저하, 심폐지구력의 저하 등이 있다.

경기 참가 전 신체검사

종목에 따라 경기 참가 전 신체검사 항목에는 약간의 차이가 있다. 특히 지구성 스포츠의 경우 심혈관 위험 인자를 사전에 검사하는 것은 매우 중요하다. 가끔 마라톤이나 축구 경기 도중 갑작스럽게 쓰러지는 선수를 볼 수 있는데, 대부분 부정맥이나 기형 관상동맥, 심장 비대 등의 심혈관질환을 가지고 있거나 고혈압이나 고지혈증 등의 위험 인자를 가지고 있는 경우가 많다. 사전에 인지했다면 적절한 관리가 이루어질 수 있지만, 그렇지 않은 경우에는 경기 중 심혈관 사고가 발생할 수 있다. 따라서 미국심장협회(AHA)에서는 12가지 항목에 해당하는 경우에는 경기 참가 전 병력 검사 및 신체검사를 평가할 것을 권장하고 있다 표 1-1 .

병력으로는 알려진 진단명이 있는 경우, 최근 또는 과거의 외과적 수술 경험, 현재 섭취 중인 약물, 이상 소견이 있는 내과적 검사 결과 활동 수준, 사회적 관계(종교), 직업, 전반적인 건강 상태, 건강 습관, 가족 건강력(심장병, 당뇨병, 관절염, 골다공증 등)이 포함된다.

주요 운동 종목별 스포츠 손상 예방법

스포츠 손상에 대해서는 운동학 및 스포츠의학 전공자들이 많은 연구를 해 왔다. 종목별 손상 부위가 다르고 요구되는 체력의 수준이 다르기 때문에 스포츠 손상을 예방하기 위해서는 매우 다양한 접근이 필요하다.

스포츠 손상의 위험 요인으로는 크게 외재성 요인과 내재성 요인으로 구분된다. 외재성 요인으로는 장비, 환경, 운동 종류, 컨디션 난조가 있으며, 내재성 요인으로는 연령, 성별, 신체 크기, 병력, 체력, 근력, 근육의 불균형, 인대의 느슨함, 기술, 심리적 상태, 인지 능력 등을 포

표 1-1 경기 참가 전 심혈관 검사의 항목

병력
개인력
· 운동성 가슴통증 및 불편함 · 이유 없이 실신한 병력 · 운동성 호흡곤란 및 피로 · 심잡음 · 고혈압
가족력
· 친척 중 심장병으로 50세 이전에 조기 사망한 경우 · 50세 이전에 심장병으로 인한 장애 · 가족 중 심장질환: 비후성 심근병, 긴 QT 증후군, 마르판증후군, 부정맥
신체검사
· 심잡음 · 대동맥축착증으로 넙다리 맥박이 잡히지 않음 · 마르판증후군의 신체적 증상 · 혈압

출처: Maron BJ, Thompson PD, Ackerman MG.2007 Recommendation and considerations related to preparticipation screening for cardiovascular abnormalitied in competitive athletes. Circulation, 2007:115(12):1643-1655.

함한다.

Moskwa와 Nicholas(1989)는 해부학에 기초한 주요 근골격계 손상을 구체화했다 표 1-2 . 스포츠 손상을 예방하기 위해서는 과도한 훈련으로부터 선수를 보호하고 골격의 정렬 상태를 확인해야 하며, 근육의 밸런스 유지, 적절한 기술 등이 고려되어야 한다. 또한 손상 예방을 위한 컨디셔닝 훈련과 체력 유지, 체중 관리가 중요한 변수가 된다.

표 1-2 **근골격계 손상과 관련된 위험 요인**

부위	손상/증상	위험 요인
목뼈	목뼈	목이 긴 경우 목 근육의 약화
	목 신경차단	목뼈 협착
팔	위팔뼈신경증/혈관 증상, 가슴문증후군	목뼈 갈비뼈 사이의 협착
	어깨 아탈구	인대의 느슨함 팔이음뼈(shoulder girdle)의 약화
	충돌증후군	어깨 근육의 긴장
허리	요통(허리 통증)	허리엉치근막(lumbosacral fascia)의 긴장 햄스트링의 긴장 배 근육의 약화 엉덩굽힘근의 긴장 척추 주변근의 약화 척추분리증 척추전방전위증 증상이 있는 디스크질환
다리	ITB 충돌증후군	ITB의 긴장 가쪽위관절융기의 돌출 O자형 무릎 정강뼈의 안쪽돌림 발의 과엎침(Hyperpronated foot)
	햄스트링 염좌	햄스트링의 긴장과 약화
	무릎넙다리통증증후군(PFPS)	인대의 느슨함 부정렬(엉덩이, 무릎, 발목) 다리 근육의 약화(특히 넙다리네갈래근) 가쪽 무릎 지대의 긴장 햄스트링의 긴장
	오스굿-슐라터병	넙다리네갈래근의 긴장과 약화
	무릎힘줄염	넙다리네갈래근의 긴장과 약화
	정강거친면의 찢김골절(견열골절)	오스굿-슐라터병
	앞정강근의 통증	스트레칭과 근력의 부족 근육의 긴장
	발목의 통증/염좌	정강종아리 인대결합 인대의 긴장 발목 근육의 약화(특히 종아리근) 발목뼈의 융합

출처: Moskwa CA, Nicholas JA. 1989. Musculoskeletal risk factors in the young athlete. Phys Sportsmed, 17(11):51.

손상 예방과 컨디셔닝

부상을 예방하기 위해 가장 중요한 변수는 선수들의 체력 관리이다. 꾸준한 체력을 유지하기 위해서는 컨디셔닝 프로그램으로 적절하게 관리해야 한다. 특히 일반적인 컨디셔닝과 스포츠관련 컨디셔닝을 잘 활용해야 한다. 일반적인 컨디셔닝은 체력의 기본 항목인 심폐지구력과 근력, 근지구력, 유연성, 민첩성, 순발력, 평형성 등을 잘 유지하는 것이며, 스포츠 관련 컨디셔닝은 종목에 맞는 체력이나 기술을 포함한다. 특히 축구 선수의 경우에는 무산소성 파워(anaerobic power) 능력을 검사하기 위해 윈게이트 검사(wingate test) 실시 후 지속적인 무산소성 훈련을 실시해야 하며 그림 1-1 , 야구 선수의 경우에는 어깨 손상을 예방하기 위해 돌림근띠의 강화와 어깨뼈 정렬을 위해 어깨뼈를 비롯한 어깨 주변 근육의 강화 훈련을 실시해야 한다. 또한 컨디셔닝 프로그램은 1년 단위로 재평가하고 관리되어야 한다.

체력 유지

심폐지구력은 일반적인 피로와 관련된 중요한 체력 요인이다. 심폐지구력의 약화는 피로를 유발시킴으로써 부상을 초래한다. 심폐지구력은 런닝이나 자전거 운동, 수영, 크로스컨트리, 계단 훈련, 산악 훈련과 에어로빅 댄스로 향상시킬 수 있다. 최소한 주 3일 이상 하는 것이 효과적이다.

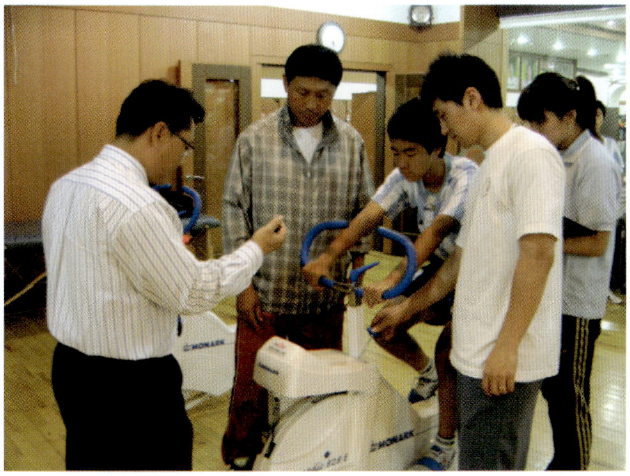

그림 1-1 윈게이트 검사

근력과 근지구력 훈련은 근육의 생리학적, 형태학적 변화를 초래하며, 큰 파워를 발휘할 수 있도록 하기 때문에 경기력과 매우 직결되는 중요한 요인이다. 근력 약화가 기능의 저하로 연결되는 것은 당연한 결과이다. 특히 최근에는 주동근(protagonist)과 대항근(antagonistic)의 근력 비율이 손상의 주된 원인으로 보고되고 있다. 관절에 따라 주동근과 대항근은 적절한 비율이 유지되어야 하는데, 특히 선수들의 경우에는 그 비율의 차이가 더 큰 것으로 보고되고 있다. 예를 들면, 배 근육과 등 근육의 경우 일반인은 1:0.8~1.2의 비율이지만 선수들의 경우에는 1:1.2~1.6으로 등 근육이 배 근육에 비해 훨씬 더 강한 것으로 나타났다. 어깨돌림근(회전근)의 경우에는 가쪽돌림근은 안쪽돌림근에 비해 60% 수준이며 선수들은 66%에 근접하고 일반인은 60% 미만을 유지한다. 무릎관절 주변 근육은 굽힘근이 폄근에 비해 50~70% 수준이며, 선수들은 70%에 더 가깝고, 일반인은 50%에 더 가까운 것으로 보고되고 있다.

유연성은 관절가동범위로 뼈의 구조와 관련이 되며, 특히 관절주머니와 인대, 근육과 같은 연부조직의 장 능력이 매우 중요하다. 유연성을 좋게 하기 위해서는 충분한 준비 운동과 스트레칭이 필요하다. 스트레칭은 동적 스트레칭, 정적 스트레칭, 그리고 PNF 스트레칭이 있다. 동적 스트레칭은 관절가동범위의 끝부분에서 반동을 주며 실시하기 때문에 관절가동범위를 더 크게 할 수 있는 장점이 있지만, 근력이 크게 긴장하거나 탄력이 없어진 경우에는 손상을 초래할 수 있는 단점이 있다. 반면에 정적 스트레칭은 반동 없이 관절가동범위의 끝 지점에서 연부조직을 늘리기 때문에 운동 중 손상의 위험이 거의 없으며, 일정 시간 끝 지점에서 동작을 유지하는 특징을 갖는다. 끝 지점에서의 동작 유지는 오래 유지할수록 더 큰 효과가 있으며, 일반인은 6초 이상, 선수들은 15초 이상을 유지하는 것이 효과적이다. 환자들의 경우에는 최소한 2~3초 이상은 유지하도록 해야 한다. PNF 스트레칭은 주로 마비환자의 관절가동범위를 증가시키기 위해 사용되었다. 그러나 수술 후 관절의 구축이 있거나 관절가동범위에 제한이 있는 경우, 근육의 수축 후 이완 타이밍을 고려한 PNF 스트레칭은 매우 효과적이다. 특히 이 방법은 건강운동관리사와 환자 사이에 좋은 상호 작용이 될 수 있기 때문에 현장에서 흔하게 사용된다. 이외에도 민첩성과 순발력, 평형성과 같은 운동 기술과 관련된 체력은 종목의 기초 기술 훈련과 함께 지상에서의 훈련을 병행해야 한다.

민첩성과 순발력은 플라이오메트릭 훈련, 지그재그 스텝, 다양한 점프 훈련과 직선 질주 등의 훈련으로 향상시킬 수 있다.

평형성 훈련은 BAPS 보드나 불안정한 표면 위에서 중심을 유지하면서 공을 주고 받는 운동, 밴드 훈련을 실시하면서 강화시킬 수 있다.

체중 관리

선수들의 영양 관리와 부상 중 체중 관리를 위한 식이 습관은 매우 중요하다. 컨디셔닝 기간에는 필수 영양소의 섭취를 통해 신체 기능이 정상적으로 회복되도록 해야 한다. 그러나 부상 기간에는 평소보다 소비 칼로리가 적기 때문에 칼로리 섭취를 잘 조절해야 한다. 영양권장량의 경우에는 탄수화물 45~70%, 단백질 12~15%, 지방 20%를 섭취할 것을 권장한다. 그러나 많은 선수들은 탄수화물, 단백질, 지방을 각각 45%, 45%, 10%를 섭취하고 있다. 즉, 단백질을 섭취하면 근육량이 증가하고 손상된 근육의 회복에 도움이 될 것이라는 막연한 믿음이 크기 때문이다. 붉은 육고기와 같은 단백질에는 많은 양의 지방이 함유되어 있기 때문에 음식을 통한 단백질 섭취량이 많아지면 심혈관질환의 발병률이 높아질 수 있다. 따라서 비시즌, 시즌, 부상 중 음식 섭취에는 차이를 두고 피로 회복을 위한 탄수화물 섭취의 증가와 감소를 조절하고 적절한 전해질 섭취를 권장한다. 특히 체중 증가를 막기 위해서는 평소 칼로리 소비를 분석해 섭취 음식의 양을 조절하는 것이 중요하다.

2

CHAPTER

스포츠의학팀의 역할과 기능

스포츠의학은 기본적으로 선수들의 의무 관리, 체력 관리, 재활운동, 만성 퇴행성 질환의 예방에 목적을 두어야 한다. 건강운동관리사는 의사의 처방하에 부상 선수나 환자를 운동시키기 위해 부상 부위와 부상 정도를 파악하고 체력 수준을 고려해 재활운동 프로그램을 작성해야 한다. 스포츠의학팀은 다양한 전문가들이 환자에게 접근함으로써 손상 관리 및 치료적 운동 프로그램을 극대화시켜 복귀 시간을 단축시켜야 한다.

스포츠의학팀 접근법

환자를 다루는 데 있어 의사의 역할은 비의료적 전문가를 교육하고 손상을 처치하기 위한 능력을 구비하도록 교육 및 자격 교육을 실시하는 것이다. 아울러 응급 상황에 대비하기 위한 장비의 활용 교육과 응급처치 교육 등을 실시한다. 건강운동관리사는 부상의 예방과 응급 상황에 대한 인식 및 처치, 재활운동과 컨디셔닝 관리, 건강 관리 교육, 전문가로서의 역할과 책임 등에 훈련되어 있어야 한다. 미국에서의 NATABOC는 선수 트레이너 자격 교육을 실시하고 있으며, 국내에서는 대한스포츠의학회에서 선수 트레이너 자격 교육을 하고 있다. 또한 대한운동교육평가원에서는 임상과 필드에서 부상을 예방하고, 재활운동 및 대사질환 운동, 퍼스널 트레이닝과 같은 운동 교육 능력에 관한 자격 교육으로 운동사 자격을 부여하고 있다. 따라서 부상 선수나 환자들을 대상으로 운동재활을 실시하기 위해서는 의사와 건강운동관리사뿐 아니라 선수 트레이너와 운동사, 심리상담가, 물리치료사 등 다양한 전문가들이 상호 협력해야 한다.

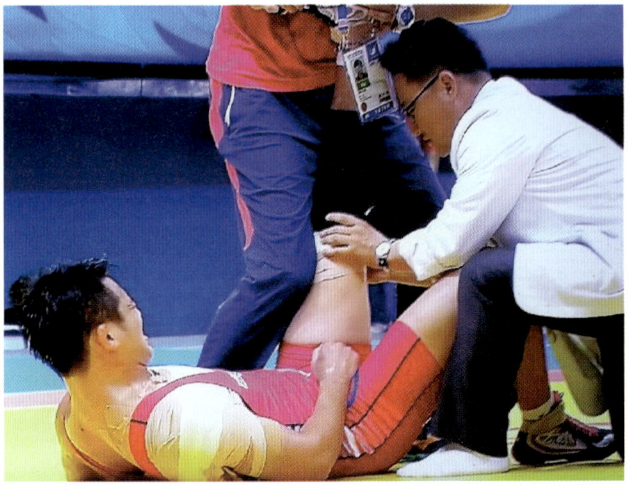

그림 2-1 **경기 중 응급처치**

구성 인원의 역할과 책무

스포츠의학팀의 구성 인원은 현장에 따라 다양하게 구성할 수 있다. 일반적으로는 의사와 건강운동관리사, 운동사, 물리치료사, 간호사, 운동생리학자, 스포츠심리학자, 운동영양학자 등으로 구성된다.

의사

의사는 정형외과와 재활의학과를 주축으로 스포츠의학에 관한 손상을 인식하고 평가할 수 있는 능력을 가지고 있어야 한다. 손상에 대한 기전과 원인 분석은 치료를 위해 매우 중요한 판단 기준이 된다. 국내에는 대한스포츠의학회에서 스포츠의학 전문의를 배출하고 있으며, 이러한 의사들이 전국적으로 활동하고 있다.

건강운동관리사

건강운동관리사는 1급 생활체육지도자 자격이 2015

년 1월부터 변경된 명칭으로, 시험 과목과 실습 내용이 개선된 국가 자격이다. 국민체육진흥법 시행령 제9조의 2에는 "건강운동관리사는 의사가 의학적 검진을 통해 건강증진 및 합병증 예방 등을 위해 치료와 병행하여 운동이 필요하다고 인정하는 사람에 대해서는 의사의 의뢰(「의료기사 등에 관한 법률 시행령」 제2조제1항제3호의 신체교정운동 및 재활훈련은 제외한다)를 받아 운동수행방법을 지도 · 관리한다."로 명시되어 있다. 따라서 건강운동관리사는 부상 중인 선수나 환자를 대상으로 건강증진과 다른 합병증 예방을 위해 운동 교육을 하거나 종합검진을 하고, 대사질환을 가진 환자를 대상으로 운동 습관 교육 및 운동 교육 관련 상담 업무를 담당한다.

운동사

1999년 창립된 대한운동사협회는 병원에서 환자를 대상으로 운동 교육 및 부상 선수를 위한 재활운동, 체력 관리 등을 담당하는 운동 전문가를 양성했다. 그리고 그 유자격자를 운동사라고 명명했다. 운동사는 선수들의 체력 관리 및 트레이닝, 병원에서의 재활운동 교육, 비만 운동 관리, 스포츠 마사지와 매뉴얼 테크닉을 이용한 근육과 힘줄의 이완 및 통증 치료에 관한 업무를 담당한다.

물리치료사

물리치료사는 병원 내에서 의사의 지시하에 환자들의 물리치료를 담당한다. 물리치료는 전기치료, 수치료, 초음파치료 등의 의료 장비를 이용한 치료와 도수치료를 포함한다. 병원 내에서만 그 업무를 수행할 수 있으며, 병원 외에서는 그 업무를 수행할 수 없다.

간호사

간호사는 병원 내에서 건강운동관리사 또는 운동사가 없을 경우 부상 선수의 건강을 관리한다. 그러나 운동에 관한 인식과 지식이 부족하기 때문에 단순한 건강에 관한 관리만 할 뿐 다른 책임을 지지 않는다.

운동생리학자

운동생리학자는 건강운동관리사 또는 운동사를 교육할 책임이 있으며, 재활운동 프로그램과 컨디셔닝 기술, 신체 구조 분석, 운동생리학적 검사 등에 관한 정보를 제공하는 역할을 한다. 미국에서는 병원 내에 운동생리학자가 근무하지만, 국내에서는 아직까지 건강운동관리사 또는 운동사가 그 역할을 수행하고 있다.

스포츠심리학자

스포츠심리학자는 선수들의 재활훈련 과정에서 심리적인 상담과 조언을 담당한다. 그러나 스포츠심리학자가 많지 않고 경험 있는 전문가가 부족하기 때문에 재활 현장에서 부상 선수를 대상으로 한 상담이 매우 미약한 것이 현실이다. 부상 선수가 느끼는 복귀에 대한 조급함과 사회적, 신체적 문제를 잘 해결하고 회복할 수 있도록 하기 위해서는 역량 있는 스포츠심리 전문가의 양성이 더욱 더 절실하다.

운동영양학자

운동영양학자의 국내 활약은 매우 열악한 실정이다. 병원 내에서는 영양사에 의해 식단을 제공받기 때문에 부상 선수들은 외부에서 반입해 추가 식사를 하고 있으며, 재활운동센터에서는 영양학자가 없기 때문에 일반 식당을 이용한다. 따라서 부상 중 영양섭취에 관한 상담은 거의 이루어지지 않고 있다. 부상 선수들에게는 운동영양학자의 특별한 상담이 필요하다.

선수 훈련 프로그램 운영을 위한 고려사항

현재 국내에는 선수 훈련 프로그램을 담당하는 운동사 및 건강운동관리사가 있는 곳은 대학병원 내 운동센터와 개인 의원 내 재활운동센터, 피트니스 재활센터, 전문재활센터 등이다. 선수 트레이너 및 운동사 자격을 갖춘 운동 전문가들이 선수들의 부상 부위 재활훈련과 체력훈련을 담당하고 있으며, 통증 완화를 위한 매뉴얼 치료와 마사지, 근육 강화 훈련, 밸런스 훈련, 교정운동 및 경영을 담당하고 있다. 선수 재활 훈련과 환자를 위한 운동처방센터의 운영을 원한다면 여러 가지 측면을 고려해야 한다.

운영 절차 및 환자의 흐름도

센터의 주된 시장이 누구인지에 대한 구체적이고 정확한 목표 설정이 필요하다. 부상 선수를 대상으로 할 것인지 아니면 일반 환자를 대상으로 할 것인지에 대한 분명한 선택이 필요하다. 대상이 분명하게 결정되어야 센터의 위치를 결정하는 데 도움이 되기 때문이다. 건강운동관리사는 의사의 의뢰하에 환자에게 운동 교육을 할 법적 근거가 있기 때문에 두 가지 차원에서 목표를 설정하는 것이 바람직하다. 첫째, 병원 내 운동 전문가로서 의사의 의뢰하에 운동이 필요한 환자의 건강 관리 및 체력 증진, 운동 상담, 운동 교육을 직접 지도하고 처방하는 역할을 하는 것이다. 둘째, 병원 인근에서 상호 연계를 통해 병원에서 의뢰한 환자를 대상으로 운동처방 및 운동 교육을 담당하는 것이다. 환자의 흐름도는 그림 2-2 와 같다. 즉, 고객이 직접 내원하는 경우와 병원에서 진료받은 후 운동센터에 내원하는 경우가 있을 수 있다. 내원 후에는 체지방 검사와 체력 검사 등 스포츠의학적 검사를 실시하여 환자에 맞는 운동처방 및 운동 프로그램을 제공한다. 직접 운동 교육을 하거나 환자에게 운동 프로그램을 제공하여 집이나 인근에서 운동 프로그램을 수행하도록 하고 지속적으로 추적 검사를 한다. 이때 환자는 반드시 병원 진료를 거쳐서 질병의 호전 상태를 동시에 파악할 수 있도록 조언해 주어야 한다.

시설 설계

운동재활센터는 크게 상담실, 검사실, 운동 공간, 프리웨이트 공간, 매뉴얼 치료실 공간 등으로 구분된다. 만약 공간이 크다면 운동 공간을 유산소 운동과 근육 운동으로 구분할 수도 있다. 시설 설계를 고려할 때 환자 입장에서 동선이 최소가 되도록 하는 것이 필수적이다. 환자가 입구에 들어와서 접수하고 상담을 받은 후, 필요하다면 옷을 바꿔입을 수 있는 공간이 가깝게 위치하도록 해야 한다. 그리고 매뉴얼 치료를 받는 곳은 방으로 하되 외부에서도 볼 수 있도록 1.2m까지는 벽으로 하고 그 위로는 유리로 만드는 것이 좋다. 그렇게 할 때 공간이 넓어 보이는 효과를 얻을 수 있고, 매뉴얼 치료의 홍보, 비윤리적 문제의 해결에도 도움이 된다.

모든 공간에는 건물 기둥 옆에 입식 테이블을 준비하여 담당 건강운동관리사들이 환자를 관찰하고 상담할 수 있도록 하는 것도 경영 차원에서는 도움이 된다. 그림 2-3 은 병원 내 또는 운동 재활센터의 설계도면이고, 그림 2-4 는 선수 재활센터의 설계도면이다. 선수재활센

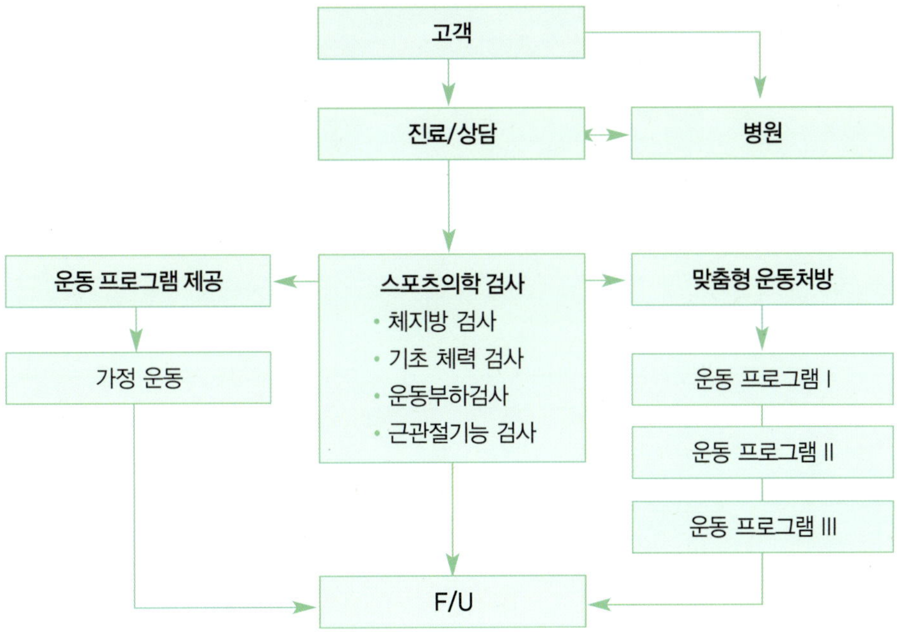

그림 2-2 운동처방을 위한 환자의 흐름도

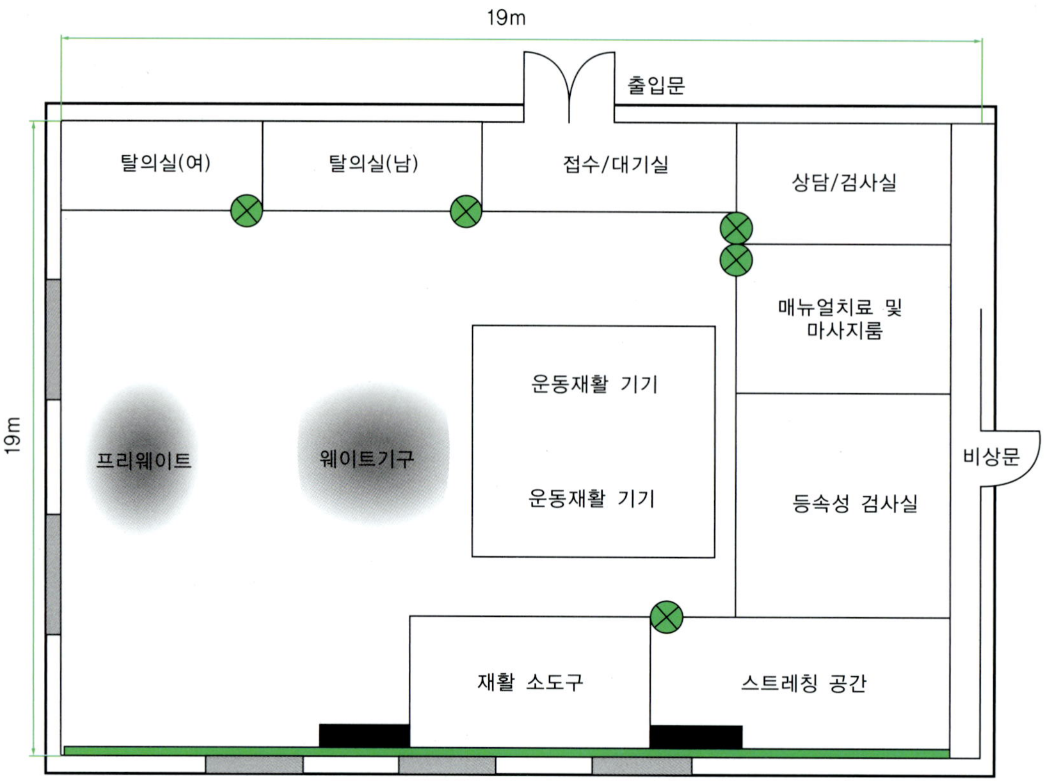

그림 2-3 **병원 내 운동 재활 센터**

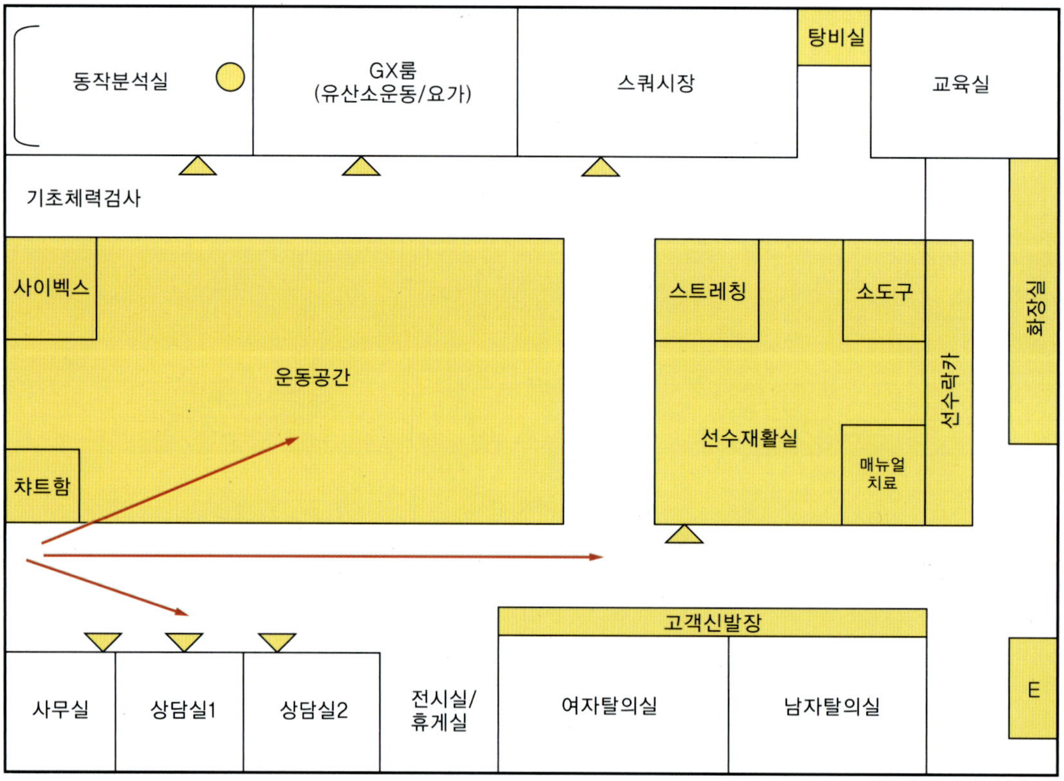

내벽: 유리처리, 1.2m코팅처리

그림 2-4 **선수 재활 센터**

터는 저녁 시간에는 부상이 없는 선수들의 체력 향상 프로그램과 일반 환자를 대상으로 한 질병 치료적 차원의 운동 교육 및 체중 감량을 위한 비만 운동 프로그램을 운영한다면 경영에 큰 도움이 될 것이다.

학생 선수 부상 예방 프로그램 운영

학생 선수의 수술이 필요하지 않은 작은 부상으로 고생하는 경우가 매우 많다. 큰 부상이라면 입원하거나 재활운동을 받겠지만 작은 부상의 경우에는 재활운동을 위해 시간을 할애하기 어렵기 때문이다. 또한 중고등학교 선수는 성장통이 있으며, 과도한 훈련으로 인해 만성 피로, 반복적 훈련으로 인한 체형의 변화, 유연성 부족으로 만성 허리 통증 등을 호소하기도 한다. 운동 재활센터는 학생 선수의 부상 예방을 위해 인근 학교의 운동선수들을 위한 홍보역할을 해야 한다. 필요하다면 자원봉사나 대회 참가 시 건강운동관리사를 파견함으로써 지역 내 학교나 교육청과 연계를 통해 선수들의 부상예방에 항상 관심을 갖도록 해야 한다. 만약 병원 내 운동 재활센터라면 병원에서 적극적으로 의료적 지원을 아끼지 않아야 한다. 지역 내 봉사활동은 병원이나 운동재활센터의 인지도를 향상시키기 때문에 장기적으로는 더 많은 수익을 창출할 수 있는 긍정적 역할을 한다.

병원과의 연계 시스템

병원 내가 아닌 외부에서의 운동 재활센터라면 반드시 인근 병원 또는 정형외과 전문의와 연계 시스템을 구축해야 한다. 건강운동관리사나 운동사(선수 트레이너)는 선수들의 부상 초기부터 수술, 수술 후 재활운동에 이르기까지 모든 것에 관여한다. 그러나 선수는 이러한 시스템을 모르기 때문에 정확한 진단을 위해 의사를 소개하고, 의사와 함께 어떻게 손상 부위를 관리할 것인지에 대한 정보를 교환하고 재활운동을 하면서 수술 부위에 대한 사후 진료를 주기적으로 보고해야 한다. 운동하면서 통증 부위나 수술 부위가 호전되어 가는지, 아니면 예기치 못한 통증이 발생하는지 등에 대한 견해를 교환하여야 한다.

의사는 환자의 수술 후 관리를 매우 중요하게 생각한다. 따라서 건강운동관리사가 수술 후 운동 재활을 어떻게 하고 있는지에 대해 매우 궁금해하기 때문에 수시로 진료를 의뢰하고 환자에 대해 서로 정보를 교환하면서 호전되는 상황을 공유해야 한다. 이러한 상호 믿음은 신뢰가 바탕이 되어야 하기 때문에 운동 재활센터를 하기 이전에 연계 시스템을 할 것을 적극 권장한다.

환자의 차트 작성 및 보관

부상 선수나 환자의 병력과 진단명 등에 관한 의무기록은 법적으로 매우 중요하게 관리되어야 한다. 건강운동관리사가 의사로부터 의뢰 받은 환자를 대상으로 운동교육을 할 때 정확한 운동 프로그램을 작성하기 위해서는 병력을 알아야 한다. 따라서 환자의 운동 차트 작성(일명 SOAP 노트; 부록 2 참조)을 통해 환자의 진단명과 병력, ROM, 이학적 평가, 계획 등에 관한 자료를 기록해야 한다. 이러한 차트는 환자와 담당 건강운동관리사만 알고 있어야 하는 대외비이기 때문에 사용 후 보관을 철저하게 해야 한다. 자료 보관은 법적으로 명시되어 있지 않지만 이용이 끝난 후 최소 1년 이상이 지난 후 폐기 처분할 것을 권장한다. 환자 차트에 포함되어야 하는 내용은 ① 주된 증상 ② 진단명 ③ 병력 ④ 손상기전 ⑤ 증상 ⑥ 이학적 검사 결과 ⑦ 특수 검사 결과 ⑧ 운동 프로그램이 포함되어야 한다. 또한 작성 시 주의해야 할 사항으로는 ① 운동 프로그램을 구체적으로 작성하기 ② 금기 운동 또는 동작 기록하기 ③ 통증 시 수시 면담 결과 작성하기 ④ 이상 증상 시 병원 의뢰 설명하기 등을 포함해야 한다.

연습문제

01 다음은 스포츠 손상에 대한 설명이다. 가장 옳은 것은?
① 스포츠 손상은 일반인에게는 발생 빈도가 낮아지고 있다.
② 스포츠 손상이란 운동 중 발생되는 손상으로 24시간 이상 운동이나 경기에 참여할 수 없는 상태를 의미한다.
③ 스포츠 손상 후 재활운동은 매우 중요하며, 손상 후에는 재손상을 막기 위해 2주 이상의 충분한 휴식을 취해야 한다.
④ 스포츠 손상을 예방하기 위해서는 정신력과 체력적 측면을 강조해야 한다.
⑤ 프로 축구 선수의 경우 인대 손상이 가장 많이 발생한다.

02 다음 중 염증의 5대 징후에 포함되지 않은 것은?
① 발적
② 발열
③ 발작
④ 통증
⑤ 기능장애

03 다음 중 만성 손상에 해당되지 않는 것은?
① 아킬레스힘줄염
② 무릎힘줄염
③ 테니스 엘보
④ 정강뼈 골절
⑤ 돌림근띠힘줄염

04 미국심장협회가 제시하는 경기 참가 전 심혈관 검사를 받아야 하는 경우가 아닌 것은?
① 50세 이전에 심장병으로 인한 장애가 있는 가족력
② 심잡음이 있는 경우
③ 마르판증후군의 증상을 갖고 있는 경우
④ 수축기혈압이 100~110mmHg, 이완기혈압이 60~70mmHg인 경우
⑤ 운동성 호흡 곤란 및 피로가 있는 경우

05 스포츠 손상의 외재성 요인에 해당하는 것은?
① 장비
② 연령
③ 성별
④ 병력
⑤ 근력

06 다음은 근골격계 손상과 관련된 위험 요인이 잘못 연결된 것은?
① 목-목 근육의 약화
② 허리-허리 근육 운동
③ 어깨충돌증후군-어깨 근육의 긴장
④ ITB 충돌증후군-O자형 무릎
⑤ 무릎넙다리통증증후군-다리 근육의 약화

07 다음 중 스포츠 손상을 예방하기 위해 고려해야 할 것이 아닌 것은?
① 근육의 밸런스 유지
② 적절한 기술
③ 컨디셔닝 훈련
④ 체력 유지
⑤ 체지방 감소

08 다음은 스포츠 손상 예방을 위한 적절한 방법이 아닌 것은?
① 컨디셔닝 프로그램은 1년 단위로 재평가하고 관리했다.
② 근력이 약화되지 않도록 근육 훈련을 실시했다.
③ 주동근과 대항근의 비율을 고려해 동일한 부하에서 주동근은 주 2회, 대항근은 주 3회 구심성 수축 훈련을 실시했다.
④ 비시즌 기간 동안 체중 증가를 막기 위해서는 칼로리 섭취를 제한했다.
⑤ 스포츠 종목을 고려해 기능 훈련을 실시했다.

09 스포츠의학팀의 역할과 기능에 관한 설명이다. 잘못된 것은?

① 의사-환자의 손상에 대한 모든 책임을 진다.

② 건강운동관리사-부상 중인 선수나 환자를 대상으로 건강증진과 다른 합병증 예방을 위해 운동 교육을 하거나 종합검진 및 대사질환을 가진 환자를 대상으로 운동 습관 교육 및 운동 교육 관련 상담 업무를 담당한다.

③ 물리치료사-전기치료, 수치료, 초음파치료 등의 의료장비를 이용한 치료와 도수치료를 사용한다.

④ 운동생리학자-건강운동관리사 또는 운동사를 교육할 책임이 있으며, 재활운동 프로그램과 컨디셔닝 기술, 신체 구조 분석, 운동생리학적 검사 등에 관한 정보를 제공하는 역할을 한다.

⑤ 스포츠심리학자-선수재활센터에서 부상 선수들의 심리 상담을 실시하며, 심리 회복에 관한 모든 책임을 담당한다.

10 선수재활센터의 운영을 위한 고려 사항으로 잘못된 것은?

① 운동재활센터를 오픈하기 위해 경제적인 여건에 맞는 지역을 선정했다.

② 인근의 학교에 축구팀이 있어서 부상 예방을 위한 무료 건강 강좌를 실시했다.

③ 인근의 병원과 운동재활센터간 상호 연계 협약을 했다.

④ 부상 선수나 환자의 운동 차트는 외부인이 볼 수 없도록 사무실에 관리했다.

⑤ 운동 차트 작성 시 환자의 주의 사항에 관해 기록했다.

---

1. ②	2. ③	3. ④	4. ④	5. ①
6. ②	7. ⑤	8. ③	9. ⑤	10. ①

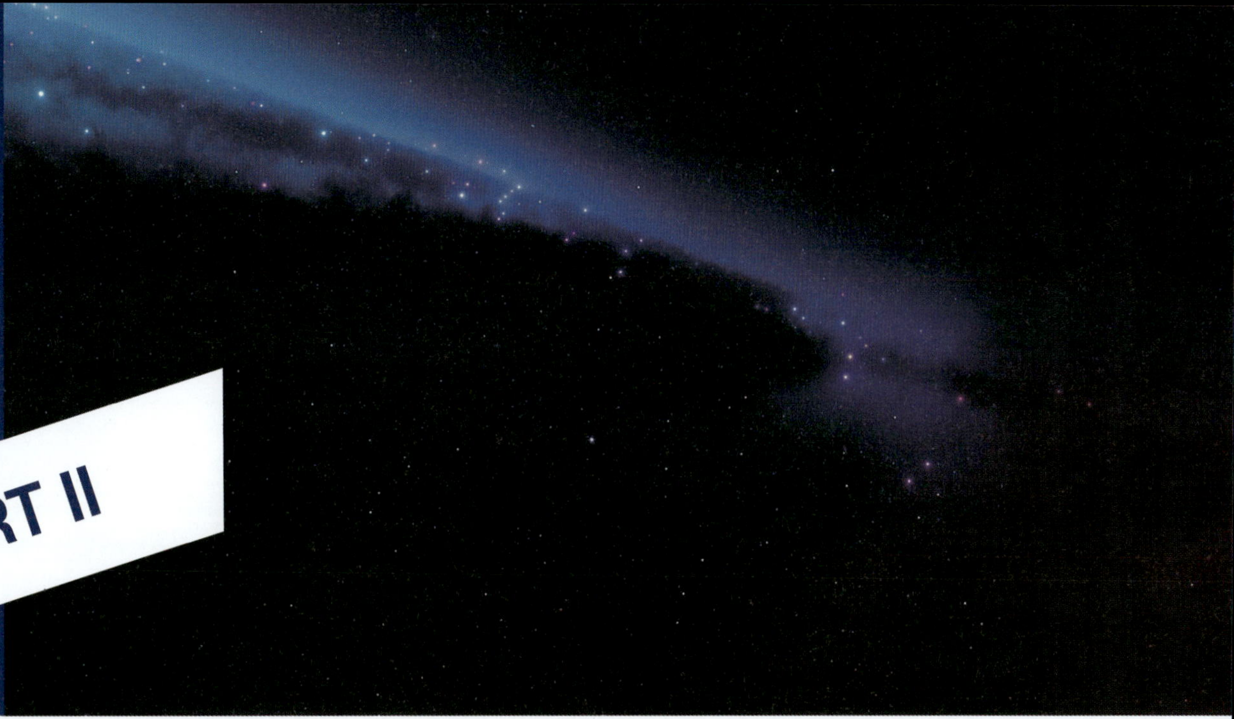

PART II

스포츠 손상의 위험관리

3 환경적 고려

CHAPTER

열 손상

지구온난화의 영향으로 기후가 불안정해지고 폭염으로 인한 인명피해 사례가 빈발하고 있다. 폭염은 매우 심한 더위란 뜻으로 불볕더위를 말한다. 기상청에서는 특정 온도 이상 또는 열지수 등을 이용한 절대적인 기준으로 평가하고 있는데, 평균 온도와 비교해 일정 수준 이상이거나 기상에 대한 순응도를 고려한 상대적인 기준을 동시에 사용하고 있다. 폭염 주의보와 폭염 경보는 6~9월에 낮 최고기온이 각각 33℃, 35℃ 이상인 상태가 2일 이상 지속될 것으로 예상될 때 발령된다 그림 3-1 .

그러나 고온다습한 환경에서의 운동은 폭염 주의보나 경보가 발령되지 않았더라도 상당한 주의가 따른다. 고온다습한 환경에서의 운동은 건강하고 체력이 좋은 운동 참여자들도 체온이 상승하며 인체의 체온 조절 기능이 제한될 수 있기 때문이다. 체온 조절의 실패는 고체온증을 유발할 수 있으며, 극단적인 경우에는 사망에 이르기도 한다. 따라서 건강운동관리사는 다음과 같은 지식을 숙지해야 한다.

체온 조절

인체의 열 생산은 체온 유지와 대사 과정에 필수적인 요소이다. 그러나 생산된 열이 손실된 열의 양보다 많을 때는 체온 상승에 의한 열 질환이 발생할 수 있다. 반대로 손실된 열이 생산된 열의 양보다 많을 때는 체온 감소에 의한 손상을 입을 수도 있다. 체온에 영향을 미칠 수 있는 대표적인 요인에는 대사율(metabolic rate), 의복(clothing insulation), 방사열(radiant temperature), 풍속(wind speed), 습도(humidity)가 있다. 이러한 요인들과 관련된 인체의 열 생산 및 손실 방법은 참조 3-1 과 같다.

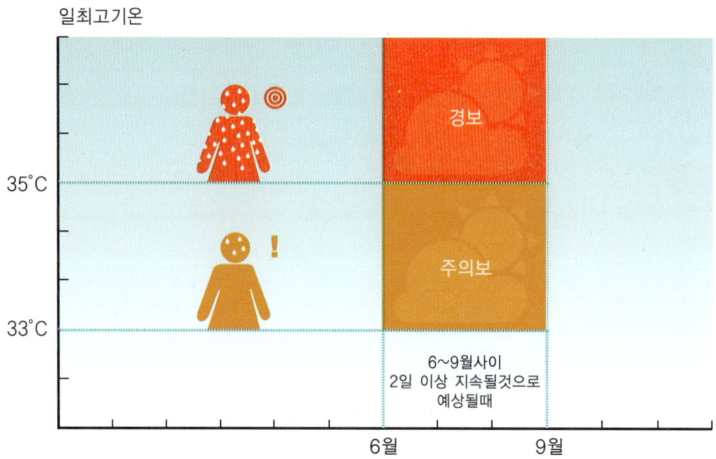

그림 3-1 폭염 주의보와 경보의 발령 기온

참조 3-1 **열 손상 예방을 위해 건강운동관리사가 갖추어야 할 지식**
- 인체의 체온 조절 방법과 과정
- 열 손상의 위험이 높은 온도와 습도 수준
- 체온 조절에 가장 취약한 인구집단
- 열 스트레스에 의한 열 손상의 종류, 증상과 징후, 응급처치법

대사(metabolism)에 의한 열 생산

대사는 생명체 안에서 일어나는 물질의 변화를 일컫는 말이다. 인체의 대사과정은 에너지를 사용한다. 대사과정에 사용되는 인체 내의 에너지는 생명유지를 위한 기초대사율(basal metabolic rate), 신체활동, 음식물의 소화와 흡수 및 처리에 사용된다. 인체 내의 에너지는 사용 과정에서 열이 생산되는데, 이를 대사열이라고 한다. 대사열 생산에 가장 많은 역할을 하는 것이 격렬한 운동이다. 인체는 수초 동안의 최대 근육운동을 통해 안정 시에 비해 약 50배 정도의 열 생산을 증가시킬 수 있다. 인체는 일정한 범위 내에서 체온을 유지해야 생명을 보존할 수 있으며 건강하게 생활할 수 있다. 그런데 고온다습한 환경에서의 격렬한 운동은 체온을 급격하게 상승시켜 체온 조절을 어렵게 하며, 장시간의 고온다습한 환경에서의 운동은 열 질환의 위험을 증가시킨다.

전도(conduction)에 의한 열 교환

전도는 접촉에 의해 다른 물체로 열을 전달하는 것을 의미한다. 전도는 견고한 물체의 접촉에 의해서만 이루어지는 것이 아니라 공기와 물의 접촉에 의해서도 일어난다. 인체는 정상상태에서 공기로의 전도를 통해 인체의 열을 약 15% 정도 방출한다. 공기와 비교하면 물은 많은 비열을 가지고 있다. 즉, 물의 온도를 1℃ 올리기 위해서는 공기보다 많은 에너지를 필요로 한다. 따라서 피부 주위의 물은 공기보다 많은 열을 흡수할 수 있기 때문에 물에서의 열전도는 공기에 비해 매우 크다.

대류(convection)에 의한 열 교환

대류는 열의 전달 과정 중의 하나로 기체나 액체가 열 때문에 상하로 바뀌면서 움직이는 현상이다. 기체나 액체가 가열되면 팽창에 의해 밀도가 작아지면서 부력이 생겨 위로 올라가고, 위에 있던 기체나 액체가 아래로 내려오는 과정을 되풀이하며 열을 운반한다. 바람은 피부와 맞닿아 있는 공기를 새로운 공기로 빠르게 대체한다. 즉, 바람은 대류를 증가시켜 체온을 감소시키는 역할을 한다. 그러나 인체 주위의 공기나 액체의 온도가 체온보다 높으면 체온은 상승한다.

방사(radiation, 혹은 복사)에 의한 열 교환

방사는 중앙의 한 지점에서 에너지를 사방으로 내뻗으며 방출하는 것을 의미한다. 태양의 열에너지 방사는 체온을 상승시킨다. 그늘은 태양의 방사에 의한 열에너지를 감소시켜 준다. 또한 체온이 주변보다 높을 때는 인체가 열을 방사한다.

증발(evaporation)에 의한 열 손실

인체의 표면으로부터 물이 증발할 때 일어나는 열 손실은 물 1g당 0.58kcal이다. 증발은 고온 환경에서 필수적인 인체의 체온 조절 방법이다. 체온이 주변 환경의 온도보다 높을 때는 방사와 전도에 의해 열 손실이 일어날 수 있다. 그러나 주변 환경의 온도가 체온보다 높아지면 방사와 전도에 의해 열을 얻어 체온이 상승할 수 있다. 이러한 상황에서 열 손실을 통한 체온 조절 방법은 증발뿐이다. 따라서 발한율은 체온 조절에 중요한 요인이 된다. 그러나 고온 환경에서 습도가 높으면 증발에 의한 열 손실도 제한되거나 거의 일어나지 않는다. 따라서 고온다습한 환경에서의 운동은 체온 상승에 의한 고체온증과 과도한 땀 분비로 인한 탈수 현상을 일으킬 수도 있다 그림 3-2. 65% 이상의 습도에서는 증발을 통한 체온 조절에 큰 영향을 주며, 75% 이상의 습도에서는 증발을 통한 체온 조절은 거의 불가능하다.

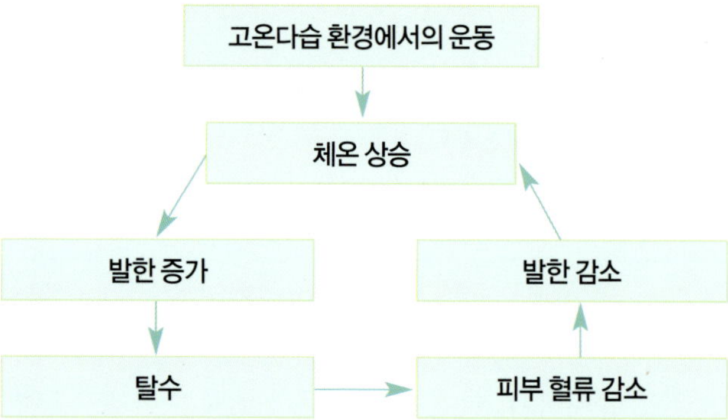

그림 3-2 고온다습한 환경에서의 지속적인 운동에 의한 체온 상승

고온 다습한 환경에서의 열 손상 예방을 위한 운동지침

운동은 인체의 에너지 생산을 증가시킨다. 그러나 생산된 에너지의 25%만이 운동에너지로 사용되며 나머지 대부분은 열에너지로 방산된다. 고온다습한 환경에서 운동 시 일정한 범위에서의 정상체온을 유지하는 능력은 인체의 열 발산 능력에 달려있다. 만일 열 발산이 원활하지 못하면 인체의 체온 조절 기능은 무력화되며 고체온증과 탈수현상을 일으킬 수 있다. 따라서 건강운동관리사는 고온다습한 환경에서 운동할 때 안전을 위해 활동량 제한에 대한 지식을 가지고 있어야 한다.

습구흑구온도(wet bulb globe temperature; WBGT: 이하 WBGT)는 전 세계에서 가장 널리 사용되는 열 스트레스 지수로, 미 해군의 훈련 동안 열 관련 손상에 대한 연구로 개발되었다. WBGT은 군사 훈련 목적으로 개발되었지만, 운동과 관련해서도 많은 정보를 제공하기 때문에 운동으로 인한 열 손상 예방을 위한 권고사항으로 널리 사용되고 있다. WBGT는 건구 온도(dry bulb temperature: DBT), 습구 온도(wet bulb temperature: WBT), 흑구온도(globe temperature: GT)로 구성되어 있으며 그림 3-3,4 , WBGT에 따라서 고온다습한 환경에서의 운동 지침을 권장하고 있다.

건구 온도는 일반적인 온도계에 의해 측정된 온도이다. 습구 온도는 그림 3-3 과 같이 온도계의 끝부분이 젖은 헝겊으로 쌓여 있는 온도계로 측정된 온도이다. 습구 온도는 증발이 잘 될수록 온도가 떨어진다. 즉, 습구 온도는 습도를 반영한 값이라고 할 수 있으며, 건구 온도와 습구 온도의 차이가 클수록 습도가 낮다는 것을 의미한다. 흑구온도는 방사열(복사열)을 잘 흡수하는 흑구를 이용해 방사열에 의한 온도를 측정한 값이다. 최근에는 WBGT를 간편하게 측정할 수 있는 제품들이 많이 사용되고 있다.

고온다습한 환경에서의 운동 지침은 WBGT에 의해 권고되며 WBGT의 산출 방법은 참조 3-2 와 같으며, 표 3-1~3 과 같은 신체활동 지침도 사용되고 있다.

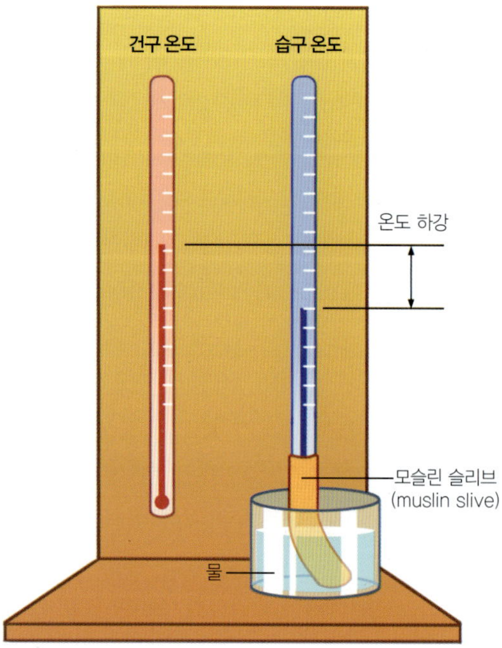

그림 3-3 건구 온도와 습구 온도의 차이
습도가 높을수록 차이가 없고, 습도가 낮을수록 차이가 크다.

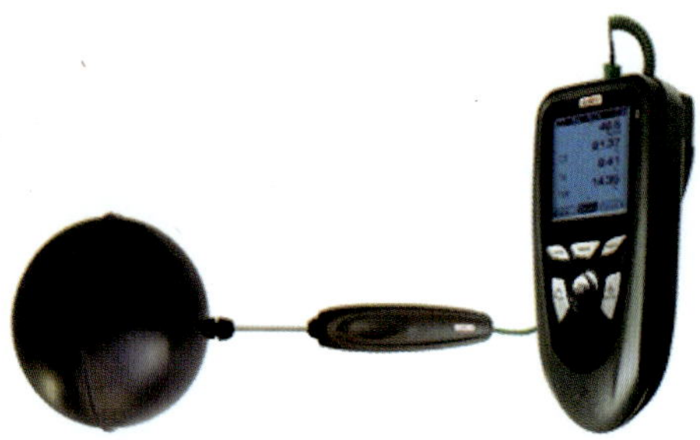

그림 3-4 흑구온도계

참조 3-2 **WBGT 산출 공식**
- WBGT = 0.7 습구 온도 + 0.1 건구 온도 + 0.2
- 실내 환경을 위한 변형 공식: WBGT = 0.7 습구 온도 + 0.3 건구 온도

표 3-1 **WBGT에 의한 신체활동 지침**

WBGT 범위		운동장의 깃발 색깔	신체활동에 대한 권고	
WBGT ℃	WBGT ℉		더위에 적응한 사람	더위에 적응하지 않은 사람
26.6 이하	79.9 이하	깃발 없음	• 보통 정도의 활동	• 극단적인 신체활동만이 열 질환을 유발함
26.7~29.3	80.0~84.9	녹색	• 보통 정도의 활동 • 고위험군은 각별히 주의	• 격렬한 운동계획은 위험에 대해 검토 후 판단하여 실행 • 고위험군은 각별히 주의
29.4~31.0	85.0~87.9	노란색	• 격렬한 운동계획은 위험에 대해 검토 후 판단하여 실행 • 고위험군에 대한 각별한 주의 • 증상과 징후 확인 필요	• 1시간 동안 심한 운동을 제한, 2.5시간의 야외운동을 모두 제한 • 고위험군에 대한 각별한 주의 • 증상과 징후 확인 필요
31.1~32.1	88.0~89.9	빨간색	• 높은 강도의 운동은 1시간으로 제한, 야외활동 총 4시간으로 제한 • 높은 경계심 • 운동하는 동안 징후나 증상 관찰	• 야외에서의 연습과 훈련을 모두 중지
32.2 이상	90.0 이상	검정색	• 신체활동을 요하는 모든 야외운동 취소	• 신체활동을 요하는 모든 야외운동 취소

표 3-3 의 원래 내용은 열에 순응된 군복을 입은 군인에게 제안된 내용이다. 그러나 군복을 입고 많은 신체활동을 하는 군인의 특성이 운동복과 운동 장비를 이용해 운동하는 운동선수들의 특성과 일맥상통하여 운동참여자들과 운동선수들에게도 **표 3-3** 과 같은 지침을 적용하기도 한다.

표 3-2 **반바지, 양말, 신발, 티셔츠를 입고 달리기를 하는 동안 열 질환의 위험**

위험 수준	WBGT(℃)
매우 높음	28 초과
높음	23~28
중등도	18~23
낮음	18 미만

출처: Amstrong et al., 1996

열 스트레스에 취약한 인구집단

어린이와 고령자들은 열 스트레스에 민감하기 때문에 고온다습한 환경에서 운동할 때 각별히 주의해야 한다. 과체중인 사람은 과소체중에 비해 대사열 생산이 많다. 따라서 체중이 무거울수록 열 질환의 위험은 증가한다. 또한 체력 수준이 낮은 사람과 과거 열 질환 병력이 있는 사람은 열 질환에 걸릴 위험이 높다. 따라서 고온다습한 환경에서 이러한 인구집단이 운동에 참여할 경우 각별한 주의가 요구된다.

열 손상

열 손상에는 열발진, 열실신, 열경련, 열탈진, 그리고 열사병이 있다.

열발진(heat rash)

열발진은 땀띠(miliaria)라고 하며 피부에 작고 가려운 발진이 만들어지는 피부질환으로 열대지역과 여름 동안의

표 3-3 온도에 따른 신체활동, 휴식, 그리고 수분섭취 지침

열 범주 (깃발)	WBGT (℃)	쉬운 작업		중등도 작업		힘든 작업	
		작업/휴식 (min)	수분섭취 (ml/h)	작업/휴식 (min)	수분섭취 (ml/h)	작업/휴식 (min)	수분섭취 (ml/h)
1(흰색)	25.6~27.7	제한 없음	500	제한 없음	750	40/20(70)*	750
2(녹색)	27.8~29.4	제한 없음	500	50/10(150)	750	30/30(65)	1,000
3(노란색)	29.5~31.0	제한 없음	750	45/15(100)	750	30/30(55)	1,000
4(빨간색)	31.1~32.1	제한 없음	750	30/30(80)	750	20/40(50)	1,000
5(검정색)	> 32.2	50/10	1,000	20/40(70)	1,000	10/50(45)	1,000

작업과 휴식 시간, 그리고 수분섭취량은 구분된 열 범주 내에서 적어도 4시간 동안 지속된 수행과 수화(hydration)를 지속하고자 할 때의 기준이다.
수분 요구는 개인에 따라(±250ml/h) 그리고 태양에 대한 노출 정도에 따라(±250ml/h) 매우 다양할 수 있다.
*는 지속적인 작업을 나타내며, 추가적인 250ml/h의 수분 섭취가 필요하다.
만일 습한 기후에서 추가적인 방호복을 입는다면 WBGT에 2.5℃를 더하고, 화생방 복장을 입는다면 쉬운 작업 동안에는 WBGT 지수에 5℃를 더하며, 중등도와 힘든 작업 동안에는 WBGT 지수에 10℃를 더한다.

출처: 미국방부

고온다습한 환경에서 흔히 일어난다. 열발진은 땀샘관이 죽은 피부 세포나 표피포도구균(staphylococcus epidermidis)과 같은 박테리아로 인해 막혔을 때 일어난다. 열발진의 증상은 땀샘 안에 갇힌 땀으로 인해 피부의 국소 부위에 따끔거림, 가려움, 그리고 매우 작은 물집으로 나타나는 것이다. 열발진은 모든 연령의 사람에게 일어날 수 있지만 땀샘의 발달이 덜 된 어린이들에게 특히 잘 발생한다. 열발진은 많은 신체 부위에서 동시에 발생할 수도 있지만, 주로 얼굴, 목, 가슴의 아랫부분, 그리고 음낭 부위에서 일어난다. 피부가 접히는 부분, 등, 가슴, 그리고 배처럼 옷에 의해 마찰되는 부분에서도 일어날 수 있다. 열발진은 고온다습한 환경에서 땀을 유발하는 활동의 회피, 에어컨의 사용, 가벼운 옷의 착용으로 예방할 수 있다. 찬물 샤워나 목욕은 열발진을 예방하는 데 도움이 될 수 있다.

열실신(heat syncope)

열실신은 열 질환의 하나로 과도한 열에 의해 기절하는 것이다. 열실신은 체열의 방산을 위해 피부에 있는 작은 동맥혈관(arterioles)이 확장하고 피부로 수분이 증발하는데, 이때 혈액량 감소로 혈압이 떨어지면 뇌에 공급되는 혈액량이 감소되어 가벼운 어지러움이나 기절이 일어나는 현상이다. 열실신의 기본적인 증상은 기절과 동반된 40℃를 초과하는 체온 상승이며, 정신 혼란이 나타날 수도 있다. 열실신은 수분과 염분의 부족에 의해 야기되며 젊은 사람에게 흔히 나타난다. 열실신은 시원한 곳에 눕혀서 수분을 충분히 공급해줌으로써 빠르게 회복될 수 있다. 그러나 열사병을 열실신으로 오인할 경우 위험을 초래할 수 있으니 주의가 필요하다.

열경련(heat cramps)

열경련은 더운 환경에서 힘든 일이나 운동으로 많은 양의 수분과 전해질 손실이 발생했을 때 일어나는 비의도적인 근육의 경직이다. 열경련의 임상적 특징은 정오 이후 팔, 다리, 그리고 배에 일어나는 근육의 비틀림(twisting)과 경련(cramps)이다. 열경련의 치료를 위해서는 많은 양의 물이나 주스, 전해질이 함유된 음료를 섭취하게 해야 하며, 가벼운 스트레칭과 경련이 일어난 근육에 얼음찜을 하는 것이 도움이 된다. 열경련의 예방을 위해서는 적절한 열 순화 과정을 제공하고 충분한 수분을 섭취하며 칼슘, 소디움, 포타슘 섭취를 약간 증가시킨다.

열탈진(heat exhaustion)

열탈진은 장시간의 땀 흘림, 손실된 수분과 조화를 이루지 못하는 부적절한 수분 섭취, 설사 등에 의해 일어나는 중등도의 열 질환이다. 열탈진은 적정 수준의 심박출량을 유지할 수 없는 상태이다. 열탈진의 임상적 증상

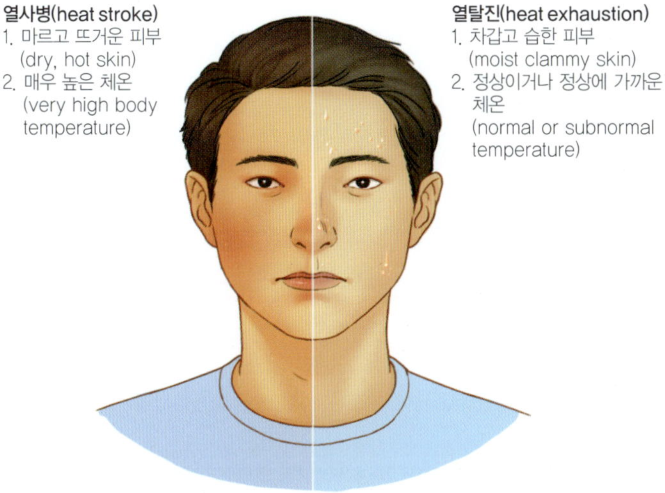

그림 3-5 열탈진과 열사병의 구분

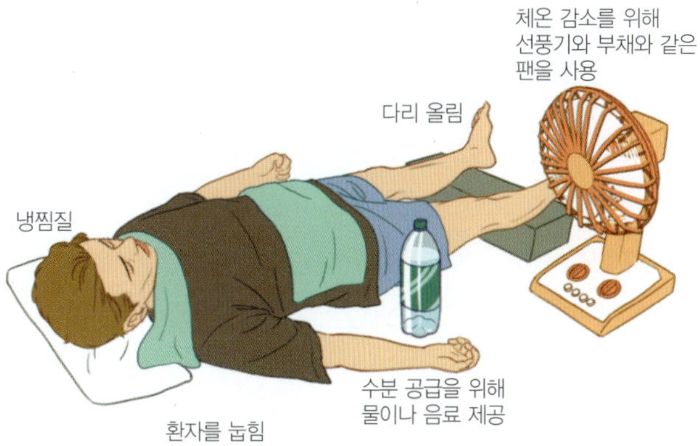

그림 3-6 열사병의 응급조치

으로는 심한 갈증, 혀와 입의 마름, 체중 감소와 피로, 허약, 정신둔함(mental dullness), 조화로운 운동의 불능(incoordination), 소변량의 감소, 체온 상승, 높은 혈장 단백질과 땀의 감소가 있다. 열탈진 증상이 나타나면 즉각 운동을 중단시키고 시원한 그늘이나 에어컨이 있는 방에서 간단한 복장으로 다리를 올리고 누워서 휴식하게 해야 한다. 만일 빠른 회복을 보이지 않는다면 병원으로 후송해야 한다. 열사병과 열탈진의 증상은 그림 3-5 와 같은 차이가 있다. 열탈진의 예방과 치료를 위해서는 시원한 곳에서 충분한 휴식을 취하게 하며, 하루 6~8리터의 충분한 수분을 공급해야 한다.

열사병(heat stroke)

열사병은 갑작스러운 체온 조절의 실패로 인해 일어나는 열질환으로 심각한 경우에는 사망에 이르기도 한다. 열사병은 체온 조절 실패와 더운 환경에의 노출로 인해 40.6℃를 초과하는 체온을 보인다. 이러한 체온 상승은 고열성 질환에 의한 체온 상승과는 다른 것으로 치료를 위해서 신속하게 체온을 떨어뜨려야 한다. 열사병의 증상으로는 갑작스러운 두통이 선행되며, 어지러움과 피로가 나타난다. 홍조를 띤 피부, 열탈진에 비해 상대적으로 적은 땀, 빠르고 증가된 심박수가 나타나는데, 심박수가 160~180회/분에 이를 수도 있다. 호흡수가 증가하고, 설사, 구토가 나타날 수 있으며 혈액순환 장애에 의해 사망이나 영구적인 뇌 손상에 이를 수도 있다.

열사병은 고체온(overheating)과 탈수를 피하기 위한 주의사항을 주의 깊게 살펴봄으로써 어느 정도 예방이 가능하다. 또한 운동 시에는 몸에 잘 맞고 느슨한 복장을 착용해 증발과 체온 감소가 잘 되도록 해야 한다. 넓은 챙이 있는 밝은 색의 모자는 머리와 목의 급격한 체온 상승을 막는 데 도움이 되며, 구멍이 있는 모자도 머리의 온도를 낮추는 데 도움이 된다. 열 손상에 취약한 어린이와 고령자, 그리고 과거 열 손상 병력이 있는 사람들은 더운 한낮에 고강도 운동을 하는 것을 삼가야 한다. 열사병이 일어난 후에는 그림 3-6 과 같은 응급조치를 한 병원으로 후송해야 하며, 최소 일주일간은 운동에 참여해서는 안 된다.

열 손상에 의한 고체온증을 예방하기 위해서는 다음과 같은 방법들이 있다. 열 순화(heat acclimatization)는 열에 대한 적응을 의미하는 것으로 열에 대해 순화된 사람은 좀 더 빨리 발한을 시작하고, 발한의 양도 많고 땀의 농도도 묽다. 열 순화에 가장 좋은 방법은 시합하는 운동장이나 경기장, 또는 비슷한 기후의 지역에서 최소 2주 이상 생활하며 강도 높은 운동을 하는 것이다 참조 3-3 .

참조 3-3 **열 손상에 의한 고체온증의 예방법**

- 적절한 수분 상태를 유지한다.
- 충분한 수분과 전해질을 섭취한다.
- 더운 날씨에 순화할 수 있도록 천천히 적응훈련을 한다(약 2주).
- 운동 참여 전에 열 스트레스에 민감한 사람인지 확인한다.
- 주기적으로 소변색을 확인하고 체중을 기록한다. 특히 운동 전후의 체중은 중요하다. 체중의 약 2% 감소는 경증의 탈수를 의미한다.
- 주기적으로 온도와 습도를 확인한다.
- 충분한 수면을 취한다(6~8시간).
- 응급상황 시 이용할 수 있는 시원한 물, 얼음, 욕조, 온도계, 전화 등의 장비를 준비한다.

한랭 손상

사람들은 추운 날씨의 환경에서 운동하고 일한다. 대부분의 추운 날씨는 신체활동 수행에 큰 장애물이 되지는 않는다. 추운 환경에서의 운동이 손상의 위험을 증가시키지는 않지만, 물에 잠기거나 비바람과 동반된 낮은 기온에서의 운동은 전신 또는 신체 일부분의 열 균형을 유지할 수 없게 만들 수 있다. 추운 환경에서 운동할 때 나타날 수 있는 신체적인 부담과 손상 유발은 날씨뿐만 아니라 의복, 체격, 건강상태, 나이, 그리고 운동강도 등과도 관련되어 있다.

추위에 대한 인체의 반응은 말초혈관의 수축이다. 말초혈관이 수축하는 피부의 온도는 34~35℃이며, 전신이 31℃ 이하의 물에 잠겼을 때와 국소화된 냉각으로 26~28℃가 될 때 최대가 된다. 추위 노출에 대한 이러한 인체의 반응은 열 손실을 억제해 심부온도를 유지하는 데 도움이 된다. 그러나 심부온도를 유지하기 위한 혈관수축은 혈액의 흐름과 피부온도를 감소시킴으로써 한랭 손상의 원인에 기여한다. 추위에 의한 혈관수축은 손과 손가락에서 확연하게 나타난다.

추위에 대한 인체의 또 다른 반응은 열 손실 상쇄에 도움이 될 수 있는 대사열 생산을 증가시키는 것이다. 이러한 대사열 생산은 골격근의 수축 활동에 의한 것으로 비의도적인 떨림, 가만히 있지 못하고 움직이는 신체활동과 같은 의식적인 행동의 변화에 의해 일어난다.

심부온도를 유지하기 위한 인체의 방어기전이 있지만 장시간 동안 추위에 노출될 경우에는 한랭 손상을 입게 된다. 대표적인 한랭 손상에는 저체온증, 동상, 부동성 한랭 손상이 있다.

저체온증

임상적으로 저체온증은 정상체온에서 2℃ 이상 떨어진 심부온도를 나타내는 것으로 35℃ 이하의 심부온도를 말하는 것이다. 반면에 생리적으로 저체온증은 활동적인 상태에서 전형적으로 관찰되는 체온인 36.8℃ 미만으로 떨어지는 것을 말한다. 저체온증은 열 손실이 열 생산을 초과할 때 발생한다. 저체온증은 **표 3-4** 와 같이 심부온도에 따른 증상이 나타날 수 있지만 개인에 따라 상당한 차이가 있을 수 있다.

열 손실 생산 감소와 관련해 저체온증을 유발하는 트레이닝 요인에는 비활동(inactivity), 피로, 에너지 고갈, 그리고 수면 부족 등이 있다. 나이도 열 생산을 감소시킬 수 있는 요인으로 작용한다. 열 손실 증가와 관련해 저체온증을 유발하는 트레이닝 요인에는 물에 잠김, 비, 땀으로 젖은 옷, 바람, 낮은 체지방량 등이 있다. 나이도 열 손실을 증가시킬 수 있는 요인이다.

물은 공기와 비교할 때 70배 이상의 열 용량을 가지고 있다. 따라서 수영을 하거나 비오는 날 운동하는 사람들은 기온이 낮지 않더라도 상당한 열을 잃는다. 여성은 동일한 나이와 체중을 가진 남성에 비해 신체적으로 더 많은 체지방을 가지며, 보다 두꺼운 피하지방과 적은 근육량, 체질량 대비 보다 큰 체표면적 비율을 가지고 있다. 동등한 피하지방 두께를 가진 남녀에 있어서 여성은 보

표 3-4 심부체온 감소에 따른 생리적 변화

단계	심부온도(℃)	생리적 변화
정상체온	37.0	
가벼운 저체온증	35.0	최대 떨림, 혈압 증가
	34.0	기억상실증, 말더듬증, 판단력 감소, 행동 변화
중등도 저체온증	33.0	조화로운 운동 불능, 감정둔화
	32.0	정신이 혼미함
	31.0	떨림이 사라짐, 동공 확장
	30.0	부정맥, 심박출량 감소
심각한 저체온증	29.0	의식 상실
	28.0	심실세동 가능성, 호흡저하(hypoventilation)
	27.0	반사와 수의적 움직임 소실
	26.0	산 염기 평형 이상, 통증 반응 없음
	25.0	대뇌 혈류량 감소
	24.0	저혈압, 느린 맥박(서맥), 폐부종
	23.0	각막반사(corneal reflex) 소실, 무반사(areflexia)
	19.0	뇌파 무반응
	18.0	심장 무수축
	15.2	비의도적인 저체온증의 영아 생존 최저온도
	13.7	비의도적인 저체온증의 성인 생존 최저온도

다 큰 체표면적을 가지며 체질량과 근육량이 적어 열 함유량이 낮다. 그래서 여성은 보다 큰 체표면적과 근육에 의해 제공되는 적은 절연체에 의해 남성보다 열 손실이 많기 때문에 빠르게 체온이 감소된다.

60세 이상의 사람들은 감소된 혈관수축과 열 보존으로 인해 젊은 사람에 비해 추위에 대한 내성이 낮다. 또한 젊은 사람과 동일한 대사율로 운동한다면 보다 높은 최대산소섭취량으로 운동해야 하기 때문에 빠르게 피로를 느낀다. 피로는 절대적인 열 생산능력을 감소시킨다. 60세 이상의 사람들은 추위에 대한 생리적 반응과 행동적 반응이 둔감하기 때문에 저체온증의 위험이 높다. 어린이들은 성인과 비교했을 때, 체질량 대비 보다 큰 체표면적 비율을 가지고 있으며, 피하지방량이 적다. 이러한 신체적 특성은 결과적으로 추운 환경에서 어린이들의 심부 체온을 감소시키는 결과를 초래한다. 또한 저혈당증은 떨림을 감소시켜서 저체온증의 위험을 증가시킨다.

저체온증의 예방

건강운동관리사는 저체온증을 예방하기 위한 체계적인 방법에 대한 지식을 가지고 있어야 한다. 저체온증을 예방하기 위한 첫 번째 단계는 기온, 바람, 햇빛의 강도, 비, 침수 깊이, 그리고 고도를 확인함으로써 얼마나 추운지를 평가하는 것이다. 그다음은 수행할 운동, 이용할 수 있는 복장, 저체온증의 높은 위험이 있는 사람의 확인이다. 즉, 추운 환경에서의 운동이 얼마나 운동 참여자에게 해로운지를 인지하는 것이다. 마지막으로 운동강도, 운동시간, 운동경험, 피로도 등을 포함한 건강상태, 일반적인 건강과 영양상태를 고려하는 것이다.

운동 참여자의 적절한 의복에 관한 내용은 저체온증을 예방하기 위해 건강운동관리사가 갖추어야 할 지식 중의 하나이다. 추운 날씨에 의복은 의복 사이에 공기층을 형성해 절연층을 만듦으로써 열 손실을 감소시켜 저체온증을 예방하고 신체를 보호한다. 신체활동 동안 의복에 의해 만들어진 절연층은 기온과 운동강도의 변화에 따라 필요한 정도가 다양하다. 그림 3-7 에서 보는 바와 같이 기온이 낮고, 운동강도가 낮을수록 필요로 하는 의복은 많아진다.

그런데 운동하는 사람들은 운동하기 전에 춥지 않은

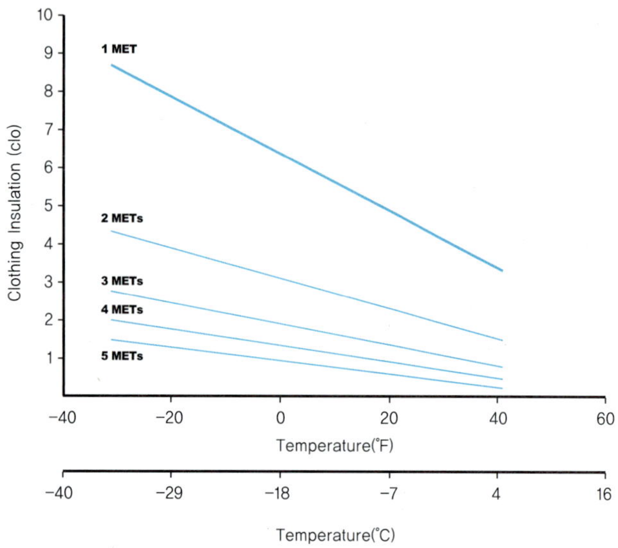

그림 3-7 기온과 운동강도에 따른 필요한 의복의 대략적인 양
의복 절연체 1clo는 21℃의 기온에서 안정 시에 편안함을 느끼게 하는 의복의 요구량이다.

수준의 의복을 입고 있다. 이러한 의복 수준은 운동 전에는 적절한 복장이지만 일단 운동을 시작하면 대사량 증가에 따른 열 생산의 증가로 인해 과도한 복장이 된다. 따라서 운동강도가 증가함에 따라 복장의 수준도 변화되어야 한다. 또한 운동 중간의 휴식시간 동안에는 다시 복장을 따뜻하게 입어야 한다. 땀에 의해 젖은 옷은 열 손실을 증가시키기 때문에 여분의 옷을 준비해 마르고 건조한 옷으로 갈아입을 수 있도록 준비해야 한다.

머리로부터의 열 손실은 -4℃의 기온에 겨울옷을 입고 앉아 있는 사람이 안정 시에 생산하는 열의 50%에까지 이른다. 털실로 짠 모자와 귀까지 덮는 털모자는 머리로부터의 열 손실을 줄여 준다.

동상(frostbite)

동상은 조직의 온도가 0℃ 이하로 떨어졌을 때 일어난다. 피부의 빙점은 세포와 세포외액의 전해질 함유로 인해 물의 빙점보다 약간 더 낮은 -3.7℃~-4.8℃이다. 그러나 젖은 피부는 열 손실 증가로 인해 빠르게 온도가 떨어지며 -0.6℃에서부터 얼기 시작한다. 동상이 가장 많이 발생하는 신체 부위는 찬 공기에 노출되는 부위로, 코, 귀, 볼, 노출된 손목이다. 그리고 말초혈관의 수축으로 현저히 조직의 온도가 낮은 손과 발에서도 일어난다.

동상의 첫 번째 징후는 저린감(numbness)이다. 말초부위에서 냉각 시작의 초기 느낌은 피부온도 28℃에서 시작되며, 20℃ 이하에서는 통증이 나타나고, 10℃ 이하에서는 저린감이 나타난다. 종종 신체 일부분이 나무와 같다는 느낌을 호소하기도 한다. 동상 부위를 재가온하면 얼얼한 느낌, 화끈거림, 쑤심, 날카로운 통증, 그리고 감소된 감각이 나타나며, 피부색은 붉게 되었다가 창백한 흰색으로 된다.

동상 예방

한랭 스트레스는 추운 환경에서 야외활동을 하는 동안 기온, 바람의 속도, 그리고 습도에 의해 결정된다. 추운 환경에서 대부분의 열 손실은 주위의 온도가 체온보다 낮을 때 방사(radiation), 전도(conduction), 대류(convection)에 의해 일어난다. 바람은 대류에 의한 열 손실을 촉진하며 의복의 절연체 기능을 감소시킨다. 따라서 기온만을 절대적인 지표로 판단하는 것은 바람직하지 못하다. 추운 환경에서 운동할 때는 바람냉각(wind chill temperature: WCT) 지수를 이용해 신체활동에 대한 위험을 평가해야 한다 그림 3-8. 환경의 냉각 파워는 풍속과 기온에 의해 평가된다. 만일 주변의 온도가 -15℃ 이상이라면 동상의 위험은 5% 미만이다. 그러나 바람냉각 지수가 -27℃ 미만으로 떨어질 때는 안전한 운동을 위해 감독을 철저히 해야 한다. 제시된 바람의 냉각효과는 1.3m·s^{-1}(3mph)의 속도로 걷고 있는 사람의 노출된 피부의 냉각위험을 평가할 때보다 정확하게 적용할 수 있다. 왜냐하면 이러한 상태에서는 30분 이하의 피부 노출에도 동상이 일어날 수 있기 때문이다.

부동성 한랭 손상(nonfreezing cold injuries)

흔히 일어나는 부동성 한랭 손상은 조직이 얼어서 일어나는 것이 아니라 손상을 말하는 것이다. 흔히 일어나는 부동성 한랭 손상에는 참호발과 동창이 있다. 이러한 부동 손상은 실제로 신체의 일부가 물에 잠기거나 땀에 흠뻑 젖은 양말 등에 의해 습기가 있는 부츠 안에서 일어날 수 있다.

풍속(km/h) \ 기온(℃)	5	0	−5	−10	−15	−20	−25	−30	−35	−40	−45	−50
5	4	−2	−7	−13	−19	−24	−30	−36	−41	−47	−53	−58
10	3	−3	−9	−15	−21	−27	−33	−39	−45	−51	−57	−63
15	2	−4	−11	−17	−23	−29	−35	−41	−48	−54	−60	−66
20	1	−5	−12	−18	−24	−30	−37	−43	−49	−56	−62	−68
25	1	−6	−12	−19	−25	−32	−38	−44	−51	−57	−64	−70
30	0	−6	−13	−20	−26	−33	−39	−46	−52	−59	−65	−72
35	0	−7	−14	−20	−27	−33	−40	−47	−53	−60	−66	−73
40	−1	−7	−14	−21	−27	−34	−41	−48	−54	−61	−68	−74
45	−1	−8	−15	−21	−28	−35	−42	−48	−55	−62	−69	−75
50	−1	−8	−15	−22	−29	−35	−42	−49	−56	−63	−69	−76
55	−2	−8	−15	−22	−29	−36	−43	−50	−57	−63	−70	−77
60	−2	−9	−16	−23	−30	−36	−43	−50	−57	−64	−71	−78
65	−2	−9	−16	−23	−30	−37	−44	−51	−58	−65	−72	−79
70	−2	−9	−16	−23	−30	−37	−44	−51	−58	−65	−72	−80
75	−3	−10	−17	−24	−31	−38	−45	−52	−59	−66	−73	−80
80	−3	−10	−17	−24	−31	−38	−45	−52	−60	−67	−74	−81

동상의 위험
- : 동상 위험이 낮음
- : 0~30분의 노출은 동상의 위험을 증가시킴
- : 5~10분의 노출은 동상의 위험이 높음
- : 2~5분의 노출은 동상의 위험이 높음
- : 2분 이하의 노출은 동상의 위험이 높음

그림 3-8 **바람의 냉각효과에 따른 동상의 위험**

참호발(trenchfoot)

참호발은 발이 0~15℃의 온도에서 12시간 이상 또는 3~4일간 차고 습한 환경에 노출했을 때 나타날 수 있다. 젖은 양말과 신발을 장시간 신었을 경우에 일어나기 때문에 스포츠 활동에서는 잘 일어나지 않지만, 겨울철 하이킹과 캠핑, 탐험이나 여행 시에 일어날 수 있다. 참호발의 증상은 초기에 저린감과 동반된 부종과 부종성 발이 나타나며, 붉은 빛을 띤다. 그러나 손상이 심할 때는 곧 창백해지고 청색을 띠며 말초 부위의 맥박은 잘 잡히지 않는다. 쑤시고, 통증 민감도가 증가되며 감염이 동반된다. 참호발을 예방하기 위해서는 발에 혈액순환을 증가시키기 위해 잘 마른 양말로 갈아 신는 것이 도움이 된다. 따라서 춥고 습한 환경에서 장시간 활동할 때는 하루 2~3번 양말을 갈아 신는 것이 필수적이다.

동창(chilblains)

동창은 피부 천층의 한랭 손상으로 16℃ 이하의 차고 습한 환경에 1~5시간 동안 노출되었을 때 일어난다. 피부에 홍반성 솟음(erythematous papules)이 나타나며, 손가락의 등쪽면(dorsal surface)에서 가장 흔하고 귀, 얼굴, 그리고 노출된 피부에서 나타날 수 있다. 동창의 증상은 부종, 압통, 가려움, 통증이다. 재가온함에 따라 피부는 빨갛게 붓게 되고 열이 나며, 가려움이나 작열감이 동반된다. 이러한 증상은 몇 시간 동안 지속될 수도 있다. 동창을 예방하기 위해서는 추운 날씨에 장시간 야외에서의 운동을 삼가고 부득이한 경우에는 피부 노출을 최소화할 수 있는 적절한 의복을 착용한다.

참조 3-4 **고산병 감소 및 예방을 위한 권고**

- 고지대 순응을 위해 점진적이고 단계별로 고지대에 거주한다.
  2,400m 이상의 고지대에서는 해발 약 300m 높이마다 1일의 휴식을 취한다.
- 급성 고산병 증상이 처음 나타났을 때, 고지대 이동을 중지한다.
- 고지대 이동 시 흡연과 술의 섭취를 줄인다.
- 몸의 정상 수화상태를 유지한다.
- 고탄수화물(70~80%) 식사를 한다.
- 의사에게 아세타졸아마이드(acetazolamide) 처방을 요청한다.
- 모든 방법을 동원해도 안 된다면 저지대로 이동한다.

고지 손상

고지는 기압이 낮고 상대적으로 산소의 농도가 낮다. 고지대에 대한 적응이 충분히 되지 않은 상태에서 빠르게 고지대로 이동하는 것은 많은 신체적 부담을 주며 고지 손상을 유발할 수 있다. 고지 손상에는 급성 고산병, 폐수종, 고지 뇌부종 등이 있으며, 가장 흔한 손상은 급성 고산병이다.

급성 고산병(acute mountain sickness)

급성 고산병은 해발 약 2,400m(8000ft) 이상의 고지대로 빠르게 이동할 때 일어나며, 공기 중의 낮은 산소량에 인체가 순화되기에 충분한 시간을 갖지 않기 때문에 발생한다. 고산병은 고지대 도착 6~48시간 후에 나타나기 시작한다. 급성 고산병의 증상은 욱신욱신한 두통, 수면장애, 협응의 손실, 어지러움, 근육 약화, 피로, 가슴의 답답함, 갑작스런 호흡곤란(breathlessnes), 식욕감퇴, 구역질과 구토 등이 있다. 이러한 증상들은 운동에 의해 더욱 악화될 수 있다. 급성 고산병 환자의 40%는 고지대로 더 이동하지 않는다면 3일 정도 후에 증상이 사라지며, 환자의 60%는 4~7일 후에 증상이 사라진다. 급성 고산병의 예방을 위한 권고사항은 참조 3-4 와 같다.

수중 손상

수중 손상은 깊은 물속 잠수와 수영 등에 의해 일어날 수 있다.

잠수와 관련된 손상

수중의 압력과 온도는 해수면 수준과 차이가 있다. 특히, 압력은 수중활동에 많은 영향을 줄 수 있다. 그림 3-9 에서 보는 바와 같이 해수면에서 깊은 물속으로 잠수할 경우 압력의 증가로 인해 기압은 증가한다. 증가된 기압은 체내의 기체 부피를 감소시키며, 반대로 해수면 수준으로 상승하면 기압이 감소하여 체내 기체의 부피는 증가한다.

만일 잠수 깊이가 증가하면 산소와 질소의 분압이 증가되어 혈중에 산소와 질소가 많이 용해된다. 혈중에 용해된 많은 양의 산소와 질소는 산소중독과 질소중독을 야기할 수 있다. 산소중독은 헤모글로빈에서 산소 해리와 조직에서 발생된 이산화탄소의 제거를 방해하는 결과를 초래한다. 이로 인해 대뇌혈관이 수축되어 감각이상, 환각, 환청, 호흡곤란, 현기증 등의 이상이 나타날 수 있다. 질소중독은 체내에 용해된 많은 질소가 중추신경계에 영향을 줌으로써 환상을 일으키기도 한다. 또한 수중의 높은 압력은 귀의 통증, 가운데귀 출혈, 고막 파열 등을 일으킬 수도 있다. 따라서 잠수 시 귀에 통증을 느끼면 코와 입을 막고 바람을 불어 압력을 조절하고, 그래도 통증이 지속되면 수면으로 올라와야 한다.

만일 잠수활동 후 급격하게 해수면 수준으로 상승하면, 체내의 기체 용적은 팽창되어 폐와 인체 조직 내에 기포를 형성할 수 있다. 그뿐만 아니라 허파꽈리(폐포) 파열, 폐 손상에 의한 폐출혈, 공기가슴증(기흉)을 일으킬 수 있으며, 모세혈관 내에 형성된 기포는 혈액순환을 방해할 수 있다. 심각할 경우 사망에 이르기도 한다. 이러한 현상은 잠수시간과 잠수 깊이에 따라 차이가 있을 수

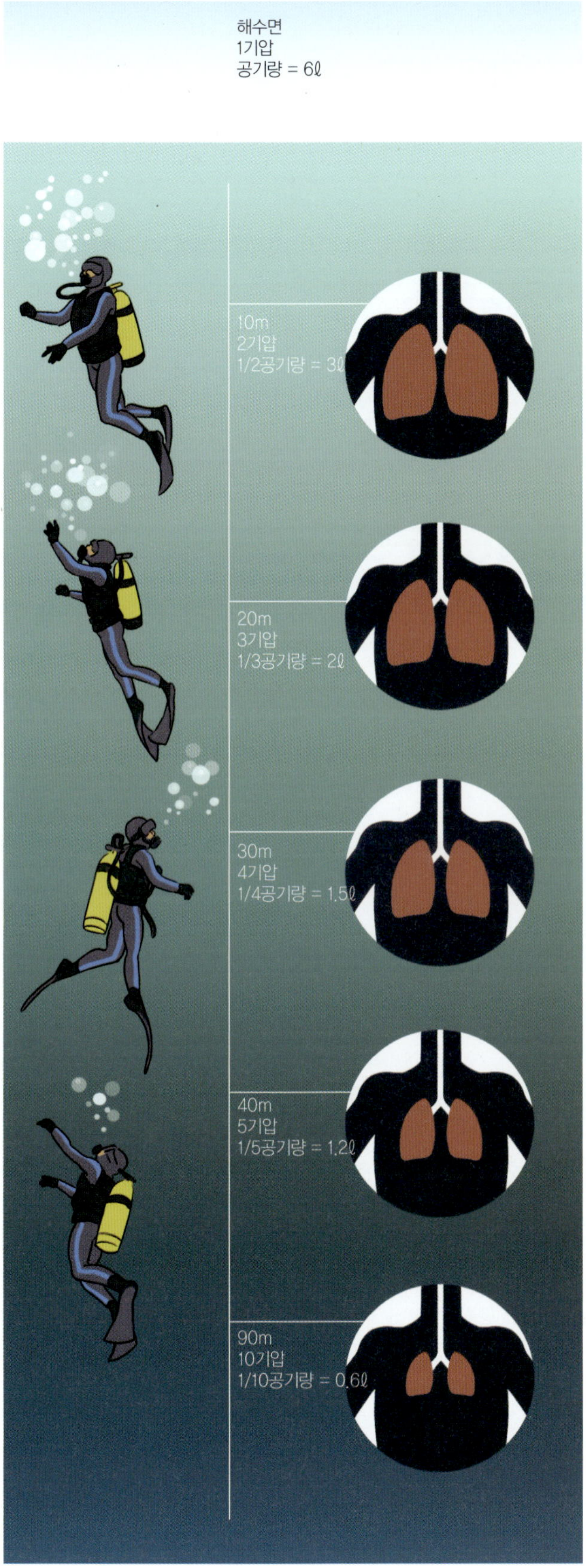

그림 3-9 수심에 따른 기압과 체내 기체 부피의 변화

있다. 따라서 잠수 후 해수면 높이로 상승할 때는 호흡을 참지 말고 천천히 이동해야 한다.

수영과 관련된 손상

수영과 관련해 흔히 일어날 수 있는 손상은 귀와 눈의 손상이다. 귀 질환은 젊은 사람들에게 자주 발생하며, 일반인보다는 물속에서 많은 시간을 보내는 수영선수에게 더 잘 일어난다. 가장 흔한 귀 질환은 급성과 만성 바깥귀길염(외이도염, otitis externa)이며 그림 3-10, 수영선수의 귀라고 불리기도 한다. 바깥귀(external ear)는 이물질을 빨아들이고 균과 세균 감염을 예방하는 정상적인 귀지(cerumen)가 있다. 수영 등의 수중활동 시 바깥귀에 물이 들어가면 정상적인 귀지의 손실, 건조함, 이도(ear canal) 피부의 균열(cracking), 반복적인 감염을 야기한다. 바깥귀길염을 유발하는 가장 흔한 유기체 감염은 녹농균(*Pseudomonas*), 포도상구균(*Staphylococcus*), 대장균(*Escherichia coli*), 그리고 엔테로박터 에어로게네스균(*Enterobacter aerogenes*)이다. 바깥귀길의 모든 감염은 통증과 부종을 유발한다. 감염이 적절히 치료되지 않으면 고막을 가로질러 가운데귀(중이)로 감염이 확산될 수 있으며 청력도 손실될 수 있다.

기본적인 환경에서 박테리아는 번식할 수 있기 때문에 모든 점이액(귀에 넣는 물약)은 산성이며, 종종 항생제를 함유하고 있다. 바깥귀길염이 생기면 초기 며칠 동안은 점이액을 적어도 하루 4번 바깥귀에 발라야 한다. 급성 증상이 사라지더라도 수영 등의 수중활동으로 바깥귀가 물에 지속적으로 노출되면 의사의 처방 없이 구입할 수 있는 점이액을 주 2~3회 계속 사용해야 한다.

수영과 같은 수중활동이 장시간 이어질 때 일어날 수 있는 눈의 손상은 각막의 부종과 염소에 의한 각막염(chlorine keratitis)이 있다 그림 3-11 . 수영장에서의 장시간 활동은 각막부종을 초래하며, 이로 인해 투과되는 광선의 비정상적인 굴절을 야기해 각막을 통과하는 빛 주변에 테두리를 만들고 빛에 민감해지게 한다. 각막염은 염소로 살균된 물에 장시간 노출된 각막 천층 세포의 손실로 인해 눈에 이물감과 통증을 만든다. 보통 1~2일 정도면 완화되지만 염소로 살균된 물에 노출될 때면 언제나 재발될 수 있다. 결막은 감염이나 염증에 의해 가장 흔히

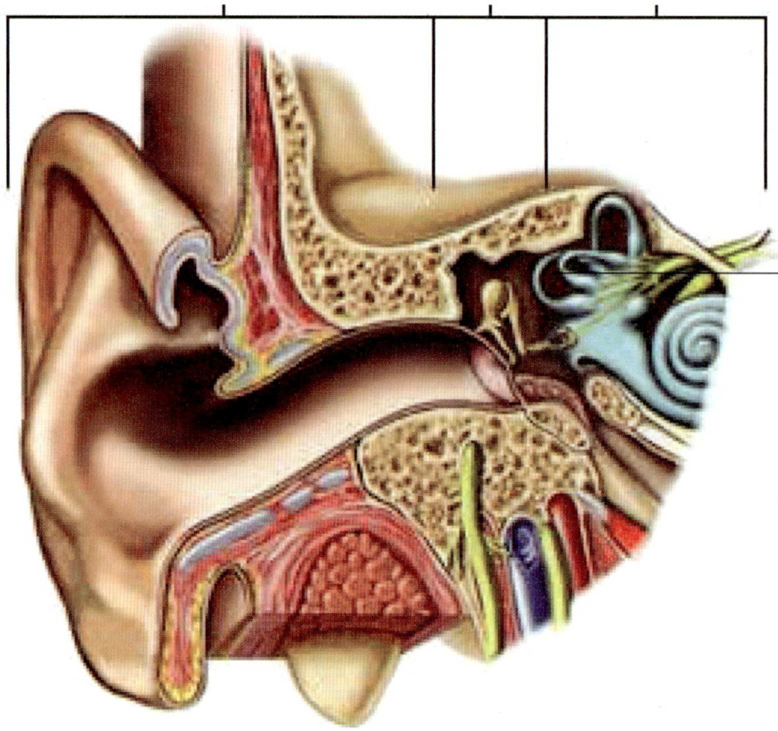

그림 3-10 귀의 구조

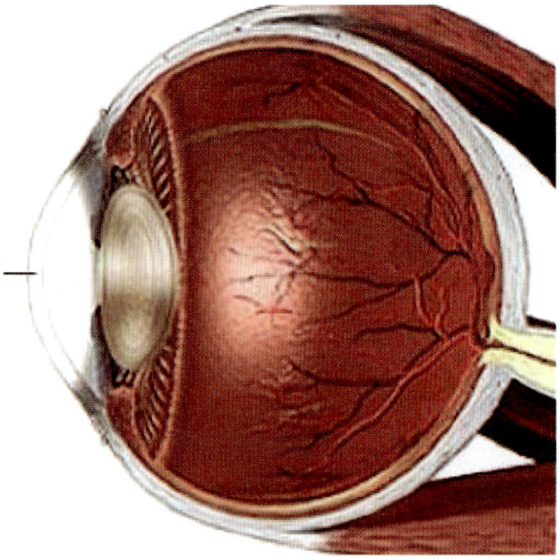

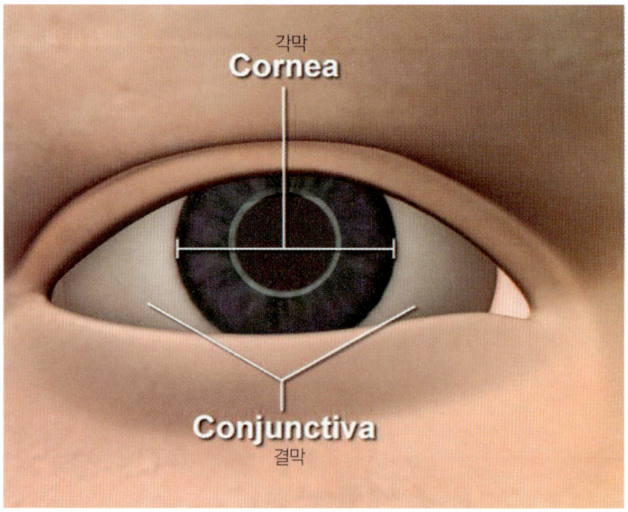

그림 3-11 각막과 결막

영향을 받는 눈의 구조물이다. 결막염(conjunctivitis) 또는 결막의 염증(inflammation)은 눈을 붉게 충혈시키는 특징을 가지고 있다. 결막염은 수영장이나 소금물에 장시간 노출되었을 때 화학적인 자극에 의해 일어난다. 치료는 일반적으로 염증 감소에 효과적인 안약(ophthalmic irrigation solution)을 사용한다. 따라서 장시간 수영할 때는 눈의 손상을 예방하기 위해 수경을 착용하는 것이 좋다.

인조 잔디

인조 잔디는 천연 잔디의 생육 한계와 수월한 관리, 경제적인 비용 때문에 개발되었다. 1970년대에 사용된 1세대 및 2세대 인조 잔디를 거쳐 현재 3세대 인조 잔디가 사용되고 있다. 인조 잔디의 소재와 설치에 많은 기술적 발전이 있었지만 많은 운동선수와 운동 지도자들은 천연 잔디를 선호한다. 왜냐하면 인조 잔디에서의 운동이 운동 손상을 증가시킨다는 경험적 믿음 때문이다. 그러나 인조 잔디가 손상을 증가시킨다는 많은 논란이 계속되고 있지만, 아직까지 명확한 증거는 없다. 인조 잔디에서 흔히 발생할 수 있는 운동 손상에는 찰과상과 엄지발가락의 과신전 손상인 터프토우(turf toe)가 있다. 찰과상의 예방을 위해서는 팔꿈치와 무릎에 보호대를 착용하는 것이 좋으며, 터프토우는 견고한 신발의 안창을 사용함으로써 손상의 위험을 줄일 수 있다.

4 보호용 스포츠 장비

CHAPTER

스포츠 장비에 대한 안전 기준 및 수리

개인의 운동, 스포츠, 그리고 여가활동이 증가함에 따라 다양한 안전사고나 위험한 상황들 또한 점차 늘어가는 추세이다. 미국의 경우 국립운동용품기준실무위원회(National Operating Committee on Standards for Athletic Equipment: NOCSAE) 등의 조직에서 스포츠 장비에 대한 검사기준을 세우고 있으며, 많은 운동단체들은 제시된 검사기준을 충족하는 제품들을 사용하길 권고하고 있다. 국제적으로 사용되는 스포츠 장비의 안전기준은 주로 국제표준화기구(International Standardization Organization: ISO)의 규격에 맞춰져 있다.

우리나라의 경우에는 운동용품만을 전담하는 별도의 조직은 없으며 산업자원부의 국가기술표준원과 소비자보호원을 중심으로 공산품 전반에 걸친 제품 안전성이 조사되어 발표되고 있다. 국내에서는 수상 스포츠 장비, 여가용 보트, 아이스하키 용품, 스쿠버다이빙 용품, 겨울철 스포츠 용품 등 다양한 스포츠 용품에 대한 표준이 제정되어 안전하게 스포츠나 여가활동을 즐길 수 있도록 하고 있다. 스포츠 장비를 포함한 공산품들에 대해 안전검사를 받지 않고 안전검사대상공산품을 제조하거나 수입한 사람 또는 안전검사표시 없이 제품을 판매하는 행위는 법적으로 금하고 있다(품질경영 및 공산품안전관리법 제21조).

스포츠 장비에 결함이 있거나 부적격하게 만들어진 장비로 인해 개인이 운동 손상을 입었다면 제조사의 책임을 고려할 수도 있다. 그러나 개인이 스포츠 장비를 임의로 변형했다면 제조사의 책임은 없으며 장비를 변형한 사람에게 책임이 있다. 따라서 스포츠 장비의 변형을 결정하는 것은 신중해야 한다.

운동 중의 머리 손상은 심각한 결과를 초래하기도 한다. 축구, 하키와 같이 상대 선수와 접촉이 많은 종목, 야구 등과 같이 속도감 있는 스포츠에서도 심각한 머리 손상이 발생할 수 있다. 운동선수뿐만 아니라 일반인들의 자전거나 모터사이클 타기에서도 머리 손상은 흔히 일어날 수 있다. 따라서 이러한 스포츠와 운동에 참여하는 사람들은 머리 보호를 위한 헬멧 착용이 필수적이다. 헬멧은 각각의 운동 종목 특성에 따라 그 모양과 설계가 다르게 되어 있다. 어린이와 청소년들이 참여하는 인라인롤러스케이드와 킥보드 등은 교통이 빈번한 곳에서 이루어지기 때문에 헬멧의 착용은 필수적이라 할 수 있다. 스포츠 보호용 장비는 『㉳』자 표시의 제품을 사용하는 것이 권장된다. 어린이들이 많이 참여하는 자전거, 인라인롤러스케이트 등을 탈 때에는 반드시 안전모와 손, 팔꿈치, 무릎보호대 등의 보호장구를 착용하고, 가능한 한 도로나 놀이터가 아닌 전용 공간에서 타도록 하는 등 안전수칙을 반드시 준수해야 한다.

부위별 보조기 및 보호대

머리 보호용 헬멧

머리 보호용 헬멧은 스포츠 종목에 따라 기능과 모양, 충격에 견디는 강도가 다르다. 모터사이클의 경우 속도가 빠르기 때문에 사고의 위험 또한 높아 헬멧의 강도가 높으며 그림 4-1 , 스키 헬멧도 고충격에 견딜 수 있는 강도로 제작된다 그림 4-2 . 자전거 헬멧은 로드용 자전거는 가볍고 땀 배출이 잘 될 수 있도록 구조화되어 있다 그림 4-3 . 일반도로에서 사용되는 헬멧 그림 4-4 , 야구

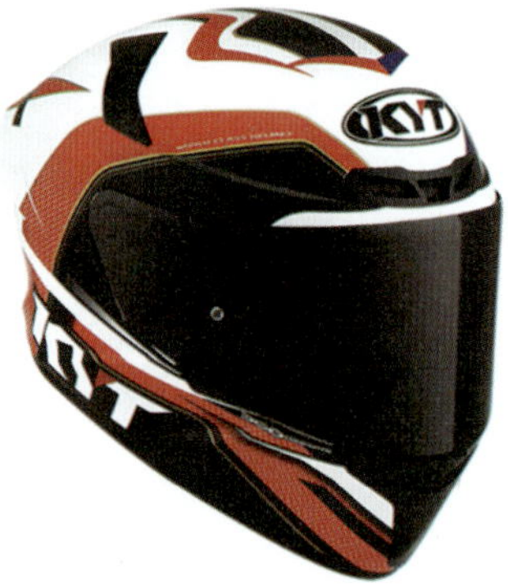

그림 4-1 모터사이클 헬멧

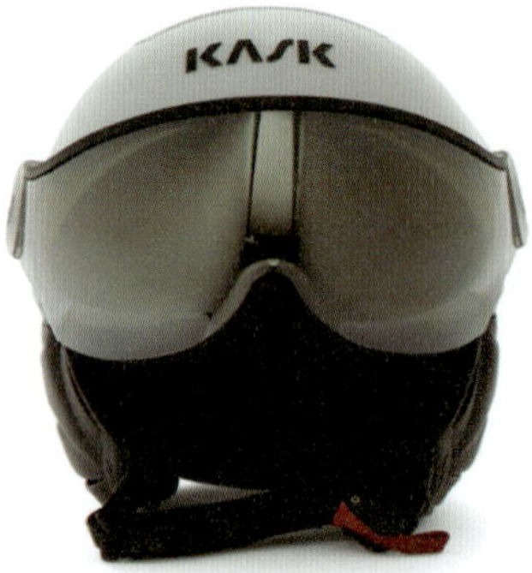

그림 4-2 스키 헬멧

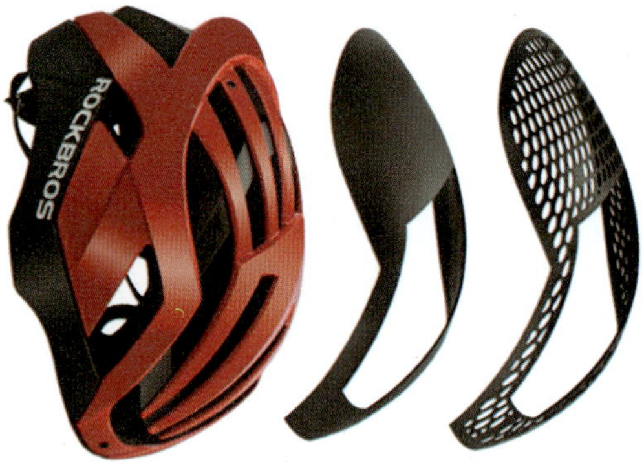

그림 4-3 자전거 헬멧

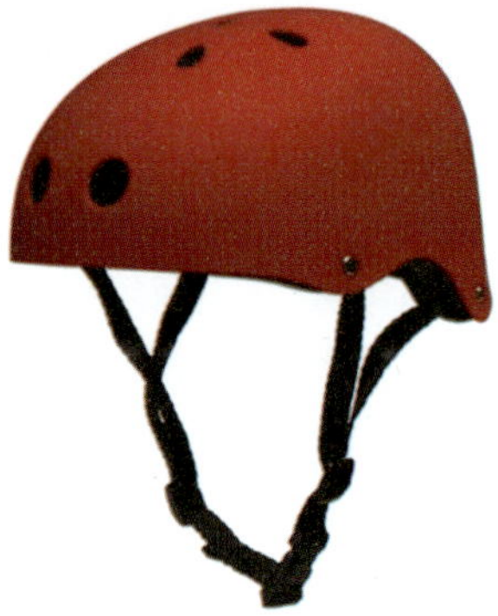

그림 4-4 자전거 헬멧

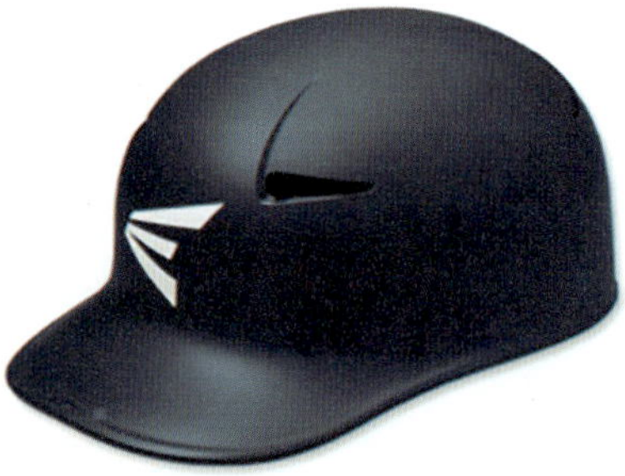

그림 4-5 야구 포수 헬멧

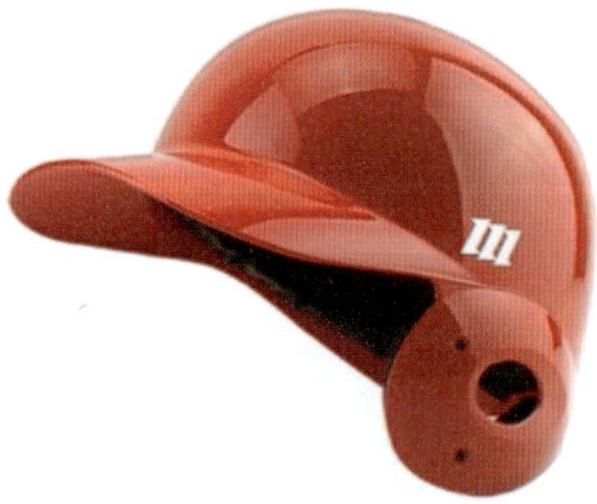

그림 4-6 야구 타자 헬멧

종목에서 포수가 사용하는 헬멧 그림 4-5 과 타자가 사용하는 헬멧 그림 4-6 의 구조가 다르게 제작된다. 그 이유는 부상의 기전과 부위가 다르기 때문이다. 포수의 경우에는 빠른 볼에 맞을 가능성이 높고, 심지어 타자의 방망이에도 맞을 수 있기 때문에 머리부터 몸통, 어깨, 무릎과 발등까지 보호대를 착용해야 한다 그림 4-7 .

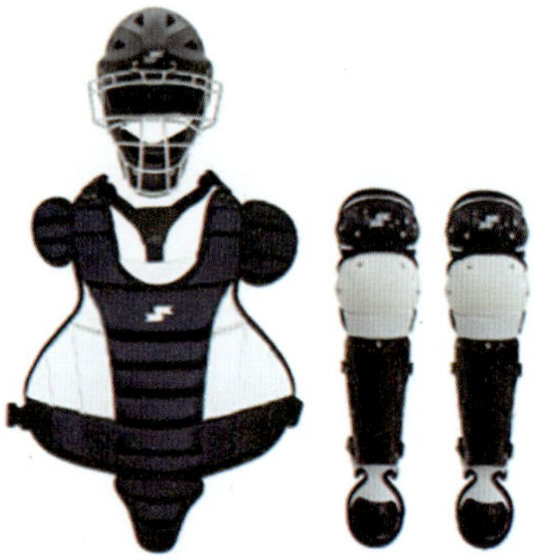

그림 4-7 야구 포수의 보조기

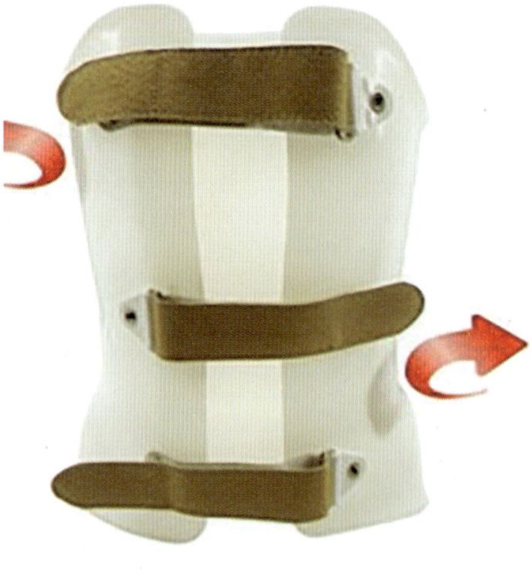

그림 4-8 허리 보조기

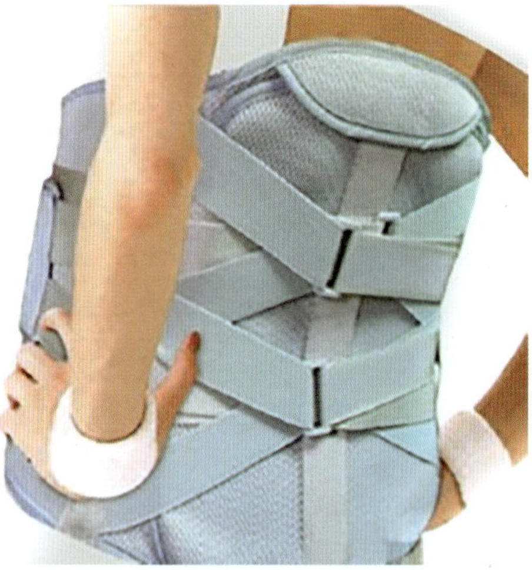

그림 4-9 허리 보조기

허리 보조기 및 보호대

허리 보조기는 척추 수술 후 또는 척추측만증이 있을 때 콥각이 20° 이상인 경우 착용한다 그림 4-8 , 그림 4-9 . 그러나 단순히 요통이 있어서 허리를 움직이기 힘들거나 통증이 있을 경우에는 가볍고 탄력이 좋은 보호대를 착용한다 그림 4-10 .

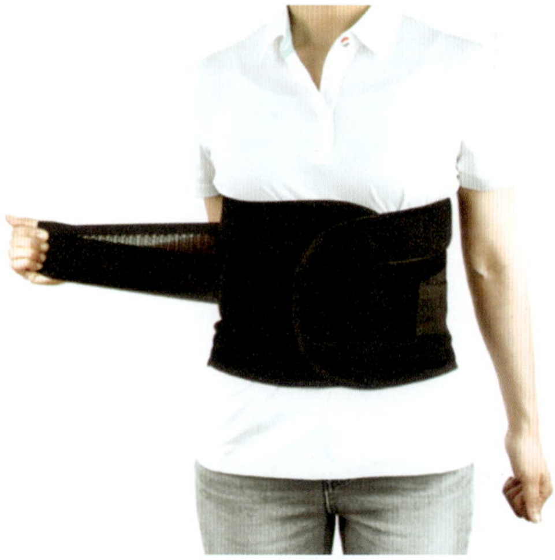

그림 4-10 허리 보호대

무릎 보조기 및 보호대

무릎보호대는 불안정한 무릎관절을 안정화시키기 위한 목적으로 착용한다. 무릎의 상태에 따라 지지력이 약한 보호대부터 강한 보호대로 선택이 가능하다. 무릎관절의 인대재건술 후에는 무릎관절의 안쪽과 가쪽에 철 지지대가 있는 강력한 보조기를 착용한다 그림 4-11 . 그러나 불안정하지만 일상적인 활동이 어느 정도 가능하다고 판단되면 철 지지대는 없지만, 스트랩으로 무릎관절을 안정화시키는 탄력 보호대를 착용한다 그림 4-12 . 일상활동이 모두 가능하지만 스포츠 활동을 할 때 불안감이 있다면 슬리브 형태의 탄력 보호대를 착용할 수 있다 그림 4-13 . 만약 무릎뼈 주변으로 통증이 있다면 무릎뼈 안정화를 위해 무릎뼈 부분에 구멍이 뚫려 있는 보호대를 착용해야 하고 그림 4-14 , 성장통이 있을 때는 정강거친면에 압박을 가하는 보호대를 착용해야 한다 그림 4-15 . 무릎힘줄염이 있을 경우에는 무릎뼈 바로 아래를 압박하는 보호대를 착용하고 그림 4-16 , 자전거나 인라인 스케이트와 같은 스포츠를 할 경우에는 무릎 보호대를 착용한다 그림 4-17 , 그림 4-18 . 이렇듯 목적에 따라 다양한 보호대가 이미 시중에 판매되고 있으니 적절한 보호대를 선택할 수 있어야 한다.

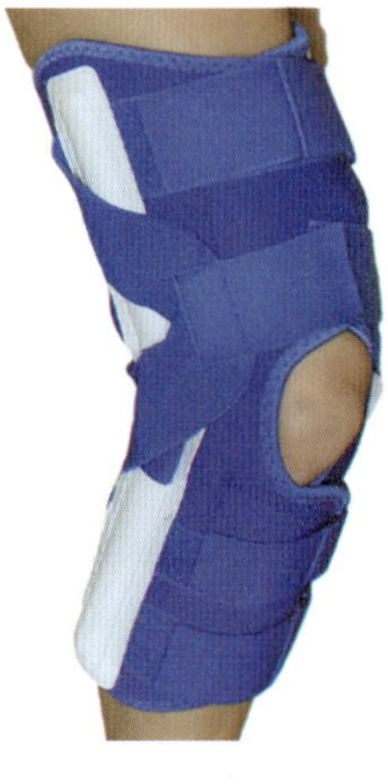

그림 4-11 무릎 보조기

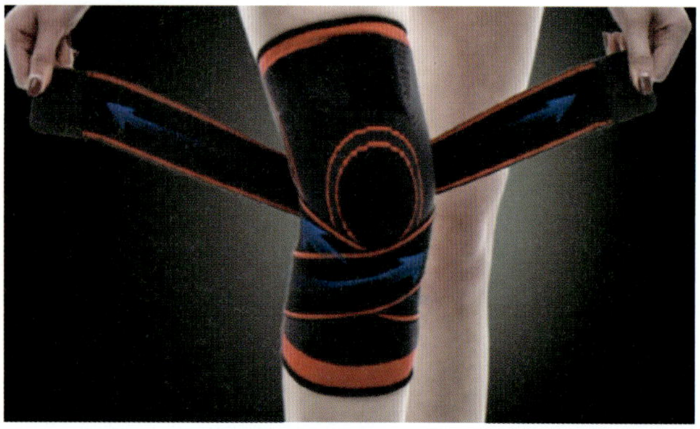

그림 4-12 테이핑형 무릎 보호대

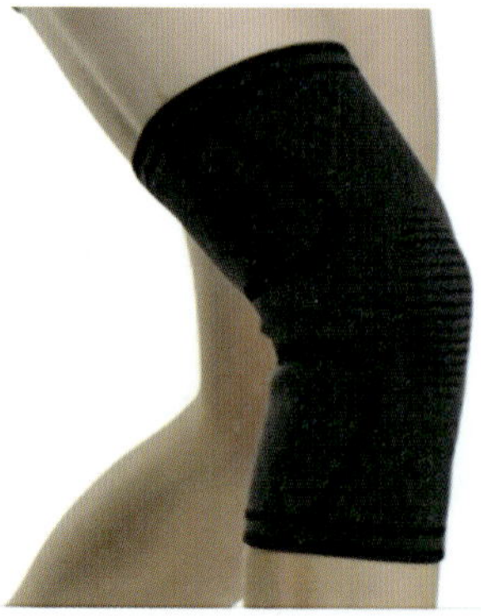

그림 4-13 무릎 보호대

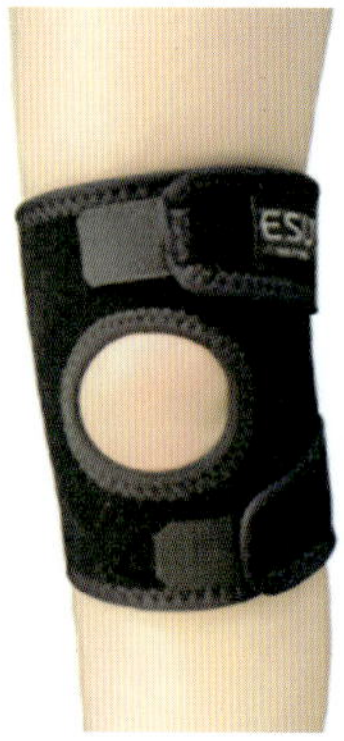

그림 4-14 무릎 보호대

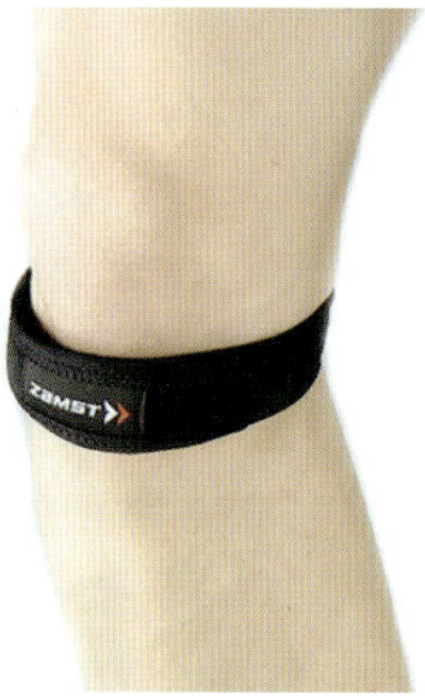

그림 4-15 성장통용 무릎 보호대

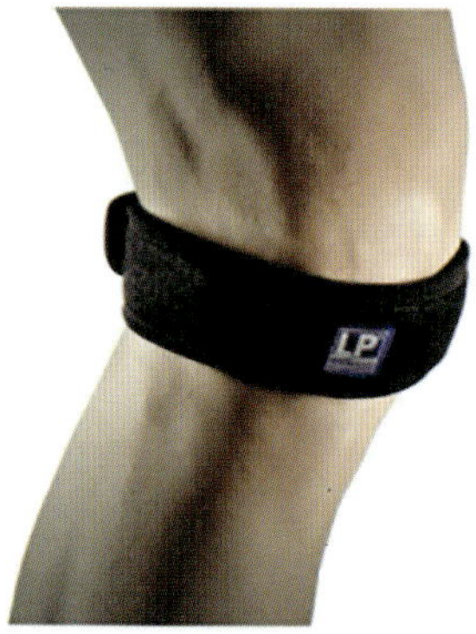

그림 4-16 슬개건염용 무릎 보호대

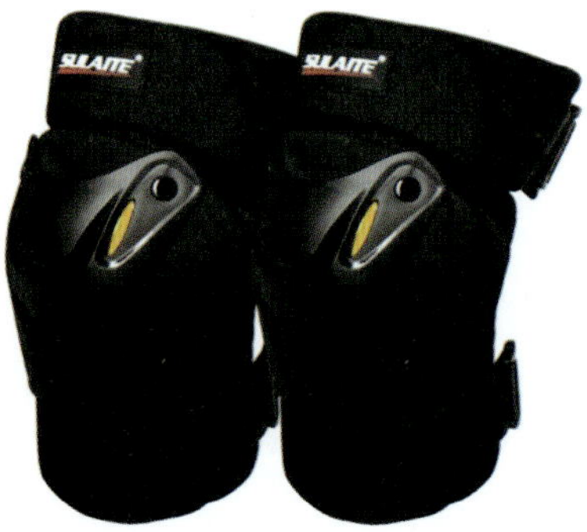

그림 4-17 성인용 무릎 보호대

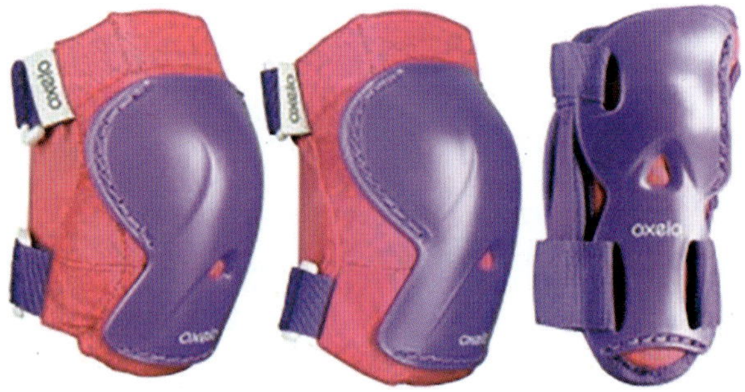

그림 4-18 유아용 무릎 보호대

발목 보조기 및 보호대

발목 보조기는 발목 수술 후 사용되며 보호대는 불안정하지만 활동을 해야 할 경우에 착용하는 것이 좋다. 특히 안쪽과 가쪽 복사뼈 주변의 골절로 인하여 금속판 고정술을 했다면 발목의 움직임을 고정시킬 수 있는 보조기를 착용해야 한다 그림 4-19 . 그리고 아킬레스힘줄을 봉합하는 수술을 받았다면 발목의 굽힘과 폄을 제한할 수 있는 보조기를 선택하도록 한다 그림 4-20 . 만약 발목 수술 후 일정 기간이 지난 후에는 발목의 안쪽과 가쪽 번짐을 막을 수 있는 간단한 보조기를 선택하고 그림 4-21 , 그림 4-22 , 일상생활이 가능하다면 발목의 움직임을 약간 지지할 수 있는 가벼운 보호대를 선택하도록 한다 그림 4-23 , 그림 4-24 . 발바닥 아치가 낮아서 족저근막염이 있다면 발바닥에 패드가 있는 보호대를 착용하고 그림 4-25 , 장딴지 근육통이 있거나 위험이 있는 경우에는 슬리브형 근육보호대를 착용하는 것이 좋다 그림 4-26 .

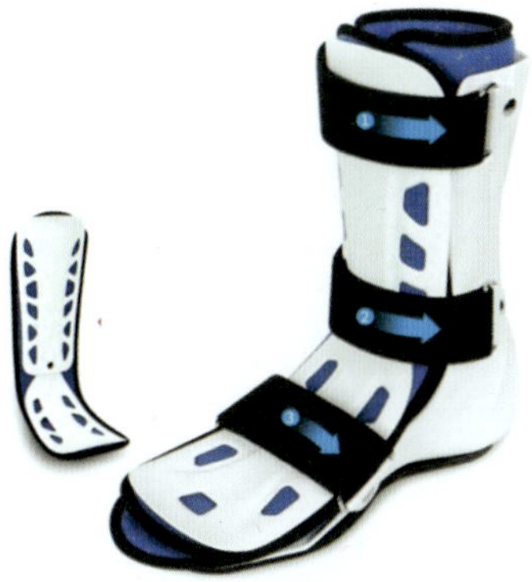

그림 4-19 발목관절 골절 수술후 보조기

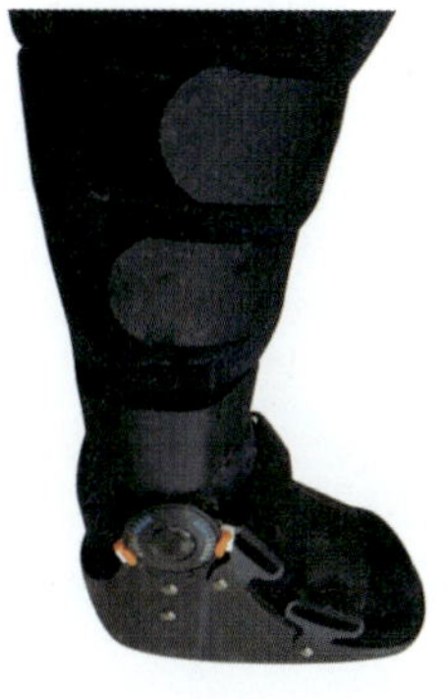

그림 4-20 아킬레스 봉합술 후 보조기

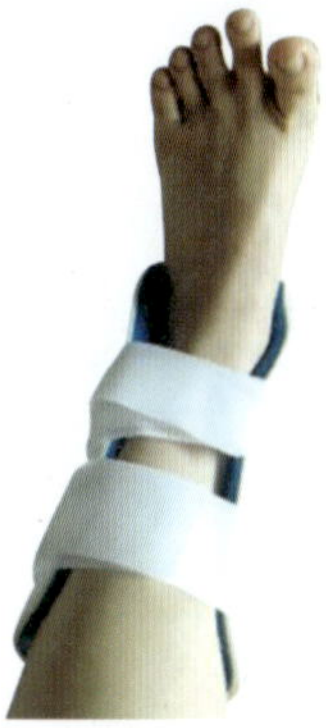

그림 4-21 발목 안가쪽 번짐 고정

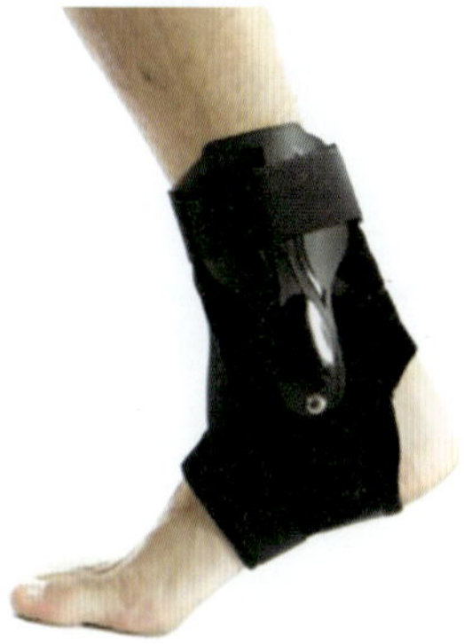

그림 4-22 발목 안가쪽 번짐 고정

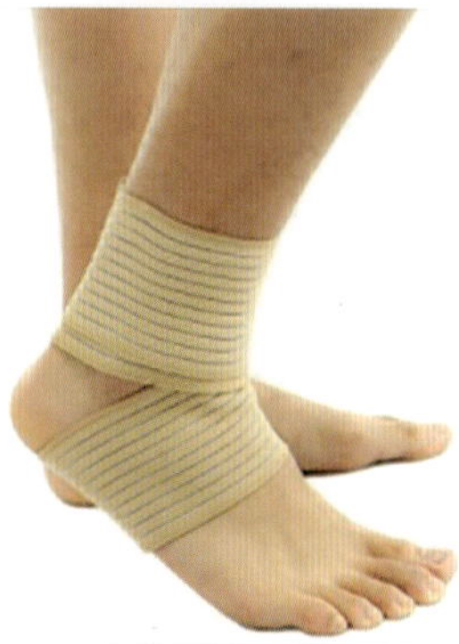

그림 4-23 탄력 발목보호대

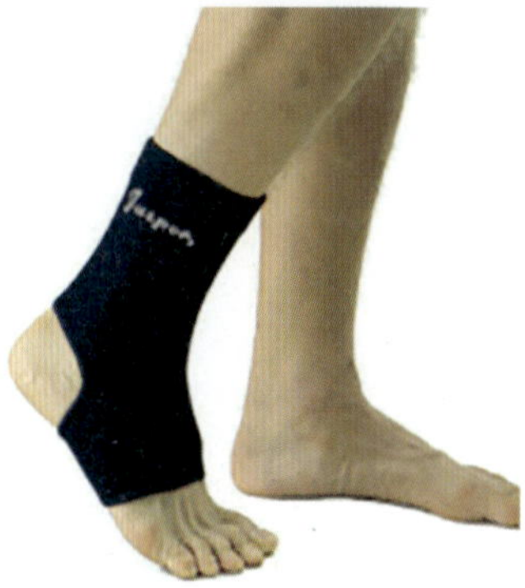

그림 4-24 슬리브 발목보호대

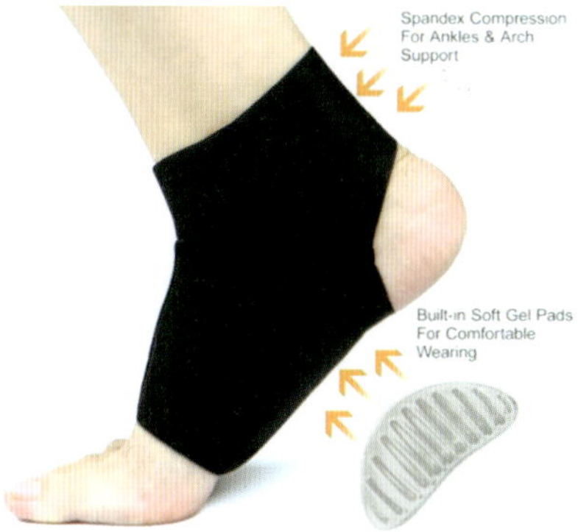

그림 4-25 족저근막용 발바닥아치 패드

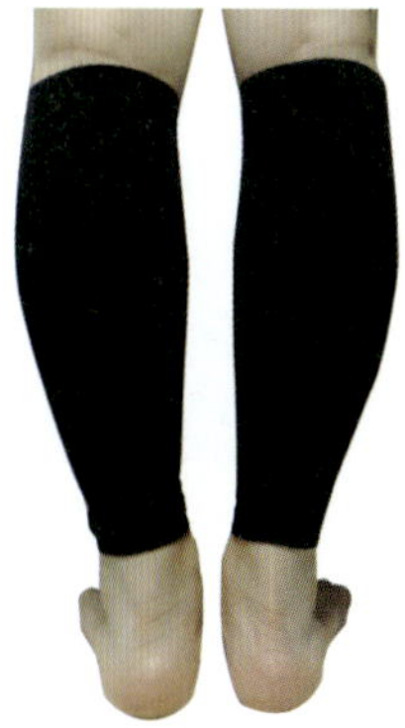

그림 4-26 장딴지 근육보호대

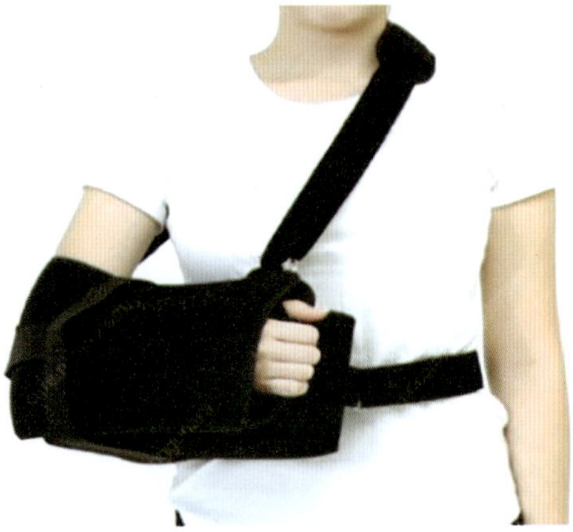

그림 4-27 어깨관절 수술 후 보조기

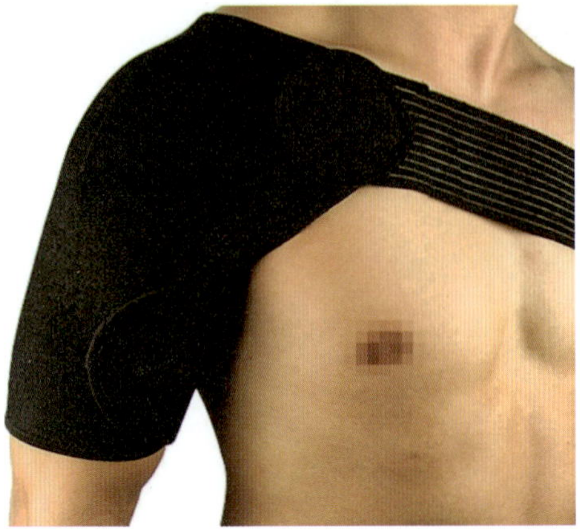

그림 4-28 어깨관절 보호대

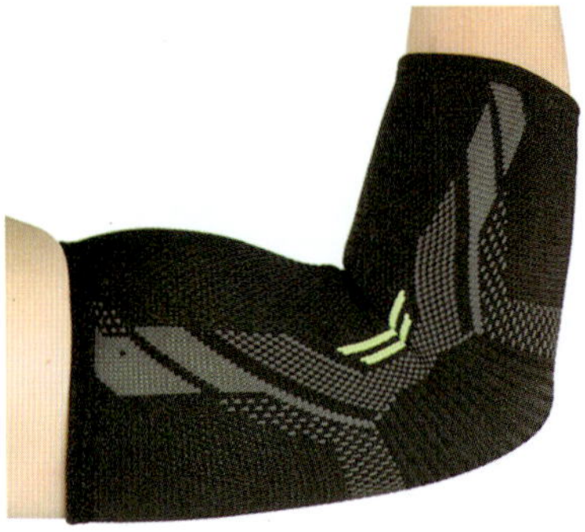

그림 4-29 팔꿈치 보호대

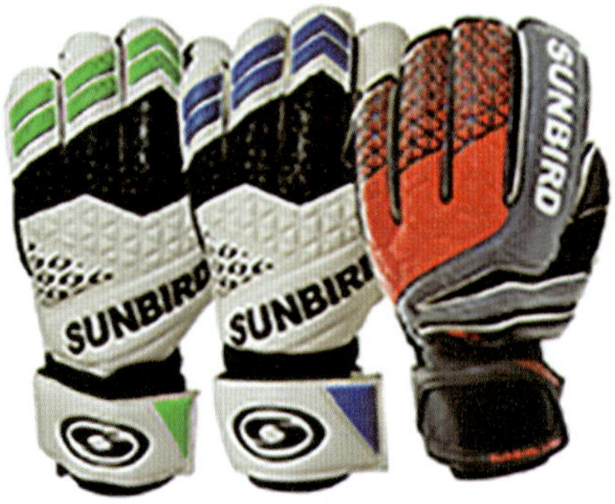

그림 4-30 손 보호용 장갑

상지 보조기 및 보호대

어깨 보조기는 어깨관절의 회전근개 수술 이후에 고정을 위해 사용된다. 어깨에 약간의 불편함이 있지만 운동하고자 할 경우에는 어깨 보호대를 착용하거나 테이핑을 실시할 수 있다 그림 4-27 . 어깨관절이 불편하지만 운동해야 할 경우에는 어깨관절을 지지하는 보호대를 착용하고 그림 4-28 , 팔꿈치관절의 테니스 엘보 또는 골퍼스 엘보일 경우에는 슬리브형 팔꿈치 보호대를 착용해야 한다 그림 4-29 , 축구 골키퍼의 경우에는 손 부상을 예방할 수 있는 두꺼운 장갑을 착용해야 한다 그림 4-30 .

스포츠 브래지어

오늘날의 브래지어는 여성들에게 많은 기능을 제공한다. 하지만 원래의 목적은 쿠퍼씨 인대(Cooper' s ligament)의 늘어남을 예방해 가슴이 쳐지는 것을 막는 것이다 그림 4-31 .

그러나 평상시 착용하는 일반 브래지어를 착용하고 운동하는 여성들은 가슴 흔들림으로 불편함을 느끼며, 봉합선에 유두가 쓸려 있어 때로는 찰과상을 입기도 한다. 또한 일반 브래지어의 금속으로 된 와이어(wire)는 가슴을 조이고, 스냅과 조임새, 얇은 끈은 움직임에 따라 위치가 변경되어 약한 피부에 상처를 입히기도 한다. 이러한 문제점을 해결하고자 만들어진 것이 스포츠 브래지어이다. 스포츠 브래지어는 여성들의 운동 참여 시 가슴 흔들림에 따른 불편감을 줄여주며 가슴 손상을 예방하는 동시에 우수한 땀 흡수 기능을 제공한다. 스포츠 브래지어는 일반 브래지어와 달리 와이어가 없이 면 스판덱스(spandex)나 저신장 소재로 되어 있고 어깨 끈도 최소 1인치 이상으로 구성되어 있다. 스포츠 브래지

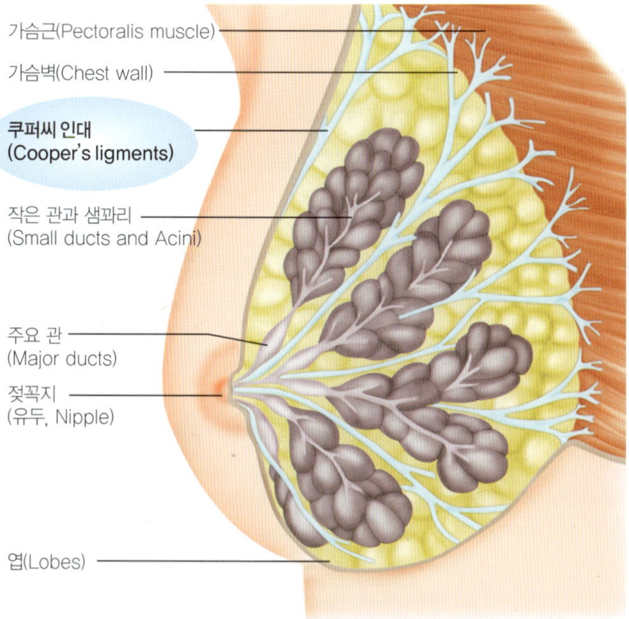

그림 4-31 쿠퍼씨 인대(Cooper' s ligamet)

어의 신축성 소재는 하(下)컵 부위에만 국한적으로 사용되어 가슴 흔들림을 억제하고 격한 움직임에 따른 브래지어의 움직임을 최소화한다.

가슴이 크거나 상체의 운동량이 많은 여성들은 운동 중 가슴을 받쳐주는 기능이 있어야 활동이 더욱 편하기 때문에 일반 브래지어 형태의 스포츠 브래지어가 더 적합하다. 또한 밑단에 와이어나 밴드를 사용해 가슴을 받쳐주어야 가슴 움직임에 따른 통증과 가슴이 처지는 현상을 예방할 수 있다. 따라서 운동에 참여하고자 하는 여성들은 본인의 체형과 활동의 특이성을 고려해 스포츠 브래지어를 선택해야 하며, 때로는 전문가들에게 조언을 구해야 한다 그림 4-32 .

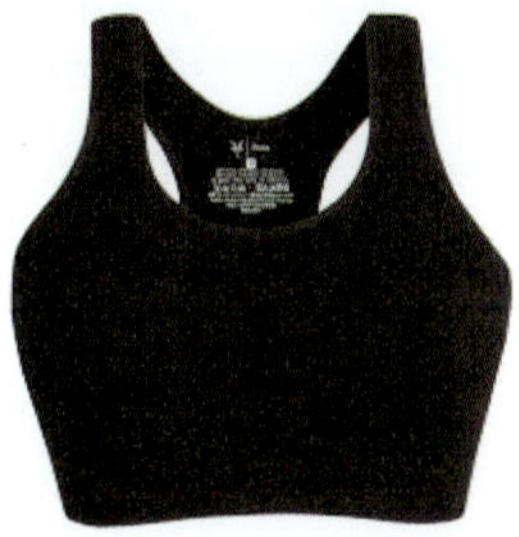

그림 4-32 스포츠 브래지어

5 붕대감기와 테이핑

CHAPTER

붕대감기

붕대는 아물지 않은 상처에 드레싱(dressing)을 고정하거나 손상 부위의 보호를 위해 패드를 고정할 때, 그리고 손상 부위의 관절가동범위를 제한하기 위해 사용된다. 그뿐만 아니라 붕대감기는 손상 부위의 냉치료와 압박력 적용을 위해서도 사용될 수 있다 그림 5-1,2 .

붕대는 제품마다 폭과 길이가 다양하다. 따라서 사용할 목적과 신체 부위에 따라 적절한 폭과 길이를 선택해서 사용해야 한다. 예를 들면, 종아리 부위에 사용할 경우에는 비교적 짧은 붕대를 사용하는 것이 편리하지만 샅굴 부위(서혜부)와 어깨에 8자 붕대감기를 적용할 경우에는 긴 붕대를 이용하는 것이 붕대를 효과적으로 감을 수 있다. 붕대감기의 최대 효과를 얻기 위해서는 참조 5-1 과 같은 사항들을 고려해야 한다.

붕대감기를 할 때는 붕대가 풀리지 않도록 하기 위해서 붕대감기의 시작과 끝이 중요하다. 붕대감기를 시작할 때는 사지의 가장 작은 부분에 고정기준붕대(anchoring)를 만들고 점차 몸쪽(근위부)으로 감는 것이 일반적인 방법이다. 붕대감기 시 붕대 롤(roll)이 위로 향하게 하고 롤의 아래쪽에서 붕대감기가 되도록 해야 한다. 또한 주름이 생기지 않도록 주의해야 하며 적절한 압력을 균등하게 주어야 한다. 고정기준붕대는 참조 5-2 와 같은 방법으로 만들 수 있다.

붕대감기는 다양한 부위에 여러 가지 목적으로 사용된다. 엉덩관절에 사용되는 8자 붕대법은 엉덩관절모음근의 좌상(strain)이 있을 때 적용할 수 있으며 그 절차와 방법은 그림 5-3 과 같다.

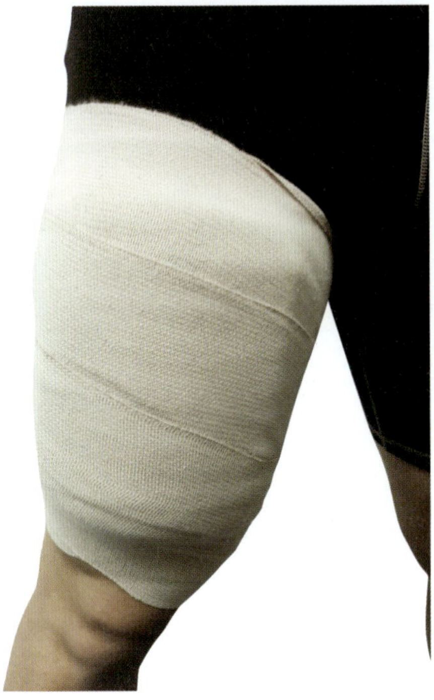

그림 5-1 넙다리 보호패드 고정을 위한 붕대감기의 적용

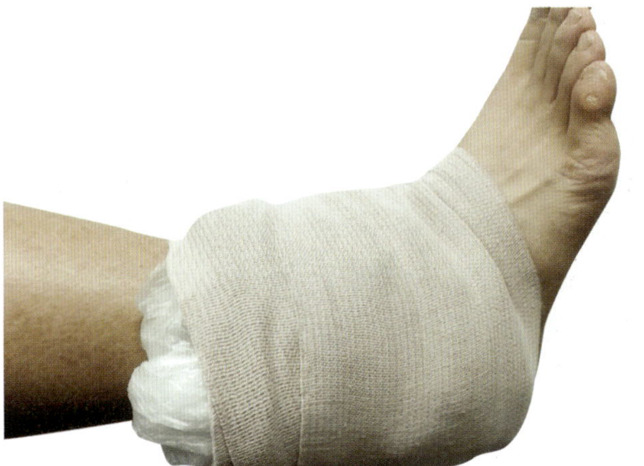

그림 5-2 냉치료와 함께 압박하기 위한 붕대감기의 적용

참조 5-1 **붕대감기 시 고려 사항**

- 붕대감기는 적절한 관절가동범위와 혈액순환을 방해하지 않기 위해서 근수축 범위에서 적용해야 한다.
- 붕대는 견고하게 조금 감싸는 것보다는 보통 정도의 압박력으로 붕대를 많이 감는 것이 더 좋다.
- 붕대는 최소 1/2 정도가 겹치게 적용해야 붕대 사이가 분리되거나 벌어지는 것을 예방할 수 있다. 붕대 사이의 벌어진 부분은 부종의 부위에 압박을 적용할 수 없으며 오히려 피부자극을 유발할 수 있다.
- 붕대감기 적용 후에는 혈액순환에 방해가 되는지를 확인해야 한다. 손가락과 발가락의 색깔은 혈액순환의 방해 유무를 확인할 수 있는 좋은 지표가 된다.

참조 5-2 **붕대감기 시 고정기준붕대**

- 붕대의 끝 부분은 붕대감기를 적용할 부위에 사선으로 댄다 그림 5-3b.
- 붕대를 감아서 붕대의 처음 출발 위치로 돌아온다. 이때 붕대 끝 부분이 삼각형으로 남아 있도록 한다.
- 삼각형 부분은 계속 남겨두고 두 번째 감기를 한 다음 두 번째 감기를 한 붕대 위로 접는다 그림 5-3b,c.
- 삼각형 부분은 세 번째 감기로 감싸서 고정기준붕대를 만든다.

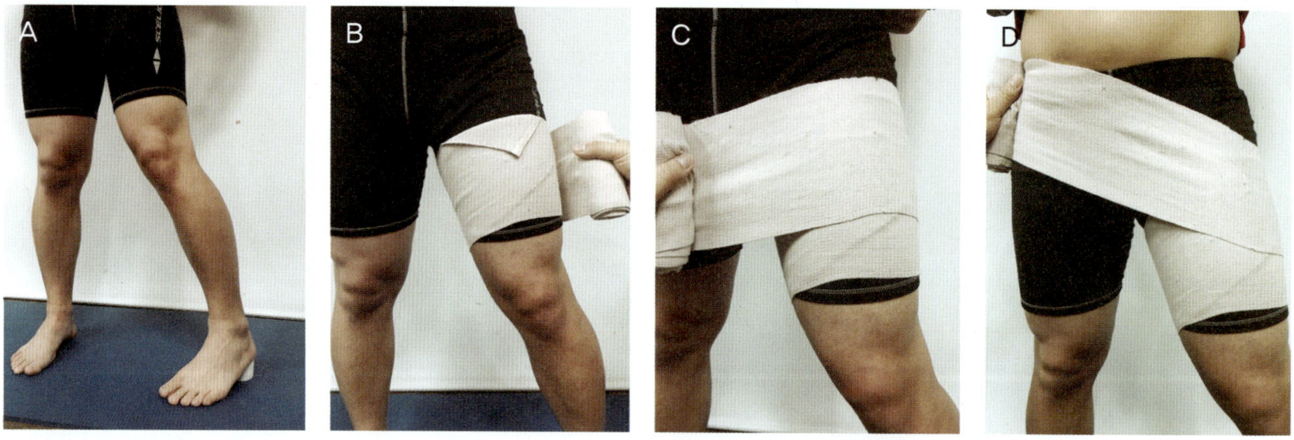

A 발뒤꿈치에 지지대를 놓는다. 붕대감기를 적용할 엉덩관절은 안쪽돌림한 자세를 취한다.

B 붕대감기는 바깥쪽에서 안쪽 방향으로 당기며 적용한다.

C 기준고정붕대를 만들며 붕대의 1/2씩 겹치도록 몸쪽으로 감싼다.

D 넙다리를 감싼 후 허리를 나선형으로 함께 감싼다.

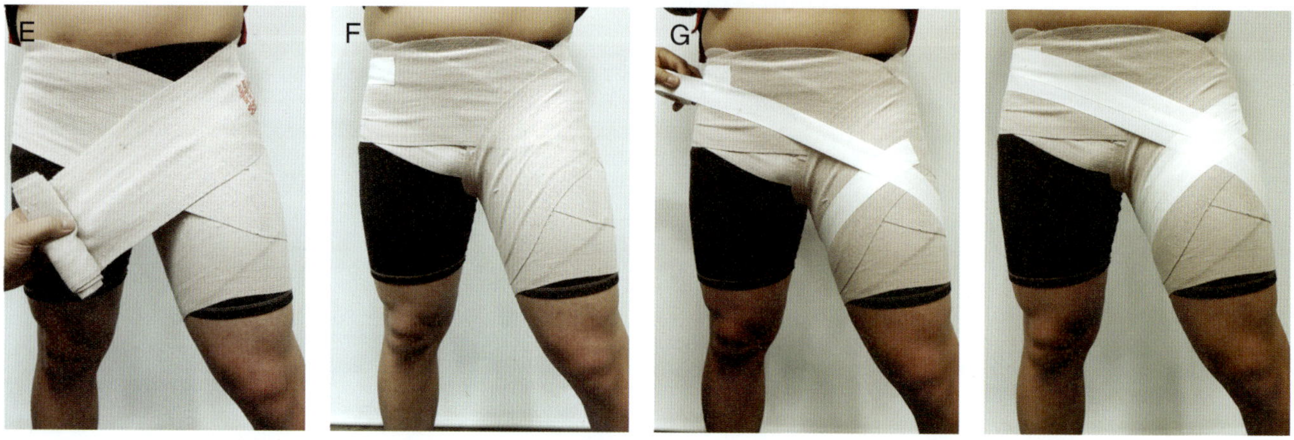

E 허리와 넙다리에 8자 모양으로 붕대를 감싼다.

F 허리의 붕대감기도 1/2 정도씩 겹치도록 감싼다.

G 붕대감기가 끝나면 붕대 위에 접착성 테이프를 이용해 붕대감기가 풀리지 않도록 고정하며 마무리한다.

그림 5-3 엉덩관절의 8자 붕대법 적용

테이핑

테이핑은 연부조직의 보호와 관절의 지지를 위해 사용되고 있다. 그러나 테이핑이 효과적인지에 대해서는 여전히 의견이 분분하다. 그럼에도 불구하고 테이핑이 관절보조기보다 스포츠 활동을 하는 데 있어 선수들이 더 선호하는 것은 착용감이 편하고 기능저하가 없기 때문일 것이다. 테이핑은 크게 비탄력테이프와 탄력테이프, 그리고 키네시오테이프로 구분한다. 비탄력테이프는 일명 C테이프로 알려져 있으며, 탄력이 없기 때문에 관절의 가동범위를 제한함으로써 인대손상을 예방하기 위해 사용된다. 그러나 탄력테이프는 근육을 강화시키기 위해 보조적 수단으로 사용되기 때문에 관절의 가동범위를 제한하지 않으면서 관절을 지지하는 효과가 있다. 키네시오테이프는 탄력테이프를 이용하여 관절과 근육을 최대한 신전시킨 후에 부착함으로써 피부를 들어올려 혈액순환을 촉진시키는 효과가 있다. 테이핑의 효과를 요약하면 표 5-1 과 같다.

테이프 종류

C테이프 그림 5-4 , 언더랩테이프 그림 5-5 , 탄력테이프 그림 5-6 , 피부 접착제 그림 5-7 등이 있다.

표 5-1 테이핑의 효과

C 테이핑	스포츠테이핑	키네시오테이핑
• 인대나 관절낭 같은 활동성이 적은 구조물의 지지 • 손상된 조직을 압박하여 출혈과 부종을 감소 • 관절의 운동제한 • 탄력 테이프의 보강 • 고유감각 기능의 향상 목적	• 운동기능 향상 • 연부조직의 압박과 지지 • 테이프를 근육조직에 고정함으로써 근육의 신전성 손상을 예방 • 보호 패드를 환부에 고정시키는 목적	• 전자기 흐름 유도 • 피부를 들어올려 림프액 순환 촉진

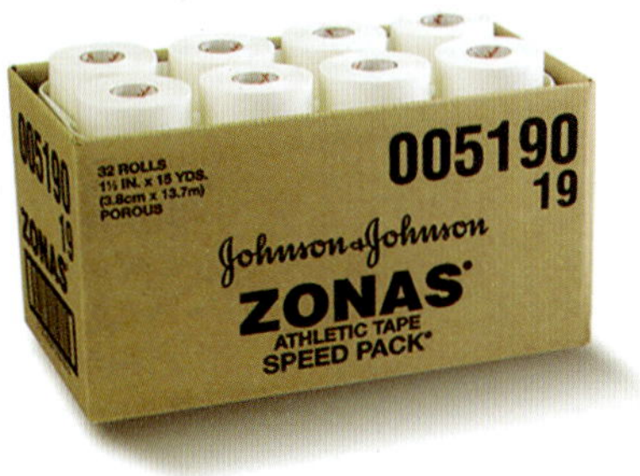

그림 5-4 C테이프

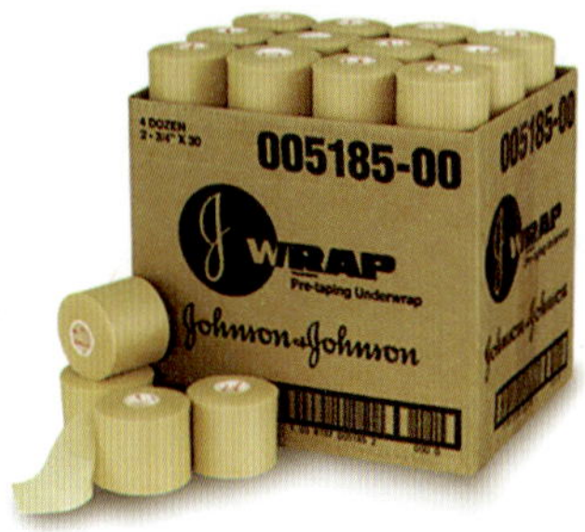

그림 5-5 언더랩테이프

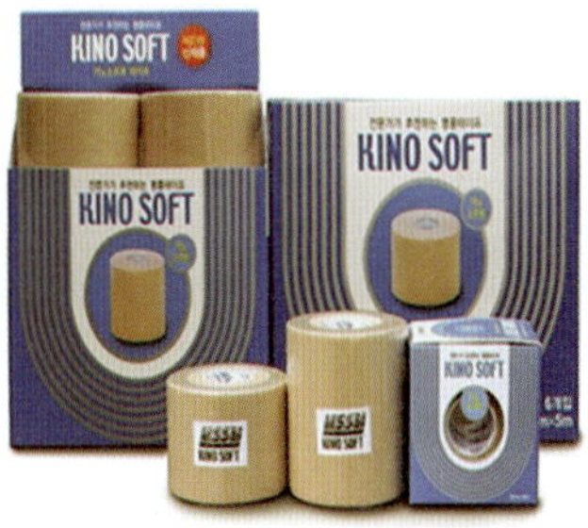

그림 5-6 탄력테이프

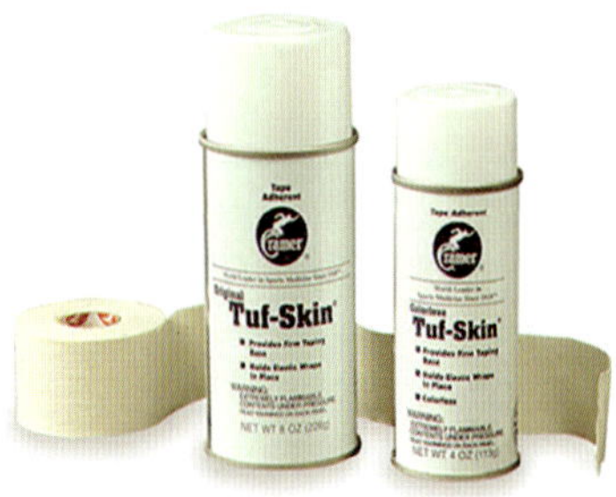

그림 5-7 피부 접착제

테이핑 용어

- 앵커: 손상된 부위의 위와 아래에 사용되는 테이핑으로 다음 테이프 가닥이 붙는 곳이다.
- 스터럽(stirrup): 불필요한 움직임을 제한한다.
- 수평스트립(horizontal strips): 관절에 안정성을 더해준다.
- 힐락: 발목이나 발꿈치에 부가적인 지지 작용을 해준다.

테이핑의 일반적인 절차

테이핑의 효과를 극대화하기 위해서는 몇 가지 준비와 절차가 요구된다. 우선 테이핑을 위한 환경을 구축해야 한다. 테이핑을 할 수 있는 청결한 공간과 조명, 그리고 환기가 좋은 장소를 선택한다. 열과 습기는 테이핑을 하기 어렵게 만들 수 있다. 또한 테이핑을 위한 테이블이 준비되어야 한다. 사용자의 체격에 따라 최적의 테이블 길이와 높이가 다르지만, 일반적인 길이와 높이는 각각 122cm, 89cm 정도이다.

테이핑 적용 시에는 땀, 오일, 기타 피부의 이물질 등을 제거해야 한다. 접착테이프를 이용할 경우에는 테이핑 부위를 면도할 필요가 있는데, 이는 테이프를 제거할 때 털이 피부를 자극하기 때문이다. 뼈가 돌출된 부위를 테이핑할 때는 마찰에 의해 물집이 생길 수 있으므로 패드를 대거나 언더랩(underwrap)을 감싸 줌으로써 피부 자극을 최소화할 수 있다. 테이핑을 적용하는 일반적인 절차는 참조 5-3 과 같다.

테이핑의 원칙

테이핑은 정확하게 시술되지 않으면 효과가 없기 때문에 기본 원칙과 테크닉을 필수적으로 이해해야 한다. 특히 테이핑을 하기 이전에 광범위한 접근이 필요하며 다음과 같은 문진이 이루어져야 한다.

- 손상에 대한 전반적인 접근이 이루어졌는가?
- 손상이 어떻게 발생하였는가?
- 어느 조직이 손상되었는가?
- 어느 조직을 보호하고 보강할 것인가?
- 어떤 움직임을 제한할 것인가?
- 급성 손상인가 아니면 만성 손상인가?
- 시술자가 손상된 부위의 해부학과 생체 역학에 대해 잘 알고 있는가?
- 시술자가 테이프를 어떤 목적으로 사용할 것인지를 명확하게 인지하고 있는가?

테이프 크기의 결정

C테이프의 경우에는 테이핑을 하면서 손으로 절단이 가능하지만, 탄력테이프의 경우에는 테이핑을 하기 이전에 사용할 테이프의 크기를 사전에 결정한 후 잘라놓아야 한다 그림 5-8 . 가장 쉽게 적용할 수 있는 방법은 테이핑을 할 크기를 측정한 후 선택된 크기에서 3/4만의 크기로 자른 후 약간 잡아당기면서 테이핑을 실시하는 것을 권장한다. 만약 테이핑의 강도를 약하게 적용하고 싶다면 전체 크기의 4/5정도로 자른 후 사용한다. 또한 무릎뼈 안정성을 위한 테이핑을 하기 위해서는 용도에 맞도록 절단해야 한다 그림 5-9 .

참조 5-3 테이핑의 일반적인 절차

- 테이핑의 목적이 손상 부위 보호인지 또는 기능 향상을 위한 것인지를 분명하게 결정한다. 만일 운동 손상 부위를 보호할 목적이라면 운동 손상기전을 파악한다.
- 목적에 적합한 테이프의 종류와 크기를 결정한다.
- 테이핑을 위한 도구를 준비하고 테이핑 부위의 피부 상태를 점검한다.
- 테이핑을 받는 사람에게 테이핑 절차를 설명하고 테이핑 동안에 유지해야 하는 자세, 알레르기 반응 시 증상과 제거 등에 대한 주의사항을 설명한다.
- 테이핑 적용 시 가장 먼저 할 것은 고정기준테이프(anchor)를 만드는 것이다.
- 테이프는 1/2 정도가 겹치도록 먼쪽에서 몸쪽으로(원위부에서 근위부로) 적용한다. 같은 곳을 지속적으로 테이핑하는 것은 압박력을 높이기 때문에 삼가야 한다.
- 테이핑 후에는 혈액순환의 방해가 있는지를 확인해야 한다.

C테이핑

C테이핑은 발목관절이 불안정할 경우 주로 사용된다. 테이핑할 때는 발목을 직각으로 세운 후 발목의 위쪽과 발허리뼈 몸쪽 부위에 앵커를 감는다 그림 5-10. 그 다음은 발꿈치뼈를 기준으로 수직 방향과 수평 방향으로 바구니를 엮듯이 수직으로 한 번 감고, 수평으로 감아서 단단하게 고정되도록 한다 그림 5-11.

부위별 테이핑의 실제

무릎넙다리통증증후군(PFPS) 시 테이핑

무릎넙다리통증증후군은 무릎뼈와 넙다리뼈 하단에서의 충돌에 의한 통증을 의미한다. 특히 무릎을 굽히고 펴는 과정에서 무릎뼈는 넙다리결절고랑에서 움직이게 된다. 이때 무릎을 굽히면 무릎뼈 상단에 부착된 넙다리네갈래근(대퇴사두근)이 무릎뼈를 잡아당기게 되는데,

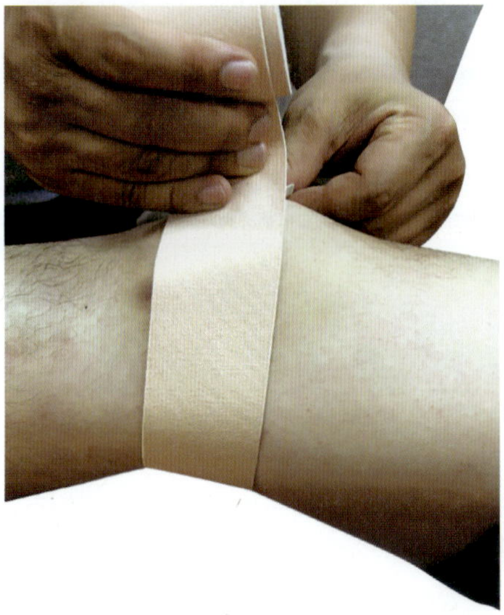

그림 5-8 테이프 크기 결정

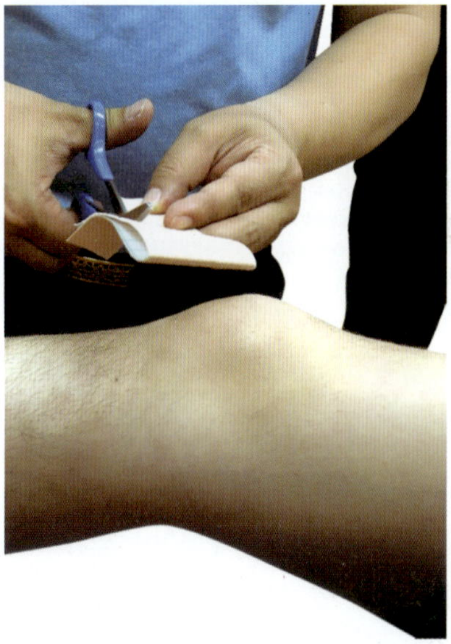

그림 5-9 용도에 맞는 테이프 절단

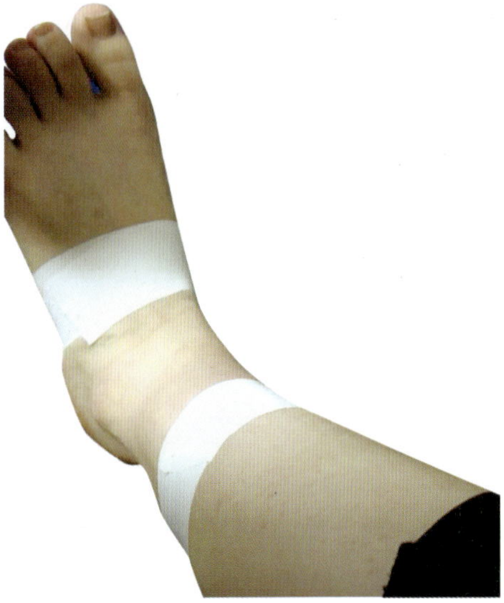

그림 5-10 앵커 부착

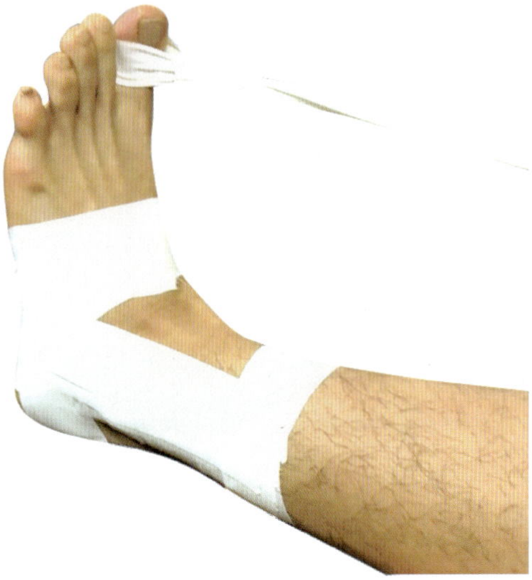

그림 5-11 바구니형 스터럽

만약 안쪽넓다리근(내측광근)과 가쪽넓다리근(외측광근)의 밸런스가 무너지면 무릎뼈는 넙다리결절과 충돌하게 된다. 이러한 통증이 있을 경우에는 무릎뼈의 상하좌우 움직임을 제한하는 테이핑을 실시해야 한다. 아래 그림 5-12와 같이 좌우 테이핑은 테이핑의 가쪽을 가위로 수평절단한 후 오금 부위부터 붙이고, 절단된 테이프는 무릎뼈 주변을 감싸도록 테이핑한다. 그리고 두 번째 테이핑은 1/4정도에서 약 3~4cm정도 구멍을 낸 후 무릎뼈 주변을 감싸고 넙다리곧은근(대퇴직근) 방향과 무릎힘줄 방향까지 테이핑한다 그림 5-13.

무릎관절 테이핑

무릎관절의 십자인대 및 안쪽과 가쪽의 인대 손상으로 인하여 불안정이 있을 때 탄력테이프를 이용하여 테이핑을 한다. 테이핑을 하기 전 무릎을 약 20~30° 굽히도록 한다. 그리고 넙다리의 안쪽 중간지점에서부터 아래쪽으로 내려와서 정강뼈의 가쪽돌림을 막기 위해 정강거친면까지 부착하고, 다시 넙다리의 가쪽 중간지점에서부터 아래쪽으로 내려와서 정강뼈의 안쪽돌림을 막기 위해 정강거친면까지 부착한다. 만약 무릎의 안쪽인대를 보강하고자 한다면 넙다리뼈 중간 부위의 안쪽에서 수직 방향으로 내려 안쪽 장딴지근 바로 위쪽까지 부착시키고, 무릎의 가쪽인대를 보강하고자 한다면 넙다리뼈 중간 부위의 가쪽에서 수직 방향으로 내려 종아리뼈 머리까지 부착시킨다 그림 5-14. 전체적으로 더 강력한 안정성이 필요하다면 테이프가 약간 겹치도록 하여 2겹, 3겹으로 부착시키도록 한다. 테이핑 후에는 체중을 지지한 후 스쿼트 동작을 할 때 약간의 불편감이 있거나 안정성이 있는지를 평가한다 그림 5-15.

발목관절 테이핑

발목관절은 급성손상 후 반복적으로 손상을 받게 된다. 이를 만성불안정성 발목이라고 한다. 특히 발목의 가쪽복사뼈 앞쪽에 있는 앞목말종아리인대는 발목인대 중 가장 빈번하게 손상을 받는 부위이다. 만성불안정성 발목의 경우 그림 5-16과 같이 테이핑을 인대 방향으로 대각선으로 지나가도록 감아야 하며, 필요시 발꿈치뼈가 고정될 수 있도록 테이핑할 것을 권장한다.

어깨관절 테이핑

어깨관절의 회전근개 손상시 또는 어깨관절의 불안정이 있는 경우에는 팔을 머리 위로 들어올리는 동작이나 뒤로 젖히는 동작에서 통증이 동반된다. 이런 경우 어깨관절의 안정성을 위해 테이핑할 때는 그림 5-17, 그림 5-18과 같이 가시위근, 가시아래근, 어깨밑근의 방향으로 해야 하며, 모든 테이핑은 위팔뼈 머리를 가로지르도록 해야 한다.

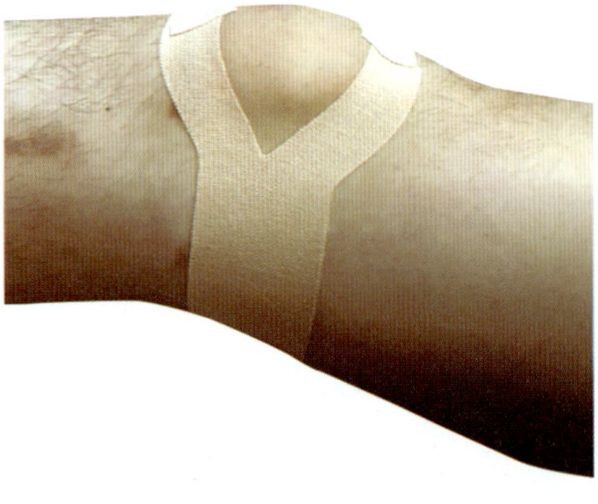

그림 5-12 무릎뼈 고정

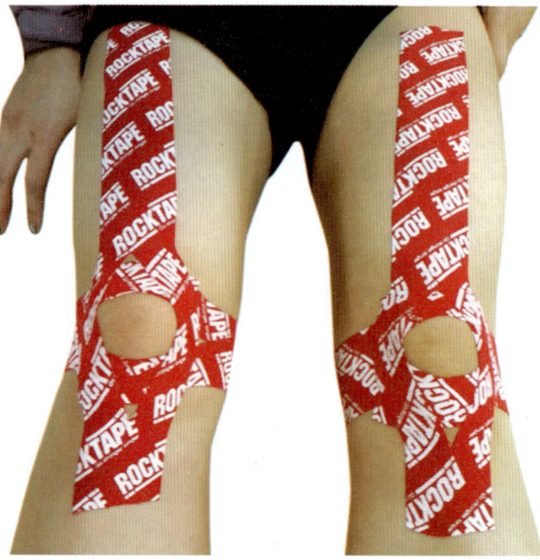

그림 5-13 무릎넙다리통증증후군 테이핑

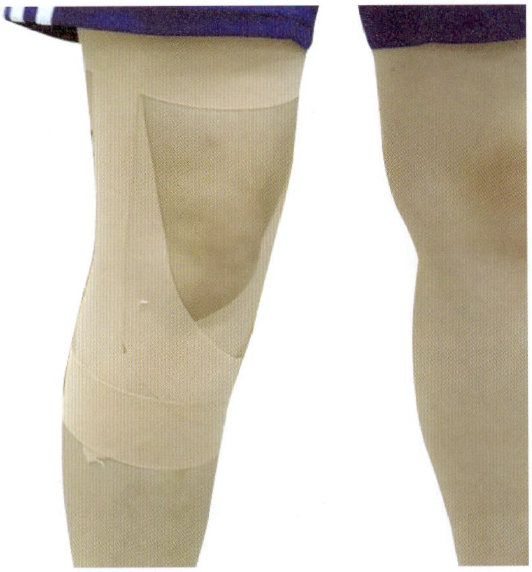

그림 5-14 무릎 안정화 테이핑

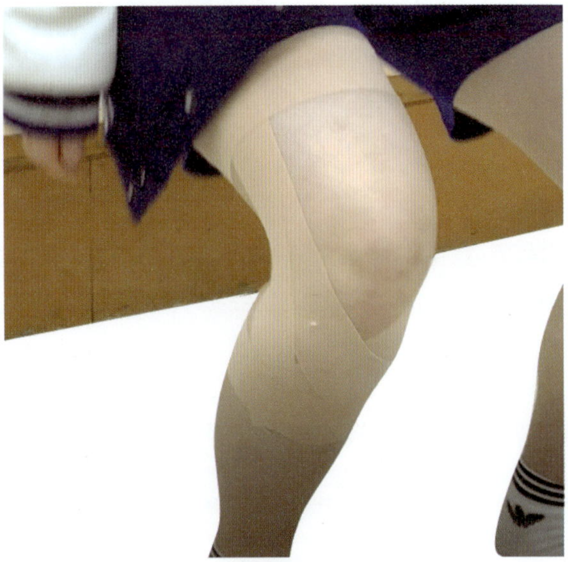

그림 5-15 무릎 안정성 테이핑 후 평가

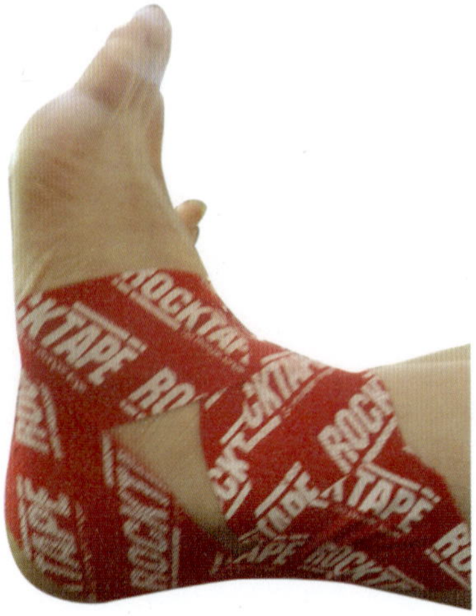

그림 5-16 발목 안정화 테이핑

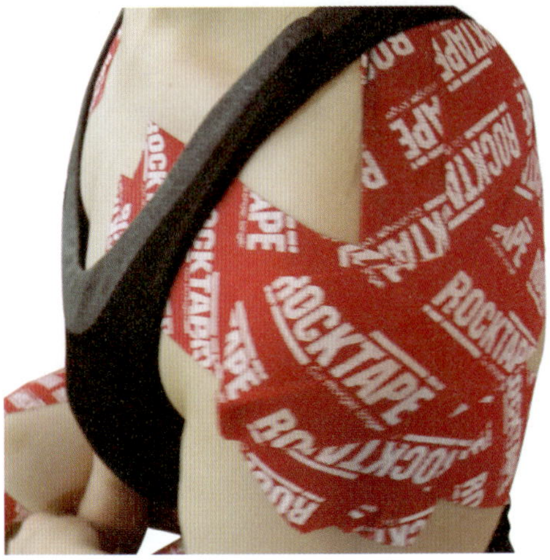

그림 5-17 어깨관절 테이핑(옆)

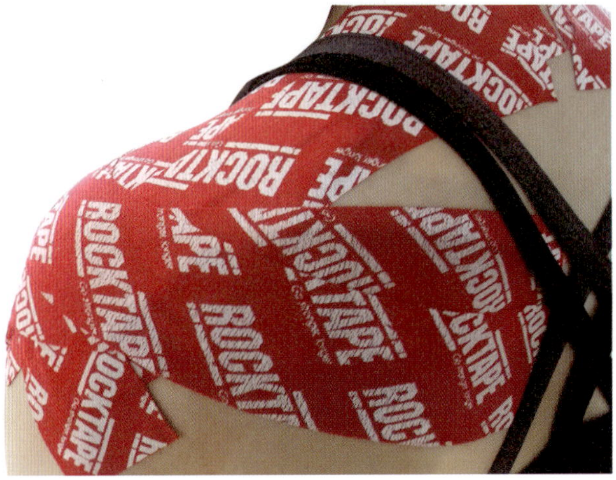

그림 5-18 어깨관절 테이핑(뒤)

테니스엘보 스포츠테이핑

테니스엘보는 위팔뼈의 가쪽위관절융기염을 의미하며, 손등굽힘이나 아래팔의 가쪽돌림이 반복적으로 이루어지면 나타나는 스포츠 손상이다. 스포츠테이핑은 그림 5-19와 같이 위팔뼈 가쪽위관절융기의 위쪽에서 시작하여 손목의 등쪽까지 테이핑을 실시한다. 특히 테이핑을 가로로 길게 2등분한 후 엄지손가락쪽과 새끼손가락쪽으로 나누어 테이핑을 실시한다. 그리고 손목을 감아주면 손목의 안정성과 테이핑의 접착에 효과적이다. 만약 통증이 심한 경우라면 위팔세갈래근까지 실시하면 더욱 도움이 된다.

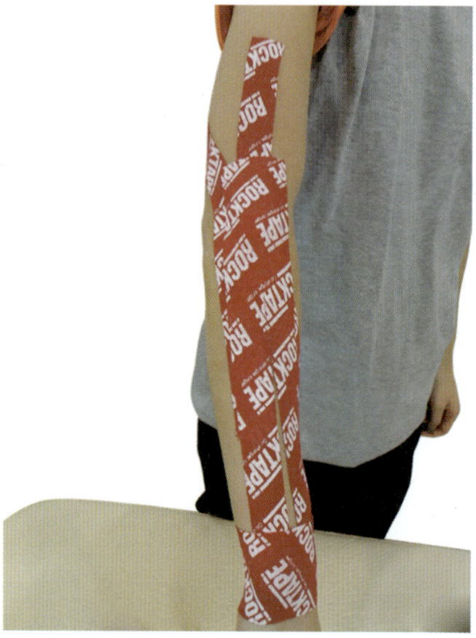

그림 5-19 테니스엘보 테이핑

허리관절 테이핑

허리 통증이 있는 경우 대부분은 근육의 긴장에 의해 발생한다. 그러나 디스크탈출에 의한 경미한 저림 증상이나 허리통증이 발생할 수 있다. 그림 5-20은 근육의 긴장에 의한 통증인 경우 척추기립근에 테이핑하되 테이핑이 1/2정도 겹치도록 수직으로 붙인다. 테이핑은 약간 당긴 상태에서 그대로 붙인다. 그리고 아래쪽에는 수평으로 부착하여 안정화시킨다. 그림 5-21은 디스크 손상에 의한 통증이 있는 경우 움직임 개선을 위해 실시하는 방법으로 가장 통증이 있는 부위 또는 디스크 손상 부위에 X자 형태로 테이핑을 실시한다.

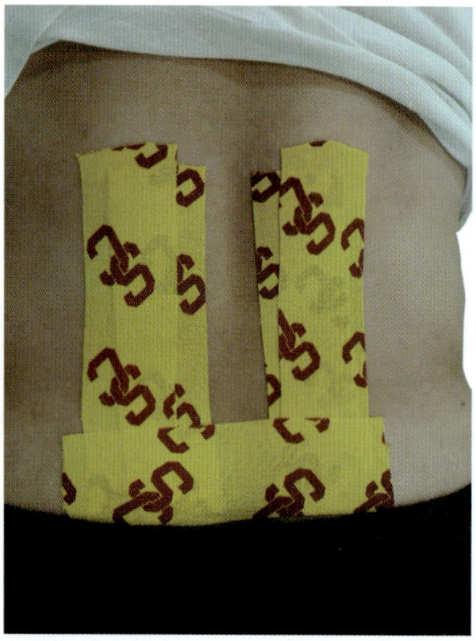

그림 5-20 허리 테이핑A

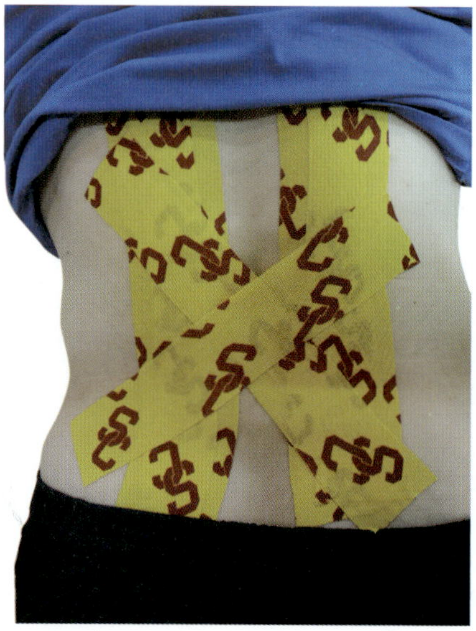

그림 5-21 허리 테이핑B

C테이핑 후 관절의 안정성 평가

테이핑을 한 후 그림 5-22에는 안정성을 확인하기 위해 발목관절을 안쪽돌림 그림 5-23을 하거나 목말뼈 경사 그림 5-24를 실시하여 안정성을 평가해야 한다. 또한 체중을 지지한 상태에서 보행과 가벼운 점프 등을 할 때 약간의 불편함이 있어야 한다. 테이핑 후 스포츠 활동을 하면 테이프가 약간씩 느슨해지면서 활동하기는 편해지지만 안정성은 약간 저하된다. 따라서 지속적인 안정성을 위해서는 1시간 이내에 새롭게 테이핑을 해야만 한다.

테이핑 시 고려 사항

테이핑의 효과를 극대화하기 위해 몇 가지 제언하고자 한다.

첫째, 테이핑은 접착 후 20~30분 정도의 스포츠 활동 시에만 효과가 있기 때문에 스포츠 활동을 하기 직전에 부착해야 한다.

둘째, 테이핑을 실시하는 시술자는 근골격 해부학에 대해 잘 이해하고 있어야 하며, 어떤 목적으로 실시할 것인지에 대해 항상 고민해야 한다. 정확한 목적으로 테이핑을 실시하는 것이 매우 중요하기 때문이다.

셋째, 피시술자의 피부 상태를 고려해야 한다. 장시간 테이핑을 할 경우 피부 발적이 발생할 수 있음을 이해해야 한다. 따라서 목적에 의한 부착 후 목적이 종료된 후에는 반드시 제거하여 피부 트러블을 예방해야 한다.

넷째, 테이핑은 관절의 불안정이 있거나 통증이 있을 경우에 부득이하게 안정성을 보조하기 위한 수단으로 사용되어야 한다. 습관적인 테이핑 사용은 오히려 근육 약화 또는 부상의 원인이 된다는 점을 꼭 명심하기 바란다.

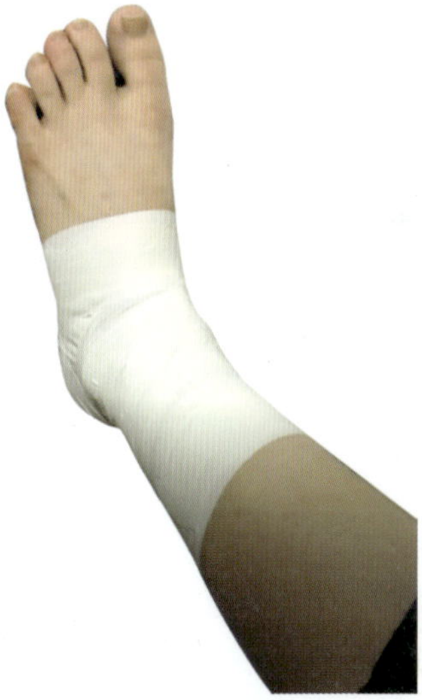

그림 5-22 발목 C테이핑

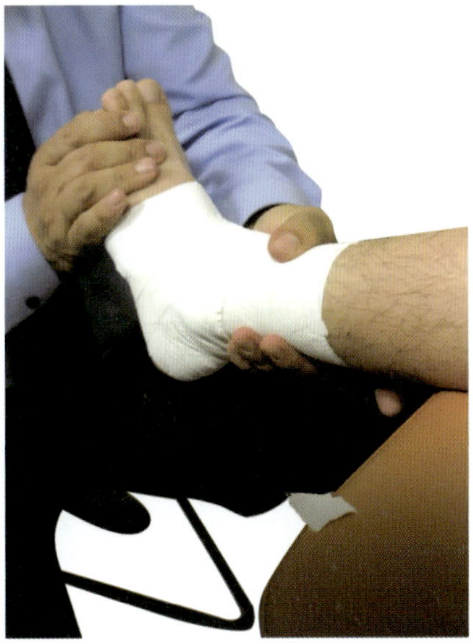

그림 5-23 테이핑 후 가쪽안정성 평가

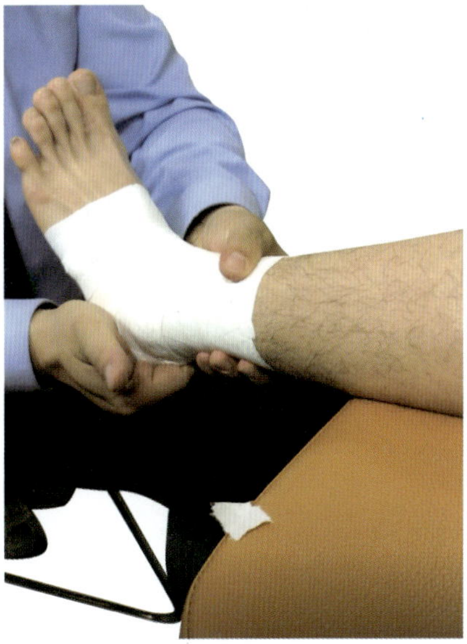

그림 5-24 테이핑 후 가쪽안정성 평가

연습문제

01 다음 중 폭염 주의보가 발령되는 온도는?

① 낮 최고기온이 33℃ 이상인 상태가 2일 이상 지속될 것으로 예상될 때
② 낮 최고기온이 33℃ 이상인 상태가 3일 이상 지속될 것으로 예상될 때
③ 낮 최고기온이 34℃ 이상인 상태가 2일 이상 지속될 것으로 예상될 때
④ 낮 최고기온이 34℃ 이상인 상태가 3일 이상 지속될 것으로 예상될 때
⑤ 낮 최고기온이 35℃ 이상인 상태가 2일 이상 지속될 것으로 예상될 때

02 다음 중 인체 주변 환경의 온도가 체온보다 높을 때 열 손실을 통한 체온조절에 가장 큰 역할을 하는 방법은?

① 대사(metabolism)
② 전도(conduction)
③ 대류(convection)
④ 방사(radiation)
⑤ 증발(evaporation)

03 다음 중 습구흑구온도(wet bulb globe temperature: WBGT)를 산출하는 공식으로 옳게 기술된 것은?

① WBGT(℃)=0.7습구온도+0.2건구온도+0.1흑구온도
② WBGT(℃)=0.7습구온도+0.1건구온도+0.2흑구온도
③ WBGT(℃)=0.8습구온도+0.2건구온도+0.1흑구온도
④ WBGT(℃)=0.8습구온도+0.1건구온도+0.2흑구온도
⑤ WBGT(℃)=0.9습구온도+0.2건구온도+0.1흑구온도

04 열사병에 대한 설명으로 옳지 않은 것은?

① 열사병은 갑작스러운 체온조절의 실패로 인해 일어나는 열 질환으로 영구적인 뇌 손상이나 사망에 이를 수 있는 심각한 상태이다.
② 열사병은 체온조절의 실패와 더운 환경 노출로 인해 40.6℃를 초과하는 체온을 보인다.
③ 열사병 환자는 체온의 증가로 인해 많은 땀을 흘린다.
④ 열사병 환자는 빠르고 증가된 심박수와 호흡수 증가가 나타난다.
⑤ 열사병 환자는 설사, 구토의 증상이 나타날 수도 있다.

05 임상적인 기준으로 볼 때, 저체온증을 판단하는 체온으로 가장 적절한 것은?

① 피부온도 30℃ 이하 또는 심부온도 35℃ 이하의 체온
② 피부온도 30℃ 이하의 체온
③ 심부온도 30℃ 이하의 체온
④ 피부온도 35℃ 이하의 체온
⑤ 심부온도 35℃ 이하의 체온

06 해발 2,400m 이상의 고지대로 이동 시 급성 고산병(acute mountain sickness)의 예방을 위해 권장되는 이동 속도는?

① 하루 동안 해발 200m 이동
② 하루 동안 해발 300m 이동
③ 하루 동안 해발 400m 이동
④ 하루 동안 해발 500m 이동
⑤ 하루 동안 해발 600m 이동

07 해수면 높이에서 체내의 공기량이 6리터였다면 수심 20m에서의 체내의 공기량은?

① 5리터 ② 4리터
③ 3리터 ④ 2리터
⑤ 1리터

08 스포츠 브래지어에 대한 설명으로 옳게 설명된 것을 모두 고른 것은?

> 가. 스포츠 브래지어는 가슴의 흔들림 방지와 쿠퍼씨 인대(Cooper's ligaments)가 늘어나는 것을 방지한다.
> 나. 스포츠 브래지어는 운동에 참여하는 여성의 가슴이 브래지어와의 마찰에 의한 찰과상을 예방하는 데 도움이 된다.
> 다. 스포츠 브래지어의 어깨 끈은 최소 1인치 이상으로 만들어야 한다.
> 라. 스포츠 브래지어는 하(下)컵 부위에만 신축성 소재를 국한적으로 사용하는 제품이 좋다.

① 가, 나
② 나, 다
③ 다, 라
④ 나, 다, 라
⑤ 가, 나, 다, 라

09 붕대감기에 대한 설명으로 옳지 않은 것은?

① 붕대감기는 많이 감싸는 것보다는 견고하게 조금 감싸는 방법이 권장된다.
② 붕대감기는 붕대 사이가 분리되는 것을 방지하기 위해 최소 1/2 정도가 겹치게 적용해야 한다.
③ 붕대감기 후 손가락과 발가락의 색깔을 확인해 혈액순환에 방해가 되는지를 확인해야 한다.
④ 붕대감기는 적절한 관절가동범위의 확보와 혈액순환을 위해서 근육의 수축을 허용하는 범위에서 적용하는 것이 권장된다.
⑤ 엉덩관절(hip joint)에 8자법으로 붕대감기를 적용할 경우, 길이가 긴 붕대를 이용하는 것이 편리하다.

10 다음 중 테이핑의 일반적인 절차를 순서대로 옳게 배열한 것은?

> 가. 테이핑 목적의 결정을 위해 운동 손상기전을 파악한다.
> 나. 테이핑 목적에 적합한 테이프의 종류와 크기를 결정한다.
> 다. 테이핑을 위한 도구를 준비하고 테이핑 부위의 피부 상태를 점검한다.
> 라. 고정기준테이프(anchor)를 만든다.

① 가-나-다-라 ② 나-다-가-라
③ 다-나-가-라 ④ 라-가-나-다
⑤ 라-다-나-가

1. ①	2. ⑤	3. ②	4. ③	5. ⑤
6. ②	7. ④	8. ⑤	9. ①	10. ①

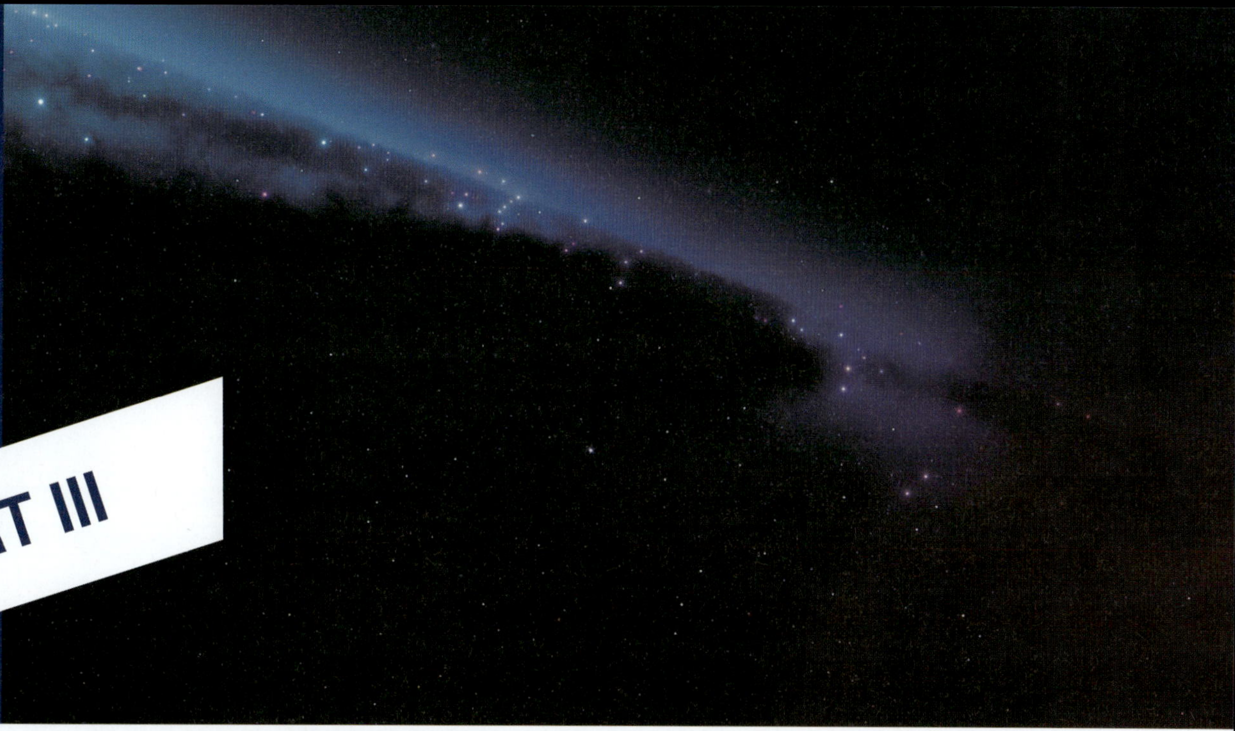

PART III

스포츠 손상의 기전

CHAPTER 6

손상에 대한 조직 반응

스포츠 손상의 기전

건강운동관리사들은 스포츠 수행 시나 신체활동 수행 시 일어나는 부상들에 대해 이러한 부상들이 인체의 어떤 구조나 조직에 일어났는지에 대해 그리고 어떠한 기전에 의해서 일어났는지를 잘 이해하고 있어야 한다. 손상된 부위를 치료하고 재활하여 기능을 회복하는 것에 앞서 어떻게 부상이 발생했는지를 잘 이해할 때 효과적인 부상 관리를 할 수 있기 때문이다. 이 장에서는 손상의 정의 및 손상 기전을 이해하기 위한 정보를 제공하고자 한다.

손상에 대한 조직 반응

스포츠 활동 수행 시 인체에 작용하는 외부 스트레스에 의해 일어나는 인체 구조의 손상이나 기능의 감소를 스포츠 손상이라 정의할 수 있다. 이와 같이 인체 구조나 기능에 일어나는 손상의 정도를 잘 평가하기 위해서는 손상이 일어날 수 있는 구조들의 특성 및 이러한 구조들이 외부에서 전해지는 다양한 형태의 스트레스에 어떻게 반응하는지에 대해서도 잘 이해하고 있어야 한다.

GAS 이론

일반적응증후군(GAS; General Adaption Syndrome)은 크게 세 가지로 구분한다. 외부로부터 스트레스를 받았을 때 생리적인 적응을 위해 신체 내부에서 발생하는 경고 단계(alarm stage), 외부 스트레스에 적응하기 위해 변화하는 적응 단계(adaption stage, resistance stage), 인체가 스트레스에 적응할 수 없을 때 발생하는 피로 단계(exhaustion stage)이다. 경고 단계는 전형적인 상승 반응으로 항상성을 유지하기 위해 인체가 초기에 반응하는 시기이다. 인체의 방어 체계를 준비하여 스트레스원을 제거하거나 적응한다. 심박수를 높이고, 심박출량을 증가시켜 혈액의 공급량을 늘리며, 피부와 내장동맥의 혈관 수축은 감소시킨다. 코르티솔이 혈관으로 방출되고, 단백질은 아미노산으로 분해되어 에너지원으로 사용된다. 만약 인체가 스트레스에 적응하게 되어 더 이상 스트레스가 되지 않는다면 적응 단계 또는 저항 단계로 이동된다. 적응 단계는 인체의 기능을 정상적으로 유지하기 위해 항상성을 지속적으로 유지하는 단계이다. 이 단계는 일반적응증후군(GAS) 중 가장 오랫동안 유지되는 단계로 수일에서 수개월, 수년 동안 지속되며, 일반적으로 체력(physical fitness)과 매우 밀접하게 관련되어 있다. 그러나 인체가 스트레스에 더 이상 견디기 힘들어진다면 피로 단계가 발생한다. 이 단계에서는 스트레스에 견디지 못하여 피로가 발생되며, 결국 항상성이 실패하게 됨으로써 외상성 손상이 발생하거나 과사용 손상, 심지어는 심장사고까지 이어질 수 있다.

GAS 훈련

반복적인 훈련에 의한 스트레스는 긍정적일 수도 있지만 부정적일 수도 있다. 부정적인 스트레스는 근육이나 인대, 힘줄 등에 급성 손상이 유발되거나 골절이 유발되기도 한다. 즉 단기간에 너무 강한 스트레스를 받기 때문에 거대손상(macrotrauma)이 발생하게 된다. 반대로 반복적으로 낮은 강도의 스트레스를 받게 된다면 피로골절이나 만성 염증이 동반되는 미세손상(microtrauma)이 발생한다. 이렇듯 건강운동관리사는 선수들에게 흔하게 발생하는 부정적 스트레스에 대해 부상이 발생하지 않도록 예방 훈련과 치료, 재활운동을 위해 많은 시간을 소비하게 될 것이다. 인체는 저항에 버틸 수 있을 정도로 적절한 강도와 시간 동안 스트레스에 훈련되어야 한다. 울프(wolff)의 법칙에서 보듯이 만약 스트레스가 너무 강하거나 반복적이고 지속적으로 가해진다면 뼈가 변형된다는 이론이다. 따라서 이 원리를 고려할 경우 힘의 작용이 너무 약하면 치료의 효과가 없을 것이고, 반대로 너무 강하거나 치료 단계에 맞지 않는 힘을 가한다면 또 다른 손상이 발생할 것이다.

치유 과정(healing process)

운동 전문가에게 손상 치유 과정을 이해하는 일은 필수적인 일이다. 치유 과정은 3단계로 구성되어 있으며, 염증 반응 단계(inflammatory phase) – 섬유아세포 회복 단계(fibroblastic repair phase) – 성숙 및 재형성 단계(maturation–remodeling phase)로 구분된다. 그러나 세부적인 염증의 단계는 그림 6-1 에서와 같은 과정을 거친다.

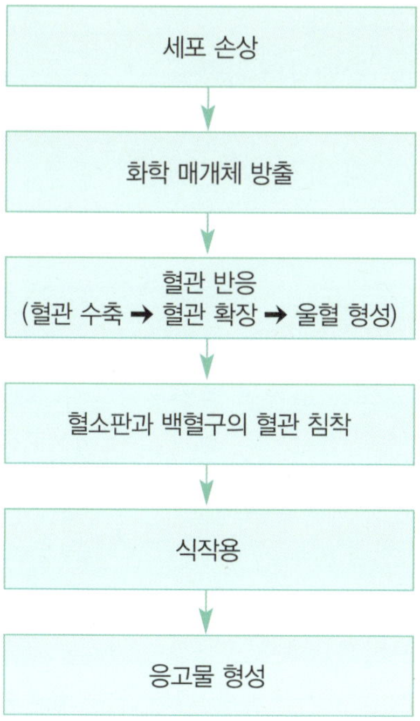

그림 6-1 염증의 단계

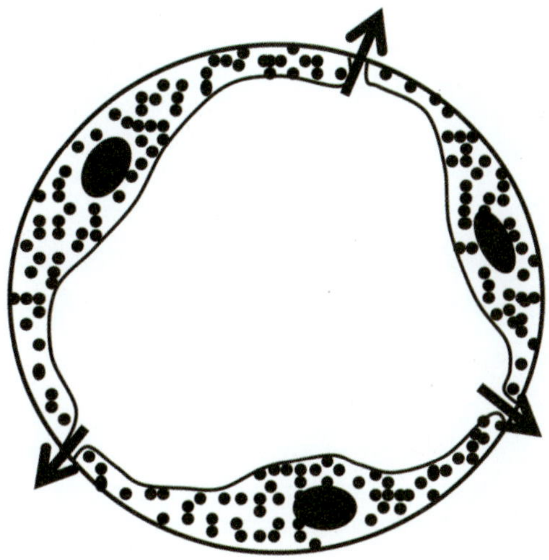

그림 6-2 화학 매개체의 방출

염증 반응 단계

염증이란 해로운 자극 물질을 파괴하고 희석하며 중화 및 격리시키는 과정으로 손상된 조직을 치유하기 위한 초기 단계이다. 조직이 손상될 때부터 바로 치유 과정은 시작된다. 조직이 파괴되면 세포에도 직접적인 손상이 발생되며, 세포의 손상은 대사를 변화시켜 염증 반응을 일으키게 된다. 염증은 부종(swelling)과 발열(heatness), 발적(redness), 통증(pain), 기능 손실(loss of function) 등으로 나타나게 된다. 이러한 초기의 염증 반응은 전체적인 치유 과정에서 매우 중요한 역할을 한다. 특히 손상 직후에는 손상 부위에서 화학적 매개체(히스타민, 루코트리엔, 사이토카인 등)가 방출된다. 즉 화학적 매개체는 혈장이나 세포, 손상된 조직에서 생성되어 혈관을 확장시키고 투과성을 증가, 섬유소 분해 및 응고기전의 활성화로 세포 손상을 일으키는 역할을 한다 그림 6-2 .

섬유아세포 회복 단계

손상 조직에 반흔(scar) 조직과 회복을 위한 증식과 재생 활동이 혈관 및 삼출 반응에 이어 발생된다. 반흔 조직이 형성되는 시기를 섬유증식기(fibroplasia)라 하며 손상 후 초기 수 일내 시작되며 4~6주 기간 동안 지속된다. 이 기간 동안 염증 반응기에 나타났던 증상이나 징후

표 6-1 염증 매개체

매개체	작용
헤파린 (Heparin)	프로트롬빈이 트롬빈으로 전환하는 것을 억제하여 혈액 응고를 방지
히스타민 (Histamine)	비만세포, 호염기구, 혈소판에 존재하며, 혈관의 확장과 혈관 투과성을 증가시켜 상처 부위 감염에 대항하기 위한 단백질을 공급
키닌 (Kinins)	혈관을 확장시키는 폴리펩타이드계로 강한 화학 매개체로 작용하며, 통증을 유발시킴, 혈관 반응 초기 시 염증 반응을 일으킴. 혈압 감소 효과
프로스타글란딘 (Prostaglandin)	다양한 형태로 구성되어 있으며, 혈관 확장과 혈관의 삼투압을 증가시킴. 손상된 조직을 합성시키고, 염증 과정의 기간과 강도에 영향을 미침
세로토닌 (Serotonin)	혈관을 확장시키고, 모세혈관의 삼투압을 증가시킴
류코트리엔 (Neucotrien)	평활근 수축과 혈관의 삼투압을 증가시키며, 호중구의 유입을 매개하는 지방산
네크로신 (Necrosin)	세포막의 삼투압을 증가시키고, 대식세포의 활동성을 증가시키는 역할

들이 사라지게 된다. 환자는 특정 동작을 할 때 계속 통증이나 압통을 느낄 수 있다. 혈류량 증가와 함께 손상 부위로 전달되는 산소의 양도 증가되며, 이에 따라 치유에 필요한 영양소도 함께 증가된다. 또한 섬유소 응고(fibrin clot)가 파괴되면서 섬유아세포, 콜라겐, 모세혈관으로 구성된 육아조직(granulation tissue)이 생성된다. 손상 후 6~7일이 경과되었을 때, 섬유아세포는 반흔 조직에 무질서한 패턴의 콜라겐 섬유를 만들어내기 시작한다 표 6-1 .

성숙-재형성 단계

긴 시간을 필요로 하는 단계로서 반흔 조직을 구성하는 콜라겐 섬유의 재배열이나 재형성이 나타나게 된다. 이때 type III 콜라겐섬유는 감소하고 type I 섬유는 증가하게 된다. 반흔 조직의 인장강도는 증가되고 모세혈관의 수는 감소된다. 이 단계에서 생성되는 콜라겐 섬유는 최대 효율을 내기 위해 장력이 발생되는 방향에 맞춰 배열된다. 대략 3주가 경과한 후 매우 단단하고 강하고 수축되는 혈관이 없는 반흔 조직으로 남게 된다. 치유 과정의 완전히 끝나기 위해서는 몇 년의 시간이 필요할 수도 있다.

연부조직의 치료

연부조직이라고 하는 것은 뼈를 제외한 모든 조직을 의미한다. 크게 4가지로 구분하는데, 피부와 혈관의 내막과 같은 상피조직, 힘줄이나 인대, 연골, 지방, 혈관 등과 같은 결합조직, 골격근과 심장근, 내장근과 같은 근육조직, 그리고 뇌와 척수, 신경세포와 같은 신경조직으로 나뉜다. 연부조직은 위에서 언급한 것과 같이 손상 후 치유와 회복, 성숙의 과정을 거치게 된다. 세포는 손상으로 인해 형태가 변하게 되며 다음과 같은 것들이 있다.

- **세포종창**: 세포 내로 수분의 이동
- **지방변성**: 간, 콩팥에 지방의 축적
- **위축**: 장기 크기의 축소
- **비대**: 장기 크기의 증가
- **증식**: 세포 크기와 수, 용적의 증가
- **화생**: 다른 형태나 조직으로 바뀜
- **괴사**: 세포의 죽음
- **응고괴사**: 혈액 차단으로 응고
- **액화괴사**: 괴사 부위가 연화 후 액화
- **지방괴사**: 리파아제(lipase) 방출로 지방 파괴
- **건락성 괴사**: 조직 내 균 발생 후 액화
- **괴저성 괴사**: 응고괴사 후 액화괴사
- **석회화**: 칼슘의 침착
- **변성**: 세포의 퇴화
- **유분성 침착**: 단백질의 침착
- **색소침착**: 색소의 비정상적 침착
- **이형성**: 조직의 비정상적인 발달

연골의 치유

스포츠 손상에서 연골의 손상은 발목관절의 목말뼈와 무릎관절에서는 넙다리뼈 관절융기에서 주로 발견된다. 연골세포에 물리적인 강한 충격이 가해지거나 반복적으로 충격을 받게 되면 연골세포가 파괴된다. 연골세포는 치유 과정이 2개월 정도로 긴 편이기 때문에 초기 손상 시 충격이 가해지지 않도록 자세의 변형과 근육의 밸런스가 중요하다. 인위적으로 천공술을 시행함으로써 염증반응과 육아세포의 증식 단계 및 재형성 단계를 촉진하는 시술을 하기도 한다. 그러나 무엇보다도 연골의 치유를 위

해서는 손상 부위에 자극이 가해지지 않도록 적절한 재활 훈련이 필요하다.

인대의 치유

스포츠 손상에서 인대의 손상은 발목관절의 앞목말종아리인대, 무릎관절의 안쪽곁인대, 앞십자인대, 팔꿈치관절의 안쪽곁인대 등이 가장 손상이 빈번하게 발생한다. 인대의 손상은 72시간이 경과하면 부종이 감소하면서 염증 세포가 손상 부위에서 활동하게 된다. 6주 이후에는 섬유아세포의 활성화가 시작된다. 이 시기에 파열된 인대 부위에서는 콜라겐 섬유가 무작위로 서로 엮여서 배열된다. 따라서 반흔 조직에서는 손상된 인대의 콜라겐 섬유가 적절하게 배치되는 것이 무엇보다 중요하다. 우리가 인대 파열 후 섬유아세포가 활성화되는 시기에 적절한 강도로 인대를 스트레치하면서 콜라겐 섬유의 배열을 맞추는 이유가 바로 여기에 있다. 적절한 시기에 적절한 재활운동을 받지 못한다면 인대의 구조적 변형은 물론 기능의 손실이 평생 동반될 것이다.

근육의 치유

스포츠 손상에서 근육의 손상은 가장 빈번하게 발생한다. 장딴지 근육과 햄스트링, 넙다리네갈래근, 어깨세모근 등이 매우 흔하게 발생된다. 근육 손상 시 초기에 염증 단계인 출혈과 부종이 발생하며, 수일 내에 섬유아세포의 활성화로 인하여 반흔 조직이 형성된다. 울프의 법칙(Wolff's law)에 따라 뼈와 연부조직에 가해지는 물리적 힘에 의해 근섬유가 재구성 또는 재배열되는 것이다. 따라서 반흔 조직이 형성된 후에는 근육조직의 탄력과 인장력을 회복시키기 위해 적정한 강도에서의 스트레칭과 신장성 근력운동이 필요하다. 근육의 염좌는 인대의 염좌보다 회복기간이 더 길다는 점을 알고 충분한 재활기간을 가질 것을 권장한다.

힘줄의 치유

스포츠 손상에서 힘줄의 손상은 만성 손상과 관련이 매우 깊다. 주로 아킬레스힘줄, 무릎힘줄, 팔꿈치관절의 가쪽위관절융기염(테니스 엘보) 등이 빈번하게 발생한다. 힘줄은 다른 연부조직과는 다르게 치유가 어렵다. 힘줄은 윤활막(synovial sheath)에 의해 둘러싸여 있으며, 윤활막의 염증과 힘줄의 염증으로 구분한다. 윤활막의 염증은 건초염이라고 하며, 힘줄의 염증을 건염이라고 한다. 손상된 부위에서는 염증 단계가 지난 후에 콜라겐이 생성된다. 그러나 그 기간을 지나도록 고정해 둔다면 오히려 섬유증이 발생하여 주변의 조직과 하나의 덩어리가 형성되어 기능 손실이 불가피하게 발생된다. 손상 후 2주가 지난 후에는 적정 강도의 스트레칭이 필요하다.

통증

통증은 급성, 아급성, 만성으로 구분된다. 급성은 손상 후 수일 내에 발생되는 통증이고, 아급성은 1~3개월 동안 반복적으로 발생하는 통증이며, 만성은 6개월 이상 통증이 반복적으로 지속되는 통증을 의미한다. 또한 통증은 발생 부위에서 생기기도 하지만 통증 부위와 다른 부위에서 발생하는 연관통이 있을 수 있다.

통증은 형태에 따라 다음과 같이 분류된다.

- **급성 통증**(acute pain): 갑자기 발생된 통증
- **아급성 통증**(subacute pain): 1~3개월 동안 반복적으로 발생하는 통증
- **만성 통증**(chronic pain): 6개월 이상 지속된 통증
- **연관통**(referred pain): 병리학적 이유가 없는 부위에서의 통증
  - 연관통의 예
    - **케르 사인**(Kehr's sign): 비장 파열로 복강 내 혈액의 축적 및 횡격막이 자극을 받아 왼쪽 어깨로 가는 신경이 눌리면서 어깨 통증을 유발시킴
    - **근막통증유발점**(Myofascial trigger point): 근육의 외상, 과사용 및 스트레스 등으로 인하여 근육을 둘러싸고 있는 근막에 통증유발점이 발생하여 해당 근육과 주변 통증을 유발시킴
- **방사 통증**(radiating pain): 신경뿌리에서 발생되어 원위부로 전달되는 타는 듯한 통증
- **강막 통증**(sclerotomic pain): 심부에 위치한 연부조직에서 발생하는 국소적 통증

통증의 발생 부위는 피부를 비롯하여 근육, 인대, 힘

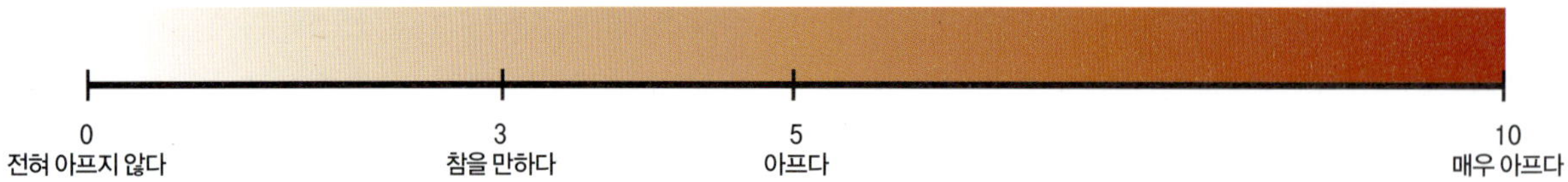

그림 6-3 통증 시각 척도

줄, 관절주머니, 뼈 등에서 발생하며, 내장기관에서도 발생된다. 통증유발점은 근육이나 인대 등을 싸고 있는 막에 존재하며, 근육세포의 손상으로 근막(myofascia) 내부의 압력이 높아지기 때문에 통증이 발생하는 것이다. 관절에서의 통증은 관절을 둘러싸고 있는 관절주머니 내 관절액이 많아지면서 관절내압이 증가하고 그럼으로써 관절주머니가 팽창하면서 관절주머니에 있는 통증수용기가 자극을 받아 통증이 발생하게 된다. 거의 대부분의 통증수용체(pain receptor)는 막(fascia)에 존재한다. 피부, 근육, 인대, 힘줄, 뼈 등의 막이 통증을 느끼는 부위이다. 통증수용기는 척수를 통해 뇌로 전기 신호를 보내게 되는데, 뇌가 이 신호를 받아서 해독한 후에야 비로소 우리 몸은 통증을 인지하게 된다. 즉, 신체가 자극을 받아 감지신경을 통해 통증 신호가 뇌에 전달되면 중뇌의 수도관 주위 회색질(PAG)이 센터가 되어 통증 억제물질인 세로토닌〔뇌줄기의 솔기핵에서 생성되어 대뇌피질 특히 전전두엽(prefrontal cortex)에서 분비〕, 노르아드레날린, 엔케팔린 등을 분비하여 척수 수준에서 통증을 조절하게 된다.

통증의 조절에 대해서는 관문조절 이론과 중추교차 이론, 베타엔돌핀 분비 이론으로 구분되며, 통증을 유발시키는 자극을 뇌로 전달하는 과정에서 스스로 억제하거나 조절함으로써 자극의 100%가 뇌로 전달되는 것을 차단하는 것이다. 이러한 기전이 작동하지 않는다면 자극에 대한 통증으로 인하여 너무나도 심각한 통증을 호소하게 된다. 그림 6-3 은 통증 시각 척도를 나타내는 것으로 0~10까지의 수치를 임의적 판단으로 그린 후 통증의 정도를 수치화하여 표현하는 것이다. 0은 통증이 전혀 없는 상태를 나타내며, 10은 통증이 매우 심한 것을 의미한다. 5이상이면 통증이 심하기 때문에 운동을 중지하거나 강도를 낮추는 기준으로 제시하고 있다. 그리고 3까지의 통증은 참을 만한 수준을 의미하며, 이 수준까지의 운동을 실시하는 것이 더 효과적이다.

통증 전달과 인지 이론

심리적 기전과 함께 생리적 기전이 통증의 변수들과 통증 인지에 영향을 미치는 요소들에 의해 특이성 이론, 패턴 이론, 관문조절 이론, 내인성아편제, 중추조절기전으로 설명할 수 있다.

특이성 이론

특이성 이론은 통증을 전달하기 위해서는 특별한 자극에만 반응하는 특화된 수용체가 존재한다는 이론이다. 즉 피부는 열, 차가움, 접촉, 통증이라는 4개 영역의 수용체가 있으며, 이러한 수용체들은 신경을 통해 뇌와 직접적으로 연결되어 있다는 것이다. 자극을 인지하기 위해서는 이러한 수용체가 활성화되어야 한다. 그러나 통증의 전달과 인지를 포함하여 모든 구성 요소를 설명하는 데는 한계가 있다.

패턴 이론

신경은 암호화된 자극을 만들어 각 감각에 다른 신호를 전달한다. 암호는 신경전달의 빈도와 패턴을 갖고 있어 공간-시간 패턴으로 만들어진다는 이론이다. 공간 자극 간 거리는 공간 암호를 만들어내고 신경전달의 빈도는 시간적 요소를 만든다. 외부 자극이 약하면 신경섬유의 숫자를 적게 하고, 외부 자극이 강하면 신경섬유의 숫자를 늘리거나 또는 한 개의 신경섬유에 더 많은 활동전위를 보낸다. 따라서 강한 자극으로 전달 신경섬유가 많아져 통증을 느끼는 것을 공간가중(spatial summation)이라고 한다. 반대로 시간가중(temporal summation)은 짧은 시간에 많은 자극을 신경섬유에 전달하면 강한 자극을 받게 된다.

후각의 경우 강한 냄새를 맡게 되면 많은 신경세포를

동원하여 뇌신경에 냄새 정보를 제공하게 되지만, 시간이 지나면 점차적으로 동원되는 신경세포의 수는 적어지면서 냄새가 약해짐을 느끼게 된다. 청각이나 미각도 마찬가지로 처음에 접할 때보다 반복적 자극을 받게 되면 동원되는 신경세포의 수는 줄어들게 된다. 통각의 경우에도 마찬가지이다. 처음 공에 맞았을 때는 통증 신경세포의 동원되는 수가 많아 심한 통증을 호소하지만, 반복적으로 공에 맞는다면 신경세포의 수는 줄어들고 통증의 강도는 낮아지게 되는 것이다. 그러나 만약 통증감각에 이상이 발생한다면 약한 자극에도 많은 신경세포가 동원되어 큰 통증을 호소하거나 반대로 강한 자극에도 상대적으로 약한 통증을 호소하게 된다.

관문조절 이론

관문조절 이론은 특이성 이론에서의 특성화 수용체와 패턴 이론에서의 공간-시간 활동전위의 암호화를 모두 반영하고 있다. 만약 머리를 부딪혀 통증이 발생했을 때, 통증 부위를 손으로 만진다면 관문조절 기전이 활성화되어 통증 신호가 뇌로 전달되고, 이때 만지는 것이 감각신경을 활성화시켜 통증감이 줄어든다는 이론이다. 이 이론은 척수신경의 회색질에 있는 교양질(Substantia Gelatinosa; SG) 내 조절계가 있다. 여기에는 S섬유와 L섬유 2개의 신경섬유가 통증 정보를 전달하고 억제 신호도 보낸다. 이렇듯 관문조절 이론은 통증에 대한 신경전달과 인지, 반응에 대한 뇌의 기능을 조절한다 그림 6-4 .

신경의 직경과 절연 장치는 신경전달의 속도와 효율에 영향을 미친다. 신경의 직경이 클 경우 감각과 온도, 고유감각수용 정보와 같이 비통증 자극을 전달한다. 이러한 자극은 미엘린 수초의 A베타와 A감마 신경섬유를 통해 전달되고, 작은 직경의 신경섬유는 미엘린 수초가 없는 C섬유와 A델타 신경섬유가 통증을 전달한다. 직경이 큰 신경섬유는 미엘린으로 덮혀 있기 때문에 통증 자극보다 전달되는 속도가 더 빠르다. 이러한 다양한 신경들은 척수신경의 등쪽에 있는 교양질로 들어가서 SG와 T세포 사이의 상호작용을 통해 하나의 신경섬유만을 뇌로 전달하게 된다. 이러한 SG의 기능은 T세포로 전달되는 정보를 전달할 것인지 아니면 전달하지 않을 것인지에 대해 결정하는 역할을 한다. 자극이 빠르게 전달되면 비통증 섬유가 SG섬유에서 활성화되고, 느린 통증 섬유가 자극을 받으면 억제섬유가 활성화된다. SG가 활성화될 때 관문이 닫히고 비통증 자극은 T세포에 진입하게 된다.

T세포로 전달되는 과정은 하나의 신호만을 받아들이는 통합시스템을 따른다. 만약 통증 섬유가 가장 활성화되었다면 통증 신경감각은 T세포로 진입하지 않는다. T세포는 시냅스 전 억제 과정을 통해 엔케팔린 방출에 의해 화학 전달 물질인 P의 전달을 방해하여 차단한다. 통증 부위를 주무른다고 해서 모든 통증이 없어지는 것은 아니다. 그 이유는 수백, 수천 개의 관문이 모두 통증을 전달하는 데 작동하지 않기 때문이다. 통증을 완전히 없

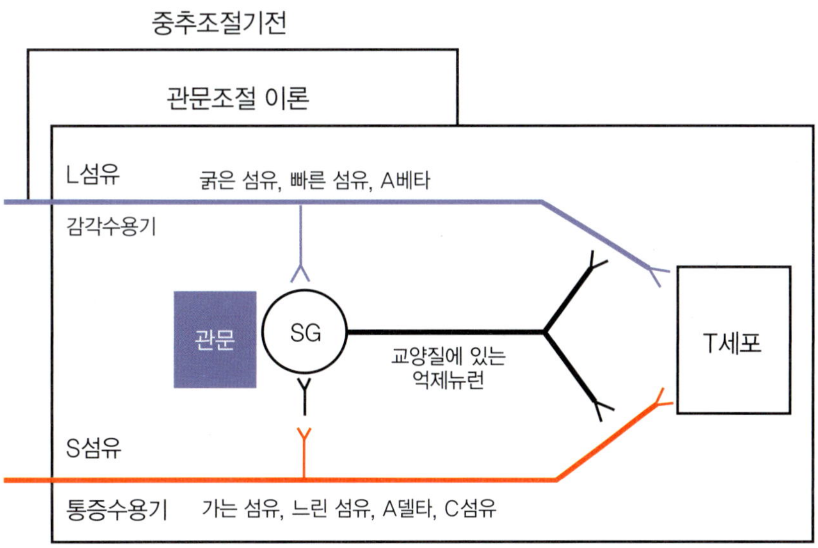

그림 6-4 관문조절 이론

애기 위해서는 모든 관문이 활성화되어야 한다.

관문 이론의 마지막 구성 요소는 통증에 대한 신경전달과 인지에 대해 뇌에서 어떻게 해석하고 명령을 내리는지에 달려있다. 통증에 영향을 미치는 요소에는 내인성 아편제(endogenous opiates)와 통증이 정신 상태, 사회학적 요소, 과거 경험과 같은 통증 인식에 의해 영향을 받는다는 중추조절기전(central biasing mechanism)이 있다.

내인성아편제

신체는 베타-엔케팔린과 메티오닌 엔케팔린의 형태로 스스로 화학적 통증 킬러를 만들어낸다. 이러한 내인성 아편제는 몰핀(morpine)과 유사하지만 통증 차단에는 1만 배 이상 더 강력한 것으로 보고된다. 신경전달 경로를 따라 수용체를 차단함으로써 통증 전달을 억제한다. 수용체 안에 있는 화학물질이 유해한 신경전달물질을 차단하기 때문이다.

엔돌핀은 뇌에서 만들어지는 물질로 뇌에서 통증을 느끼지 못하도록 한다. 엔돌핀이 뇌척수액에 방출되어 심한 스트레스나 신체활동, 전기자극에 대해 반응하고 약 4시간 정도 유지된다. 엔케팔린은 뇌줄기(brain stem, 뇌간)와 뇌하수체에서 만들어져 척수신경의 등쪽에서 통증 전달물질인 P의 활성화를 억제시킨다.

중추조절기전(Central Biasing Mechanism)

통증 자극을 전달하는 데 있어 모든 사람들이 동일한 신경기전을 가지고 있다면 동일한 증상을 호소하겠지만 실제로는 증상을 다르게 표현한다. 그 이유는 자극을 인식하고 반응하는 데 있어 뇌의 인식에 차이가 있기 때문이다. 뇌가 정보를 인지하는 과정과 통증을 전달하는 생리학적 기전 사이에는 중추조절기전이 작동한다. 통증 자극의 조절은 말초 부위에서 중추신경까지의 신경자극의 경로를 따라 발생한다. 두 번째 명령 뉴런은 뇌에서의 판독센터까지 T세포와 접촉한다. 통증 인지를 증가시키거나 감소시키는 데 있어 인지 영향을 미치는 것은 두 번째 명령 뉴런에 있다.

통증 자극에 대한 개인 반응은 3가지 관점에 근간을 둔다. 첫째는 통증 부위와 강도, 성격에 의해 결정되는 감각 묘사력(sensory discriminative)이다. 둘째는 선수의 정신 상태 및 성격 유형과 같은 동기부여적 감정(motivational affective), 셋째는 통증에 대한 의식적 사고의 과정인 인지 평가적 상태(cognitive evaluative)이다.

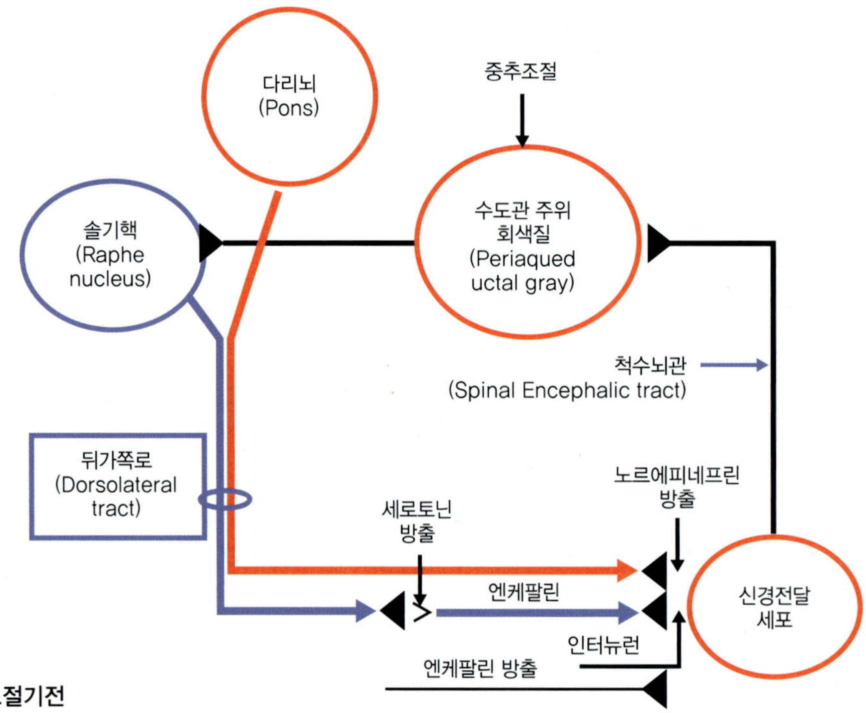

그림 6-5 **중추조절기전**

7 손상의 구조와 특성

CHAPTER

기계적 손상

인체의 어느 부위에 적용된 힘이 신체의 조직 및 기능에 해로운 변화를 발생시키는 것을 기계적 손상이라 한다. 이러한 손상은 인체 내부의 해부학적 구조를 변화시키거나 파괴시킬 수 있는 외력에 의해 발생된다 그림 7-1 .

조직의 특성

- **부하(load)**: 인체조직 내 내적인 반응을 유발시킬 수 있는 외적인 힘
- **경직(stiffness)**: 특정 부하를 저항할 수 있는 조직의 상대적 능력
- **스트레스(stress)**: 외적 부하에 대한 조직의 내적 저항
- **긴장(strain)**: 저항에 의한 조직의 변형 정도
- **탄성(elasticity)**: 변형(deformation) 발생 후 조직을 정상 상태로 되돌아가게 하는 특성
- **항복점(yield point)**: 조직의 탄성 한계점
- **크리프(creep)**: 일정 시간 이상의 지속적인 부하로 인한 조직의 형태 또는 성질의 변형
- **기계적 실패(mechanical failure)**: 기계적 실패 전까지 조직의 변형 양에 따라 가소성 또는 비탄성 조직으로 구분
  - 가소성(ductile) 조직: 기계적 실패 전 변형이 발생될 수 있다.
  - 비탄성(brittle) 조직: 기계적 실패 전 아주 적은 변형만이 발생될 수 있다.

조직의 부하(tissue loading)

- **압축(compression)**: 서로 마주보는 방향으로 작용하는 힘에 의해 발생된 부하를 의미하며, 조직의 길이가 짧아지게 한다. 그러나 조직이 더 이상 힘을 흡수하지 못할 때에는 관절염이나 골절, 타박상이 발생된다.
- **장력(tension)**: 서로 다른 방향으로 조직을 당기거나 늘리는 힘에 의해 발생된 부하이며, 장력이 유발되는

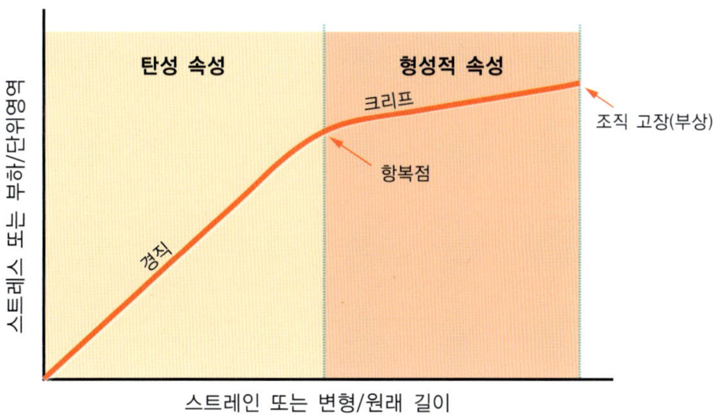

그림 7-1 **스트레스-스트레인 곡선**

스트레스나 기간에 의해 그 힘이 결정된다. 따라서 증가된 장력에 의해 근육이나 인대에 염좌가 발생되기도 한다.

- **전단력(shearing force)**: 서로 평행을 유지하지만 엇갈린 방향으로 작용하기 때문에 두 면 사이에는 미끄럼 현상이 동반된다. 증가된 전단력에 의해 찰과상이나 피부 손상, 디스크 손상이 유발될 수 있다.
- **굽힘력(bending)**: 2~3개의 힘이 반대쪽 끝부분에 작용되어 굽혀지는 부하이며, 굽혀지는 면은 압축력이 발생하고 반대쪽의 볼록한 면은 장력이 발생한다. 뼈를 굽힐 경우에는 골절이 동반된다.
- **비틀림(torsion)**: 물체의 축에 대해 위쪽과 아래쪽 끝이 반대 방향으로 비틀려서 작용하는 힘으로 긴뼈의 나선형 골절이 유발된다.

근육과 힘줄염 단위 손상

근육 손상

근육좌상(muscle strain)

과도한 장력이나 힘에 의해 근육의 과다폄이 발생되어 나타난 손상을 근육좌상(또는 염좌)이라 한다.

근육좌상의 분류 표 7-1

- **1도 좌상**: 근섬유가 신전되거나 미세하게 찢어진 상태를 의미하며, 능동적 움직임 시 통증이 유발되지만 전체적인 관절가동범위 내에서의 움직임은 가능한 상태를 말한다.
- **2도 좌상**: 근섬유의 부분파열을 의미하며, 능동적 움직임 시 매우 심한 통증이 발생하고, 경우에 따라서 근육이 움푹 들어가거나(depression) 함몰(divot)된 현상이 동반될 수 있다. 또한 출혈 등으로 인한 부종 및 변색이 발생하며, 통증으로 인해 관절가동범위의 감소가 동반된다.
- **3도 좌상**: 근섬유의 완전한 파열을 의미하며, 때로는 힘줄염 또는 뼈와 만나는 지점에서의 파열이 될 수도 있다. 관절가동범위가 완전하게 제한되며, 심한 통증이 유발되지만 신경섬유 파열로 인해 빠르게 통증이 감소된다.

근경련(muscle cramp)

매우 강한 통증이 유발되는 불수의적 근수축을 의미하며, 주로 종아리근육과 배근육(복근), 햄스트링 부위에서 빈번하게 발생된다. 열경련의 경우에는 과도한 수분 손실로 인해 근수축에 필수적인 전해질이 불균형을 이루면서 발생되기도 한다.

방위성 근긴장(muscle guarding)

손상 발생 후 통증을 최소화하기 위해 손상 부위 주변 근육들이 불수의적 수축을 일으키면서 나타나는 증상이며, 손상 부위 주변 근육들의 움직임을 제한하는 일종의 부목 역할을 하는 것을 말한다.

근경직(muscle spasms)

근골격계 손상에 의해 발생되는 반사반응이며, 불수의적 수축과 이완이 교대로 발생되는 간헐성(clonic) 경직과 일정 시간 동안 지속적인 긴장이 유발되는 긴장성(tonic) 경직으로 나타난다.

근통증(muscle soreness)

격렬한 운동 중 과도한 근육의 사용으로 인한 근통증을 말한다. 급성 근통증과 지연성 근통증으로 구분된다.

표 7-1 근육좌상 분류

분류	파열 정도	관절 상태
1도	파열 없음	통증 / 근력 약화와 관절가동범위 감소는 없음
2도	부분 파열	제한된 관절가동범위 / 근력 약화 / 수동적 폄 시 통증
3도	완전 파열	매우 큰 관절가동범위 손실, 수동적 폄 시 통증

- **급성 근통증(acute-onset):** 운동 중 또는 운동 직후 발생되며 피로가 동반된다.
- **지연성 근통증(delayed-onset):** 손상 후 대략 12시간 후 발생되며, 통증 발생 3~4일 후에 없어진다. 근장력이나 부종, 강직의 증가가 원인이 되며, 신장성 수축에 의해 발생된다. 치료 방법으로는 정적 스트레칭이나 PNF 스트레칭 기법이 효과적이다.

근막통증유발점(myofascial trigger points)

골격근과 근막은 매우 팽팽하고 민감성이 높은 결절이며, 잠재적 통증유발점과 활동적 통증유발점으로 구분된다.

- **잠재적(latent) 통증유발점:** 통증은 없지만, 움직임의 제한이 있고 근육 약화가 유발된다.
- **활동적(active) 통증유발점:** 안정 시에도 통증이 유발되며, 통증유발점에 압력을 가했을 때 깜짝 놀랄 정도의 통증이 유발된다. 또한 연관통(referred pain)은 실제 유발점이 아닌 다른 부위에서의 통증을 의미한다. 통증유발점은 자세를 지지하는 근육(장딴지근육, 햄스트링근육, 넙다리네갈래근육, 척주세움근 등)에서 주로 발생된다.

타박상(contusions)

연부조직에 압박 또는 타격이 가해져 모세혈관이나 혈관의 손상으로 출혈이 발생된 상태이다. 환부에 접촉이 있을 경우 매우 높은 통증이 발생된다. 능동적 움직임에도 통증이 발생하며, 피부 변색이 발생하여 몇 주 후 사라진다. 또한 손상 부위에 칼슘이 쌓여 움직임을 손상시키는 골화근염(myositis ossificans)이 발생하는데, 칼슘의 재흡수를 위해 패드를 이용한 보호와 안정이 필요하다. 넙다리네갈래근과 위팔두갈래근에서 흔히 발생된다 그림 7-2 .

위축과 구축(atrophy and contracture)

- **근위축:** 고정이나 신경지배의 감소, 활동 감소로 인해 근조직의 손실이 나타난 상태를 의미한다.
- **근구축:** 근육이 늘어나는 것을 저항하기 위해 비정상적으로 근육이 수축된 상태를 의미한다. 주로 흉터가 있는 관절과 관련성이 높다.

힘줄염 손상(tendon injuries)

힘줄염은 교원질섬유로 구성되어 있으며, 근육을 뼈에 부착시켜 힘을 집중시키는 역할을 한다. 힘줄염에 장력이 가해지면 힘의 방향으로 힘줄염의 교원질섬유는 곧게 펴진다. 6~8% 이상 길이가 증가될 경우 생리학적 한계점에 도달해 힘줄염의 교원질섬유는 찢어진다. 손상은 일반적으로 근건접합부나 골건접합부, 그리고 힘줄염의 중앙부에서 발생된다.

힘줄염(건염, tendinitis)

힘줄에 염증이 발생된 증상을 의미하며, 특정 동작을 반복적으로 실시할 경우 과사용에 의한 힘줄염의 염증이 유발될 수 있다. 움직임이 발생될 경우 통증이 느껴지거나 부종, 발열 등의 증상이 나타난다. 가장 중요한 치료 방법은 휴식이다. 휴식기간 동안 선수의 경우 자전거 타기, 수영 등의 체력 유지를 위한 노력이 필요하다. 강화를 위한 훈련의 핵심은 폄 동작을 통해 힘줄염을 단련시키는 것이다.

힘줄윤활막염(건초염, tenosynovitis)

힘줄염과 매우 유사한 증상을 보인다. 움직임에 의한 마찰을 감소시키기 위한 수초와 힘줄에 염증이 발생되는 증상이다. 손가락굽힘근의 힘줄과 어깨관절 주변의 위팔두갈래근힘줄에서 자주 발생된다. 힘줄윤활막염의 치료는 힘줄염과 동일하며, 만성적인 경우 항염증제가 도움이 될 수 있다.

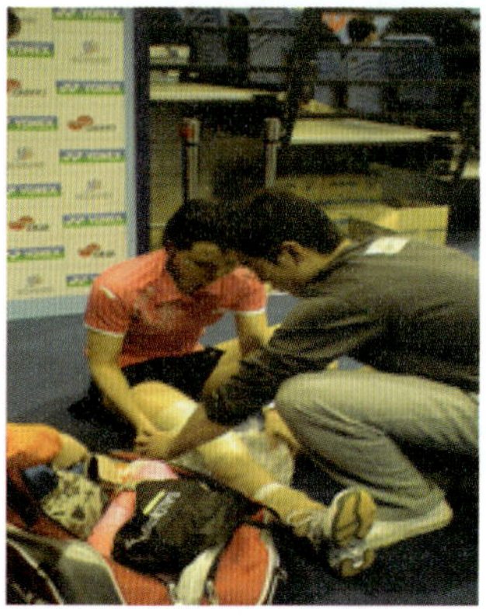

그림 7-2 타박상 후 아이싱

활액관절 손상

- **활액관절(synovial joints):** 두 개의 뼈가 관절낭으로 둘러싸여 있는 관절 그림 7-3
- **관절낭(joint capsule):** 안쪽은 혈관과 신경이 분포되어 있는 활액막으로 이루어짐
- **활액(synovial fluid):** 윤활작용 및 관절에 전달되는 충격을 흡수하고 마찰을 방지하는 역할
- **인대(ligament):** 관절의 안정성을 제공하기 위해 관절을 구조적으로 지지함

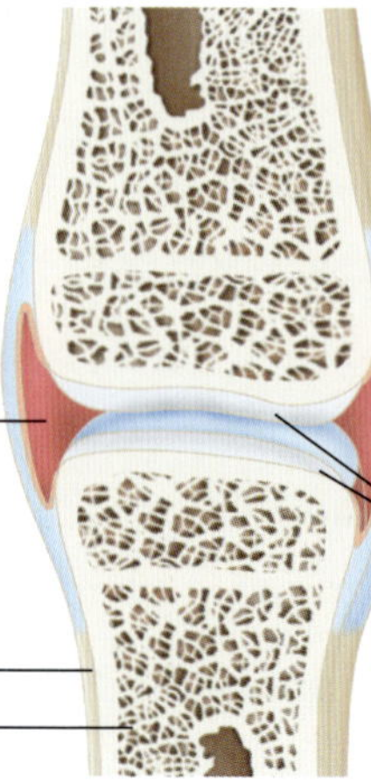

그림 7-3 **활액관절의 해부학**

인대염좌(ligament sprains) 표 7-2

정상적인 관절가동범위를 벗어나게 하는 스트레스(stress)가 관절에 적용됐을 때 관절 주변의 인대에 손상이 발생된 상태를 말한다.

- **1도 염좌:** 최소의 관절 불안정성을 가지며 약간 늘어난 상태로 누름통증(압통)이 조금 있다. 부종은 없거나 경미하게 있을 수 있다.
- **2도 염좌:** 약간의 불안정성을 가지며, 인대섬유가 조금 찢어진 상태로, 부종과 통증이 있고 관절가동범위가 제한된다.
- **3도 염좌:** 완전한 인대파열로 인해 불안정성이 매우 크게 나타난다. 매우 심한 통증과 함께 부종이 동반된다. 심한 경우에는 인대의 파열로 인해 관절아탈구가 초래될 수 있으며, 신경이 완전히 파열될 경우 통증이 느껴지지 않을 수도 있다.

탈구와 아탈구(dislocation and subluxation)

탈구는 관절을 이루고 있는 두 뼈가 분리된 상태를 의미한다.

- **탈구:** 관절에 외부 압력이 가해져 정상적인 관절에서 최소 하나의 뼈가 배열에서 이탈된 상태이며, 도수치료나 수술적 요법을 통해 정상상태로 회복시킬 수 있다.
- **아탈구:** 탈구와 유사한 형태를 띠며, 최소 하나의 뼈가 부분적으로 정상적인 관절의 배열 상태에서 벗어난 상태를 의미한다. 어깨관절에서 빈번하게 발생되며, 여성의 경우에는 무릎뼈아탈구가 자주 발생된다. 일반적으로는 아탈구 발생 후에는 자동적으로 원래의 위치로 되돌아간다.

뼈관절염(osteoarthritis)

관절의 움직임으로 인해 관절이나 유리성 연골이 닳거나 손상되어 퇴행성 변형이 발생된 상태를 의미한다. 체중을 지지하는 무릎관절, 엉덩관절, 그리고 허리뼈에서 주로 발생되며, 어깨관절과 목뼈에서도 나타난다. 마찰에 의해 주로 통증이 발생하며, 아침에 일어났을 때 통증이 증가될 수 있다. 뼈관절염은 무릎관절의 안쪽 부위에서부터 시작되고 점차적으로 넙다리뼈와 정강뼈가 하

표 7-2 **인대염좌 분류**

분류	파열 정도	느슨함 정도
1도	파열 없음	느슨함 없음
2도	부분 파열	중간 정도의 느슨함(정지 지점 있음)
3도	완전 파열	정지 지점이 없는 느슨함

나의 뼈로 골화되는 단계를 거친다 그림 7-4 .

윤활낭염(bursitis)

힘줄염과 뼈, 피부와 뼈, 근육과 다른 근육 사이의 마찰로 인해 관절 주변에 있는 윤활주머니에서 주로 발생된다. 윤활주머니는 인체에서 마찰이 발생할 수 있는 부위에 존재하는 물주머니이다. 그러나 움직임의 강도가 너무 강하거나 빈번하게 발생하면 윤활주머니에서 염증이 발생한다. 염증으로 인해 윤활주머니 내부에는 삼출액에 의한 활액의 양이 증가함으로써 부풀어 오른다. 팔꿈치관절의 팔꿈치머리 윤활낭염과 무릎뼈앞 윤활낭염, 어깨봉우리밑 윤활낭염, 어깨부리돌기밑 윤활낭염, 아킬레스힘줄밑 윤활낭염 등이 있다 그림 7-5 .

관절낭염(capsulitis)과 활액막염(synovitis)

관절낭염은 반복적인 관절염좌나 미세손상 후 관절에 만성적인 염증이 발생된 상태를 의미하며, 어깨관절의 유착성 관절낭염이 대표적이다. 활액막염은 관절을 둘러싸고 있는 활액막이 외상이나 염증으로 인해 부종이 발생되어 굽히거나 펴는 동작이 제한되는 질환이다. 활액막염은 무릎관절, 엉덩관절, 팔꿈치관절, 발목관절의 순으로 빈번하게 발생된다.

뼈 손상

골절(bone fracture)

폐쇄골절(closed fracture)

골절된 뼈의 움직임이나 이동이 거의 없이 골절된 상태를 의미한다.

개방골절(open fracture)

골절된 뼈의 끝이 피부와 같은 주변 조직을 뚫고 나온 상태이며, 감염의 위험성이 높다. 일반적인 골절의 증상은 눈에 띄는 변형이 발생되고 통증이 있으며, 부종과 관절가동범위의 제한이 나타난다. 또한 움직일 때 소리가 날 수 있다. 정확한 진단을 위해서는 X-ray 촬영이 필요하다.

일반적 골절의 분류 표 7-3,4

골절의 경우 직접적인 외부 충격에 의해서 발생되는 경우가 있으며, 충격이 전달된 부위에서 떨어진 부위에 골절이 나타날 수 있다. 갑작스럽거나 강한 근수축 또는 반복적이고 비정상적인 스트레스도 골절을 유발할 수 있다.

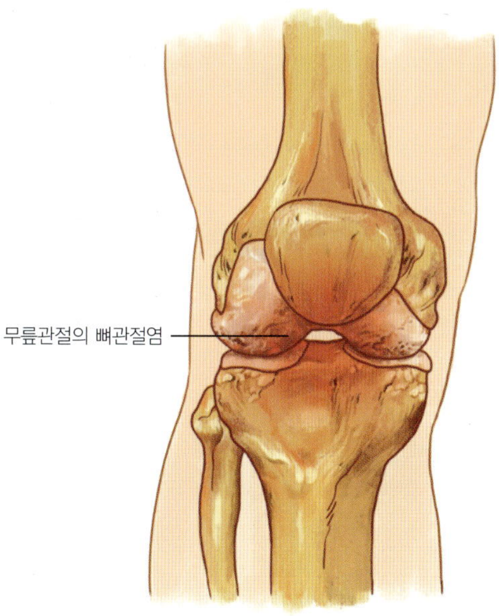

그림 7-4 **뼈관절염**

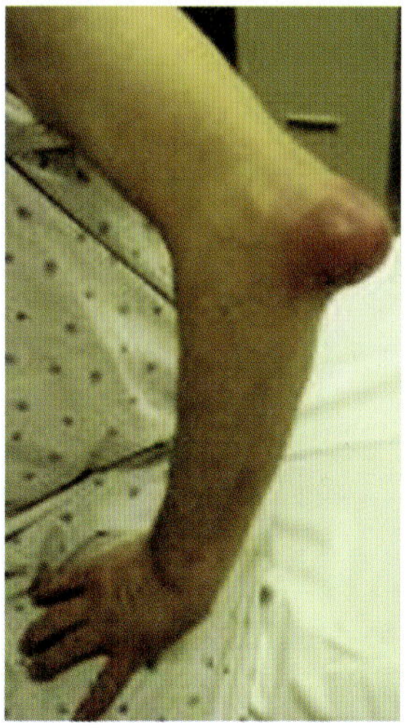

그림 7-5 **윤활낭염**

표 7-3 골절의 분류

분류	내용
생나무골절 (greenstick fracture)	골화되지 않은 뼈의 불완전한 골절이며, 청소년기에 주로 발생됨.
분쇄골절 (comminuted fracture)	3조각 이상으로 골절된 상태. 분리된 조각으로 인해 회복되는 데 어려움이 따르며, 수술적 방법이 필요할 수도 있음.
선단골절 (linear fracture)	뼈의 길이 방향으로 몸통 부분에서 발생. 점프나 높은 곳에서 뛰어내릴 때 충격에 의해 발생됨.
가로골절 (transverse fracture)	선단골절과 반대로 뼈의 방향과 직각 방향으로 골절이 발생됨.
사선골절 (oblique fracture)	나선골절과 유사하며, 뼈의 한쪽 끝은 고정된 상태에서 반대쪽 끝이 갑작스런 회전력이나 비틀어지는 힘을 받았을 때 발생됨.
나선골절 (spiral fracture)	뼈가 S자 모양으로 분리되면서 골절이 발생됨. 스키와 같이 발이 고정되어 있는 스포츠에서 주로 발생함

표 7-4 특별한 형태의 골절 분류

분류	내용
충격골절 (impacted fracture)	높은 곳에서 착지하면서 발생된 골절
찢김골절 (avulsion fracture)	인대나 힘줄염의 부착점에서 뼈의 조각이 분리된 상태의 골절로서, 갑작스런 비틀림이나 신장에 의해 발생
안와골절 (blowout fracture)	눈 부위의 타격으로 인해 눈확(안와, orbit) 벽에 발생된 골절
톱니상골절 (serrated fracture)	직접적인 타격에 의해 발생되며, 골절의 형태가 톱니의 형태를 띠는 골절
함몰골절 (depressed fracture)	머리뼈(두개골)와 같은 편평한 뼈에서 가장 일반적으로 나타나는 골절. 단단한 표면이나 물체와 부딪힐 때 발생
반충골절 (contrecoup fracture)	손상이 발생된 반대편에서 골절 발생. 예, 머리뼈의 경우 충격에 의해 발생된 뇌와 내부 구조물의 압박으로 머리뼈의 반대편에 발생된 골절

피로골절(stress fractures) 그림 7-6

명확한 골절 원인은 없으며, 근수축에 의한 과부하나 무월경, 근피로에 의한 스트레스 분배 변화, 지면반발력 변화, 반복적인 스트레스를 유발하는 동작이 원인이 된다. 초기에는 운동 중에만 통증을 호소하지만 통증이 빈번하게 발생하면서 밤에 심한 통증이 발생하기도 한다. 주된 피로골절 부위는 정강뼈(tibia), 종아리뼈(fibula), 발허리뼈(metatarsal), 발꿈치뼈(calcaneus) 등이다.

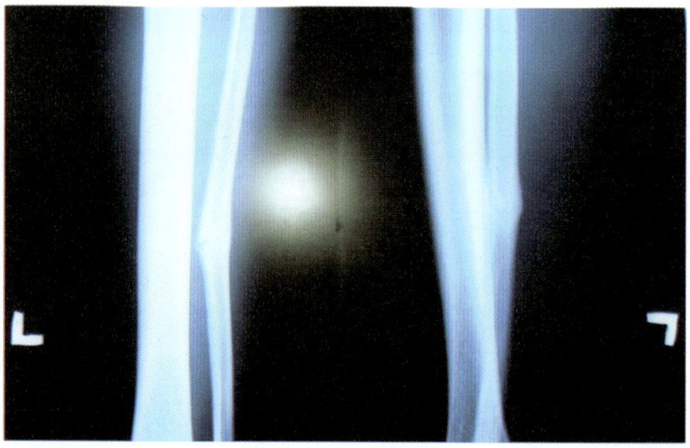

그림 7-6 피로골절

참조 7-1 **스포츠에서 발생되는 스트레스 골절의 원인**

- 과훈련
- 손상이나 질병 후 빠른 경기 복귀
- 올바른 훈련이 동반되지 않은 지속적 경기 참여
- 빠른 초기 트레이닝 시작
- 습관 및 환경 변화

뼈끝상태(골단상태, epiphyseal conditions) 그림 7-7

골단 성장판 손상은 다섯 가지 유형으로 구분된다.

- Type I: 뼈의 골절 없이 뼈몸통끝(골간단, metaphysis)이 완전히 분리된 상태
- Type II: 뼈끝의 작은 부분과 성장판 사이가 분리된 상태
- Type III: 뼈끝 부위 골절
- Type IV: 뼈끝과 뼈몸통끝 부위가 골절된 상태
- Type V: 뼈끝의 이탈은 없으나 압착력에 의해 성장판의 변형이 나타난 상태

뼈연골증(osteochondrosis)

뼈연골증은 유소년 선수에게서 흔히 발생되는 질환으로 뼈연골 부위에 무혈성 괴사(avascular necrois) 또는 무균성 괴사(aseptic necrosis)가 주된 원인이다. 선수들은 주로 목말뼈 지붕(talar dome)이나 넙다리뼈의 융기(femoral condyle), 무릎뼈 뒤쪽(retropatella)에서 주로 발생되며, 연골의 파편은 관절 잠김이나 부종, 통증을 유발한다 그림 7-8,9 .

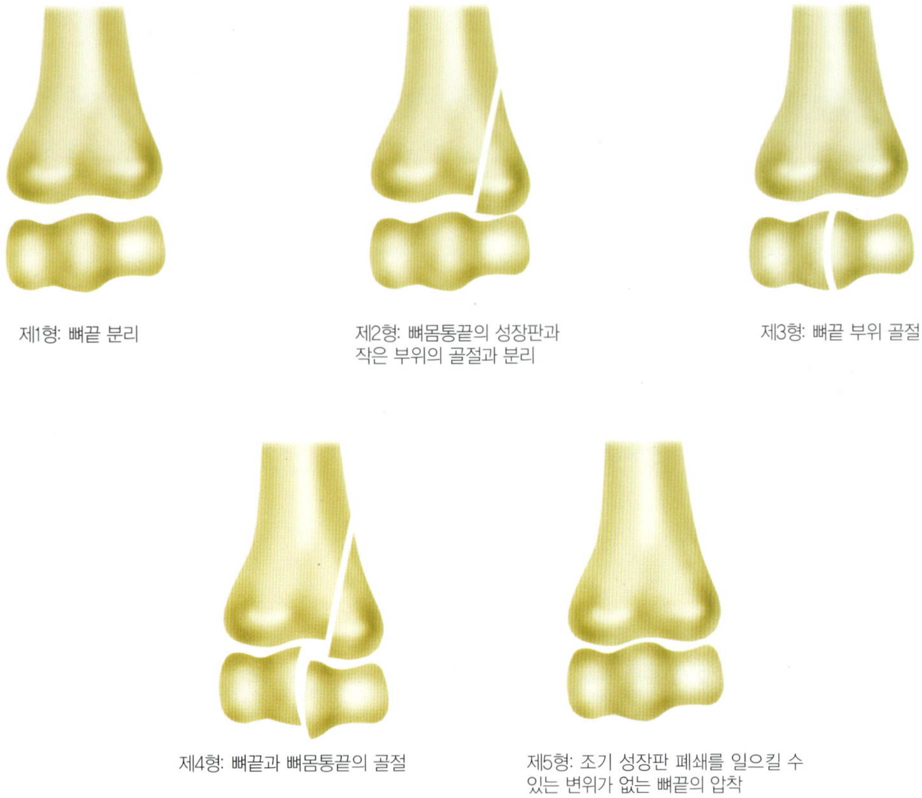

그림 7-7 **뼈끝상태**

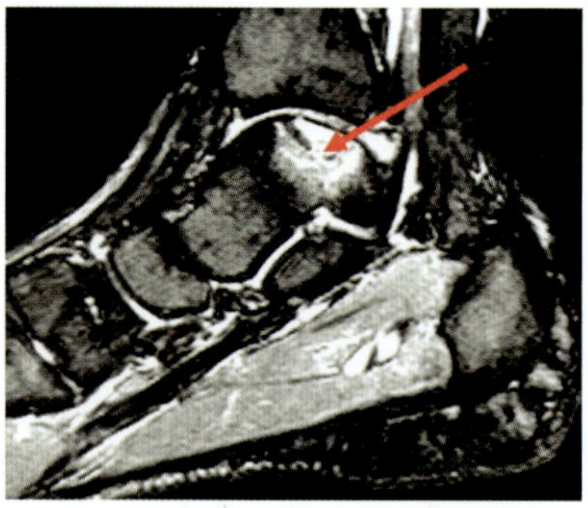

그림 7-8 목말뼈 지붕의 뼈연골증

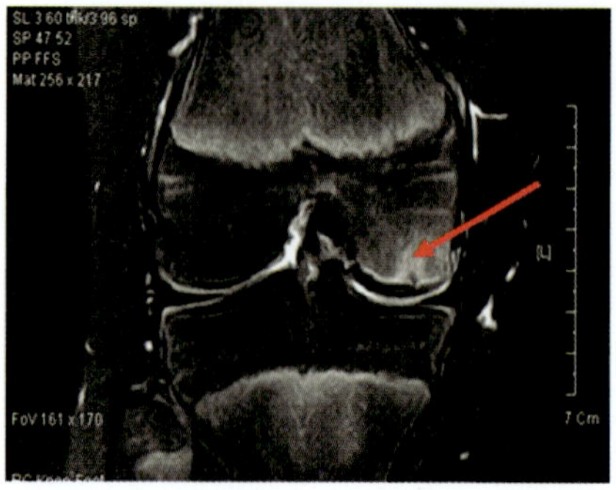

그림 7-9 무릎관절의 뼈연골증

신경 외상

외상은 신경의 다양한 감각 이상에 영향을 미친다. 감각 능력이 감소되거나 통증 등에 대한 민감도가 증가하며, 감각이 무뎌지는 등의 증상이 나타나게 된다.

신경마비(neuropraxia)

신경전도자극의 차단이 나타나며, 압박이나 묵직한 타격에 의해 발생될 수 있다. 이에 따라 일시적인 기능적 감소가 발생될 수 있다.

신경염(neuritis)

오랜 시간 지속적이고 반복적인 동작에 의한 자극이 원인이 되며, 경미한 신경의 문제가 나타날 수 있다. 신경세포가 죽었을 경우 재합성이 불가능할 수 있기 때문에 회복을 위한 최적의 환경이 유지되어야 한다.

연관통(referred pain)

실제 손상 부위가 아닌 다른 신체 부위에서 느끼는 통증으로 통증유발점(trigger point)이 잠재적 원인이 된다.

기타 손상

미세손상과 과사용증후군 (microtrauma and overuse syndrome)

비정상적이며 반복적인 스트레스를 받거나 반복적으로 미세손상이 발생되면 뼈나 관절, 연부조직과 같은 신체조직에는 손상이 발생된다. 이러한 손상은 경기력을 제한시키거나 심한 경우에는 큰 손상으로 연결될 수 있다. 특히 달리기나 던지기, 점프와 같은 동작에 직접적인 영향을 미친다. 아킬레스힘줄염, 정강이 통증(shin splint), 피로골절, 오스굿슐라터병, 무릎뼈힘줄염(슬개건염) 등이 여기에 속한다 그림 7-10,11.

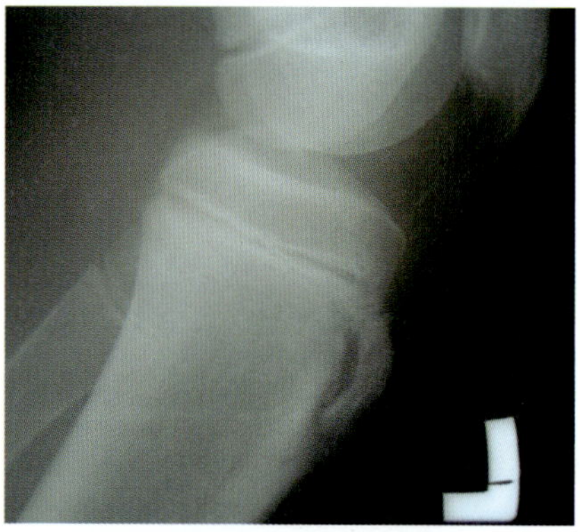

그림 7-10 오스굿슐라터병

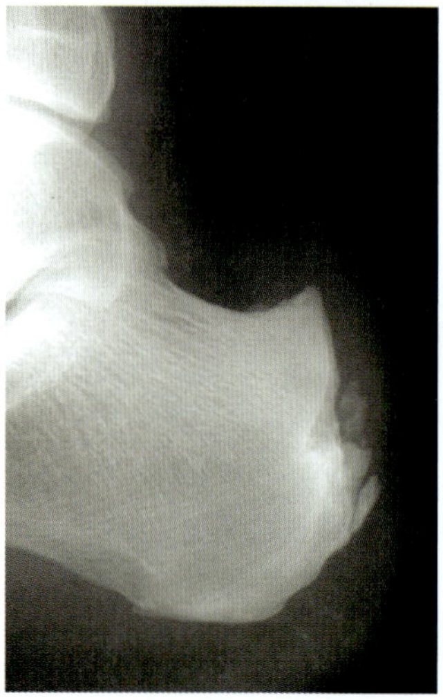

그림 7-11 아킬레스힘줄 견열골절

자세변위(postural deviation) 그림 7-12,13

자세의 변화 또한 신체 손상의 원인이 된다. 자세 부정렬은 근육이나 연부조직, 뼈의 비대칭에 의한 영향으로 나타날 수 있다. 이러한 문제는 움직임의 기능을 떨어뜨린다. 결과적으로 만성적인 손상이 일어나 신체활동의 참여를 중단해야 할 경우, 운동 전문가에 의한 치료적 운동을 통해 잘못된 자세변위를 정상으로 회복시켜야 한다.

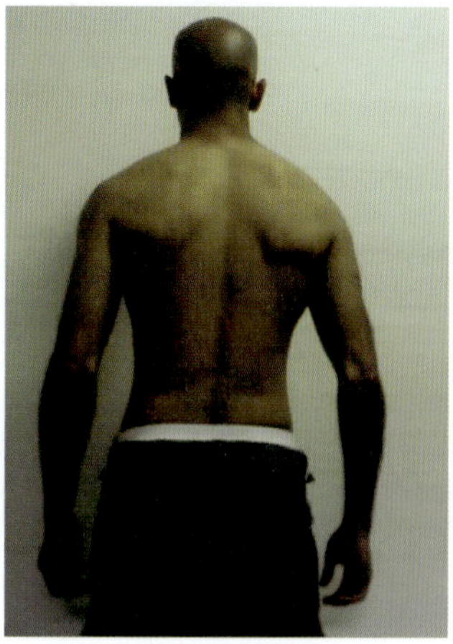

그림 7-12 척주의 우측 변위

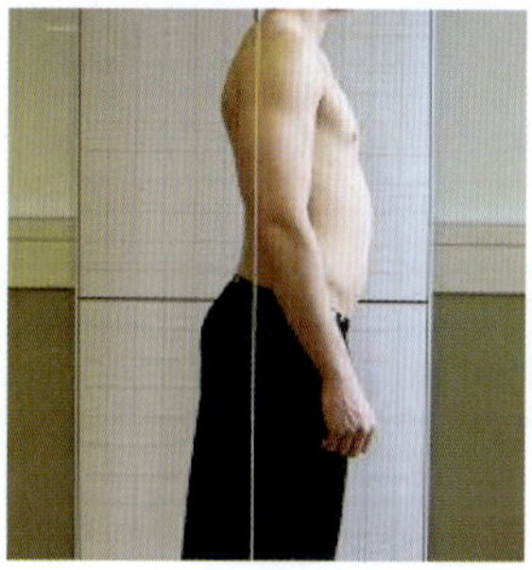

그림 7-13 척주의 앞쪽 변위

연습문제

01 다음 설명 중 틀린 것은?

① 치유 과정은 염증 단계, 회복 단계, 재형성 단계로 구분된다.
② 염증이란 해로운 자극 물질을 파괴하고 희석하며 중화 및 격리시키는 과정이다.
③ 화학 매개체는 혈관을 수축시켜 손상 부위를 보호하는 역할을 한다.
④ 염증은 부종과 발열, 발적, 통증, 기능 손실이 5대 징후이다.
⑤ 혈류량과 산소가 공급되면서 육아조직이 형성된다.

02 다음 중 올바르게 연결된 것은 무엇인가?

① 세포종창–세포 외로 수분의 이동
② 위축–장기 크기의 증가
③ 석회화–세포의 퇴화로 인한 단백질의 침착
④ 화생–다른 형태나 조직으로 바뀜
⑤ 응고괴사–괴사 부위가 연화 후 액화

03 다음 설명 중 틀린 것은?

① 연골세포는 치유 과정이 2개월 정도로 긴 편이기 때문에 초기 손상 시 충격이 가해지지 않도록 자세의 변형과 근육의 밸런스가 중요하다.
② 인대의 손상은 72시간이 경과하면 부종이 감소하면서 염증세포가 손상 부위에서 활동한다.
③ 인대파열 후 섬유아세포가 활성화되는 시기에는 적절한 강도로 인대를 스트레칭하는 것이 좋다.
④ 테니스 엘보와 같은 힘줄의 손상은 급성 손상이 빈번하다.
⑤ 만성 통증은 6개월 이상 반복적으로 통증이 존재하는 경우를 의미한다.

04 통증에 대한 설명이다. 가장 옳은 것은?

① 통증은 발생 부위에서 유발되기 때문에 주변 구조물의 통증과 연관시키지 않아야 한다.
② 통증유발점은 근육이나 인대 등을 싸고 있는 막에 존재하며, 근막내압의 증가로 인해 발생된다.
③ 통증수용체(pain receptor)는 근육에 가장 많이 존재하고, 인대, 피부의 순으로 많다.
④ 통증조절이론은 통증을 뇌로 전달하는 과정으로 말초부위의 자격을 그대로 전달해야 한다.
⑤ 통증시각척도는 환자의 객관적 지표이며, 3 이내의 강도에서 운동조절을 해야 한다.

05 조직의 기계적 손상에 관한 설명이다. 가장 옳은 것은?

① 압축은 서로 마주보는 방향으로 작용하는 힘에 의해 발생된 부하이며 나선골절을 일으킨다.
② 장력은 서로 다른 방향으로 조직을 당기거나 늘리는 힘에 의해 발생된 부하이며, 염좌의 주된 원인이다.
③ 전단력은 서로 평행을 유지하지만 서로 같은 방향으로 작용하기 때문에 두 면 사이에는 미끄럼 현상이 동반되며 찰과상의 주된 원인이 된다.
④ 굽힘력은 2~3개의 힘이 반대쪽 끝부분에 작용되어 굽혀지는 부하이며, 굽혀지는 면은 장력이 발생하고, 반대쪽의 볼록한 면은 굽힘력이 발생한다.
⑤ 비틀림은 물체의 횡축에 대해 양쪽 끝이 반대 방향으로 비틀리면서 단순골절이 발생한다.

06 근육과 힘줄염 손상에 대한 설명이다. 가장 옳은 것은?

① 근육의 2도 좌상은 부분파열을 의미하며, 경우에 따라서 함몰(divot)된 현상이 동반될 수 있다.
② 근위축은 근육이 늘어나는 것에 저항하기 위해 비정상적으로 근육이 수축된 상태를 의미한다.
③ 힘줄염은 특정 동작을 반복적으로 실시할 경우 발생되며, 발열과 부종에 의한 통증이 동반되기 때문에 손상 직후 가벼운 스트레칭을 하는 것이 좋다.
④ 격렬한 운동 중 과도한 근육의 사용으로 발생하는 근통증을 타박상이라고 한다.
⑤ 힘줄염은 움직임에 의한 마찰을 감소시키기 위한 수초와 힘줄염에 염증이 발생되는 것이다.

07 활액관절의 손상에 대한 설명이다. 가장 옳은 것은?

① 활액막염은 반복적인 관절염좌나 미세손상 후 관절에 만성적인 염증이 발생된 상태를 의미하며, 어깨관절의 유착성 관절낭염이 대표적이다.
② 뼈관절염은 관절이나 유리성 연골이 닳거나 손상되어 퇴행성 변형이 발생된 상태를 의미한다. 주로 어깨나 팔꿈치와 같은 비체중 지지 부위에서 발생된다.
③ 관절의 아탈구는 뼈가 부분적으로 정상적인 관절의 배열 상태에서 벗어난 상태를 의미하며, 엉덩관절에서 주로 발생한다.
④ 2도 염좌는 관절 불안정성과 인대가 늘어난 상태이며, 부종과 통증이 동반된다.
⑤ 윤활낭염은 물주머니 염증으로 어깨봉우리밑 윤활낭이나 팔꿈치관절, 무릎뼈 등에서 주로 발생된다.

08 피로골절의 원인과 거리가 가장 먼 것은?

① 과도한 훈련
② 과도한 체중
③ 손상 후 조기 복귀
④ 잘못된 훈련
⑤ 충분한 휴식

09 스포츠 손상과 그 연결이 잘못된 것은?

① 뼈연골증–무혈성 괴사로 인한 뼈연골의 퇴행성 변화
② 찢김골절–인대나 힘줄염의 부착점에서 뼈의 조각이 분리된 상태의 골절
③ 함몰골절–눈 부위의 타격으로 인해 안와 벽에 발생된 골절
④ 생나무골절–골화되지 않은 뼈의 불완전한 골절이며, 청소년기에 주로 발생
⑤ 연관통–실제 손상 부위가 아닌 다른 신체 부위에서 느끼는 통증

10 오른쪽 그림과 가장 관련 있는 스포츠 손상은 무엇인가?

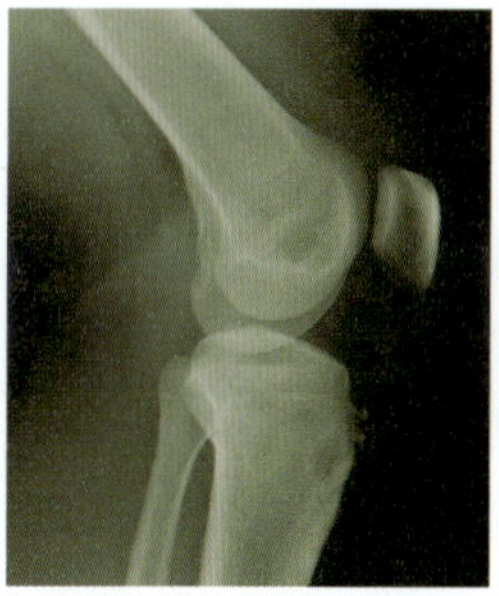

① 충격골절(impacted fracture)
② 함몰골절(depressed pression)
③ 선단골절(linear fracture)
④ 찢김골절(avulsion fracture)
⑤ 분쇄골절(comminuted fracture)

1. ③	2. ④	3. ④	4. ②	5. ②
6. ①	7. ⑤	8. ⑤	9. ③	10. ④

PART IV

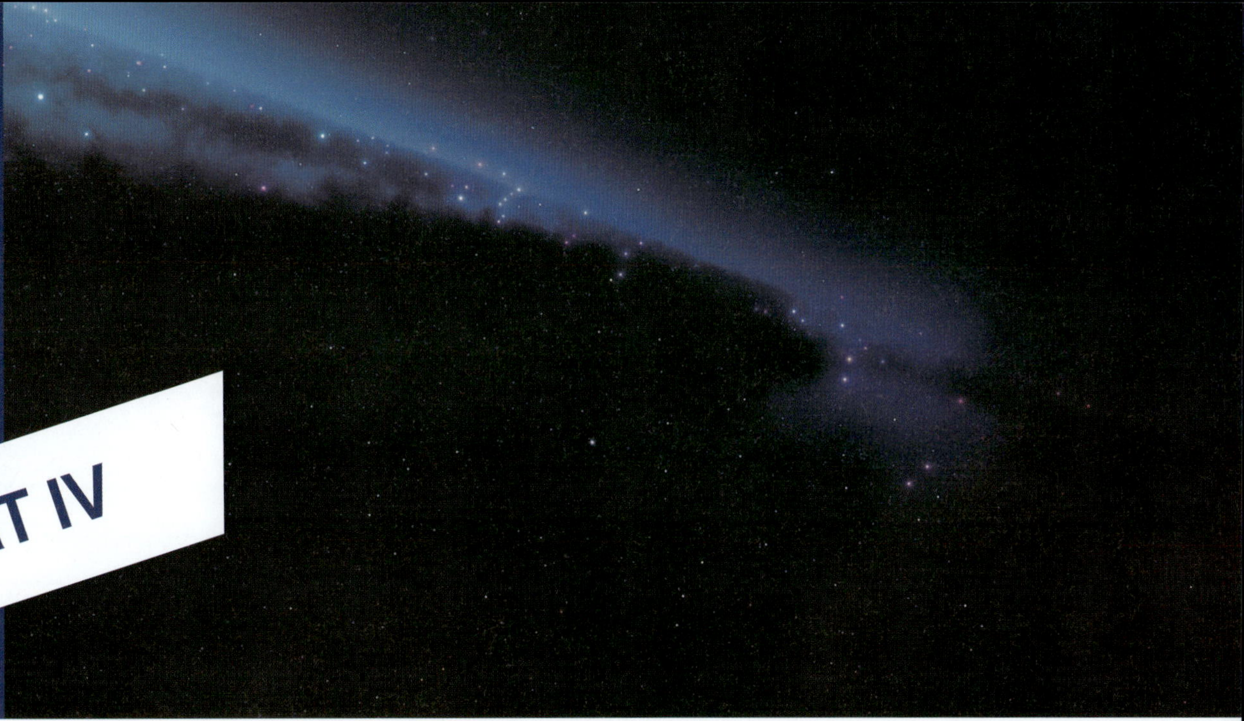

스포츠 손상의 관리 기술

8

CHAPTER

스포츠 손상과 질병의 심리적 중재

손상에 대한 선수의 반응과 대응

경기 도중에 일어난 손상은 심리적인 우울감과 허탈감, 무기력감 등을 가져온다. 만약 선수가 경기 도중 아킬레스힘줄(아킬레스건)이 파열되는 부상을 입었다면 감독이나 부모, 다른 선수들에게 더 큰 미안함으로 고개를 들지 못한 채 통증을 호소할 것이다. 병원으로 이송된 후 X선 검사를 받고 즉각적인 처치를 받겠지만, 손상으로 인해 장기간 훈련이나 시합에 참가하지 못해 더욱 심리적 중압감에 시달리게 될 것이다. 또한 손상의 정도가 심각해 복귀 기간이 장기화되거나 수술이 필요한 경우라면 심리적인 충격은 더욱 커진다. 건강운동관리사는 부상 선수를 심리적으로 대처하는 것이 매우 중요하다. 우선 손상 직후에는 손상에 대한 적극적인 대처가 중요하다. 손상 부위를 파악하고 손상 정도를 판단해 즉각적인 처치를 실시하고, 심리적 안정을 위한 정신적인 지지를 보내야 한다. 손상과 거의 동시에 처치를 진행하면서 부상 선수 스스로 "나를 위한 처치가 제대로 진행되고 있구나"라는 생각을 갖도록 해야 한다. 만약 손상의 정도가 심각해 병원으로 이송할 경우에는 감독이나 부모에게 연락을 취한 후 선수의 입장에서 적절한 치료를 받을 수 있는 경제적, 심리적 지원을 해 주어야 한다. 감독에게는 더 큰 손상을 피했으니 다행이라고 전하며 다음 대회를 위해 충분히 재활운동을 하면 된다는 긍정적인 메시지를 주고, 부모에게는 병원에서의 충분한 치료와 재활운동을 통해 다시 복귀가 가능할 것임을 알려야 한다.

재활 과정에서의 심리적 요인

재활운동을 하는 경우라면 복귀를 위해 조급한 마음을 갖지 않도록 격려와 칭찬을 아끼지 않아야 하며, 심리적인 불안감과 우울감, 분노감, 수면 장애, 약물 남용이 되지 않도록 해야 한다. 특히 손상되지 않은 부위의 훈련 강도를 더 강하게 함으로써 선수의 심리적 안정감을 잃지 않도록 해 주어야 한다. 또한 재활운동을 하면서 운동 프로그램을 함께 수립해 복귀 시기를 조심스럽게 상의하는 것도 좋은 방법이다. 팀에서는 복귀 시기를 계속해서 문의하는 경우가 많다. 그렇다면 감독에게 재활운동과 함께 손상의 원인이 되었던 신체의 잘못된 기전을 개선하고 더 좋은 체력 조건을 만들기 위한 훈련을 병행하고 있다는 점을 인지시키고, 재활운동이 끝나고 복귀할 때에는 선수의 컨디션이 부상 전보다 더 호전될 수 있음을 설득시킨 후 조기 복귀를 미뤄야 한다.

특히 재활 과정에서의 심리적 안정감을 위해 몇 가지 고려할 사항이 있다.

- 손상 부위와 손상 정도에 대한 해부학적 또는 수술적 설명으로 선수의 몸 상태를 설명한다.
- 손상 부위의 치료 과정 및 재활운동에 대한 시간 소요와 방법에 대해 설명한다.
- 운동 프로그램 작성 및 계획에 대해 설명한다.
- 재활운동으로 인해 개선될 수 있는 것들을 설명한다.
- 재활운동의 중요성과 재활운동에 임하는 선수의 마음가짐이 중요하다는 것을 이해시킨다.
- 운동을 통한 즉각적인 효과를 얻을 수 있는 프로그램을 포함시킨다.

- 비손상된 부위의 강한 훈련으로 심리적 위압감을 줄인다.
- 선수의 일정에 맞추되 계획된 시간과 장소를 지키도록 교육시킨다.
- 재활운동의 공간적 접근성이 양호하도록 배려한다.

심리적 재활 프로그램

심리적 불안감을 줄이기 위한 재활 프로그램은 매우 다양하지만, 현장에서 적용 가능한 가장 권장되는 프로그램은 몇 가지가 있다.

매뉴얼 처치

매뉴얼은 건강운동관리사와 환자 사이에서 가장 중요한 신체적, 심리적 이완 요법이다. 서로의 믿음을 강하게 하고 통증을 없애주며, 기능을 호전시키기 때문이다. 그것은 일반적인 마사지와 다르게 손상 부위에 적절한 압력을 가하면서 통증 유무를 확인하고 이완시키는 기법이다. 초기에는 2~3초 정도의 압력을 가하지만 점차적으로 6초 정도로 시간을 늘리도록 한다. 압력을 가하면서 통증 유무와 전후 통증지수 비교 등을 통해 통증이 호전되고 있음을 확인시켜 준다.

명상

명상을 할 때는 선수 혼자서 하는 것보다 건강운동관리사가 함께 실시하면서 좋은 생각과 좋은 결과, 목표 설정 등에 관해 유도하는 것이 좋다. 명상을 하기 위해서는 건강운동관리사의 많은 임상 경험이 필요하다.

음악 감상

템포가 느리거나 선수 본인이 좋아하는 음악을 청취하게 함으로써 심리적 압박감을 줄일 수 있다. 그러나 음악 감상은 혼자 있을 때 하도록 하고 가급적 건강운동관리사와 함께 대화를 하는 것이 좋다.

그룹운동 지도

부상 선수들은 자신의 부상만을 생각하기 때문에 더 큰 고뇌에 빠진다. 비슷한 종목이나 동일 부위의 선수들을 그룹으로 만들어 운동 지도를 한다면 동료 의식이 일어나 외로움이나 불안감을 줄일 수 있다.

그러나 무엇보다 부상 선수가 건강운동관리사를 무한 신뢰하는 것이 심리적 재활 프로그램보다도 더 중요하다. 만약 건강운동관리사가 신뢰감이 없거나 재활운동 관련 지식이 부족하다면 부상 선수들은 더 큰 고민에 빠지고 복귀에 대한 두려움을 가질 것이다. 따라서 건강운동관리사의 부상에 대한 지식과 재활운동 기술, 매뉴얼 테크닉, 칭찬 기술 등은 심리적 재활에 큰 도움이 될 것이다.

CHAPTER 9

경기장에서의 급성 치료와 응급처치

응급처치 계획

응급처치는 크게 심혈관계 문제, 중추신경계 문제, 근골격계 문제로 구분된다. 경기장에서 발생되는 어떠한 응급 상황이든 즉각적인 처치가 이루어져야 한다 그림 9-1 . 모든 경기는 대회하기 이전에 응급 상황에 대한 대비책이 마련되어야 한다. 의사가 경기장에 상주하면 좋겠지만 현실적인 어려움으로 불가능하다면 응급처치 교육을 이수한 건강운동관리사 또는 운동사(트레이너)가 상주해야 한다. 일반적으로 경기장에 간호사가 있는 경우가 가끔 있지만 간호사는 부상 기전과 순간적인 대처능력이 미흡하기 때문에 다소 처치가 지연되는 경우가 많다. 또한 응급 상황 발생 시 순간적인 판단이 매우 중요하다. 부상 선수에게 접근하기 이전에 부상을 예견하고 사전 준비물을 휴대해야 한다. 필요시에는 응급 상황의 유형과 의심되는 손상의 유형, 환자의 현 상태, 시행 중인 응급처치 내용, 정확한 위치 등을 알려주어야 한다. 만약 병원으로 이송할 경우 대기 중인 구급차를 이용하고 이동 중 계속적인 응급처치가 이루어질 수 있도록 해야 한다.

경기장에서의 손상 진단의 원칙

손상이 발생할 경우 진단을 위해서는 의식 유무를 확인해야 한다. 의식이 없는 환자는 목뼈를 안정화시킨 후 심폐소생술을 실시하고 응급 요청을 해야 한다. 그러나 의식이 있는 환자는 활력징후(vital sign)를 체크하면서 근골격계 손상을 평가하고 경기 지속 유무를 확인해야 한다 그림 9-2 .

일차적 검사와 이차적 검사

선수 부상 시 생명에 위협이 되는 손상은 그 무엇보다도 우선시되어야 한다. 심한 출혈이나 쇼크, 무호흡, 무순환, 기도폐쇄 등의 경우에는 일차적 검사를 통해 우선 처치되어야 한다. 그러나 생명을 위협하지 않는 손상의 경우에는 정확한 이차적 검사를 시행해야 한다 그림 9-3 .

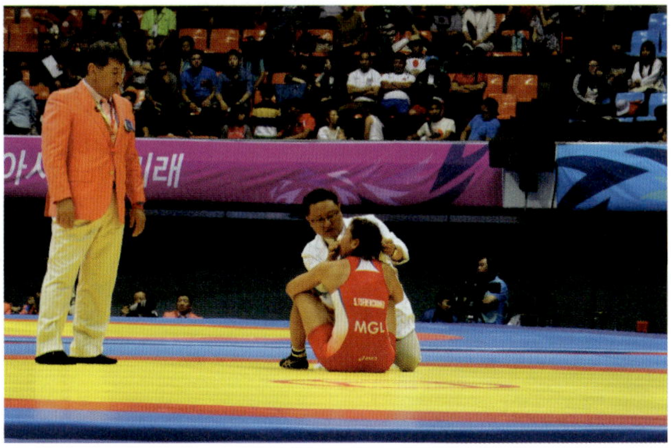

그림 9-1 응급 상황 시 즉각 처치

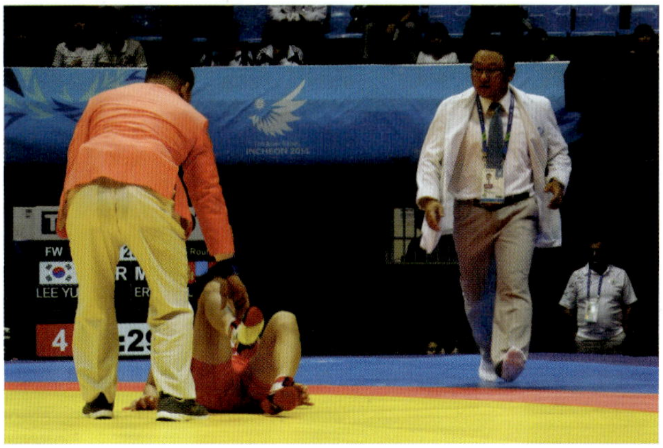

그림 9-2 응급 상황 시 활력지수 검사

일차적 검사

의식 없는 환자의 조치

- 환자의 위치를 확인하고 의식 상태와 무반응의 정도를 확인한다.
- 환자의 목뼈 상태를 확인한다.
- 의식이 없다면 순환, 기도 개방, 호흡의 순으로 즉각적인 조치를 취한다.
- 환자가 엎드려 있다면 바로 눕힌 후 심폐소생술을 시행한다.
- 응급구조사가 올 때까지 의식 상태를 확인하면서 예의 주시한다.
- 환자가 일단 안정된 후에는 이차 검사를 실시한다.

이차적 검사

이차적 검사는 관찰 가능한 활력징후를 확인하는 것이다. 즉 의식 수준, 심박수, 호흡수, 혈압, 체온, 피부색, 동공, 움직임, 통증으로, 이 중 가장 중요한 것은 심박수, 호흡, 혈압이다.

- **의식 수준**: 의식이 있고, 구두 지시에 반응하고, 통증 자극에 반응하는지를 확인한다.
- **심박수**: 안정 시 성인은 60~100회/분이며, 아동의 경우에는 80~100회/분이다.
- **호흡수**: 정상적인 성인의 호흡은 분당 약 12~20회이며, 아동은 15~30회이다.
- **혈압**: 수축기 혈압은 120mmHg, 이완기 혈압은 80mmHg 이하이다.
- **체온**: 정상 체온은 36.8~37℃이다. 체온은 혀밑, 겨드랑이, 귀의 고막에서 측정한다.
- **피부색**: 정상 피부색은 분홍색이지만 붉은 피부는 고체온을 의미하고 하얀 피부는 쇼크를 의미한다. 그리고 청색 피부는 기도폐쇄이며, 노란색은 간기능 이상을 의미한다.
- **동공**: 동공이 축소되어 있다면 중추신경의 억제를 의미하며, 동공의 팽창은 뇌손상, 쇼크, 일사병, 출혈 등을 의미한다.
- **움직임**: 중추신경계의 손상을 의미한다.

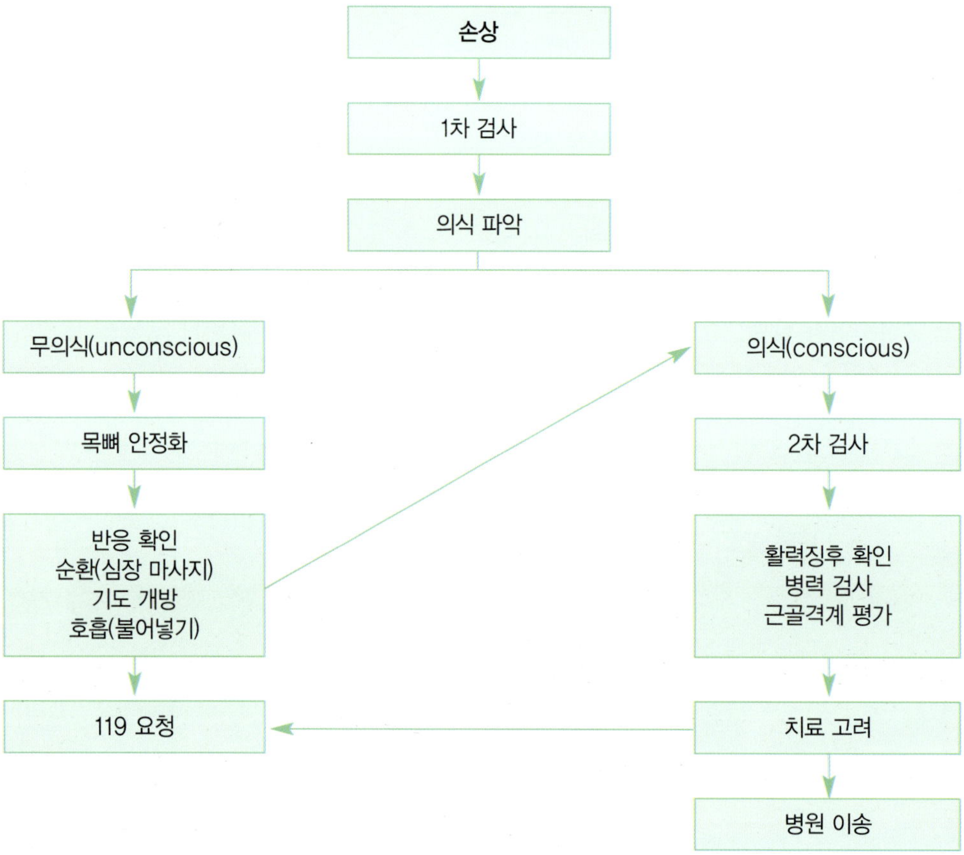

그림 9-3 손상 시 응급 상황 흐름도

응급처치법

심폐소생술

순환

- 선수의 가슴쪽으로 앉는다(좌우측 관계없음).
- 칼돌기를 찾은 후 왼손은 복장뼈의 아래쪽에 위치시키고 오른손으로 왼쪽 손가락을 감싸 쥔다.
- 복장뼈가 5~6cm 눌릴 정도로 압박을 가한다.
- 30회의 압박을 1회 가한다.
- 이때 무릎과 팔을 지면과 직각이 되도록 하며, 힘을 가할 때 팔꿈치가 굽혀지지 않도록 한다.
- 30회의 압박을 가한 후 2회의 불어넣기를 실시한다.
- 맥박을 확인하면서 계속적으로 반복해 실시한다.

기도 확보

- 턱을 들어올려 머리가 뒤로 기울어지도록 한다.
- 환자가 입술을 닫고 있다면 아래턱뼈(하악골)에 압박을 가한 후 입을 벌린다.

호흡

- 환자의 호흡 상태를 확인하기 위해 귀를 환자의 입과 코에 대고 눈으로 가슴을 확인한다.
- 불어넣기를 해야 한다면 코를 손으로 막은 후 입으로 불어넣기를 실시한다.
- 기도가 막혀 있다면 복부를 위쪽으로 밀어내면서 집게 손가락으로 입에 있는 이물질을 제거한다.
- 앰부백(ambu bag)이 있다면 마스크를 입과 코에 밀착하도록 한 다음 불어넣기를 실시한다.
- 호흡의 촉진을 위해 산소마스크를 제공한다.

PRICE법

급성 손상이 발생되었을 경우 가능하면 곧바로 급성 손상에 대한 처치가 이루어져야 한다. PRICE 원리는 편리하게 사용될 수 있으며, 선수나 환자가 경기 및 일상생활로 빠르게 복귀하는 데 도움이 될 수 있다. PRICE 기법의 원리는 다음과 같다.

보호(Protection)

최소 48시간 동안 통증을 유발하는 자세나 신체활동을 피한다. 부목이나 보조기 등을 이용해 통증이 발생되지 않게 한다.

휴식(Rest)

손상 부위를 증가시키거나 부종을 악화시키는 신체활동은 제한되어야 하며, 손상을 당하지 않은 부위의 움직임뿐만 아니라 부상 부위의 통증을 유발하지 않는 동작은 권장한다.

냉각 처치(Icing)

손상이 발생되었을 때, 냉각 처치는 매시간 손상 부위에 무딘 감각이 생길 때까지 15~20분간 적용된다. 이것은 매우 대표적인 급성 손상 관리 방법으로써 4~5분간 냉각 처치는 제거해야 하며, 가볍게 관절을 움직여 주어야 한다. 냉기는 손상된 연부조직의 대사량을 감소시켜 세포의 산소요구량을 감소시키고, 손상 범위를 제한하고 혈종의 크기도 억제한다. 이러한 냉기의 적용을 통해 통증 강도, 경련을 감소시킬 수 있다. 냉각 처치의 종류는 표 9-1 과 같다 그림 9-4~7 .

표 9-1 스포츠 손상 시 냉각 처치의 종류

종류	방법
얼음	플라스틱 주머니나 젖은 수건 또는 양식화된 얼음주머니에 얼음을 넣은 후 환부에 처치를 한다. 처치 시간은 손상의 종류 및 정도에 따라 차이가 있으며, 일반적인 처치 방법은 처음 24시간 동안 시간마다 15~20분간 적용한다. 탄력붕대를 찬물에 적셔 환부를 고정한 후 얼음처치를 하는 방법은 환부에 대한 압박 효과를 유도할 수 있다.
냉각 스프레이	냉각 스프레이는 연부조직 손상에 사용되며, 특히 근육경련이 동반될 경우 효과적이다. 그러나 냉각 스프레이 사용 시 피부의 동결 위험이 있으므로 사용 시 신중한 주의가 요구된다.
냉각 팩	냉각 팩의 경우 응급 상황에서 신속하게 사용될 수 있는 장점이 있다. 그러나 손상 조직의 심부온도를 낮추는 데 제한이 있으므로, 매우 긴박한 응급 상황을 제외하고는 사용이 제한된다.

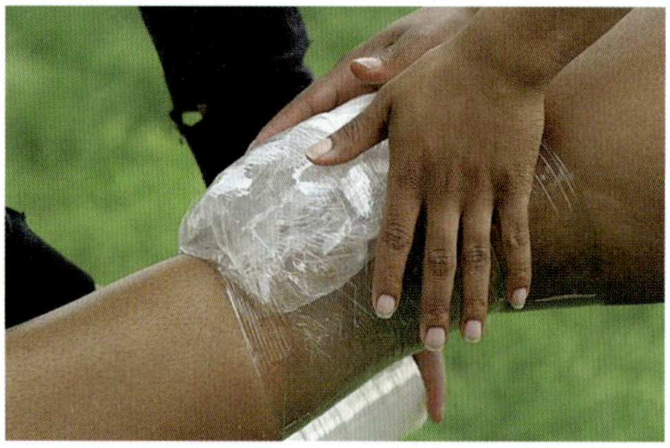

그림 9-4 얼음 처치

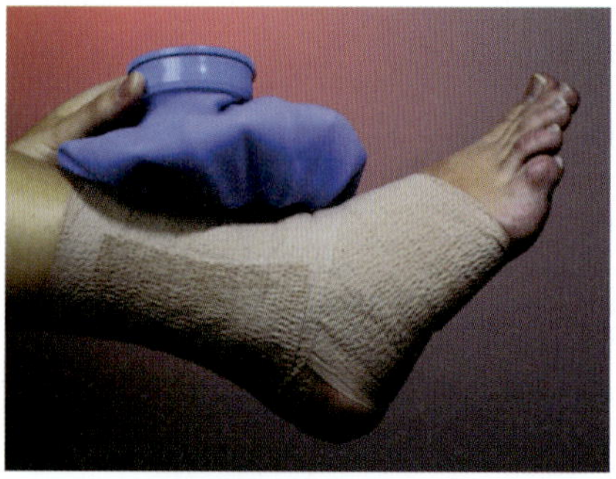

그림 9-5 얼음주머니 처치

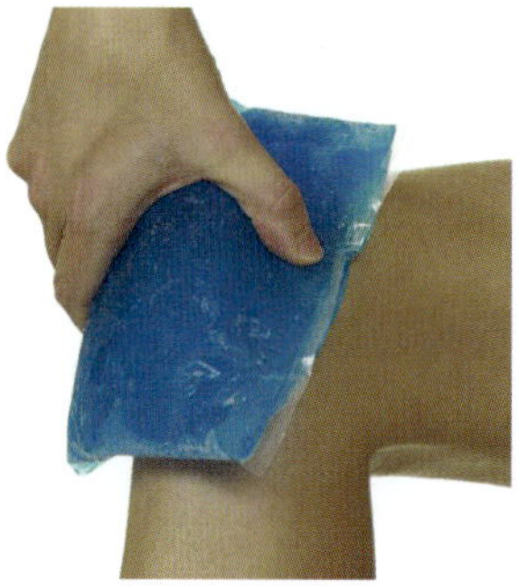

그림 9-6 냉각팩 처치

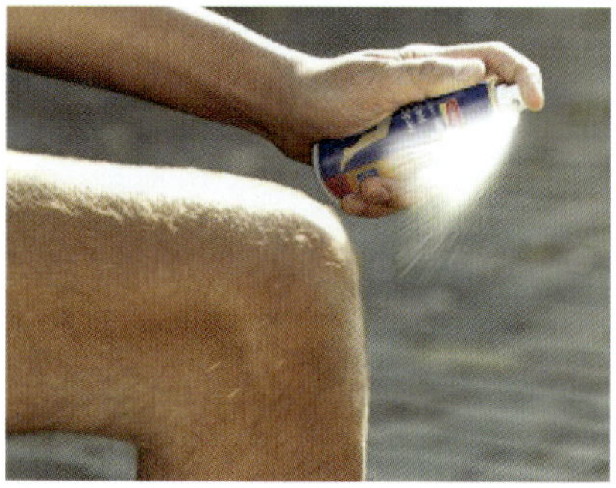

그림 9-7 냉각 스프레이 처치

압박(Compression)

압박 요법은 냉각 처치 후나 냉각 처치와 동시에 사용된다. 일반적으로 압박을 위해서 탄력붕대가 사용되며, 올바른 압박 정도와 손상 부위에 맞는 감는 방법에 대한 숙지가 필요하다. 찬물에 미리 담가 붕대를 사용할 경우 냉각 치료 효과를 증가시킬 수 있다.

거상(Elevation)

거상은 손상 부위를 심장보다 높게 들어올리는 방법이다. 거상을 할 때 환부에 통증이 발생되지 않는 동작으로 거상을 실시해야 한다. 일반적으로 손상 후 24시간 동안 거상을 하는 방법이 권장된다. 거상은 손상 후 발생되는 부종과 종창 감소에 효과적인 방법이다 그림 9-8 .

하임리히법

하임리히법은 기도가 폐쇄된 경우 실시하는 방법이다. 의식이 있는 환자의 경우에는 환자의 뒤쪽에서 오른손을 쥔 후 엄지와 집게손가락을 명치 부분에 두고 왼손으로 오른손을 감싸 쥔 후 순간적으로 압박을 가하면서 위쪽으로 끌어올린다. 그러나 의식이 없는 경우라면 환자를 눕히고 명치 아래 부위에서 양손으로 압박을 가한 후 위쪽으로 끌어올리기를 실시한다. 환자의 호흡 상태를 확인하면서 지속적으로 실시하고, 호흡이 되돌아온다면 입에 이물질이 있는지를 확인한 후 제거해준다.

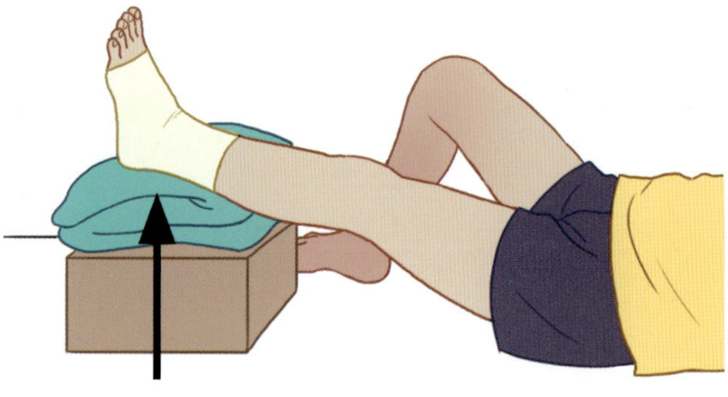

그림 9-8 거상

선수의 이동과 수송

들것을 이용한 운반

부상당한 선수를 이동시킬 때는 이동 중 더 큰 손상을 입지 않도록 예방하는 것이 가장 중요하다. 목뼈 손상이 있다면 목뼈 보조 키트를 사용해야 하며, 만약 휴대하지 않았다면 응급구조대가 올 때까지 기다려야 한다. 척추 손상이 의심된다면 들것을 이용하되, 환자가 엎드려 있다면 4명이 환자의 왼쪽과 오른쪽에 위치하고, 또 다른 한 명은 환자의 목을 고정하도록 한다. 환자의 위치를 바꿀 때에는 5명이 상호 협조해야 하며, 한 명의 지시하에 진행해야 한다.

보행 보조 및 수동 운반

부상당한 선수가 의식은 있지만 걸을 수 없는 상태라면 어깨부축법을 이용하거나 두 명이 환자를 들어올려서 수동 운반을 하도록 한다.

CHAPTER 10

경기장 밖에서의 손상평가와 처치

경기장 안에서 부상이 발생할 경우에는 정해진 시간 내에 처치를 끝내야 하기 때문에 즉각적인 처치나 지혈, 부상의 심각성을 확인한 후 경기 지속 가능성 여부를 알려주는 것이 가장 중요하다. 그러나 만약 부상이 다소 심각하거나 치료를 위해 충분한 시간이 필요하다면 팀의 의무실이나 병원 주치의를 찾아 정확한 검사와 진단을 받아야 한다. 경기장 밖에서 이루어지는 손상평가는 크게 4가지로 구분할 수 있다.

손상평가

- **시합 전 검사:** 경기에 필요한 유연성, 근력, 밸런스, 순발력, 심폐지구력, 기능평가 등이 이루어져야 한다.
- **초기 손상평가:** 앞서 언급했듯이 응급처치와 손상 직후 평가 항목을 실시해야 한다.
- **경기장 밖에서의 손상평가:** 적절한 치료를 위한 병원, 재활운동센터 등에서 평가해야 한다.
- **치유 과정의 평가:** 재활운동 과정에서의 치유 상태를 평가해야 한다.

임상적인 검사와 진단

기초 의학용어의 이해

기초 의학용어는 부록 1 에 첨부했다.

진단

문진

문진을 하기 위해서는 부상 선수와의 진솔한 질문과 대답이 필요하다. 정확하고 구체적인 문진을 위해서는 환자를 진정시켜야 하며, 질문은 간단하게 하고, 환자의 불편함을 잘 경청하며 주관적 해석 없이 환자의 표현을 잘 기록해야 한다. 문진에서 중요한 질문은 아래와 같다.

손상의 기전 확인

- 무엇이 문제인가?

"어디가 아프세요?" 또는 "어디가 불편하세요?" 등과 같이 통증 부위가 어느 부위인지에 대한 물음이며, 가급적 단순하게 답하도록 질문한다.

- 무엇을 하다가 다쳤는가?

"왜 다치셨어요?"와 같이 부상의 원인에 대한 물음이다. 예를 들어 공을 차다가 다쳤는지 아니면 산을 내려오다가 다쳤는지 등에 관한 질문이다.

- 어떻게 다쳤는가?

"어떻게 다치셨어요?"와 같이 부상에 대한 구체적인 원인, 즉 손상기전에 대한 물음이다. 공을 차는 도중 상대 선수의 발에 맞았는지, 아니면 축구 중 몸을 턴하는 과정에서 무릎이 바깥쪽으로 돌아갔는지 등에 관한 질문이다.

- 언제 다쳤는가?

"언제쯤 다치셨어요?"와 같이 부상의 시기가 구체적으로 언제인지에 대한 물음이다. 이 질문을 통해 급성과 만성 손상 또는 수술 후 기간에 대해 알 수 있다.

- 손상 시 어떤 소리나 느낌이 있었는가?

"혹시 다칠 때 부상 부위에서 어떤 소리나 느낌이 있었나요?"와 같이 부상 시에 나는 소리나 느낌으로 인대나 근육 등의 부상 부위를 확인하기 위한 질문이다.

통증의 특성 확인

▪ 어떤 종류의 통증인가?

"증상이 어떠세요?"와 같이 통증을 표현하는 환자의 느낌을 묻는 것으로, 찢어지는 느낌, 화끈거림, 타는 느낌, 얼얼함 등 통증에 대해 환자가 중추신경에서 느끼는 종합적인 판단에 대한 질문이다.

▪ 어느 부위에서 통증이 있나?

"가장 심하게 느끼는 통증 부위를 손가락으로 짚어보세요"와 같이 통증 부위를 정확하게 파악하기 위한 질문으로, 뼈 또는 힘줄, 근육 등 통증 부위가 어떤 구조물인지를 구체화하기 위한 물음이다.

▪ 통증의 위치가 변하는가?

"통증 부위가 바뀌나요?"와 같은 물음으로 통증 부위를 구체화한다. 이때 통증 부위는 한 곳이 아닐 수 있다. 간혹 통증 부위로 2~3군데를 짚을 수도 있고, 통증 부위가 옮겨 다닐 수도 있다. 건강운동관리사는 환자에게 정확한 질문을 통해 통증의 위치를 파악하고, 통증 위치가 변하는지를 정확하게 물어야 한다.

병력의 확인

▪ 과거에도 손상 부위에 부상을 당한 적이 있는가?

"과거에도 이 부위가를 다친 적이 있나요?"와 같은 물음으로 손상의 과거력을 묻는 질문이다.

▪ 부상당한 적이 있다면 언제인가?

"과거에도 다치셨다면 언제쯤이세요?"와 같은 물음으로 부상이 최근 1개월 이내인지 아니면 6개월 이내인지 그리고 동일 부위인지 인접 부위인지 등을 묻는 질문이다.

▪ 과거에는 어떤 처치를 받았는가?

"과거에도 동일 부위 또는 인접 부위 부상이 있었다면 어떤 처치를 받으셨어요?"와 같은 물음으로 수술적 치료 또는 부상 후 물리치료나 다른 재활운동 등을 받았는지, 받았다면 그 기간이나 횟수는 얼마나 되는지를 묻는 질문이다.

관찰 및 시진

▪ 손상 부위의 변형이 있는가?

손상 부위의 변형은 골절이 있는지를 확인하기 위함이다. 골격 구조상 변형이 선천적인 것인지 아니면 부상에 의해 발생된 것인지를 구분하는 것이 필요하다.

▪ 보행이 정상인가?

보행의 평가는 허리의 디스크 병변이나 엉덩관절, 무릎관절, 발목관절의 이상 유무를 확인할 수 있으며 하지 근육에 문제가 있을 경우 절룩거리거나 틀어지게 된다. 우선 서 있는 자세가 가능한지를 확인한 다음 가능하다면 걷기를 시킨 후 정상 유무를 평가한다.

▪ 손상 부위를 사용하고 있는가?

통증이나 불안정이 심하다면 손상 부위를 사용할 수 없을 것이다. 손상 부위를 정상적으로 사용하고 있는지, 사용은 하지만 기능에 제한적이거나 불안감이 동반되는지 등을 평가한다.

▪ 신체의 정렬 상태가 좌우대칭인가?

환측과 건측의 신체 배열이나 시각적 외형이나 기능이 좌우 대칭인지를 평가한다. 선수들의 경우 주로 사용하는 쪽의 근육이 발달되어 있다. 그럼에도 좌우측 근력이나 외형의 차가 10% 이내가 되어야 한다. 만약 그 이상으로 좌우 차가 크다면 부상의 위험이 높은 것으로 평가해야 하며, 부상 부위로 인하여 신체의 좌우가 비대칭인지를 평가한다.

▪ 손상 부위에 염증이 있는가?

손상 부위에 염증의 징후가 있는지를 평가한다. 특히 부종이나 발적과 같은 변화가 있는지를 평가하고, 손상의 발생 기간이 어느 정도 지난 이후에도 부종과 발적이 있는 경우에는 기능 손실이 동반될 수 있기 때문에 염증 징후의 변화 정도를 평가한다.

▪ 근육의 위축이 있는가?

근육의 위축은 통증으로 인하여 손상 부위를 사용하지 않고 고정했을 때 발생한다. 이때는 환측과 건측의 신체둘레를 측정하여 좌우 차가 있는지를 평가해야 한다. 하지의 경우에는 장딴지근에서 가장 굵은 부위의 둘레, 넙다리(대퇴)의 경우에는 무릎뼈(슬개골) 상단으로부터 5cm, 10cm 둘레를 측정하여 근위축을 평가한다.

촉진

▪ **뼈의 촉진 시 이상은 없는가?**

뼈를 만지거나 압박을 가했을 때 딸깍거림이나 심한 통증이 동반되는지를 확인한다. 뼈의 골절이 확실하여 시각적 변형이 동반된 경우에는 촉진해서는 안 된다. 그 이유는 촉진으로 인하여 더 큰 변형이나 손상이 유발될 수 있기 때문이다. 그러나 골절보다는 힘줄염이나 골단염 등이 의심된다면 뼈를 촉진하여 통증 부위를 세밀하게 평가한다.

▪ **관절의 촉진 시 비정상적인 느낌이 있는가?**

관절을 촉진할 경우 관절주머니 내부의 부종 유무 또는 연골의 손상 등을 확인할 수 있다. 물컹거림이나 날카로운 통증, 무감각 등의 비정상적인 느낌이 있는지를 평가한다.

▪ **연부조직 촉진 시 떨림이나 긴장, 감각저하 등이 있는가?**

근육이나 인대, 관절주머니 등을 촉진할 때 미세한 떨림이 있다면 신경 손상이 동반된 경우이다. 또한 근육이 딱딱하게 긴장되어 있다면 불수의적으로 신경이 자극하거나 근막이 뭉쳐 있기 때문이다. 지속적인 근육 긴장은 감각저하로 이어질 수 있기 때문에 연부조직의 떨림과 긴장을 평가한다.

특수 검사

특수 검사 시에는 움직임평가와 관절각도평가, 도수근력검사, 신경학검사 등을 실시한다.

움직임평가 시에는 능동평가와 수동평가를 실시해야 하고, 관절각도검사, 도수근력검사, 신경학검사를 할 경우에는 비손상 쪽과 비교하도록 한다. 정상적인 관절의 각도는 표 10-1 에, 관절의 종류는 표 10-2 에 제시했다 그림 10-1 .

표 10-1 정상 관절가동범위

관절 운동	AAOS(1965)	Kendall& McCreary	관절 운동	AAOS(1965)	Kendall& McCreary
어깨			팔꿈치		
굽힘	180	180	굽힘	150	145
폄	60	45	폄	0	0
벌림	180	180	아래팔뒤침	80	90
안쪽돌림	90	90	아래팔엎침	80	90
가쪽돌림	90	70	손목		
수평벌림	–	–	폄	70	70
수평모음	135	–	굽힘	80	80
목말밑관절			노쪽편위	20	20
안쪽번짐	35	35	자쪽편위	30	35
가쪽번짐	20	20	엉덩이		
발목			굽힘	120	125
발등굽힘	20	20	폄	30	10
발바닥굽힘	50	45	벌림	45	45
무릎			모음	30	10
굽힘	135	135	안쪽돌림	45	45
폄	0	0	가쪽돌림	45	45

표 10-2 관절의 종류

구분	관절의 예
경첩관절 (Hinge joint)	1개의 횡축으로 고정되어 있으며, 움직임에는 굽힘과 폄이 있다. 예: 팔꿉관절, 손가락관절
중쇠관절 (Pivot joint)	1개의 종축으로 고정되어 있으며, 움직임에는 엎침과 뒤침이 있다. 예: 몸쪽 노자관절, 제1-2목뼈관절
타원관절 (Ellipsoid joint)	2개의 축으로 고정되어 있으며, 움직임에는 굽힘과 폄, 엎침과 뒤침이 있다. 예: 손목관절
절구공이관절 (Ball and socket joint)	3개의 축으로 고정되어 있으며, 움직임에는 굽힘과 폄, 벌림과 모음, 돌림, 휘돌림이 있다. 예: 어깨관절, 엉덩관절
평면관절 (Plane joint)	2개의 뼈가 편평한 표면관절이며, 상하좌우 움직임이 있다. 예: 어깨빗장관절(AC joint), 손목뼈사이관절(intercarpal joint), 발목뼈사이관절(intertarsal joint)
안장관절 (Saddle joint)	오목과 볼록이 이루는 관절이다. 예: 손목손허리관절(carpometacarpal joint)
융기관절 (Condyloid joint)	종축과 횡축 2개로 고정되어 있으며, 굽힘과 폄, 안쪽돌림과 가쪽돌림이 있다. 예: 무릎관절(정강넙다리관절[tibiofemoral joint])

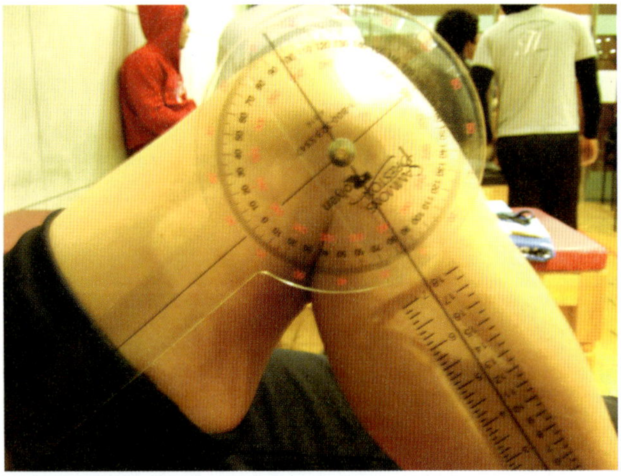

그림 10-1 무릎관절 굽힘검사

손상평가 정보 기록하기

SOAP에 의한 손상평가 정보를 기록하기 위해서는 앞서 언급한 주관적 증상(Subjective symptoms), 객관적 징후(Objective signs), 관찰과 시진(visual inspection), 촉진에 의한 진단(palpation), 평가(Assessment)와 계획(Plan)이 있어야 한다. 자세한 항목은 부록 2 를 참조한다.

주관적 증상(S)은 환자가 느끼는 주관적인 표현을 의미하며, 부상된 시간, 기전, 느끼는 증상과 불편함 정도 등을 정확하게 기록하는 것을 포함해야 한다.

객관적 징후(O)는 건강운동관리사가 시진, 촉진, 특수검사, 움직임평가 등을 통해 확보한 결과를 기록해야 한다. 특히 자세 평가, 변형, 부종 유무, 압통 유무, 관절 각도의 평가 등이 포함되어야 한다. 필요시 의사의 의학적 검사 결과나 소견도 포함될 수 있다.

평가(A)는 손상평가를 통해 얻어진 주관적, 객관적 자료를 토대로 손상의 본질과 추정 진단을 기록한다. 때로는 급성 손상 시 생략할 수 있다.

계획(P)은 손상평가를 통해 실시할 내용을 기록한다. 응급처치를 했거나 정밀검사를 위해 의사에게 의뢰를 요청하거나 재활운동의 목표, 운동 프로그램 작성 등을 포함한다.

연습문제

01 부상당한 선수의 심리적 상태와 가장 거리가 먼 것은?

① 우울감
② 허기감
③ 무기력감
④ 두려움
⑤ 허탈감

02 재활 중인 선수를 위해 심리적으로 고려해야 할 사항이 아닌 것은?

① 손상 부위와 손상 정도에 대한 해부학적 또는 수술적 설명으로 자신의 상태를 설명한다.
② 운동 프로그램 작성 및 계획에 대해 설명한다.
③ 재활운동으로 인해 개선될 수 있는 것들을 설명한다.
④ 손상으로 위축되어 있기 때문에 훈련의 강도를 줄인다.
⑤ 재활운동 공간의 접근성이 양호하도록 배려한다.

03 재활 중인 선수의 심리적 안정을 위한 프로그램으로 적절하지 않은 것은?

① 매뉴얼 처치
② 명상
③ 그룹운동 지도
④ 음악 감상
⑤ 음주

04 다음 중 응급 상황에 대한 조치로 가장 옳은 것은?

① 의식이 없는 환자에게 의식 상태를 확인한 후 심폐소생술을 실시했다.
② 의식이 없는 엎드린 환자를 올바로 눕힌 후 혈압을 검사했다.
③ 의식이 있는 환자에게 기도 개방을 실시했다.
④ 앞십자인대를 다친 선수에게 근골격계 평가를 한 다음 경기 지속을 지시했다.
⑤ 쇼크가 온 환자에게 시원한 물을 제공했다.

05 다음 중 이차적 검사를 실시할 때 비정상적인 활력징후를 보이는 경우는 무엇인가?

① 구두로 오른손을 들어올리도록 지시했고, 정상 반응을 확인했다.
② 안정 시 심박수를 확인했으며, 성인의 경우 분당 80회/분임을 확인했다.
③ 호흡수를 확인했으며, 성인의 경우 호흡수가 분당 약 25회임을 확인했다.
④ 혈압을 확인했더니 성인의 경우 수축기 혈압은 115mmHg, 이완기 혈압은 75mmHg임을 확인했다.
⑤ 겨드랑이에서 체온을 측정했더니 성인의 경우 37℃임을 확인했다.

06 손상 시 PRICE에 해당되지 않는 것은?

① 보호
② 얼음
③ 압박
④ 긴장
⑤ 거상

07 다음 중 가장 적절한 문진의 내용은 무엇인가?

① 환자의 통증을 물으면서 전문용어를 사용했다.
② 환자의 이해를 돕기 위해 질문을 가급적 길게 했다.
③ 손상 기전을 확인하기 위해 통증의 종류를 질문했다.
④ 다친 이유에 대해 물은 후 잘못된 행동에 대해 질책했다.
⑤ 과거에도 유사한 병력이 있었는지를 질문했다.

08 심폐소생술을 시행할 때 기도폐쇄인 경우 실시 방법은?

① 하히리가법
② ACE법
③ AED법
④ 심장마사지법
⑤ 하임리히법

09 다음 중 특수 검사에 해당되지 않는 것은?

① 능동움직임평가
② 통증시각지수검사
③ 관절각도평가
④ 정적근력검사
⑤ 신경이상검사

10 다음 중 손상평가 정보(SOAP)에 해당되지 않는 것은?

① 통증의 증상을 기록했다.
② 관절운동범위를 기록했다.
③ 손상평가를 위해 특수 검사(special test)를 실시했다.
④ 감독과 부모에게 손상의 정도를 보고했다.
⑤ 치료 계획을 수립했다.

---

1. ②	2. ④	3. ⑤	4. ①	5. ③
6. ④	7. ⑤	8. ⑤	9. ②	10. ④

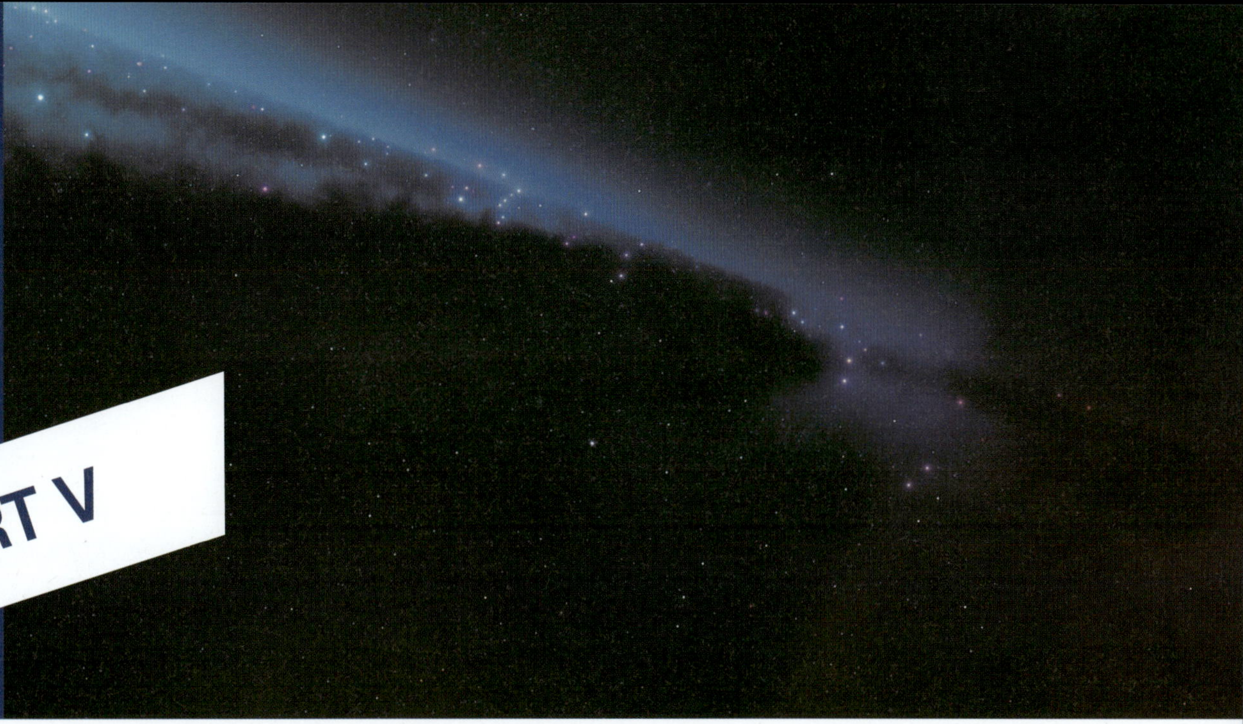

PART V

스포츠 손상의 일반적인 의학적 상태

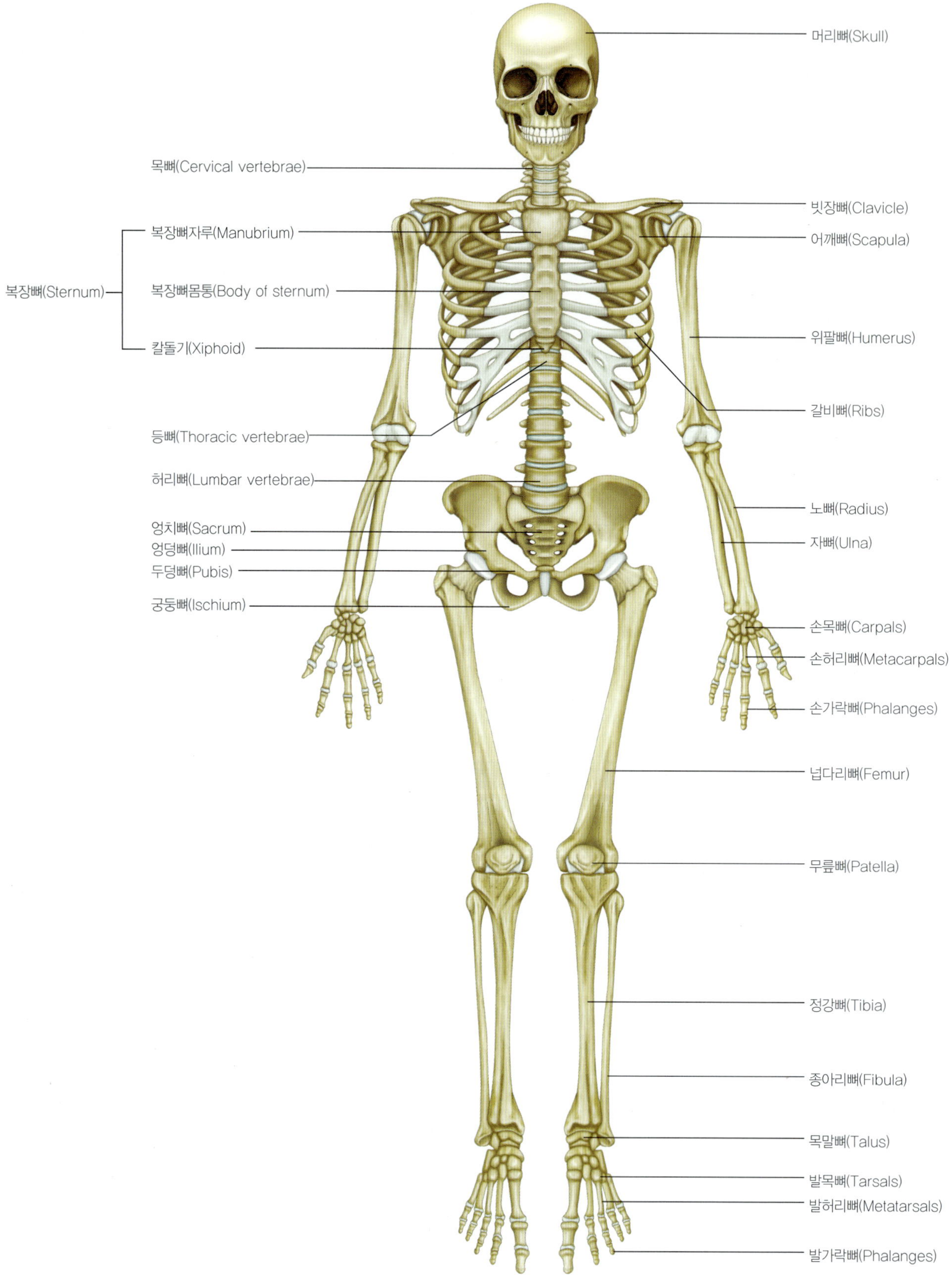
머리뼈(Skull)
목뼈(Cervical vertebrae)
빗장뼈(Clavicle)
복장뼈자루(Manubrium)
어깨뼈(Scapula)
복장뼈(Sternum)
복장뼈몸통(Body of sternum)
위팔뼈(Humerus)
칼돌기(Xiphoid)
갈비뼈(Ribs)
등뼈(Thoracic vertebrae)
허리뼈(Lumbar vertebrae)
노뼈(Radius)
엉치뼈(Sacrum)
자뼈(Ulna)
엉덩뼈(Ilium)
두덩뼈(Pubis)
궁둥뼈(Ischium)
손목뼈(Carpals)
손허리뼈(Metacarpals)
손가락뼈(Phalanges)
넙다리뼈(Femur)
무릎뼈(Patella)
정강뼈(Tibia)
종아리뼈(Fibula)
목말뼈(Talus)
발목뼈(Tarsals)
발허리뼈(Metatarsals)
발가락뼈(Phalanges)

그림 V-1 전신 뼈(앞)

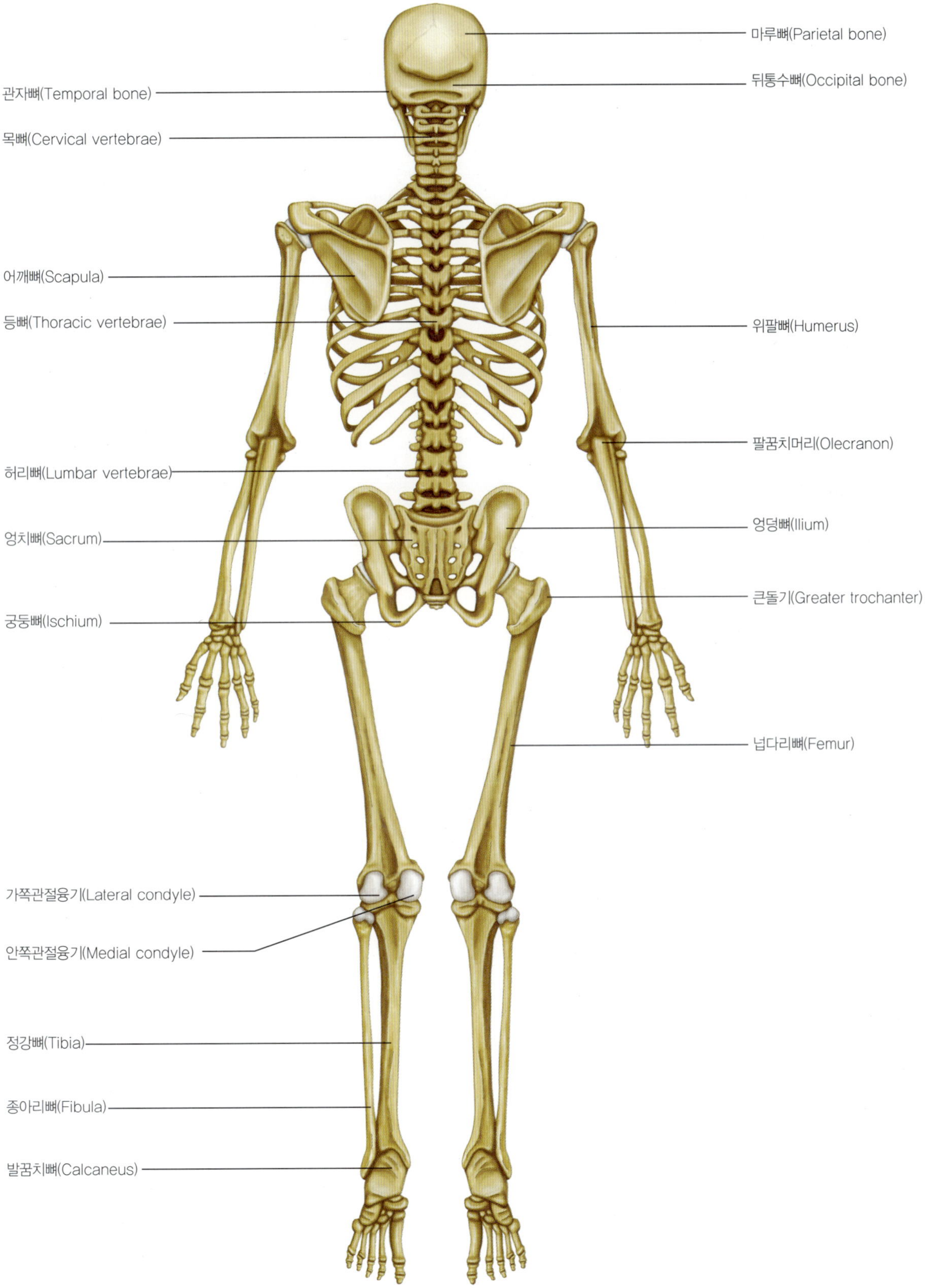
마루뼈(Parietal bone)
관자뼈(Temporal bone)
뒤통수뼈(Occipital bone)
목뼈(Cervical vertebrae)
어깨뼈(Scapula)
등뼈(Thoracic vertebrae)
위팔뼈(Humerus)
팔꿈치머리(Olecranon)
허리뼈(Lumbar vertebrae)
엉치뼈(Sacrum)
엉덩뼈(Ilium)
큰돌기(Greater trochanter)
궁둥뼈(Ischium)
넙다리뼈(Femur)
가쪽관절융기(Lateral condyle)
안쪽관절융기(Medial condyle)
정강뼈(Tibia)
종아리뼈(Fibula)
발꿈치뼈(Calcaneus)

그림 V-2 **전신 뼈(뒤)**

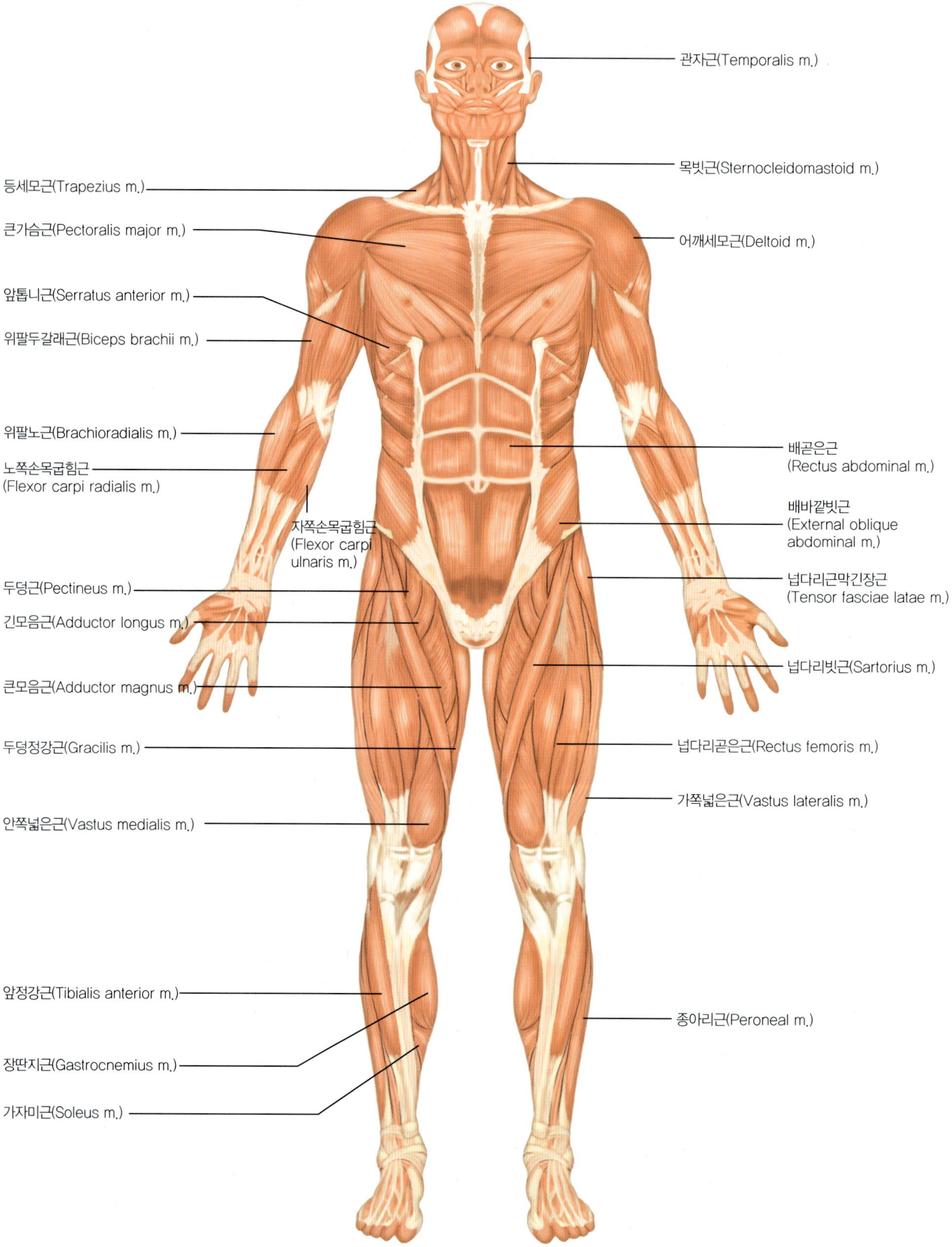
관자근(Temporalis m.)
목빗근(Sternocleidomastoid m.)
등세모근(Trapezius m.)
큰가슴근(Pectoralis major m.)
어깨세모근(Deltoid m.)
앞톱니근(Serratus anterior m.)
위팔두갈래근(Biceps brachii m.)
위팔노근(Brachioradialis m.)
배곧은근
(Rectus abdominal m.)
노쪽손목굽힘근
(Flexor carpi radialis m.)
자쪽손목굽힘근
(Flexor carpi
ulnaris m.)
배바깥빗근
(External oblique
abdominal m.)
넙다리근막긴장근
(Tensor fasciae latae m.)
두덩근(Pectineus m.)
긴모음근(Adductor longus m.)
큰모음근(Adductor magnus m.)
넙다리빗근(Sartorius m.)
두덩정강근(Gracilis m.)
넙다리곧은근(Rectus femoris m.)
가쪽넓은근(Vastus lateralis m.)
안쪽넓은근(Vastus medialis m.)
앞정강근(Tibialis anterior m.)
종아리근(Peroneal m.)
장딴지근(Gastrocnemius m.)
가자미근(Soleus m.)

그림 V-3 **전신 근육(앞)**

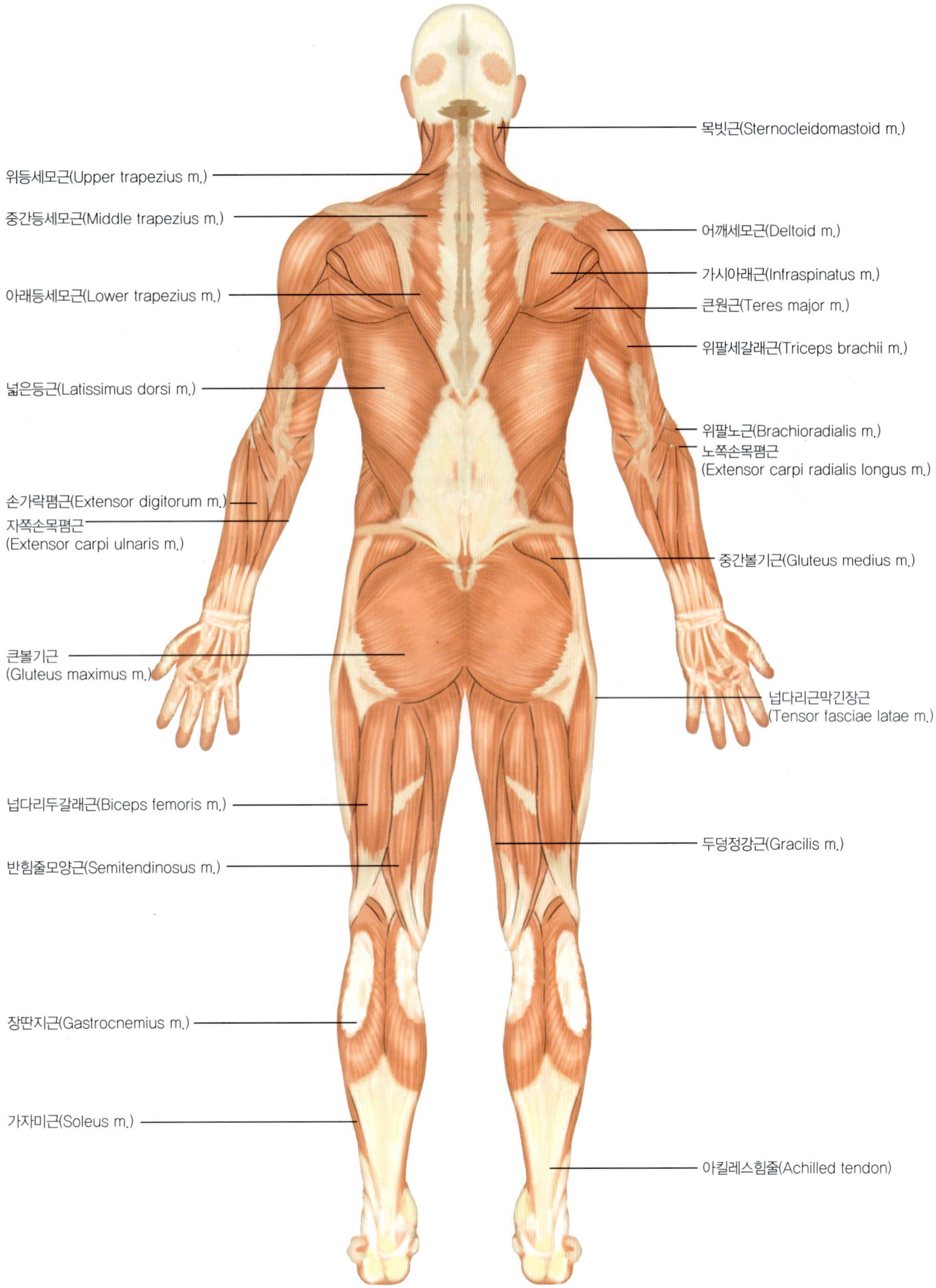
목빗근(Sternocleidomastoid m.)
위등세모근(Upper trapezius m.)
중간등세모근(Middle trapezius m.)
어깨세모근(Deltoid m.)
가시아래근(Infraspinatus m.)
아래등세모근(Lower trapezius m.)
큰원근(Teres major m.)
위팔세갈래근(Triceps brachii m.)
넓은등근(Latissimus dorsi m.)
위팔노근(Brachioradialis m.)
노쪽손목폄근
(Extensor carpi radialis longus m.)
손가락폄근(Extensor digitorum m.)
자쪽손목폄근
(Extensor carpi ulnaris m.)
중간볼기근(Gluteus medius m.)
큰볼기근
(Gluteus maximus m.)
넙다리근막긴장근
(Tensor fasciae latae m.)
넙다리두갈래근(Biceps femoris m.)
두덩정강근(Gracilis m.)
반힘줄모양근(Semitendinosus m.)
장딴지근(Gastrocnemius m.)
가자미근(Soleus m.)
아킬레스힘줄(Achilled tendon)

그림 V-4 **전신 근육(뒤)**

11 주요 부분 손상

CHAPTER

머리 손상

두부는 머리와 얼굴, 눈, 코 등을 포함한 신체의 머리를 총칭하는 용어이며, 스포츠 손상에서 매우 빈번하게 발생한다. 스포츠에는 축구, 농구, 미식축구, 럭비, 아이스하키, 레슬링, 태권도, 복싱 등과 같이 신체 접촉이 많은 스포츠가 있고, 야구와 같이 신체 접촉은 적지만 야구공에 의한 머리 손상이 발생할 수 있는 스포츠가 있다. 대부분 머리 손상이 많은 스포츠 종목에서는 헬멧을 착용함으로써 손상을 예방하고 있지만 그럼에도 불구하고 손상의 발생 빈도는 매우 높은 편이다.

뼈(bone)

머리뼈(두개골)는 뇌를 감싸고 있으며, 얼굴의 형태로 되어 있는 총 23개의 뼈로 이루어져 있다. 뇌는 머리뼈는 아래턱뼈(mandible)와 목뿔뼈(hyoid bone; Adam's apple)를 제외하고는 모두 봉합관절(suture) 형태이다. 머리 안(두개강, cranial cavity)에는 뇌가 있고, 8개의 머리뼈(cranium)에 의해 보호된다. 머리뼈는 이마뼈(frontal bone), 벌집뼈(ethmoid bone), 나비뼈(sphenoid bone), 2개의 마루뼈(parietal bone), 2개의 관자뼈(temporal bone), 뒤통수뼈(occipital bone)로 되어 있다 그림 11-1 .

머리뼈를 감싸고 있는 근육으로는 눈썹을 올리고 이마주름을 만드는 이마근(frontalis muscle), 머리가죽을 뒤쪽으로 당기는 뒤통수근(occipitalis muscle), 턱을 당기는 관자근(temporalis muscle)이 있다 그림 11-2 .

뇌 그림 11-3

대뇌(cerebrum)

뇌에서 가장 넓은 부분을 차지하며 이마엽(frontal lobe), 마루엽(parietal lobe), 관자엽(temporal lobe), 뒤통수엽(occipital lobe)으로 구분된다. 대뇌는 근수축 조절에 필요한 모든 주요 운동 기능을 조절하고, 감각 정보(접촉, 통증, 압력, 온도, 시각, 청각, 후각, 미각, 공간지각), 행동과 기억에 관한 인지 기능을 담당한다.

소뇌(cerebellum)

대뇌에서 전달된 정보를 받아들인 후 균형 및 조절기능을 하여 다시 대뇌로 전달함으로써 대뇌가 근육에 전달할 수 있도록 한다. 소뇌가 손상되면 운동 조절 능력이 상실된다.

사이뇌(간뇌, diencephalon)

사이뇌는 시상, 시상하부, 시상상부로 구성되어 있으며, 척수신경에서 유입된 정보를 중앙으로 전달하는 역할을 한다. 신체의 호르몬 조절과 함께 교감신경계와 부교감신경계를 조절한다. 시상하부는 체온, 수분균형, 위장활동, 허기, 감정을 조절하는 역할을 한다.

뇌줄기(뇌간, brain stem)

뇌줄기는 다리뇌와 숨뇌로 구성된다.

다리뇌(교뇌, pons)

뇌줄기의 중간뇌와 숨뇌 사이를 연결하는 부분으로 소뇌와 함께 후뇌를 형성하며 좌우의 소뇌반구를 다리처럼 연결하고 있다. 수면, 자세, 호흡, 삼키는 작용 및 방광을 통제하는 역할을 한다.

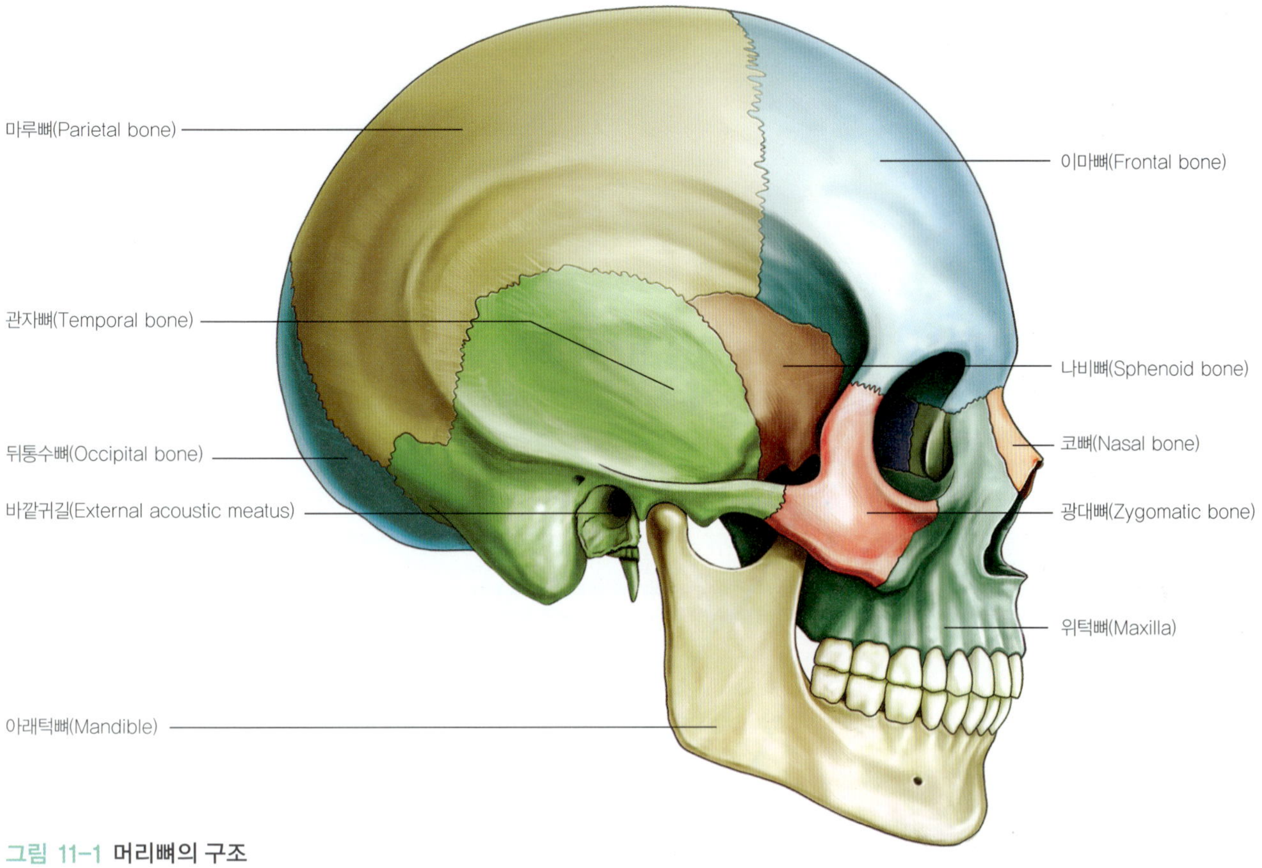

그림 11-1 **머리뼈의 구조**

숨뇌(연수, medulla oblongata)

중추신경계의 한 부분으로 주로 생명 유지 기능과 연관된 일을 하는 아주 중요한 기관이다. 대뇌에서 내려온 신경이 소뇌와 합쳐져 척수로 내려가는 부분에 위치해 있다. 밖에서 보면 머리 뒤쪽의 아래에 위치한다.

다음의 세 가지 중요한 기능을 담당한다.

- **호흡 조절 기능:** 호기와 흡기의 조절을 행하며, 어떤 자극이나 산소의 감소, 이산화탄소의 증가를 감지해 호흡이 원활하게 이루어질 수 있도록 해준다. 호흡에 관여하는 자극을 감지하는 기관은 여기 연수 부위와 체내의 속, 바깥목동맥혈관 사이에 존재하는 목동맥소체(carotid body) 두 군데로 나뉘어져 있는데, 중추기관에서의 주자극은 이산화탄소의 증가이고, 말초기관(즉, 목동맥소체)의 주자극은 산소의 감소이다.
- **심장의 운동 조절 기능:** 원래 심장은 자동성이 있어 스스로 뛰는 경향이 있는데, 이를 운동이나 휴식에 알맞도록 박동수 등을 조절한다.

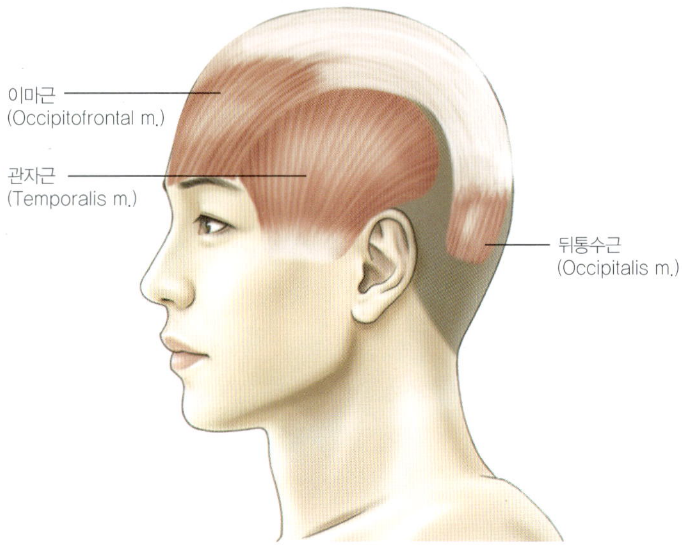

그림 11-2 **머리근육**

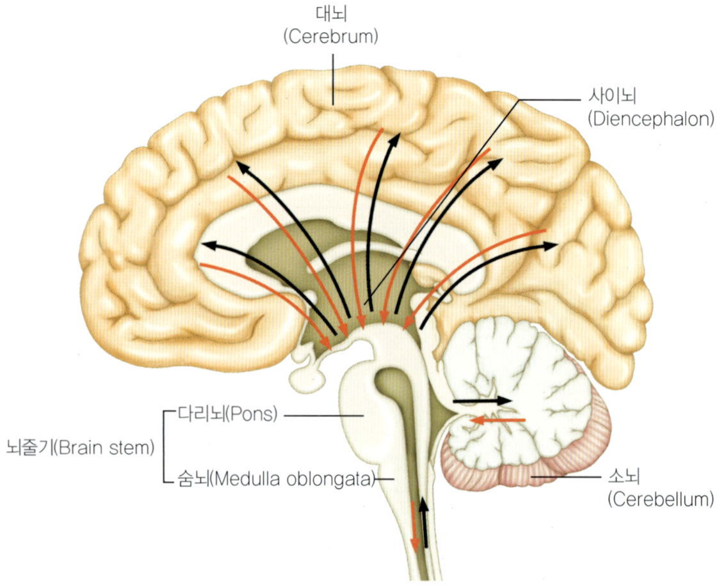

그림 11-3 **뇌의 구조**

- **혈관의 운동 조절 기능:** 혈관벽에 존재하는 근육 등을 조절해 혈압이 유지되도록 한다.

머리 손상의 이해

머리 손상의 판단

머리 손상은 스포츠 현장에서 간헐적으로 발생할 수 있으며, 손상 후 생명과 직결되는 치명적인 결과를 가져올 수도 있다. 특히 접촉성 스포츠 경기에서는 더욱 빈번하게 발생되기도 한다. 접촉성 스포츠 경기는 축구, 복싱, 아이스하키, 레슬링과 같은 것들이 있으며, 비접촉성 스포츠 경기 중에도 야구와 체조, 필드하키처럼 공이나 스틱에 의해 사고가 발생할 수도 있다. 경기 중 머리 손상이 발생한다면 뇌손상에 의한 것인지 목뼈의 손상에 의한 것인지를 정확하게 판단해야 한다. 만약 뇌손상이 있다면 의식불명, 방향감 상실, 기억력 상실, 균형감 상실, 인지능력 결함 등이 발생할 수 있다. 의식이 없다면 신속하게 응급처치를 실시해야 하며, 즉각적으로 환자를 병원으로 이송하거나 상태를 예의주시해야 한다. 그러나 약간이라도 의식이 있다면 눈동자의 반응을 확인한 후 몇 가지를 더 확인해야 한다. 몇 가지 확인해야 할 사항은 다음과 같다.

병력 확인

의식을 잃었음을 인지하고 있는지 평가하기 위해 지금 어떻게 다쳤는지, 머리를 다쳤는지, 목을 다쳤는지, 손과 발을 움직일 수 있는지의 여부 등을 확인해야 한다.

관찰

시각적으로 확인할 수 있는 것들을 살핀 후 환자가 눈을 뜨고 있는지를 확인한다. 특히 눈을 뜰 수 있다면 눈동자를 움직일 수 있는지를 확인하고 눈에 초점이 있는지를 확인한다. 또한 기본적인 정보를 물은 후 적절한 대답을 하는지를 확인하고 부종이나 출혈 부위가 있는지를 확인한다. 만약 일어날 수 있다면 일어나서 걸을 수 있는지를 확인하고 걸을 수 없거나 비틀거린다면 앉히거나 눕혀 다리가 머리보다 높은 위치에 있도록 한 후 환자의 의식을 지속적으로 살피면서 병원으로 이송하도록 한다. 특히 관찰할 때 눈동자의 움직임을 확인하는 것은 매우 중요하다. 검사자의 손가락을 이용해 좌에서 우로 우에서 좌로 손가락을 움직이면서 환자에게 손가락 끝을 보도록 한다. 천천히 잘 따라온다면 뇌손상이 없다고 판단할 수 있지만 반응이 느리거나 없다면 재빨리 응급환자로 이송해야 한다.

촉진

환자의 환부를 살피면서 머리의 골절 유무와 출혈 부위를 확인한다. 무리한 촉진보다는 압박붕대를 이용해 환부를 압박해 과다출혈을 막은 다음 병원으로 이송하도록 한다.

진단

롬버그(Romberg) 검사

양손을 옆구리에 대고 발을 앞뒤로 벌린 상태에서 뒷발의 발가락을 앞발의 끝에 붙인 후 두 눈을 감고 중심을 잡도록 하는 검사법이다. 흔들림이 있거나 눈을 감지 못하면 양성이다. 또는 양팔을 90° 벌린 후 한쪽 다리를 들어올리게 한 후 눈을 감도록 해 머리를 뒤로 젖힌 다음, 검사 종료 후 눈은 감은 상태에서 손으로 코를 만지게 한다. 환자가 불안정하다면 양성이다. 그러나 이 검사는 신뢰성이 낮기 때문에 임상에서는 거의 실시하지 않고 있다.

균형유지실패 점수 검사(balance error scoring system: BESS)

이 검사는 두발서기, 외발서기, 일자서기를 평지에서 1회, 10cm 두께의 스펀지 위에서 1회, 총 2회를 20초 동안 옆구리에 손을 대고 눈을 감은 상태에서 연속으로 실시하면서 실수한 항목의 점수를 더해 결정한다. 만약 5초 이상 선 자세를 유지하지 못하면 10점을 할당한다 표 11-1 .

신경심리검사

이 검사는 뇌진탕을 알아보는 객관적인 검사로 지남력, 단기기억력, 집중, 지연기억력을 측정하는 뇌진탕 표준검사이다 표 11-2 .

표 11-1 균형유지실패 점수 검사(BESS)

균형유지실패 점수 검사의 항목	점수	평지	스펀지
균형유지실패 점수 검사의 항목 • 손이 옆구리에서 떨어짐 • 눈을 뜸 • 비틀거리거나 넘어짐 • 엉덩관절을 30° 이상 벌리고 움직이기 • 앞발이나 발꿈치 들기 • 검사 자세가 아닌 상태에서 5초 머물기	두발 서기		
	외발 서기		
	일자 서기		
	총점		

표 11-2 신경심리검사

1. 지남력

월	0/1
일	0/1
요일	0/1
년	0/1
분	0/1
점수	( )/5점

2. 단기기억력

항목	1회	2회	3회
단어1	0/1	0/1	0/1
단어2	0/1	0/1	0/1
단어3	0/1	0/1	0/1
단어4	0/1	0/1	0/1
단어5	0/1	0/1	0/1
점수		( )/15점	

신경학적 검사
- 의식상실(발생, 기간):
- 외상 전후 기억상실:
- 근력: ____________________
- 감각: ____________________
- 협응: ____________________

3. 집중력

- 숫자 배열 세기

1-7-3	0/1
2-4-6-8	0/1
5-8-1-4	0/1
4-8-2-6-0	0/1

- 월 순서 또는 역순

1월-2월-3월-4월-5월	
6월-7월-8월-9월-10월	0/1
점수	( )/5점

또는

5회 점프 운동	5회 푸시업
5회 싯업	5회 스쿼트

4. 지연기억력

단어1	0 / 1
단어2	0 / 1
단어3	0 / 1
단어4	0 / 1
단어5	0 / 1
점수	( )/5점

총점 지남력 ( )/5점
단기기억 ( )/15점
집중력 ( )/5점
지연기억 ( )/5점
( )/30점

출처: McCrea, 2001

표 11-3 뇌진탕의 분류

단계	Cantu Evidence-Based(2001)	Colorado Medical Society(1991)
1단계	의식상실 없음 30분 이내 회복 증상 지속 시간: 24시간 이내	의식상실 없음 의식 있는 혼미 건망증 없음 20분 경과 후 활동 복귀
2단계	의식상실: 1분 이내 기억상실: 30분~24시간 증상 지속 시간: 24시간~7일	의식상실 없음 기억상실이 있는 혼미 건망증 의식 회복 후 현장 복귀 금지
3단계	의식상실: 2분 이상 기억상실: 24시간 이상 증상 지속 시간: 7일 이상	의식상실 병원으로 이송

출처: Guskiewicz 등(2001), Jordan(1989)

뇌진탕

병인

Jordan(1989)은 뇌진탕을 "외부의 힘에 의해 신경 기능이 일시적이고 즉각적인 손상이 발생되어 의식상실과 방향감 장애, 기억상실증, 어지러움 등이 나타나는 임상 증후군"이라고 했다. 외부 물체에 의한 강한 타격은 뇌기능의 손상 없이 일시적으로 신경 기능의 장애를 유발할 수 있다. 그 원인은 일시적인 혈액 공급의 장애와 관련된 것으로 보고 있다. 뇌진탕의 분류는 무의식의 정도에 따라 3단계로 구분된다 표 11-3 .

증상

뇌진탕의 주요 증상은 의식의 혼미와 외상 후 기억상실이다. Glasgow 혼수 척도는 머리의 외상 후 의식수준과 사고의 심각성을 결정하기 위해 사용되는 척도이다. 이 척도는 자극에 대해 반응 정도가 양호하면 점수가 높고 반응을 하지 못하면 낮은 점수를 얻는다. 7점 이하의 경우 혼수를 의미하는 것으로 규정하고 있다. 그러나 이 척도를 스포츠 현장에서 뇌진탕의 심각성에 관한 척도로 사용하기에는 활용도가 높지 않다. 오히려 의식불명의 시간이나 외상 후 기억상실의 시간으로 뇌진탕의 단계를 구분하고 있다. 외상 이후 일시적인 기억상실, 지남력(사물을 가리키거나 지적할 수 있는 능력) 소실, 착란 상태 등도 광범위한 정의로는 뇌진탕이라고 한다 표 11-4 .

표 11-4 Glasgow 혼수 척도

운동반응		점수
구두 지시에 의한 반응 통증 자극에 대한 반응	복종 국소 통증 굽힘-포기 굽힘-비정상 폄-비정상 반응 없음	6 5 4 3 2 1
구두반응		**점수**
통증 자극에 대한 반응	집중 및 대화 어리둥절 후 대화 부적절함 이해되지 않은 소리 반응 없음	5 4 3 2 1
눈뜨기		**점수**
	스스로 구두 지시에 의해 통증 자극에 의해 반응 없음	4 3 2 1
총점		**3~15**

진단

롬버그 검사를 실시해 불안정을 호소한다면 양성이다. 이외에도 외상과 연관된 병력과 의식 소실, 그리고 전산화단층촬영(CT)이나 MRI 검사를 통해 진단할 수 있다.

치료

일반적으로 다른 합병증이 발생하지 않는지 경과를 관찰한다. 증상 및 외상 정도에 따라서 통원 관찰을 하거나 필요 시 입원 관찰을 한다.

관리

뇌진탕이 있었던 선수를 조기에 다시 경기장에 투입하는 것은 치명적인 사고로 연결될 수 있기 때문에 경미한 뇌진탕이 있었던 선수라도 충분한 시간을 두고 평가를 한 후 재투입을 결정해야 한다. 또한 뇌진탕이 있는 경우에는 목뼈의 손상이 있을 수 있음을 인식하고 반드시 목을 돌리거나 목을 잡고 들어올리지 않도록 해야 한다. 특히 경기장 내 사고 시 의식이 없는 경우라면 반드시 들것에 의해 경기장 밖으로 옮겨야 한다. 환자의 뇌진탕 증상이 악화되거나 15분 이상 기억상실이 지속된다면 즉각적으로 병원으로 이송해 적절한 치료를 받도록 해야 한다.

뇌진탕 후 증후군

병인

뇌진탕 후 일정 시간 의식이 혼미해져 장기간 지속된다면 뇌가 손상되고 뇌진탕 후 증후군이 나타난다.

증상 및 징후

뇌진탕 후 증후군의 증상은 두통, 방향감각 장애, 착란, 기억력 감퇴, 어지럼증, 불안 증세, 현기증, 피로, 시각장애, 우울증 등이 주된 증상들이다. 또한 이러한 증상으로 인해 사회적 관계와 학업 수행, 기타 다른 업무 능력의 장애를 초래한다. 이러한 증상들은 외상 후 곧바로 없어지기도 하지만 몇 주에서 몇 개월이 지속되기도 한다.

관리

통증이 빈번하게 발생하기 때문에 가급적 활동을 자제하도록 해야 하며, 증상이 완전히 없어지면 걷는 연습부터 실시하고 점차적으로 머리를 움직이는 연습을 하도록 한다. 반드시 증상이 완전하게 없어진 후에 훈련 및 경기에 복귀시켜야 한다. 건강운동관리사는 정밀검사를 의뢰하면서 환자의 치료를 위해 충분한 시간을 제공해야 한다.

연습문제

01 다음 중 뇌를 감싸고 있는 머리뼈에 포함되지 않는 뼈는 무엇인가?
① 이마뼈
② 벌집뼈
③ 마루뼈
④ 목뿔뼈
⑤ 관자뼈

02 대뇌에서 전달된 정보를 받아들인 후 균형 및 조절 기능을 하여 다시 대뇌로 전달하는 역할을 하는 부위는 어디인가?
① 소뇌
② 사이뇌
③ 다리뇌
④ 숨뇌
⑤ 관뇌

03 뇌의 구조 중 수면, 자세, 호흡, 삼키는 작용 및 방광을 통제하는 역할을 하는 부위는 어디인가?
① 대뇌
② 소뇌
③ 사이뇌
④ 다리뇌
⑤ 숨뇌

04 다음 중 뇌진탕에 대한 설명으로 잘못된 것은?
① 뇌진탕의 주요 증상은 의식의 혼미와 외상 후 기억상실이다.
② Glasgow 혼수 척도에서 7점 이상의 경우 혼수를 의미하는 것으로 규정하고 있다.
③ 경기장 내에서 의식이 없는 경우라면 반드시 들것에 의해 경기장 밖으로 옮겨야 한다.
④ 의식불명의 시간이나 외상 후 기억상실의 시간으로 뇌진탕의 단계를 구분하고 있다.
⑤ 뇌진탕 후 증후군으로 방향감 장애, 착란, 두통, 어지러움, 피로 등이 발생할 수 있다.

05 뇌진탕의 분류로 가장 옳은 것은?
① 1단계: 의식상실과 건망증이 있다.
② 2단계: 30분 이내 기억상실과 건망증이 있다.
③ 3단계: 5분 이상 의식상실이 있다.
④ 3단계: 12~24시간 동안 기억상실이 있다.
⑤ Cantu 분류법은 2001년도에 제기되었으며, colorado 의사협회보다 10년 더 빠르다.

06 다음 중 머리 손상과 관련이 없는 증상은 무엇인가?
① 의식불명
② 방향감상실
③ 인지능력상실
④ 발가락 감각이상
⑤ 기억상실

07 다음 중에서 머리 손상 시 가장 적절한 행동은 무엇인가?
① 어지럼을 호소했지만 의식이 있어서 응급처치를 하고 경기에 곧바로 투입시켰다.
② 의식이 없어서 구급차를 부른 후 10분 동안 기다렸다.
③ 경기 중 머리 손상이 있어서 뇌의 손상인지 목뼈 손상인지를 확인했다.
④ 비접촉 스포츠 경기이기 때문에 목뼈 손상에 대한 키트는 준비하지 않아도 된다.
⑤ 환자가 눈을 뜨지 않아서 손가락으로 강하게 눈을 벌려서 눈을 뜨게 했다.

08 양손을 옆구리에 대고 발을 앞뒤로 벌린 상태에서 뒷발의 발가락을 앞발의 끝에 붙인 후 두 눈을 감고 중심을 잡도록 하는 검사법이다. 흔들림이 있거나 눈을 감지 못하면 양성으로 진단하는 검사법은 무엇인가?
① 렌던버그 검사
② 롬버그 검사
③ 새그 검사
④ 커니그 검사
⑤ 팔렌 검사

09 다음 중 신경심리검사의 지표에 해당되지 않는 것은?

① 심전도검사
② 지남력
③ 단기기억력
④ 집중
⑤ 지연기억력

10 다음 중 뇌진탕 후 증후군과 거리가 먼 것은?

① 뇌진탕 후 일정 시간 의식이 혼미해져 장기간 지속되는 경우에 발생한다.
② 증상으로는 두통, 방향감각장애, 착란, 기억력 감퇴, 어지럼증, 불안 증세 등이다.
③ 증상으로 인해 사회적 관계와 학업 수행 등에 장애를 초래할 수 있다.
④ 증상들은 외상 후 곧바로 없어지기도 하지만 몇 주에서 몇 개월이 지속되기도 한다.
⑤ 통증이 빈번하게 발생하기 때문에 가급적 활동을 자제하고 머리를 흔들어서 어지러움에 대비하는 것이 권장된다.

---

1. ④	2. ①	3. ④	4. ②	5. ⑤
6. ④	7. ③	8. ②	9. ①	10. ⑤

어깨와 팔 손상

어깨관절의 근골격 해부학

뼈

어깨관절은 빗장뼈(쇄골, clavicle)와 어깨뼈(scapular), 위팔뼈(humerus)로 되어 있다. 빗장뼈는 신체에서 가장 약한 뼈 중 하나이며, 복장뼈자루(manubrium)와 어깨뼈봉우리(acromion)를 연결하고 있는 가늘고 긴 S자 형태로 길이는 약 15cm이다. 안쪽의 2/3 부위는 약간 앞쪽으로 돌출되어 있으며, 가쪽 1/3 지점부터는 뒤쪽으로 휘어져 있다. 빗장뼈는 복장뼈자루와 복장빗장관절(sternoclavicular joint: SC joint)을 이루며, 어깨봉우리돌기와 봉우리빗장관절(acromioclavicular joint: AC joint)을 이룬다. 어깨뼈는 삼각형 모양으로 위팔뼈머리와 오목위팔관절(glenohumeral joint: GH joint)을 이루며, 등뼈와 어깨가슴관절(scapulothoracic joint: ST joint)을 이룬다. 어깨뼈는 앞쪽 부위는 평면이며, 가쪽 부위는 봉우리뼈와 부리돌기가 돌출되어 있고, 뒤쪽 부위는 어깨뼈가시가 돌출되어 있어 위아래로 구분되어 있다. 어깨뼈의 관절오목은 위팔뼈머리와 관절을 이루는 부위로 얕게 패인 곳이다. 관절오목의 주변으로는 관절테두리(관절순, labrum)라는 섬유성 연골이 있어서 관절을 더 깊게 하여 위팔뼈를 더욱 안정화시킨다. 위팔뼈에는 앞쪽의 안쪽으로 어깨밑근이 붙어 있는 작은결절이 있으며, 가시위근이 붙어 있는 큰결절은 앞쪽의 가쪽에 있다. 두 결절 사이에는 결절사이고랑(두갈래근고랑, bicipital groove)이 있으며, 이 고랑으로 위팔두갈래근 긴힘줄이 지나간다 그림 11-4,5.

인대

어깨관절의 인대는 크게 3부위로 구분된다. 복장빗장인대(sternocalvicular lig.), 봉우리빗장인대(acromioclavicular lig.), 오목위팔인대(glenohumeral lig.)이다. 복장빗장관절(SC joint)을 연결하고 있는 복장빗장인대는 빗장뼈가 위쪽으로 전위되는 것을 막는 앞복장빗장인대와 빗장뼈의 뒤쪽 전위를 막아주는 뒤복장빗장인대, 빗장뼈의 가쪽 전위를 막아주는 빗장사이인대(interclavicular ligament), 빗장뼈의 위가쪽 전위를 막아주는

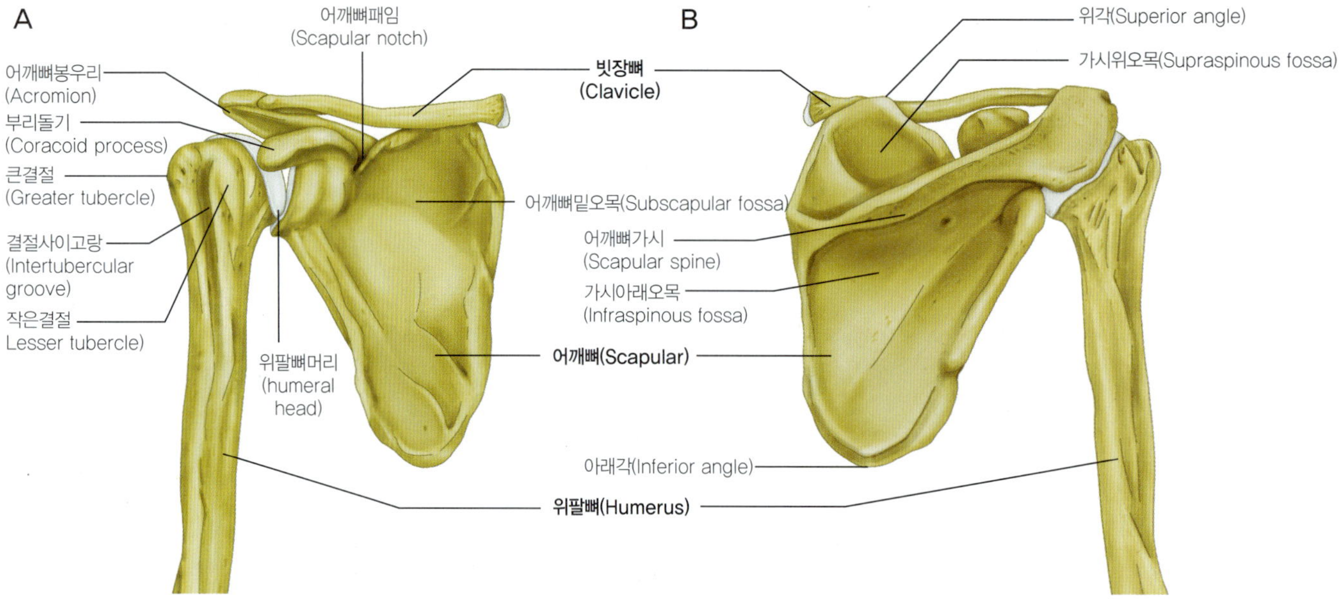

그림 11-4 어깨관절의 뼈 구조
A. 앞, B. 뒤

갈비빗장인대(costoclavicular ligament)가 있다.

봉우리빗장인대는 봉우리뼈와 빗장뼈의 관절(AC joint)을 연결하며, 관절주머니(capsule)가 있고, 주된 기능은 관절을 안정화시키는 것이다. 이 인대와 함께 부리빗장인대는 부리돌기와 빗장뼈를 연결하고 있으며, 빗장뼈를 어깨뼈에 잘 결속되도록 고정시키는 역할을 한다. 부리빗장인대는 원뿔인대(conoid lig.)와 마름인대(trapezoid lig.)로 구분된다. 이 두 인대 사이의 공간에는 물주머니(bursa)가 있다. 마름인대는 부리빗장인대의 앞가쪽에 있으며, 넓고 가늘며, 사각형 형태로 되어 있다. 빗장뼈의 아래쪽 앞선을 따라 가쪽 방향으로 수평으로 지나간다. 주된 기능은 빗장뼈가 봉우리뼈 위쪽으로 제껴지지 않도록 하는 것이다. 부리돌기와 봉우리뼈를 연결하는 부리어깨봉우리인대(coracoacromial lig.)는 아치를 형성하고 있으며, 아치의 기능은 오목위팔관절의 위쪽을 보호하는 역할을 하며, 위쪽에서의 직접적인 외상으로부터 어깨를 보호하고 오목위팔관절의 위쪽 탈구를 예방하는 등의 이차적 고정자 역할을 한다.

오목위팔인대는 얇은 관절주머니를 보호하기 위해 관절주머니와 결합되어 있으며, 어깨의 굽힘, 폄, 그리고 돌림을 하는 데 있어 주된 억제 기능을 한다. 위오목위팔인대는 위오목결절(superior glenoid tubercle)에서 가쪽으로 지나가며, 관절테두리(glenoid labrum)의 윗부분, 그리고 부리돌기의 끝에서 작은결절의 위쪽과 해부목(anatomical neck) 사이의 위팔뼈에 연결된다. 중간오목위팔인대는 위오목위팔인대에서 확장되어 시작되며, 관절오목의 앞쪽선을 따라 테두리의 중간에서 아래쪽 1/3의 결합 부위까지 내려가는 넓은 인대이다. 이 인대는 위팔뼈쪽으로 가면서 점차 넓어져서 해부목의 앞부분과 작은결절에 붙어 있다. 가시위근힘줄의 아래쪽에 위치하고 있으며, 크기는 다양하지만 일반적으로 2cm 정도이다. 역할은 오목위팔관절의 앞방향 안정성에 기여하며, 위팔뼈를 45~75° 벌린 상태에서 가쪽돌림을 제한시키는 역할을 한다. 아래오목위팔인대는 오목위팔인대 중에서 가장 두껍고 오버헤드 선수들의 어깨 안정성을 유지하는 데 가장 중요한 역할을 한다. 이 인대는 관절테두리의 앞쪽, 아래쪽, 그리고 뒤쪽에서 시작되어 위팔뼈의 해부목의 아래쪽과 수술목까지 이어진다. 이 인대는 앞쪽다

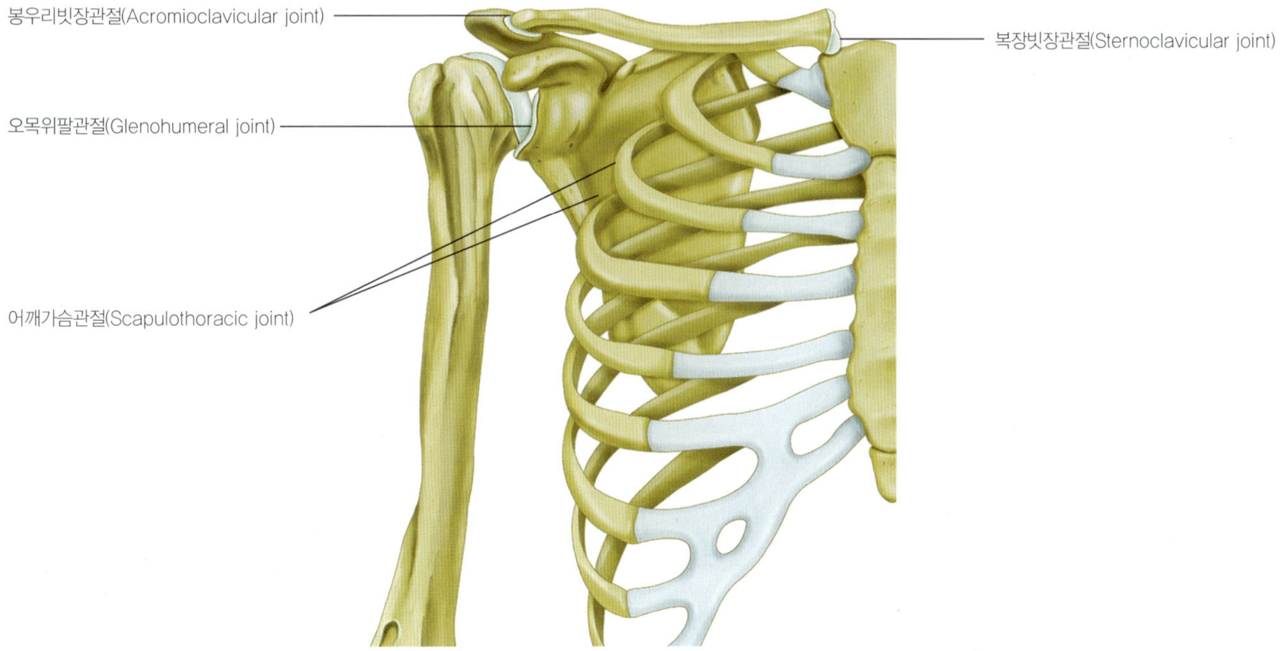

그림 11-5 어깨관절의 해부

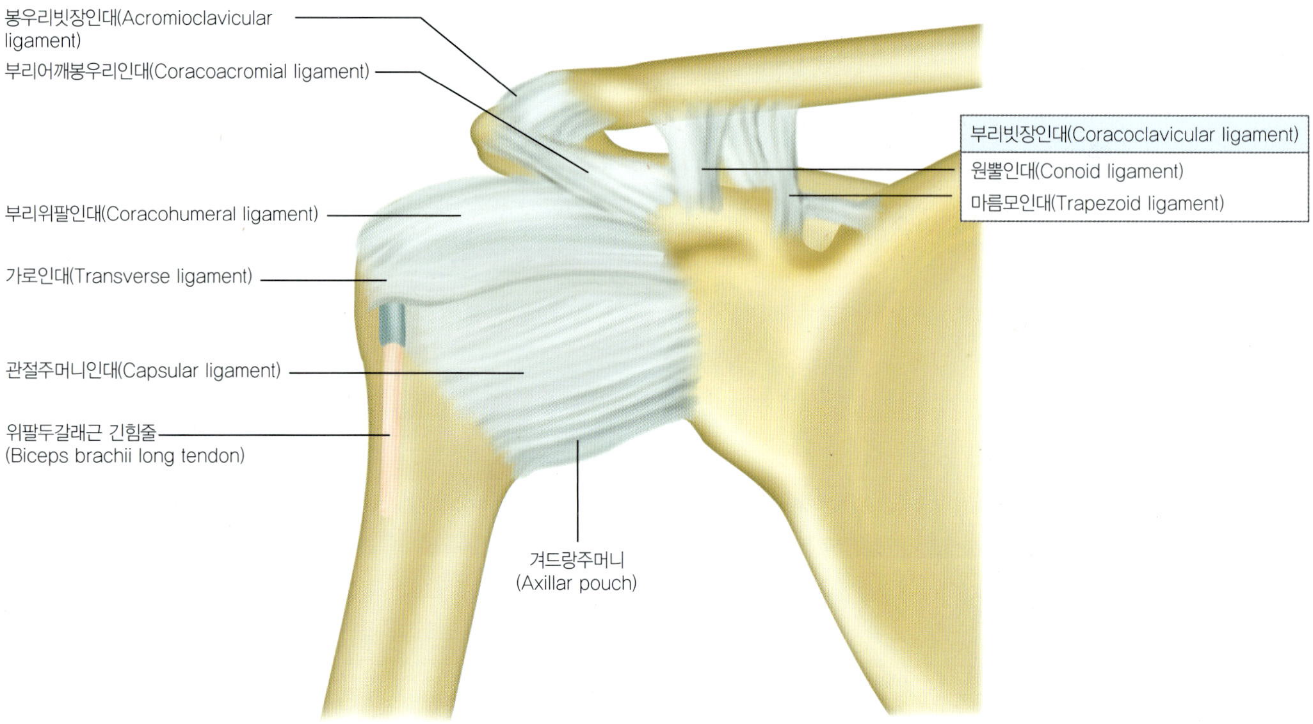

그림 11-6 **어깨관절의 인대**

발(anterior band), 겨드랑주머니(axillary pouch), 뒤쪽다발(posterior band)로 구분된다. 아래쪽은 얇고 넓으며 겨드랑주머니로 불린다. 앞쪽다발은 앞쪽 관절주머니를 강화시키고 75° 이상으로 어깨를 벌리는 데 있어 가장 효과적으로 지지하는 역할을 한다.

부리위팔인대는 부리돌기의 가쪽 돌기에서 시작되어 위팔뼈의 아래 가쪽으로 비스듬하게 지나가며, 가시위근과 함께 작용하고 가쪽으로 큰결절과 작은결절로 나뉘어져서 위팔두갈래근이 지나갈 수 있는 통로를 만든다. 이 인대는 위오목위팔인대와 융합된다 그림 11-6 표 11-5 .

근육

어깨관절의 근육은 크게 척주나 몸통에서 시작되어 어깨뼈에 붙는 근육(제1근육)과 어깨뼈에서 위팔뼈에 연결되는 근육(제2근육)으로 구분된다. 제1근육에는 깊은층과 표피층 근육으로 나뉠 수 있는데, 깊은층 근육에는 어깨올림근(levator scapular m.), 등세모근(trapezius m.),

표 11-5 **오목위팔관절의 안정성**

움직임	인대 또는 근육
기본 자세	인대 또는 근육 부리위팔인대 위오목위팔인대 가시위근
0~45° 위팔뼈 올림	앞관절주머니 뒤오목위팔인대 부리위팔인대 중간오목위팔인대 어깨밑근, 가시아래근, 작은원근
45~75° 위팔뼈 올림	중간오목위팔인대 어깨밑근 가시아래근과 작은원근 아래오목위팔인대
75° 초과 위팔뼈 올림	아래오목위팔인대(겨드랑주머니)
완전 올림(180°)	돌림근띠

A

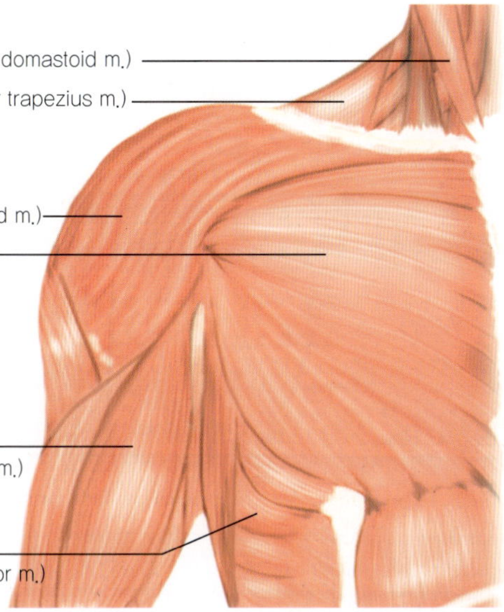

B

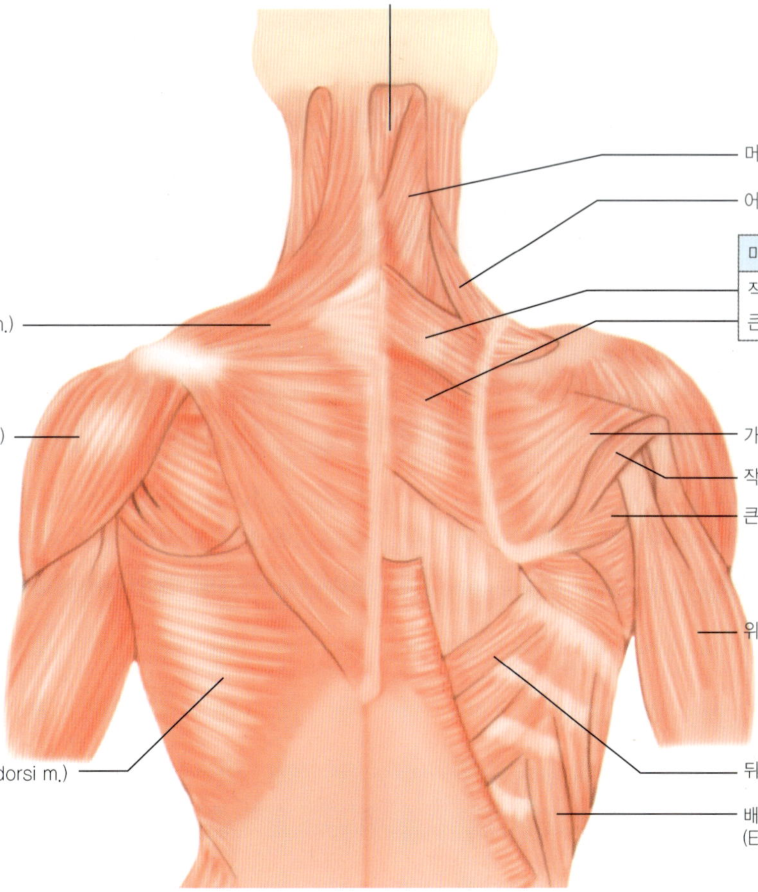

그림 11-7 어깨관절의 근육
A. 앞, B. 뒤

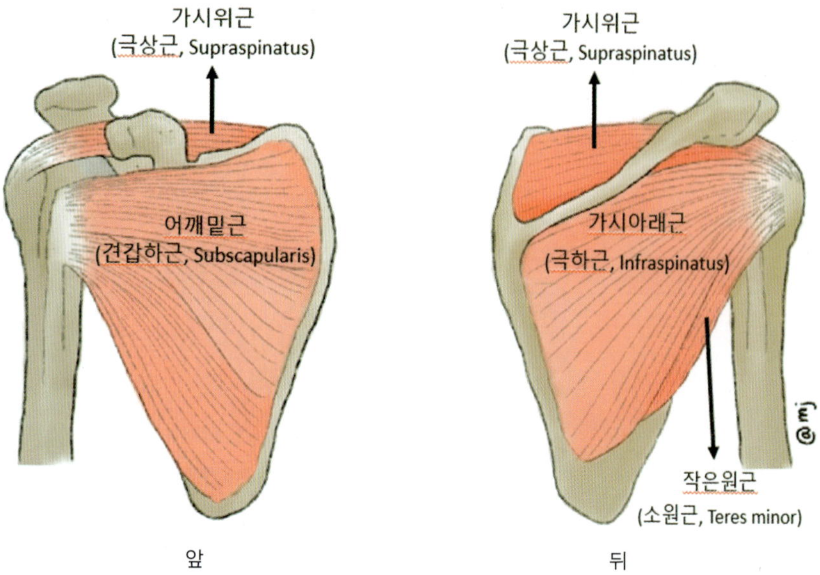

그림 11-8 어깨관절의 돌림근띠

마름근(rhomboid m.), 앞톱니근(serratus anterior m.), 뒤톱니근(serratus posterior m.)이 있으며, 표피 근육으로는 넓은등근(latissimus dorsi m.)과 큰가슴근(pectoralis major m.)이 있다 그림 11-7 . 제2근육의 깊은층 근육에는 돌림근띠로 불리는 어깨밑근, 가시위근, 가시아래근, 작은원근이 있으며 그림 11-8 , 표피층 근육은 어깨세모근(deltoid m.), 큰원근(teres major m.), 부리위팔근(coracobrachialis m.)이 있다 표 11-6 .

어깨관절의 근육을 간단하게 정리하면 첫째 어깨뼈에서 위팔뼈와 노뼈, 자뼈에 연결된 근육, 둘째 어깨뼈에서 척주까지 연결된 근육, 셋째 위팔뼈에서 척주까지 연결된 근육으로 구분된다 표 11-7 .

기능해부학

어깨위팔뼈 리듬(glenohumeral rhythm)

어깨관절은 가동성이 매우 크기 때문에 안정성에 문제가 발생할 수 있으며, 안정성이 지나치게 좋으면 가동성이 제한된다. 어깨관절은 위팔뼈가 어깨뼈에 매달린 형태로 오목위팔관절은 관절테두리에 의해 위팔뼈가 어깨뼈에 더욱 안정성 있게 매달려 있도록 해준다. 정적 고정자는 관절테두리(labrum)와 관절주머니(capsule), 오목위팔인대(glenohumeral lig.)이며, 동적 고정자는 돌림근띠(rotator cuff), 어깨세모근(deltoids), 어깨안정근(scapular stabilizer m.)이 있다.

어깨관절을 움직이기 위해서는 어깨뼈와 위팔뼈의 움직임이 매우 중요하다. 이를 어깨위팔뼈 리듬이라고 한다. 즉, 위팔뼈를 30° 벌리면 어깨뼈는 움직임이 없으며, 위팔뼈를 30~90° 벌리는 동안에는 위팔뼈가 2° 씩 올라가면 어깨뼈는 1° 씩 벌어지는 단계이다. 그리고 90° 이상에서는 위팔뼈가 1° 씩 올라가면 어깨뼈는 1° 씩 벌어지면서 위쪽돌림하는 단계이다. 오목위팔관절이 갖는 순수한 벌림 각은 120° 까지 올라갈 수 있다. 그러나 180° 까지 위팔뼈를 들어올릴 수 있는 이유는 어깨뼈가 60° 벌림이 있으면 가능하며, 이때 복장빗장관절과 봉우리빗장관절 모두 30° 씩의 벌림 각도가 있게 된다 그림 11-9 .

어깨관절에서는 돌림근띠의 역할이 매우 중요하다. 어깨의 앞쪽에는 어깨밑근이 있고, 안쪽돌림 작용을 하며, 어깨의 위쪽에는 가시위근이, 어깨의 뒤쪽에는 가시아래근이, 어깨의 뒤아래쪽에는 작은원근이 위치한다. 돌림근띠는 주동근이 구심성 수축을 통해 회전할 때 대항근은 편심성 수축을 하면서 어깨관절의 동적 안정성을 유지한다.

표 11-6 **어깨관절의 근육 해부**

근육	이는곳	닿는곳	기능	신경지배
제1근육				
등세모근 위 중간 아래	 뒤통수뼈 목덜미인대 C7, T1–12 가시돌기	 빗장뼈가쪽, 봉우리 어깨뼈가시 어깨뼈가시 뿌리	 어깨뼈 올림, 위쪽돌림 어깨뼈 모음, 위쪽돌림 어깨뼈 내림, 위쪽돌림	 척수더부신경
큰마름근	T2–5의 가시돌기	어깨뼈가시 뿌리~아래각	뒤당김, 아래돌림	등쪽어깨신경
작은마름근	C7, T1의 가시돌기	어깨뼈가시 뿌리		등쪽어깨신경
어깨올림근	C1–4의 가로돌기	어깨뼈가시 위각~뿌리	어깨뼈올림, 아래돌림	등쪽어깨신경
작은가슴근	T3–5 갈비뼈앞쪽면	부리돌기	어깨뼈 내밈, 내림, 아래돌림	안쪽가슴신경
앞톱니근	T1–8 갈비뼈가쪽면	어깨뼈의 척추연	어깨뼈 내밈, 위쪽돌림, 어깨뼈 고정	긴가슴신경
제2근육				
큰가슴근	빗장뼈머리 복장뼈	위팔뼈 큰결절	위팔뼈안쪽돌림, 모음, 수평모음, 굽힘	가슴근신경
넓은등근	T7부터 엉덩뼈능선	위팔뼈두갈래근고랑의 안쪽모서리	어깨관절의 폄, 모음, 안쪽돌림, 어깨뼈 내림	가슴등신경
어깨세모근 앞 중간 뒤	 빗장뼈가쪽 1/3 봉우리돌기 어깨뼈가시	 위팔뼈의 세모근거친면	 굽힘, 안쪽돌림, 수평모음 벌림 폄, 가쪽돌림, 수평벌림	겨드랑신경
가시위근	어깨뼈 가시위오목	위팔뼈 큰결절	벌림, 가쪽돌림(약간)	가시위신경
가시아래근	어깨뼈 가시아래	위팔뼈 큰결절	가쪽돌림, 모음(약간)	가시위신경
어깨밑근	어깨뼈 어깨밑오목	위팔뼈 작은결절	안쪽돌림	어깨밑신경
큰원근	어깨뼈 아래각	위팔뼈 작은결절	모음, 폄, 안쪽돌림	어깨밑시경
작은원근	어깨뼈 겨드랑 가장자리	위팔뼈 큰결절	가쪽돌림	겨드랑신경
부리위팔근	어깨뼈 부리돌기	위팔뼈의 중간 안쪽면	굽힘, 모음	근육피부신경

표 11-7 **어깨관절의 근육 연결**

어깨뼈~위팔뼈, 노뼈, 자뼈	어깨뼈~척주	위팔뼈~척주
어깨세모근(deltoid) 가시위근(supraspinatus) 가시아래근(infraspinatus) 작은원근(teres minor) 어깨밑근(subscapularis) 큰원근(teres major) 부리위팔근(coracobrachialis) 위팔두갈래근(biceps brachii) 위팔세갈래근(triceps brachii)	앞톱니근(serratus anterior) 등세모근(trapezius) 마름근(rhomboid) 작은가슴근(pectoralis minor) 어깨올림근(levator scapular)	넓은등근(latissimus dorsi) 큰가슴근(pectoralis major): 복장뼈머리

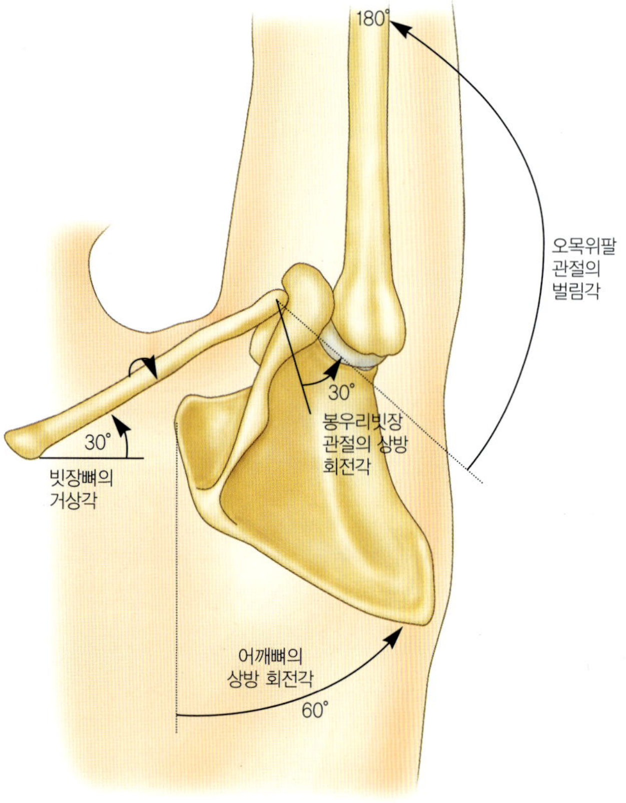

그림 11-9 **어깨위팔뼈 리듬**

돌림근(rotator muscle) 비율

어깨관절의 돌림근육을 돌림근띠라고 하며, 어깨관절의 앞쪽에 어깨밑근, 어깨관절의 위쪽에 가시위근, 어깨관절의 뒤쪽에 가시아래근, 어깨관절의 뒤아래쪽에 작은원근이 있다. 이러한 근육들은 어깨돌림에 적극 관여하고 있으며, 어깨관절의 동적 고정자로서의 역할을 하기 때문에 어깨 손상에 매우 중요한 역할을 한다. 그러나 작은 근육이기 때문에 어깨관절의 움직임에 큰 기여를 하지는 못한다. 어깨관절을 움직이는 데 큰 기여를 하는 근육은 어깨세모근과 등세모근, 넓은등근과 같은 표피근육들이다.

어깨관절은 운동성과 안정성이라는 상반되면서 협응해야 하는 복잡한 상호관계가 필수적이다. 특히 어깨돌림근의 가쪽돌림과 안쪽돌림의 근비율에서 더욱 그렇다. 어깨관절의 안쪽돌림근에 대한 가쪽돌림근 근력의 정상 비율은 누운 자세에서는 60~70%이지만, 앉은 자세에서 검사할 경우에는 70~75%라고 보고되고 있다. 즉, 가쪽돌림근은 안쪽돌림근의 60~80% 근력을 가져야 한다. 어깨통증이 있는 환자를 대상으로 한 연구에서는 가쪽돌림근이 안쪽돌림근에 비해 최대근력이 60%에 미치지 못하기 때문에 통증이 발생하는 것으로 보고하고 있다.

또한 대부분의 스포츠에서 볼 수 있듯이 어깨를 뒤쪽으로 돌림한 후 앞쪽으로 던지는 투구 동작에서는 단계를 구분한다. 즉, 와인드업-코킹-가속 단계-감속 단계-팔로우드로우로 구분한다. 여기에서 와인드업이나 코킹은 가속 단계에서 더욱 강한 힘을 내기 위한 준비 단계에 해당된다. 특히 코킹 후반부에 팔꿈치를 충분히 올리지 못함으로써 보상작용에 의한 어깨관절의 손상이 유발되기도 한다. 따라서 앞톱니근의 편심성 훈련은 코킹 후반부의 역학적 움직임을 주도하는 매우 유익한 운동이 될 것이다. 가속 단계에서는 어깨관절에 860Nm의 압력이 가해지고 큰가슴근, 넓은등근, 어깨밑근이 구심성 수축을 하면서 위팔뼈를 돌린다. 이때 어깨관절의 회전 속도는 6500~7200°/초이다. 감속 단계는 공이 손을 떠난 이후 어깨의 회전 속도를 줄이는 단계이며, 뒤쪽 돌림근력과 함께 뒤어깨세모근과 허리 근력, 다리의 근력이 함께 작용한다.

어깨안정근(scapular stabilizer muscle)의 비율

어깨안정근은 위에서 언급했으며, 주된 기능은 어깨관절의 동적 고정자 역할을 하는 것이다. 즉, 위팔뼈의 움직임에 따라서 어깨뼈의 움직임을 조절하고 안정화에 기여하는 것이다. 최근 어깨뼈의 움직임이 어깨 손상의 주된 원인으로 알려진 것은 약 10여 년 전이다. 어깨위팔뼈 리듬을 비롯해 위팔뼈의 움직임에 따라 어깨뼈가 어떻게 움직이는지를 이해하는 것은 매우 중요하다. 어깨 굽힘(shoulder flexion)을 하면 어깨뼈는 뒤쪽경사(posterior tilt)를 하며, 어깨 폄(extension)을 하면 어깨뼈는 앞쪽경사(anterior tilt)를 한다. 어깨 내밈(scapular protraction)을 하면 어깨뼈는 가쪽돌림, 어깨 뒤당김(scapular retraction)을 하면 어깨뼈는 안쪽돌림, 어깨 벌림(abduction)은 어깨뼈의 위쪽돌림, 어깨 모음(adduction)은 어깨뼈의 아래돌림을 한다. 이렇듯 위팔뼈의 움직임과 어깨뼈의 움직임은 상호 작용하면서 어깨관절의 기능을 조절한다.

최근 연구에서는 어깨뼈의 안정화에 기여하는 위등세모근과 아래등세모근의 비율에 관해 언급하고 있으며, 정상인의 경우에는 위등세모근이 아래등세모근에 비해 100%를 초과하지 않는 것으로 보고하고 있다. 특히 선 자세에서 팔을 굽히는 운동(standing shoulder flexion)에서는 위등세모근과 아래등세모근의 비율이 0.8인 것으로 보고하고 있으며, 엎드린 자세에서 팔을 벌리는 운동(prone shoulder abduction)은 0.99, 어깨뼈 당김 후 프레스 업(press-up with scapular retraction)은 0.47로 보고했다. 그러나 푸시업 플러스(push-up plus) 운동은 1.41로 위등세모근이 아래등세모근에 비해 근활성도가 더 높은 것으로 나타났다. 최근 푸시업 플러스 운동은 앞톱니근 활성화가 가장 높은 운동으로 알려져 있으며, 이 운동의 위등세모근과 앞톱니근 비율은 0.23으로 앞톱니근의 활성화가 매우 높다는 것을 검증했다.

어깨 손상의 이해

어깨관절에서 주로 발생하는 운동 손상에 대해 언급하며, 특히 건강운동관리사의 관리가 매우 필요한 손상에 대해 중점적으로 다루도록 한다.

봉우리빗장인대 손상(AC ligament injury)

봉우리빗장인대는 봉우리뼈와 빗장뼈를 지지하는 인대이며, 손상의 주된 원인은 직접적인 충돌에 의한 외상 또는 넘어지면서 팔꿈치를 편 채로 손을 지면에 짚는 경우에 발생한다. 겨울철 보드 초보자가 뒤로 넘어지면서 팔을 짚게 되면 흔하게 이 인대가 손상되는 것을 쉽게 본다. 이 인대의 손상은 1도와 2도, 3도로 구분된다. 1도 염좌는 탈구가 없으며, 인대가 늘어난 상태를 의미한다. 봉우리빗장인대 촉진 시 통증을 호소한다. 2도 염좌는 부리빗장인대의 1도 손상과 함께 봉우리빗장인대의 파열을 의미한다. 시진을 통해 빗장뼈의 끝부분이 약간 위로 돌출된 것을 확인할 수 있으며, 압통이 동반된다. 3도 염좌는 부리빗장인대와 봉우리빗장인대의 파열을 의미한다. 3도 염좌의 경우에도 시진상 심각한 탈구가 아니라면 슬링을 통해 고정을 2주 이상 실시해야 한다. 그러나 만약 심한 탈구가 동반되어 있다면 4도 이상의 염좌로 판단하고 병원 진료 후 고정술을 받도록 해야 한다 그림 11-10.

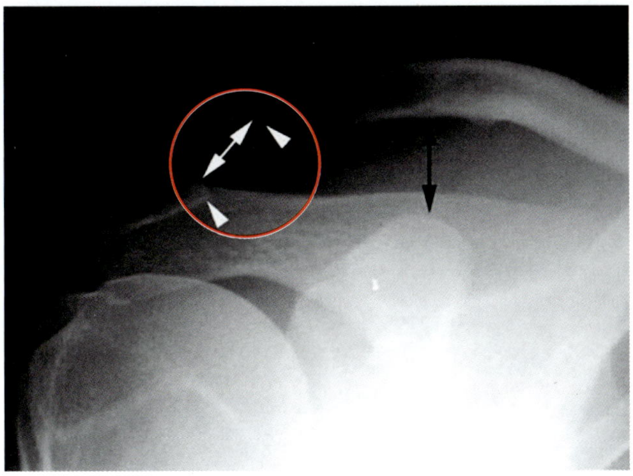

그림 11-10 봉우리빗장인대 파열

오목위팔인대 염좌(glenohumeral ligament sprain)

오목위팔인대는 관절주머니인대라고도 하며, 위팔뼈의 수평벌림, 가쪽돌림을 하거나 직접적인 외상에 의해 발생한다. 특히 야구선수가 공을 던지기 위해 위팔뼈를 과도하게 가쪽돌림할 때 앞쪽에 있는 오목위팔인대에 염좌가 발생한다. 이 인대의 손상은 어깨의 불안정을 유발하며, 돌림근띠의 손상으로 진전될 수 있다. 그러나 이 인대의 손상이 있더라도 수술적 치료가 아닌 다른 방법을 적용할 수 있다. 2주 동안의 고정과 함께 초기에는 통증이 없는 관절가동범위 내에서 시작해 점차적으로 관절가동범위를 확보하며 돌림근띠 강화운동을 할 것을 권장한다.

충돌증후군(impingement)

어깨관절에는 봉우리밑 충돌증후군과 부리돌기밑 충돌증후군이 가장 흔하게 발생한다. 충돌증후군은 구조물이 서로 부딪히면서 염증이 발생하는 것을 총칭한다.

봉우리밑 충돌증후군(subacromial impingement)

어깨봉우리와 윤활주머니, 가시위근, 위팔뼈머리는 어깨관절의 위쪽에서 수직으로 위치하고 있다. 그러나 팔을 위로 들어올리면 위팔뼈머리와 어깨봉우리가 서로 좁아지면서 윤활주머니와 가시위근이 사이에서 끼면서 염증이 유발하는데, 이것이 봉우리밑 충돌증후군이다. 특히

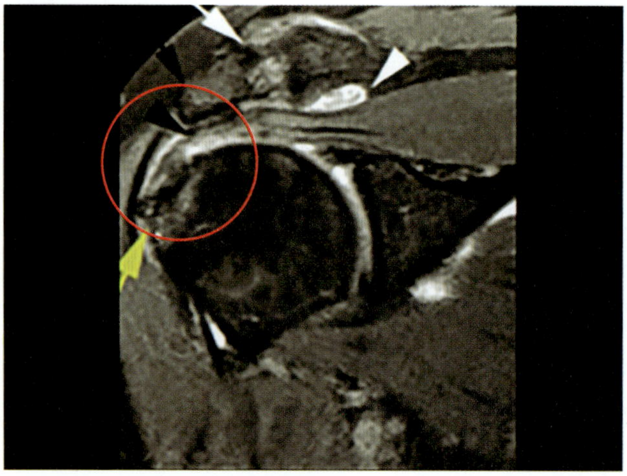

그림 11-11 **봉우리밑 충돌증후군**

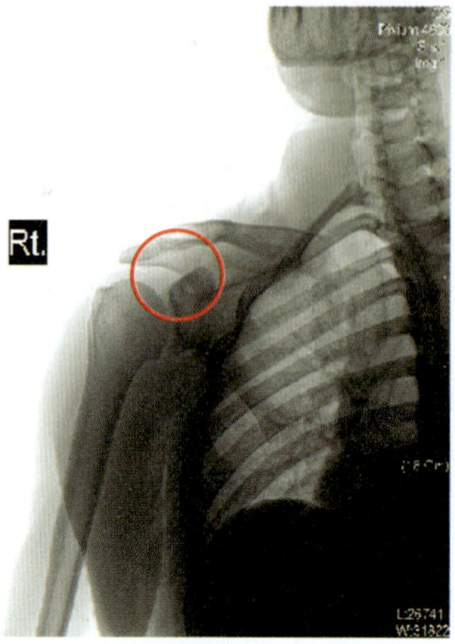

그림 11-12 **부리돌기밑 충돌증후군**

오버헤드(overhead) 선수들의 경우 어깨봉우리밑(subacromial)에서의 충돌이 매우 흔하며, 그 외에도 어깨가 둥그렇게 된 사람(round shoulder)이나 등뼈의 뒤굽음이 큰 사람, 그리고 특이적으로 위팔뼈머리가 어깨관절오목에 비해 앞쪽으로 전위된 사람에게는 매우 흔하게 발생한다. 운동 초보자의 경우에도 충돌증후군이 쉽게 발생할 수 있으며, 사전 예방 운동은 매우 중요하다. 증상으로는 심한 경우에는 90° 정도 팔을 위로 들어올리면 통증이 발생되며 압통이 동반된다. 그러나 일반적인 충돌증후군의 경우에는 평상시에는 큰 통증이 없지만 오버헤드 스포츠만 하면 통증이 발생하기 때문에 운동을 못 한다는 특징이 있다. 대부분의 증상 소견자들은 재활운동을 통해 어깨돌림근뿐만 아니라 어깨주변근의 안정성과 가동성 운동을 통해 증상을 없앨 수 있으며, 증상이 없어지면 스포츠 동작을 스포츠 지도사에게 정확히 지도받을 것을 권장한다 **그림 11-11** .

부리돌기밑 충돌증후군(subcoracoid impingement) **그림 11-12**

어깨뼈의 부리돌기는 봉우리뼈, 빗장뼈, 인대로 연결되어 있으며, 위팔뼈의 앞쪽과도 인대로 연결되어 있고, 부리돌기밑에는 윤활주머니가 있다. 어깨를 수평모음(horizontal adduction)과 안쪽돌림을 주로 하는 선수들에게서 부리돌기밑 충돌증후군이 발생된다. 증상은 부리돌기의 압통과 함께 팔을 수평모음할 때 통증이 심해진다. 통증이 발생하면 얼음찜질을 48~72시간 실시한 후 어깨 앞쪽의 구조물을 스트레칭하고 등뼈의 뒤굽음이 커지지 않도록 어깨주변근 강화 운동을 권장한다.

돌림근띠 손상

어깨관절에서 돌림근띠 손상은 가장 흔한 손상이며, 이 손상으로 병원 진료를 보는 환자는 거의 80%가 될 것이다. 돌림근띠는 어깨관절의 움직임에서 매우 중요한 역할을 한다. 주된 돌림근띠 손상은 가시위근의 손상이다. 가시위근은 투구 동작에서 충돌증후군에 의한 염증 병변의 진전이나 만성 손상에 의해 파열될 수도 있다. 어깨밑근은 팔을 과도하게 가쪽돌림시키거나 반복적인 손상으로 인해 어깨밑근의 정지부인 위팔뼈의 작은결절에서 손상이 발생할 수 있다. 초기 통증 시 염증 해소와 함께 정확한 근육 평가 및 어깨관절의 운동기능 평가가 이루어져야 한다. 수술적 치료를 하기 이전에 근육의 돌림근 비율 평가와 어깨주변근 안정화 운동이 권장된다 **그림 11-13** .

관절테두리 손상

관절테두리(관절와순, labrum)는 어깨뼈 관절오목의 테두리를 감싸고 있는 섬유성 연골이며, 연령이 증가하면서 점차로 혈관 분포가 적어지고 탄력이 없어지면서 손상이 일어난다. 관절테두리는 관절주머니(capsule), 오목위팔인대, 위팔두갈래근 긴힘줄과 시작 부위에서 서로 결합되어 있다. 특히 위팔두갈래근 긴힘줄의 위뒤쪽(posterior of superior labrum)에 붙어 있기 때문에 이

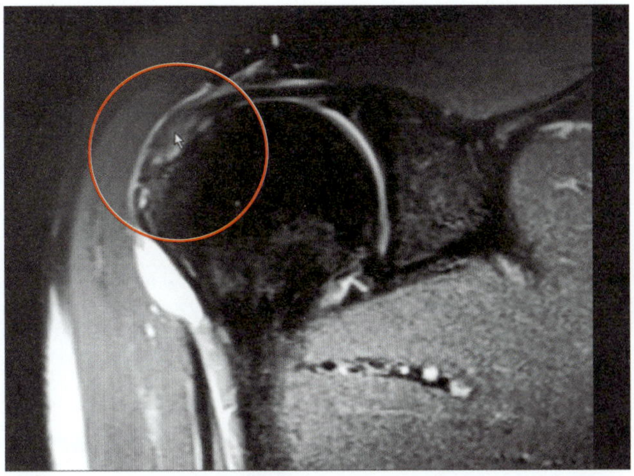

그림 11-13 돌림근띠 부분파열

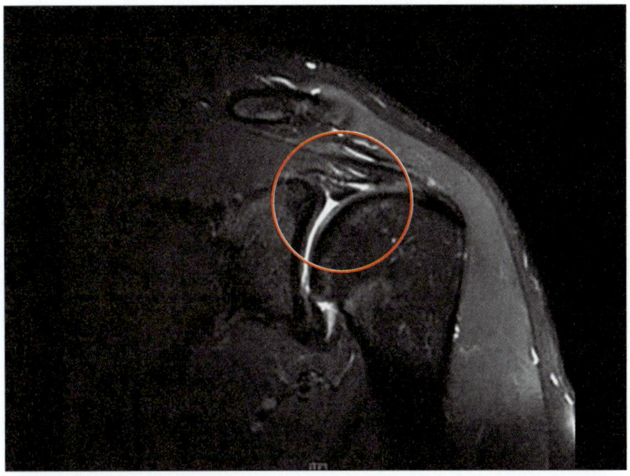

그림 11-14 SLAP 병변

부위에서는 관절테두리와 연결된다. 관절테두리는 어깨관절의 정적 고정자 역할을 하며, 위쪽 10시 방향에서 2시 방향의 관절테두리 손상을 SLAP 병변이라고 한다 그림 11-14 . SLAP 병변은 크게 두 가지가 원인이다. 첫째는 어깨관절의 직접적인 압박력에 의한 것으로, 특히 손을 들어올려 약간 벌린 상태에서 손으로 떨어지는 충격을 받았을 경우이며, 둘째는 투구하는 과정에서 위팔두갈래근 긴힘줄이 어깨뼈 관절오목의 기시부에서 분리되는 스트레스를 받았을 때이다. Andrews(1985)는 SLAP 병변은 반복적인 스트레스가 외상보다는 더 많다고 한다. Snyder 등(1990)은 SLAP 병변을 Type I~Type IV까지 구분했다. Type I은 관절테두리의 퇴행성 변화와 함께 심한 너덜거림이 있는 경우이며, Type II는 관절오목으로부터 관절테두리와 위팔두갈래근 긴힘줄의 결합 부위가 찢어져서 불안정이 동반된 경우를 의미하며, Type III은 위팔두갈래근 긴힘줄이 관절오목에 잘 부착되어 있지만 상부 관절테두리가 양동이 손잡이 형태로 찢어져 있는 경우이다. Type IV는 상부 관절테두리의 양동이형 파열이 위팔두갈래근 긴힘줄까지 연장되어 있는 경우를 의미한다. SLAP 병변의 경우 Type I과 Type II는 수술적 치료보다는 비수술적 치료를 우선으로 한다. 초기 2주 동안은 고정하면서 얼음찜질을 실시한다. 그 이후에는 관절가동범위 확보를 위한 매뉴얼 치료를 실시하면서 작은 각도에서 근육 운동을 실시하고, 점차적으로 관절 각도와 근력 운동의 강도를 점증시켜야 한다.

위팔어깨관절(오목위팔관절)의 전방탈구

오목위팔관절의 전방탈구는 관절테두리의 앞쪽 손상에 의해 발생한다. 이를 Bankart 병변이라고 한다. 즉, Bankart 병변은 전하방까지의 관절테두리 손상을 의미한다. 주로 위팔을 위로 올리면서 뒤로 젖히면 위팔뼈머리가 관절오목의 앞쪽 아래 방향으로 밀리면서 손상이 발생한다. 이때 위팔뼈머리의 뒤가쪽이 관절오목과 충돌하면서 압박골절이 생기는데, 이를 Hill-Sachs 병변이라고 한다. 예를 들어, 1루를 슬라이딩할 때 왼손이 1루 베이스에 걸린 상태에서 몸이 1루 베이스를 지나쳐 가면 왼쪽 어깨관절은 뒤로 젖혀지면서 Bankart 병변이 발생된다. 손상 초기에는 얼음찜질을 한 상태에서 2주 동안 슬링을 할 것을 권장한다. 팔이 뒤로 젖혀지지 않도록 주의하고 오히려 어깨의 뒤쪽 근육을 늘리는 스트레칭을 실시할 것을 권장한다. 매뉴얼 치료를 할 경우에는 어깨관절의 뒤쪽 미끄러짐을 실시해 뒤쪽관절주머니를 늘리도록 한다. 또한 위팔뼈를 몸통에 붙인 상태에서 안쪽돌림을 하거나 겨드랑이에 수건을 말아서 끼운 다음 조이기 등의 운동을 권장한다.

위팔두갈래근 힘줄염

위팔두갈래근 긴힘줄은 결절사이고랑(bicipital groove)을 통해 관절테두리에 연결된다. 그런데 위팔뼈를 가쪽돌림하면 긴힘줄이 결절과 충돌하면서 힘줄염이 발생할 수 있으며, 갑작스러운 움직임은 결절사이고랑을 연결해 주는 가로인대의 파열을 동반하면서 더욱 충돌이 발생된다. 이렇듯 위팔두갈래근 긴힘줄이 가쪽돌림하면서 결절과 부딪히는 것을 'peel back mechanism' 이라고 한다. 손상이 발생할 경우에는 48~72시간 동안 얼음찜질을 하면서 위팔뼈의 폄 움직임을 제한하도록 한다. 그런 다음에는 위팔두갈래근 긴힘줄을 스트레칭하면서 앞어깨세모근, 큰가슴근, 앞톱니근을 강화시킬 것을 권장한다.

SICK scapular

어깨 통증으로 병원을 내원하지만 특별한 진단이나 처치를 받지 못하는 경우가 있다. 주로 산업체 근로자, 컴퓨터 전문가, 연구원 등의 경우 외상은 없지만 어깨뼈 주변과 어깨관절에 통증을 호소한다. 이러한 증상이 있는 사람을 'SICK scapular' 라고 한다. 즉, 어깨뼈의 부정렬(Scapular malposition), 어깨뼈의 아래각 돌출(Inferior medial border prominence), 부리돌기에서의 통증(Coracoid pain and malposition), 어깨뼈 운동부전(scapular dysKinesis) 움직임이 오류가 있는 경우를 의미한다 그림 11-15 . SICK scapular가 있는 경우 가장 권장하는 운동은 'Blackburn 운동' 이다 그림 11-16,17 .

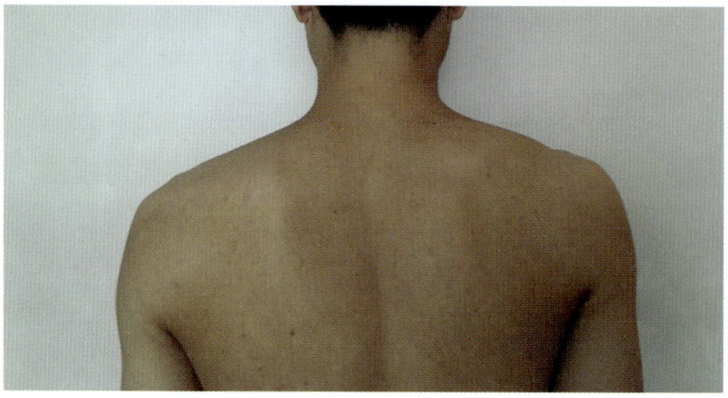

그림 11-15 SICK scapular

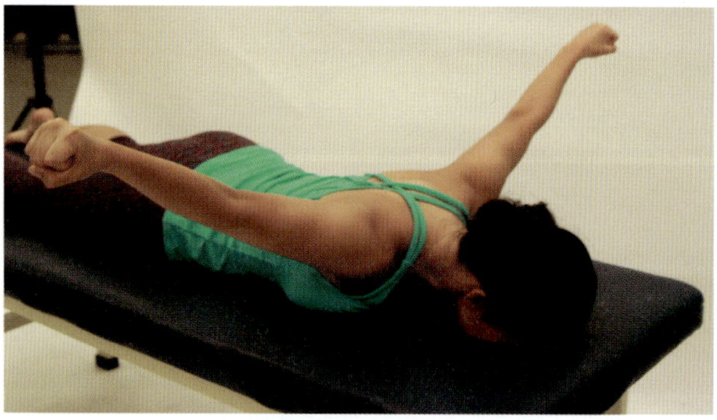

그림 11-16 Blackburn 운동(기본)

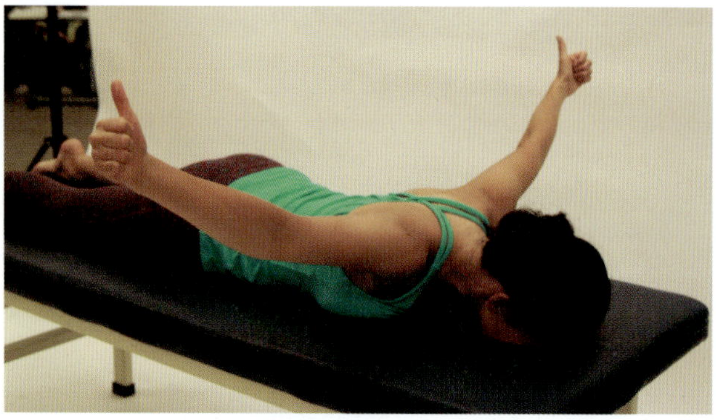

그림 11-17 Blackburn 운동(뒤침)

오목위팔관절의 안쪽돌림 결핍(GIRD)

오목위팔관절의 안쪽돌림 결핍(glenohumeral internal rotation deficit: GIRD)은 오목위팔관절의 안쪽돌림 관절각도의 좌우 차이를 의미한다. 정상적인 안쪽돌림 관절각도는 80~90° 이지만, 좌우가 30° 이상의 차이가 난다면 의미 있는 수치로 보고 있다. 투구를 하는 쪽의 가쪽돌림 관절가동범위는 증가하고 안쪽돌림 관절가동범위는 감소된다. 연령이 증가하면서 주측과 비주측의 관절가동범위의 차이가 커지고 반복적인 동작으로 어깨관절의 연부조직과 뼈의 구조가 변화한다. 중학교 시기에 비해 고등학교 시기에는 안쪽돌림 관절각도가 유의하게 증가하지만 대학교 시기에는 다시 작아진다. 이러한 이유는 위팔뼈의 성장판 비틀림으로 인해 뒤굽음(후굴)이 증가하기 때문이다. 중학교 시기에 비해 고등학교와 대학교 시기에는 위팔뼈의 뒤굽음이 유의하게 증가하며, 야구 경력과 뒤굽음은 상관이 높은 것으로 보고되고 있다. GIRD가 지속적으로 커진다면 돌림근띠 손상과 어깨 불안정이 초래될 수 있기 때문에 안쪽돌림 각도의 차이를 줄이기 위해서 'sleeper stretch' 을 해야 한다 그림 11-18 .

운동 손상의 평가

봉우리빗장인대 검사

봉우리빗장인대 견인 검사 그림 11-19

환자에게 앉거나 선 자세를 취하도록 한 후 옆에 서서 한손으로 위팔뼈 먼쪽을 잡고 다른 한 손으로는 봉우리빗장관절을 촉진한다. 봉우리뼈와 빗장뼈에 분리되거나

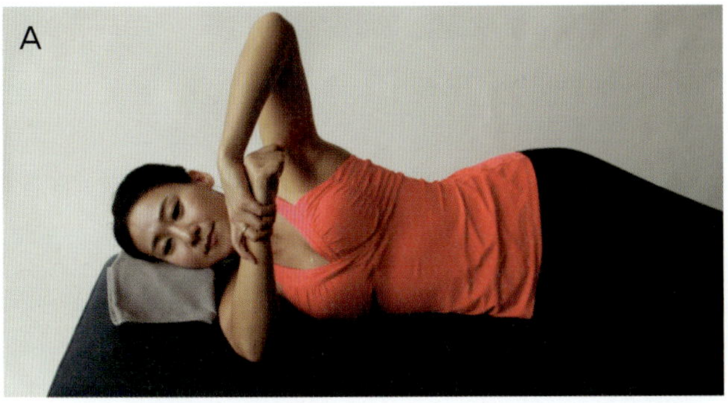

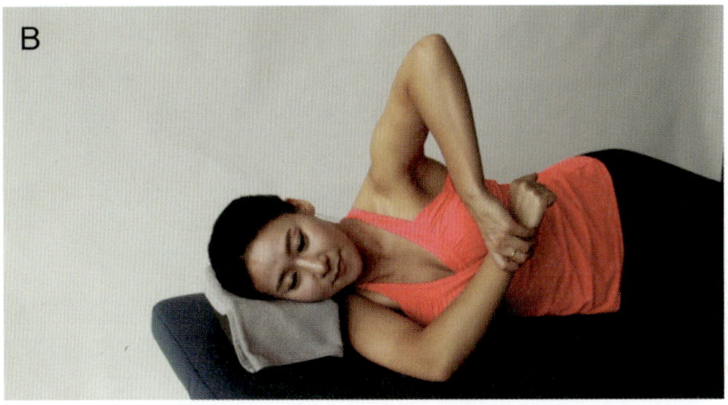

그림 11-18 Sleeper stretch
A. 시작, B. 종료

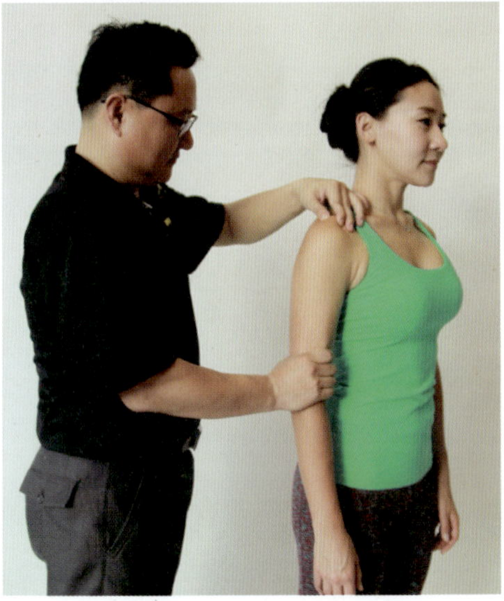

그림 11-19 봉우리빗장인대 견인검사

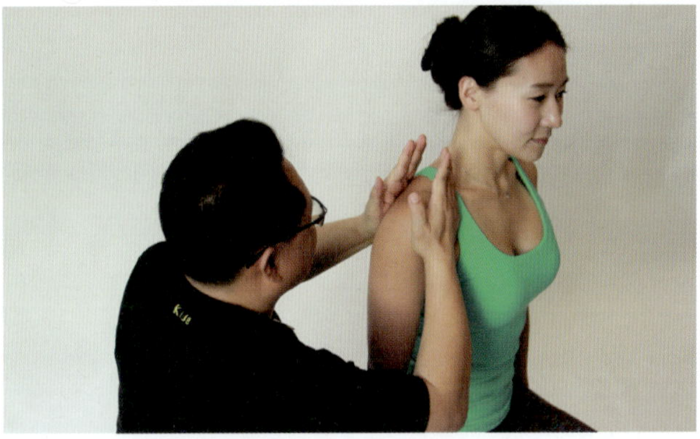

그림 11-20 봉우리빗장인대 압박검사

통증이 동반된다면 양성이다.

봉우리빗장인대 압박 검사 그림 11-20

환자에게 앉거나 선 자세를 취하도록 한 후 옆에 서서 양 손으로 봉우리빗장관절의 앞과 뒤쪽을 동시에 압박한다. 통증이 발생하거나 빗장뼈가 봉우리뼈 위로 이동한다면 양성이다.

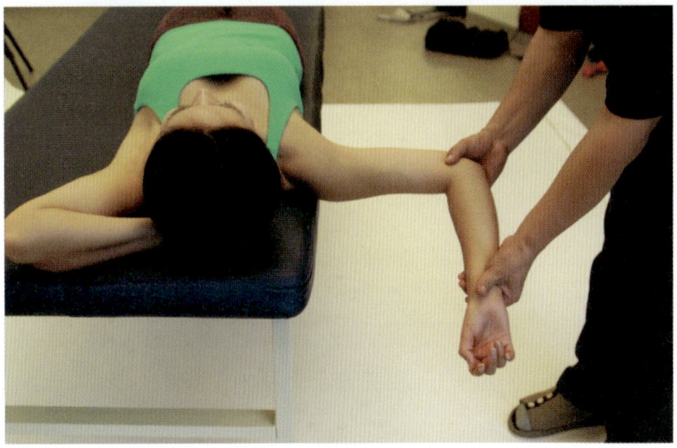

그림 11-21 Anterior Apprehension Test

위팔어깨관절의 불안정 검사

앞쪽 불안정 검사(Anterior Apprehension Test) 그림 11-21

환자를 눕거나 앉게 한 다음 한 손으로 손목을 잡고 다른 한 손은 팔꿈치 또는 위팔뼈의 중앙 부위를 지지한다. 위팔뼈를 90° 벌림 상태에서 천천히 위팔어깨관절을 가쪽돌림시킨다. 이때 환자가 저항하거나 앞쪽에서 통증을 느낀다면 양성이다.

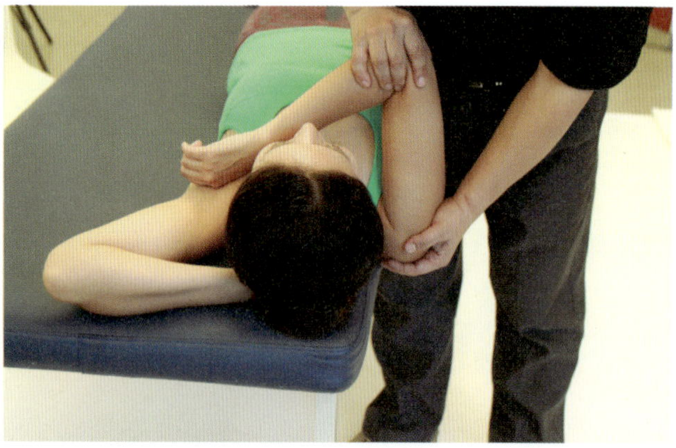

그림 11-22 Posterior Relocation Test

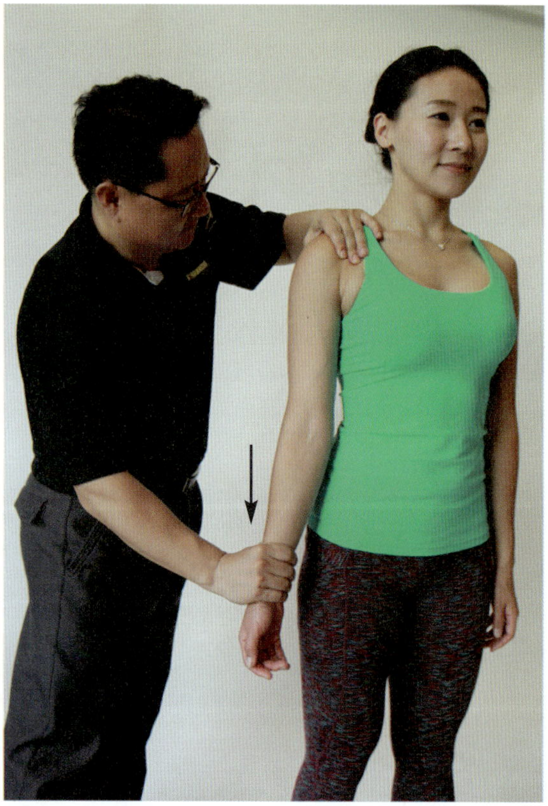

그림 11-23 Sulcus Sign Test

뒤쪽 불안정 검사(Posterior Relocation Test) 그림 11-22

환자를 눕게 한 후 팔꿈치를 굽히고 어깨를 굽혀서 안쪽돌림시킨다. 검사자는 한 손은 환자의 팔꿈치를 잡고 다른 한 손으로는 어깨뼈 뒤쪽을 잡는다. 이때 검사자는 팔꿈치에 환자의 뒤쪽 방향으로 압박을 가한다. 환자가 불안감을 호소하거나 통증이 나타난다면 양성이다.

전하방 불안정 검사(Sulcus Sign) 그림 11-23

환자를 앉게 한 후 한 손은 손목 바로 위쪽 부위를 잡고 다른 한 손은 어깨뼈의 봉우리와 부리돌기를 잡는다. 이때 손목을 아래 방향으로 견인시켜서 봉우리뼈 아래에 함몰 부위가 있는지를 확인한다. 함몰 부위가 있다면 부리어깨인대의 손상을 의미한다.

SLAP 병변 검사

오브라이언 검사(O' brien Test) 그림 11-24

환자를 서거나 앉게 한 다음 어깨를 90° 굽힘, 15° 수평모음한 후 안쪽돌림시킨다. 검사자는 환자의 앞쪽에 서서 한 손은 손목 부위를 잡고 아래쪽으로 힘을 가하면서 환자에게 저항하도록 요구한다. 그리고 다시 환자의 손을 가쪽돌림시킨 후 동일하게 저항을 가한 후 저항하도록 요구한다. 양성은 안쪽돌림 시에는 통증이 있지만 가쪽돌림 시에 통증이 없는 경우이며, 이때 내인성 충돌증후군이나 SLAP 병변을 의심한다. 모두 통증을 호소한다면 돌림근띠 손상일 가능성이 높다.

압박돌림 검사(Grind Test) 그림 11-25

환자를 눕게 한 후 어깨를 90° 벌리고, 팔꿈치를 90° 굽힌 상태에서 검사자는 환자의 어깨를 안쪽돌림과 가쪽돌림을 시키면서 위팔뼈 축 방향으로 압박을 가한다. 통증이 발생된다면 양성이다.

충돌증후군 검사

Neer 검사(Impingement sign I) 그림 11-26

환자를 서게 한 다음 한 손은 환자의 팔꿈치를 잡고 다른 한 손은 손목을 잡은 후 환자의 귀 옆까지 최대한 들어올린다. 이때 환자의 팔을 최대한 가쪽돌림시켜 위팔뼈 머리와 봉우리뼈 사이에 충돌을 유발시킨다. 통증이 발생한다면 양성이다.

Hawkins-Kennedy 검사(Impingement sign II) 그림 11-27

이 검사는 Neer 검사에서 음성으로 나타난 경우에 실시하는 좀 더 민감성이 높은 검사이다. 환자를 서거나 앉게 한 다음, 한 손은 손목을 잡고 다른 한 손은 팔꿈치를

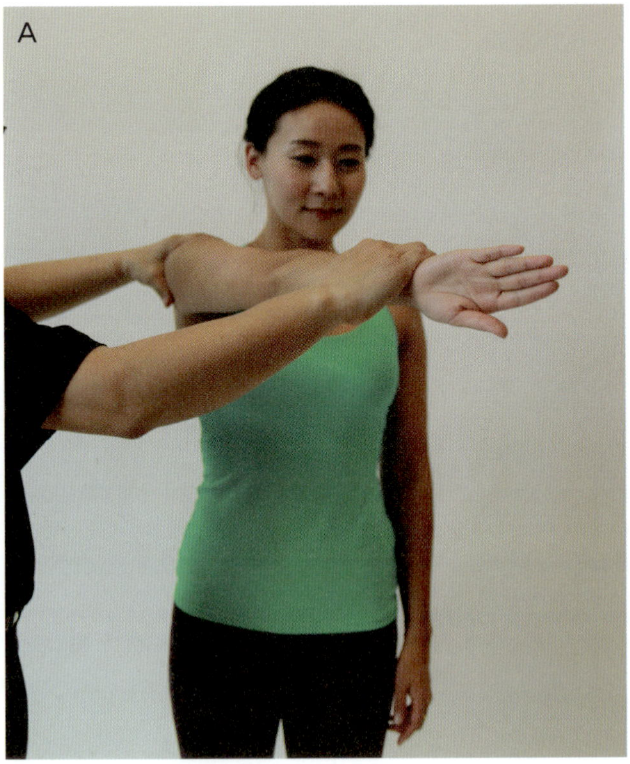
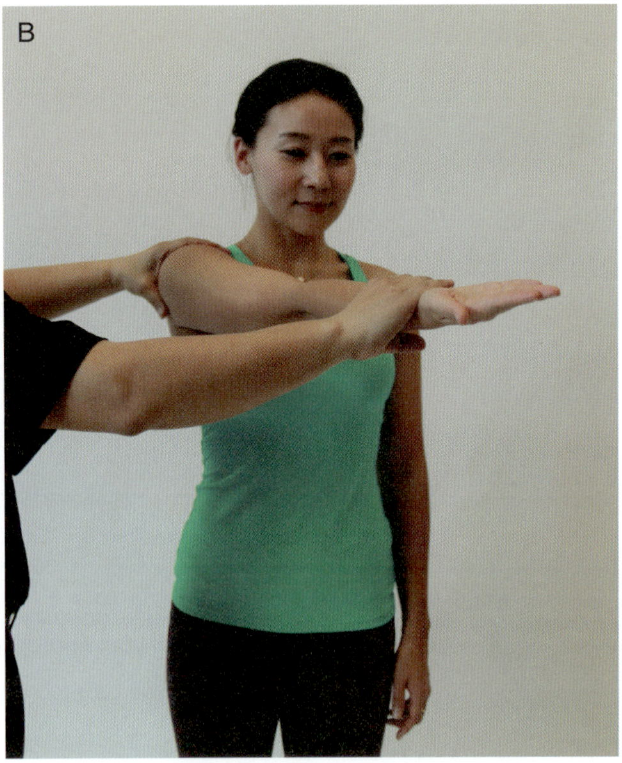

그림 11-24 O' brien Test
A. 안쪽돌림, B. 가쪽돌림

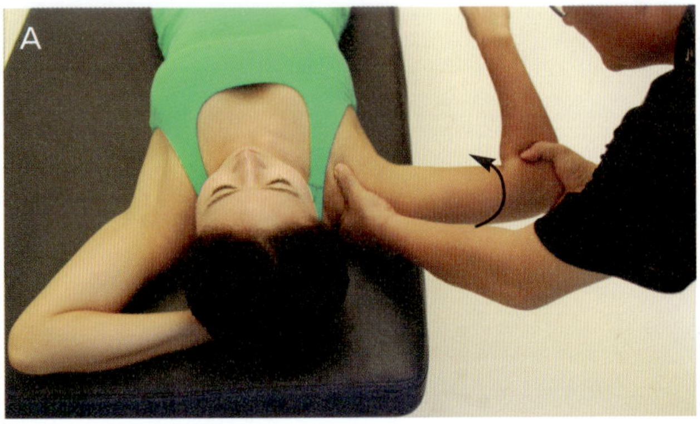
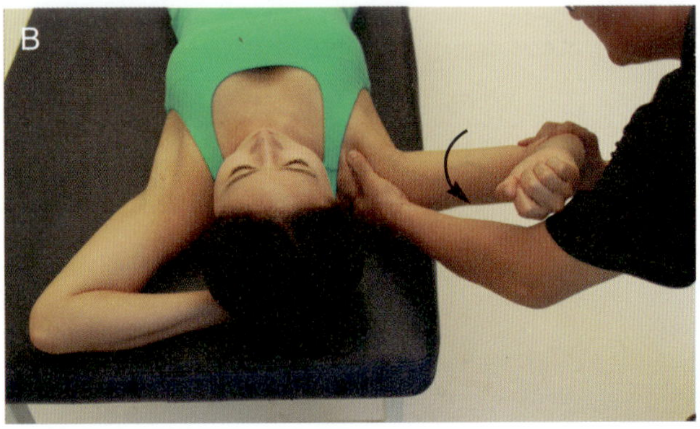

그림 11-25 Grind Test
A. 안쪽돌림, B. 가쪽돌림

잡아서 팔꿈치를 90° 굽히고 어깨를 수평선상으로 올린 후 어깨관절을 안쪽돌림시킨다. 관절가동범위 끝지점에서 통증이 발생한다면 양성이다.

가시위근 근력 검사(Empty Can Test) 그림 11-28

환자를 앉게 한 후 팔을 90° 굽힘 후 40° 수평벌림을 실시하고 검사자는 양손으로 손목을 직하방으로 누르면서 환자에게 저항하도록 요구한다. 통증이 발생하거나 근력이 심하게 약화된 경우에는 봉우리밑주머니 충돌증후군 또는 가시위근 손상일 수 있으니 정밀검사가 필요하다.

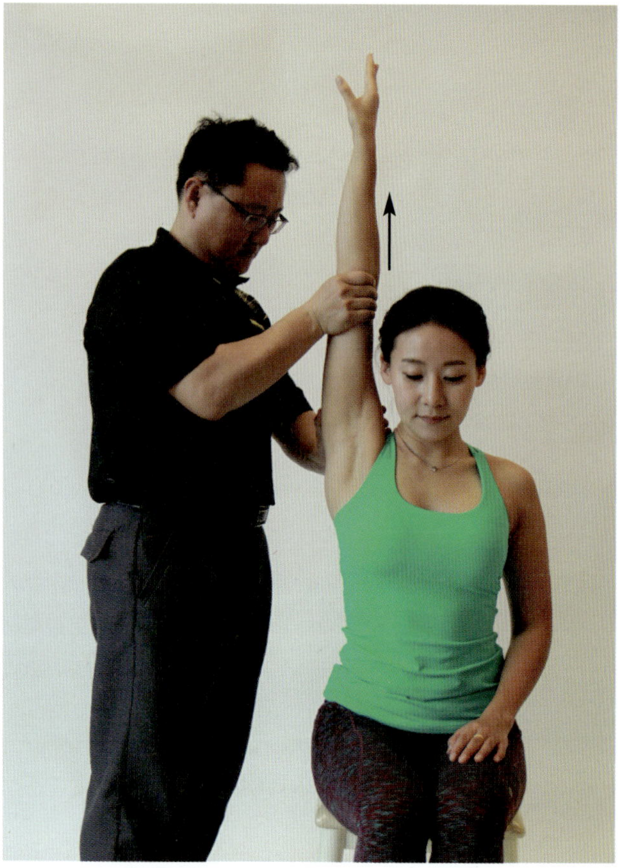

그림 11-26 Neer Test

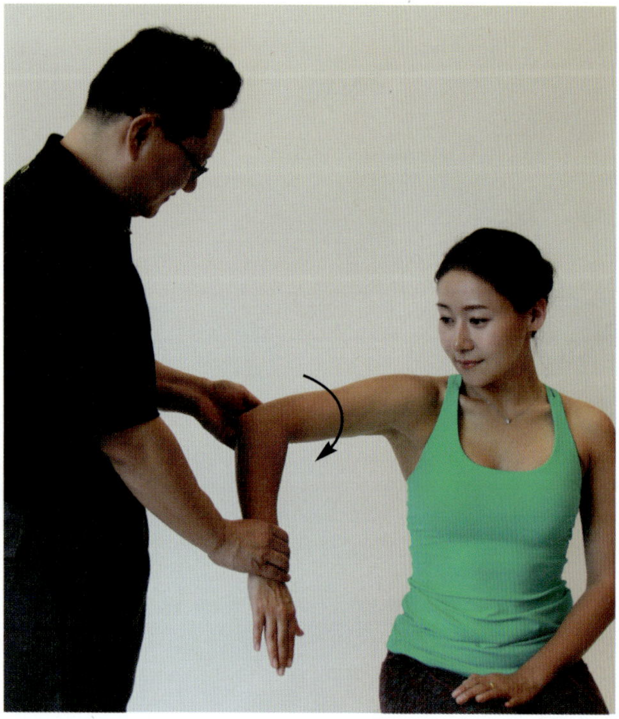

그림 11-27 Hawkins-Kennedy Test

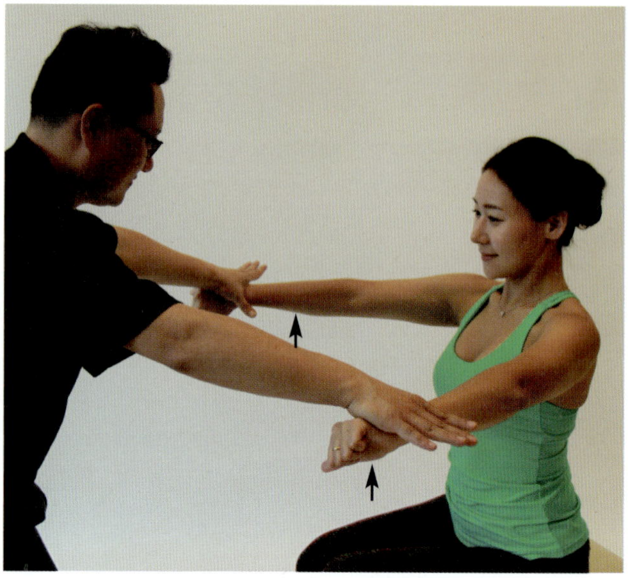

그림 11-28 Empty Can Test

위팔두갈래근 검사

예가손 검사(Yergason Test) 그림 11-29

환자를 앉게 한 후 팔꿈치를 90° 굽히고 아래팔이 엎침되도록 한다. 검사자는 한 손은 손목을 잡고 다른 한 손은 위팔두갈래근 고랑을 잡은 후 환자에게 아래팔을 뒤침되도록 요구한다. 그리고 저항을 가하면서 팔꿈치를 펴하도록 한다. 이때 통증이 발생한다면 양성이다.

스피드 검사(Speed Test) 그림 11-30

환자를 서게 한 다음 아래팔을 뒤침시킨 상태에서 90°까지 어깨를 굽히도록 한다. 검사자는 아래 방향으로 압박을 가하면서 환자에게 저항하도록 요구한다. 위팔두갈래근 고랑에서 통증이 있다면 양성이다.

가슴문증후군 검사

Adson 검사 그림 11-31

이 검사는 빗장밑동맥의 앞목갈비근과 중간목갈비근 사이에서의 압박을 확인하기 위한 검사이다. 환자는 어깨를 폄, 가쪽돌림을 한 후 같은 방향으로 목을 젖히고 회전시킨다. 이때 검사자는 노동맥에서 맥박을 확인해 맥박이 없거나 감소한다면 양성이다.

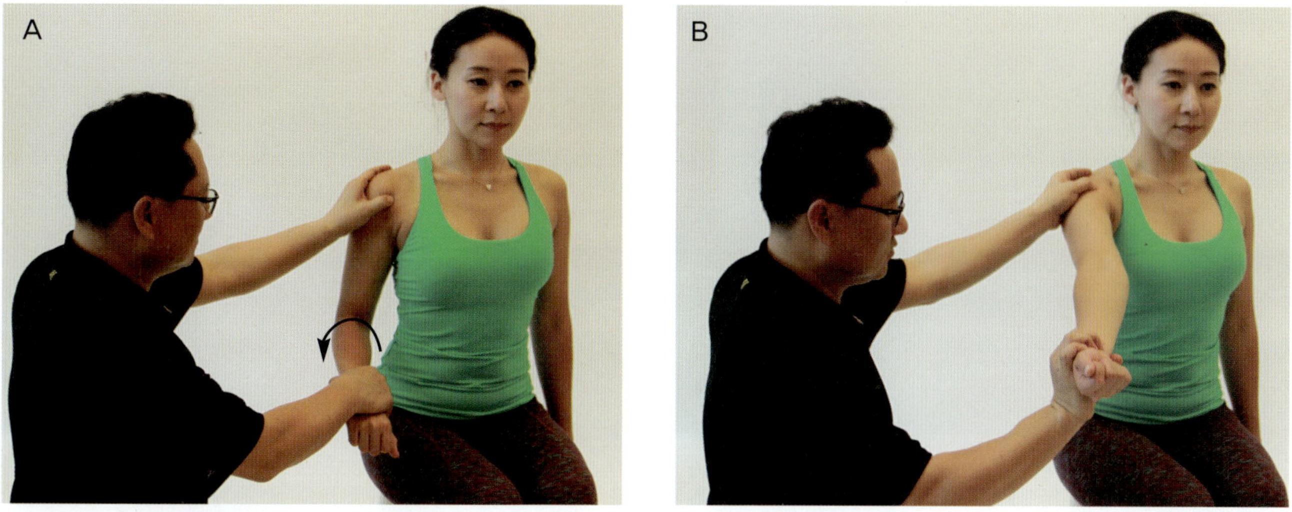

그림 11-29 **예가손 검사**
A. 시작, B. 종료

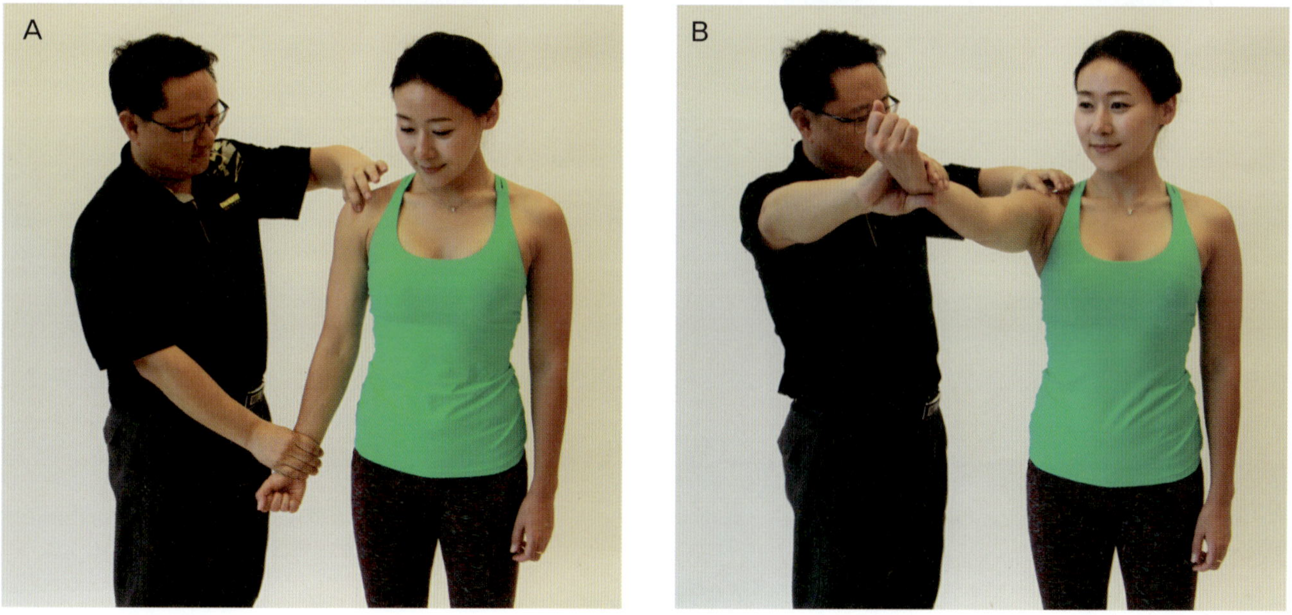

그림 11-30 **스피드 검사**
A. 시작, B. 종료

Roo 검사 그림 11-32

이 검사는 빗장밑동맥의 제1갈비뼈와 빗장뼈 사이에서의 압박을 확인하기 위한 검사이다. 환자는 능동적으로 어깨 벌림, 가쪽돌림을 하도록 한다. 이 자세에서 3분 동안 주먹을 쥐었다가 펴는 동작을 반복한다. 근력의 상실이나 감각 손실은 양성이다.

Military brace position 검사(Halstead maneuver)

이 검사는 빗장밑동맥의 갈비빗장 부위에서의 압박 유무를 확인하기 위한 검사이다. 환자는 팔을 30° 벌리고 뒤로 편 상태에서 검사자는 손목을 잡은 후 뒤로 최대한 당긴다. 이때 노동맥에서 맥박이 측정되지 않으면 양성이다 그림 11-33. Halstead maneuver 검사는 동일한 자세에서 목을 측정하고자 하는 손의 반대쪽으로 돌린 후 노동맥에서 맥박을 측정하는데, 측정되지 않으면 양성이다.

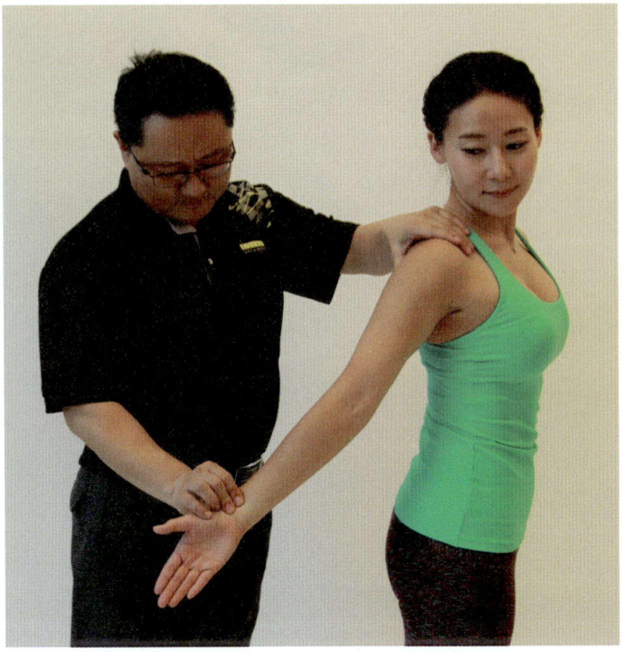

그림 11-31 Adson 검사

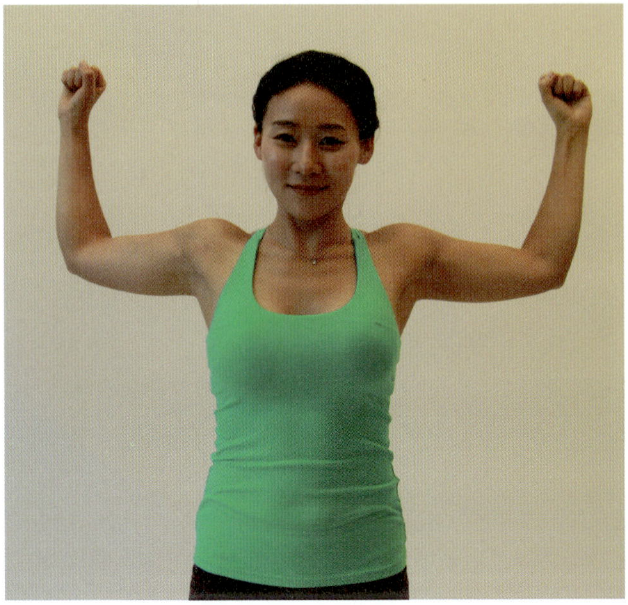

그림 11-32 Roo 검사

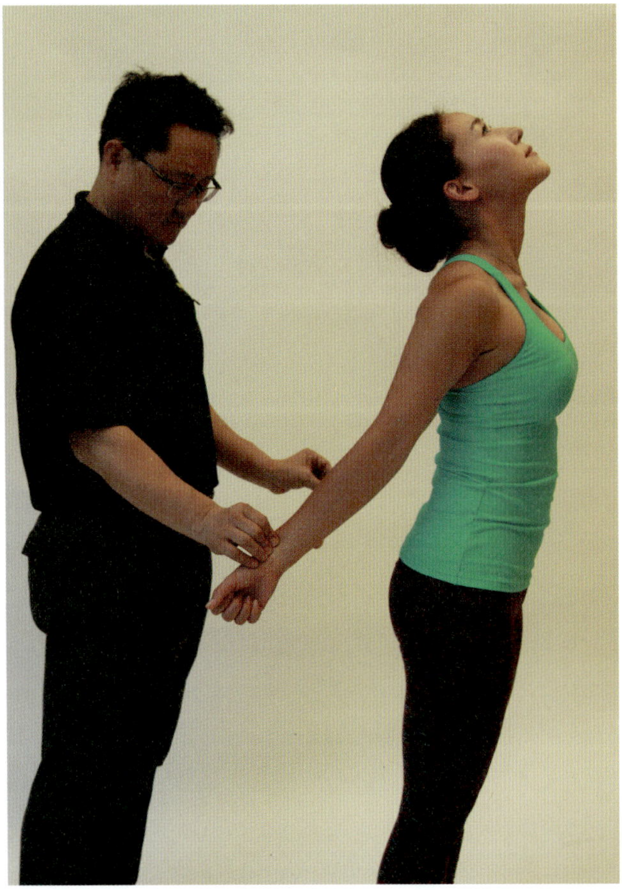

그림 11-33 Military brace position 검사

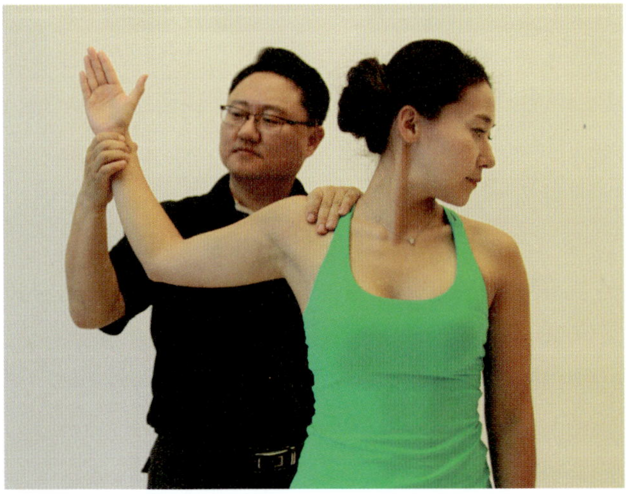

그림 11-34 Allen 검사

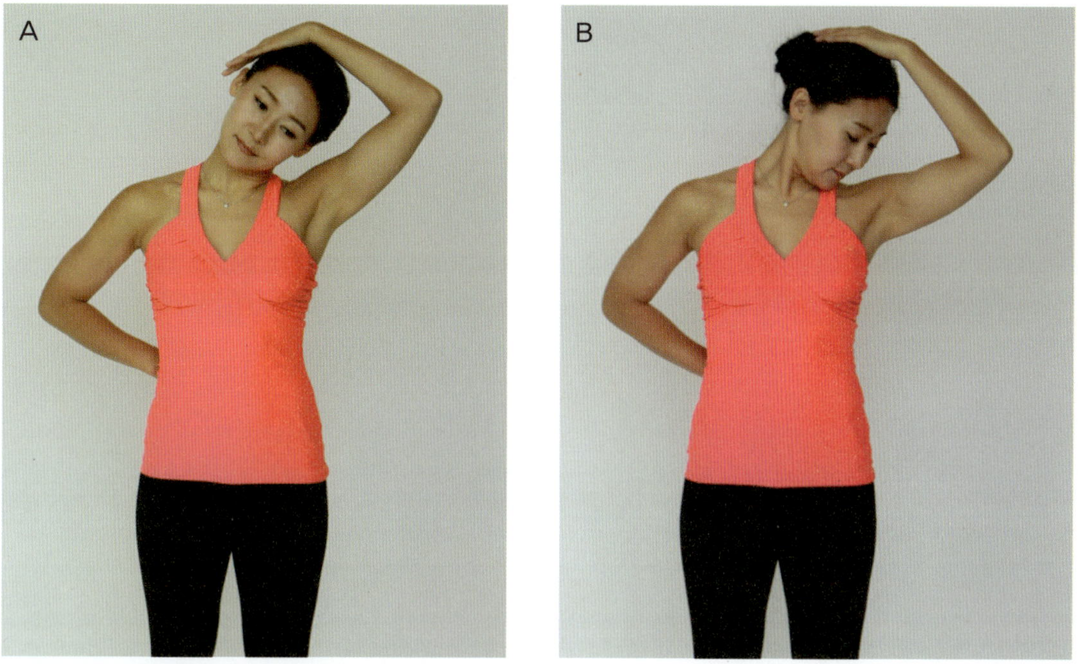

그림 11-35 **목 주변 근육 스트레칭**
A. 위등세모근, B. 어깨올림근

Allen 검사 그림 11-34

이 검사는 빗장밑동맥과 겨드랑동맥, 팔신경얼기가 부리돌기밑에서 압박을 받고 있는지를 확인하는 검사이다. 환자의 팔꿈치를 90° 굽히고 어깨를 90° 벌린 후 가쪽돌림을 시킨다. 이때 환자는 머리를 반대쪽으로 돌린 상태에서 노동맥이 측정되지 않는다면 양성이다.

관리

목뼈에서 빗장뼈, 팔얼기신경 등이 눌리는 증상이 있다면 목 주변의 근육을 스트레칭해야 한다. 평소 목을 숙인 상태에서 장시간 작업하거나 거북목을 가지고 있다면 위등세모근과 어깨올림근을 스트레칭하거나 어깨뼈 주변의 근육 운동을 권장한다 그림 11-35 .

어깨 손상 재활 및 예방 운동

어깨 재활운동

초기(0~2주) 근육 운동 그림 11-36~50

수술 초기 또는 손상 후 초기 재활운동을 할 때는 등척성 수축을 통한 근육 운동과 어깨관절의 움직임이 작은 상태에서 근육 운동을 권장한다. 근육 운동의 강도는 환자의 통증자각도에 의해 결정하고, 운동 시 건강운동관리사는 환자와 교감을 최대한 활용해 운동으로 인한 부작용이 발생되지 않도록 주의해야 한다. 가장 일반적으로 실시하는 운동은 다음과 같다.

- 위팔뼈를 몸통에 붙인 자세에서 등척성 근력 운동: 앞뒤 방향과 안쪽, 가쪽 방향 밀기
- 시계추 운동(Pendulum)
- 위팔뼈를 몸통에 붙인 자세에서 안쪽돌림과 가쪽돌림 운동
- 위팔뼈를 점차적으로 벌린 각도에서 안쪽돌림과 가쪽돌림 운동
- 어깨를 90° 굽힘 및 30° 수평벌림 후 지면에서 90°까지 운동 후 점차적으로 60~120° 각도에서 스캡션(Scaption) 운동
- 노젓기(Rowing) 운동을 통한 어깨 뒤쪽 근육 강화 운동

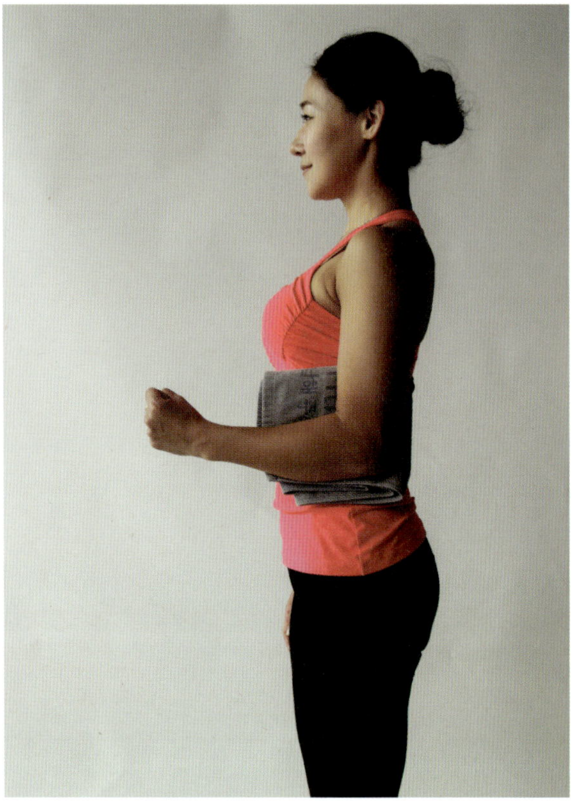

그림 11-36 안쪽 밀기

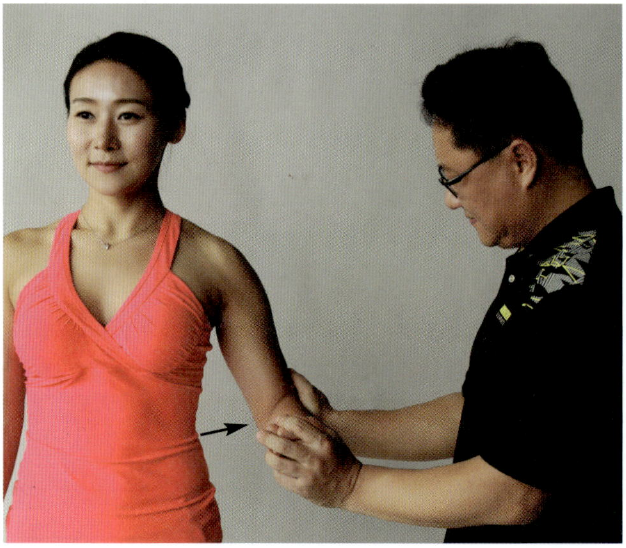

그림 11-37 가쪽 밀기

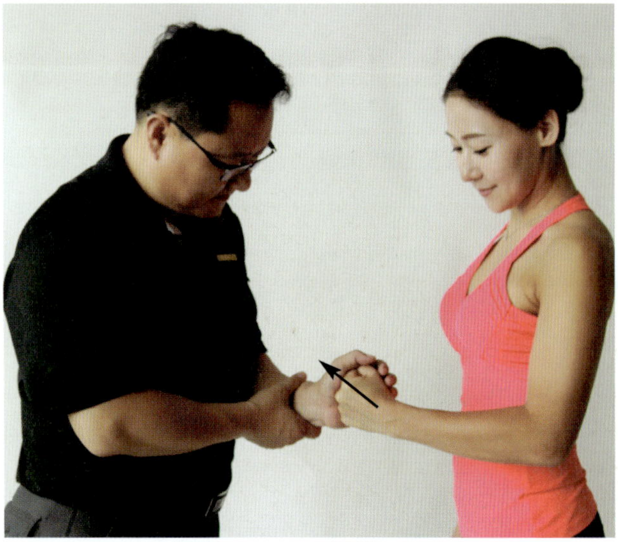

그림 11-38 앞쪽 밀기

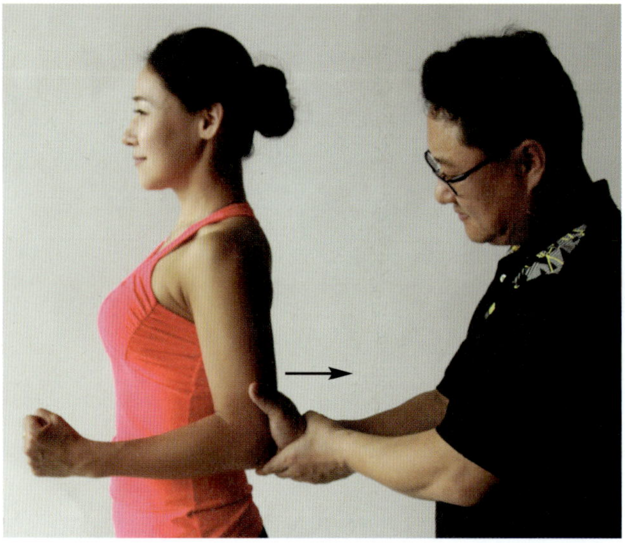

그림 11-39 뒤쪽 밀기

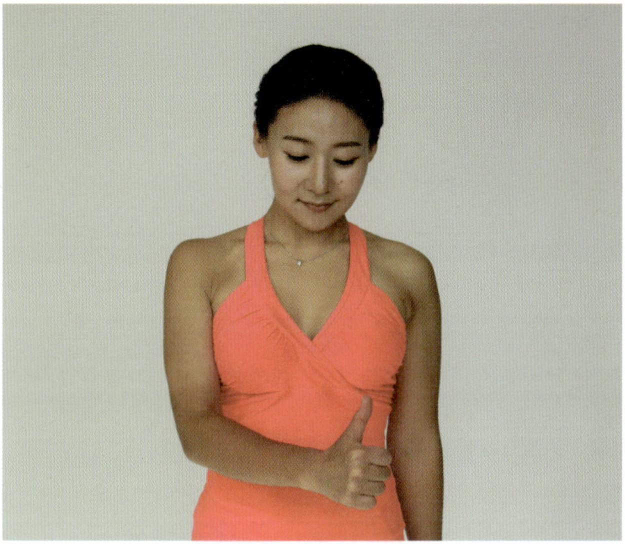

그림 11-40 안쪽돌림

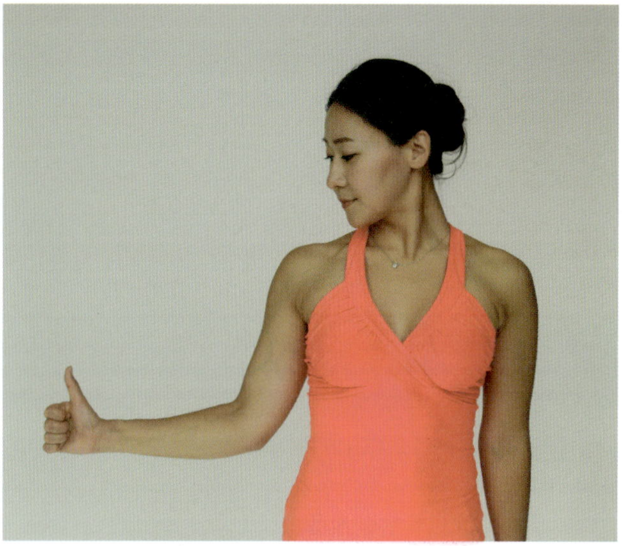

그림 11-41 가쪽돌림

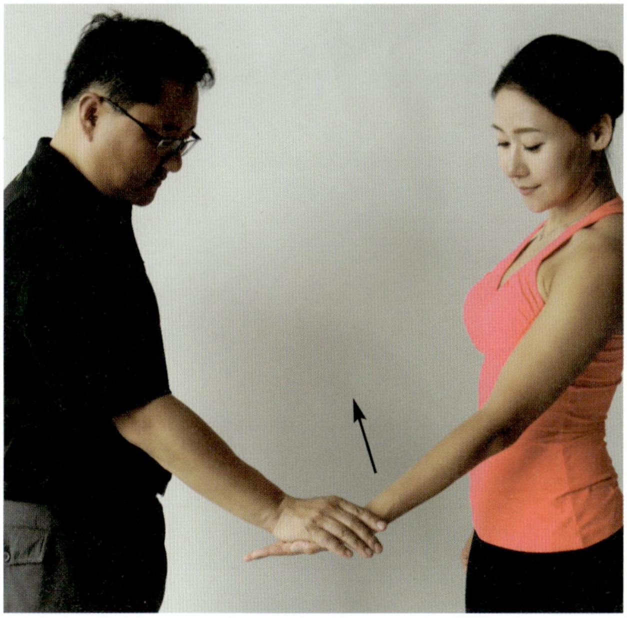

그림 11-42 30° 어깨 굽힘 후 앞쪽밀기

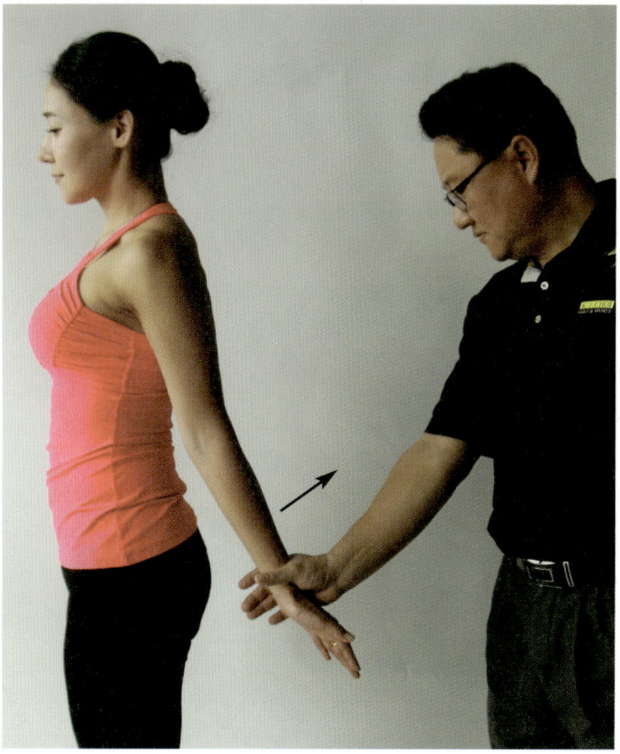

그림 11-43 20° 어깨 폄 후 뒤쪽밀기

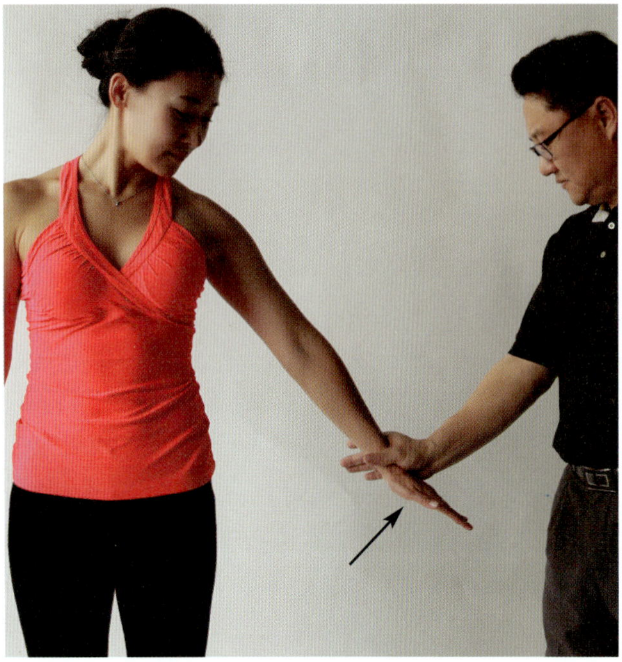

그림 11-44 30° 어깨 벌림 후 밀기

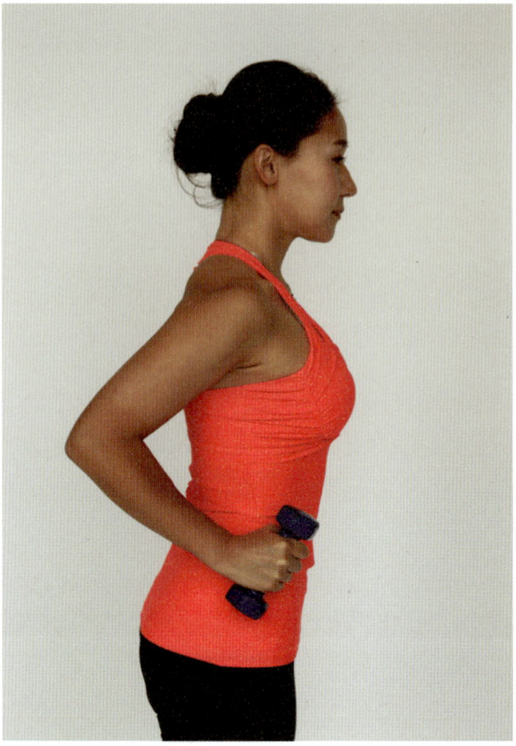

그림 11-45 노젓기

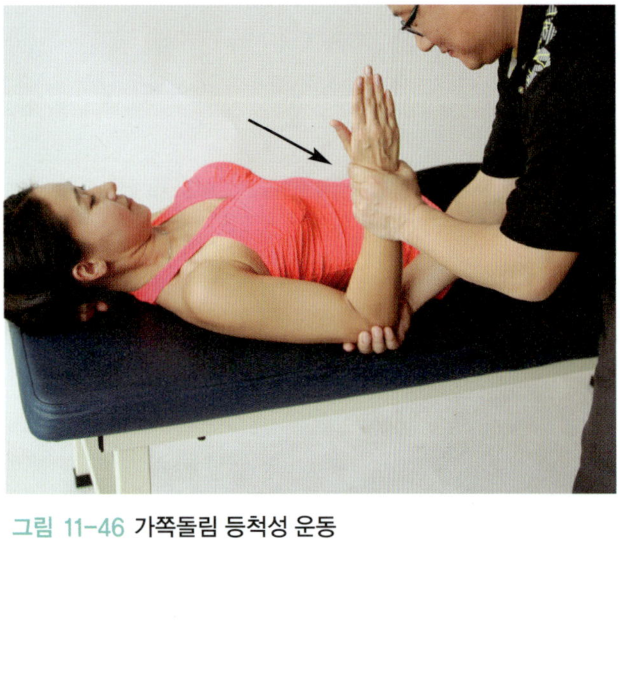

그림 11-46 가쪽돌림 등척성 운동

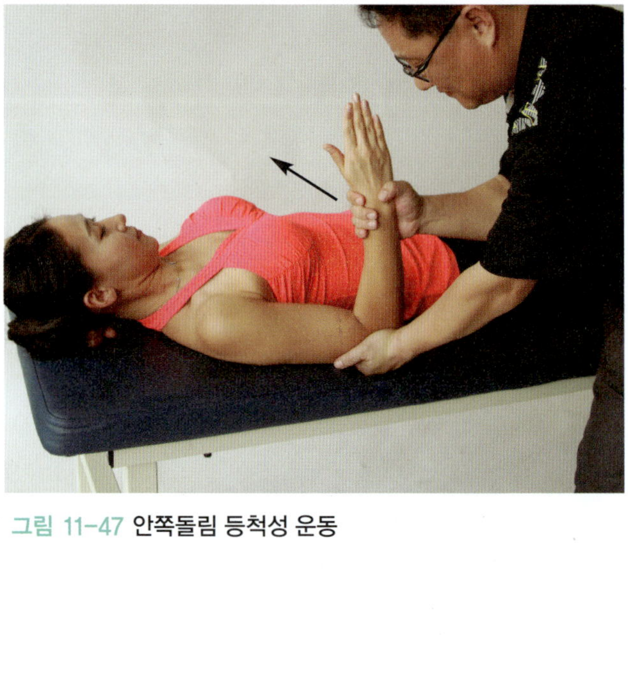

그림 11-47 안쪽돌림 등척성 운동

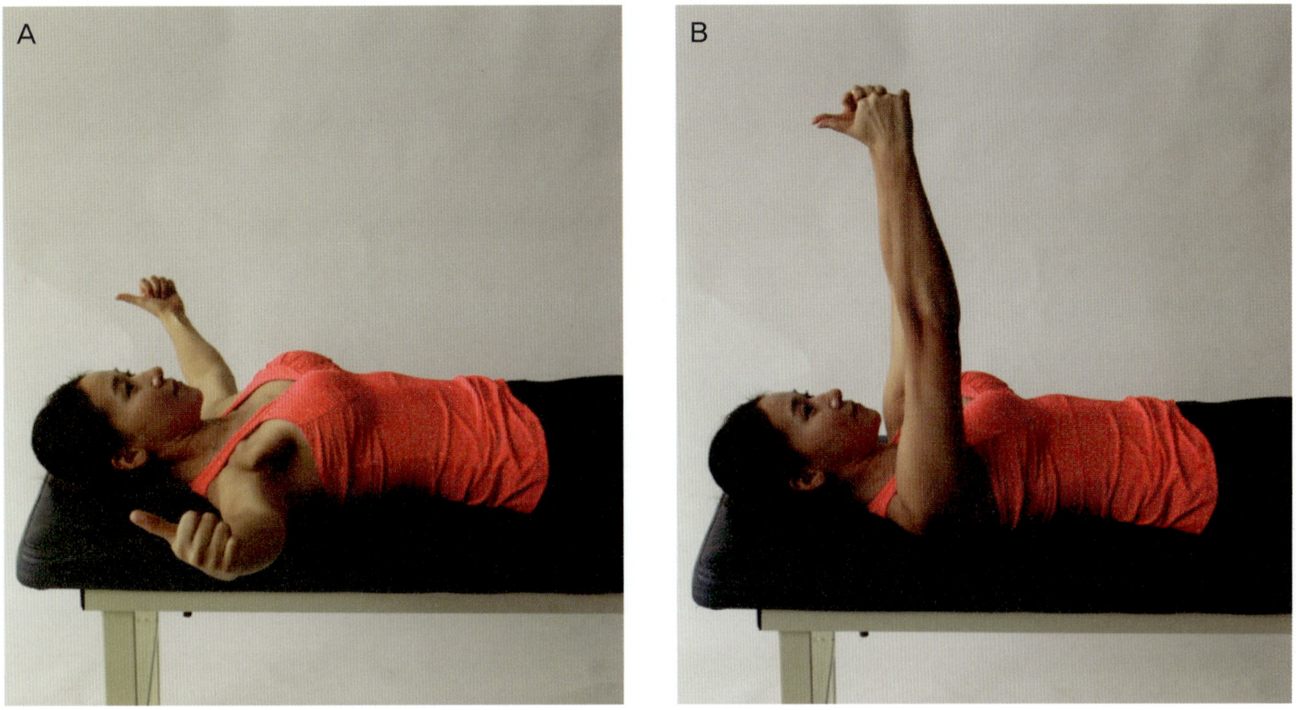

그림 11-48 수평모음
A. 시작, B. 종료

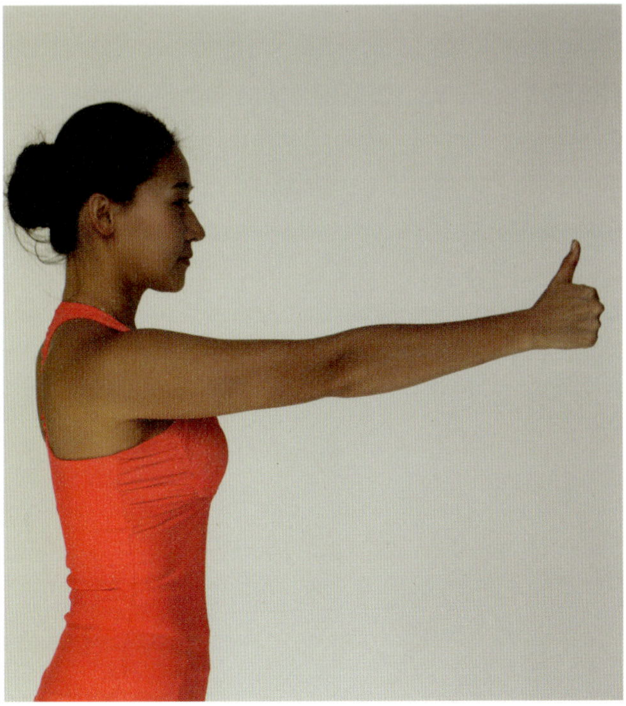

그림 11-49 어깨 굽힘

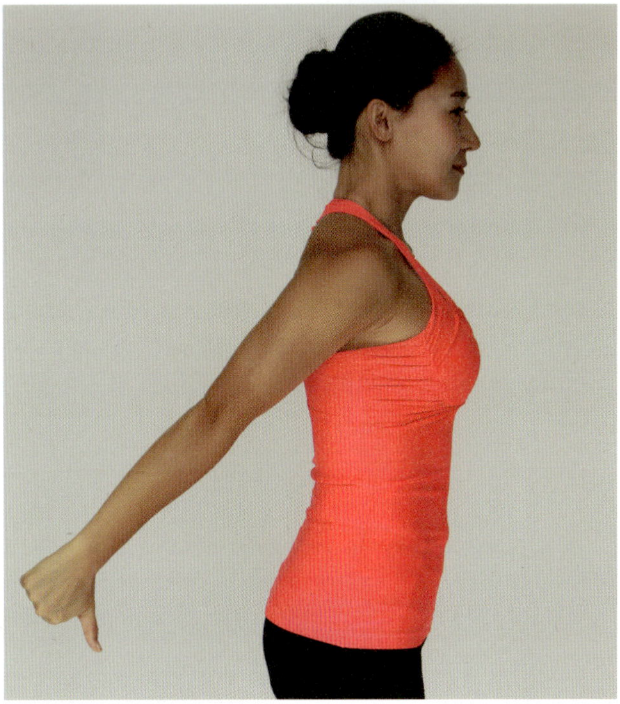

그림 11-50 어깨 폄

어깨안정근 운동 그림 11-51~56

- 팔을 90° 벌린 후 공 짚고 돌리기
- 유리창 닦기
- 펀칭
- 벽 짚고 어깨뼈 뒤당김, 가쪽돌림 후 어깨뼈 누름, 안쪽돌림 후 어깨뼈 올림

어깨 손상 예방 운동

유연성 운동 그림 11-57~60

어깨관절의 정상적인 굽힘 각도는 170~180°이며, 폄 각도는 50~60°, 벌림 각도는 170~180°, 가쪽돌림 90~100°, 안쪽돌림 80~90°, 수평벌림 90°, 수평모음 30°이다. 어깨관절이 정상적인 관절가동범위를 유지하는 것은 손상 예방과 운동 수행 능력 측면에서 매우 중요하다. 그러나 관절가동범위를 좋게 하기 위해서는 관절 내 미끄러짐(glide)과 굴림(rolling), 스핀(spin)과 같은 작은 움직임이 가능해야 한다. 관절가동화 기법은 이러한 세부 움직임을 개선시킴으로써 관절가동범위를 확보하는 기법으로 건강운동관리사나 물리치료사가 시행해야 한다. 유연성을 좋게 하기 위해서는 관절가동화 기법과 함께 근육의 스트레칭이 함께 이루어져야 한다. 손상 초기에는 통증 관리 차원에서 관절가동화 기법을 시행하지만 통증이 경감된다면 근육을 평가함으로써 굳은 근육을 이완시켜야 한다. 어깨관절의 손상과 관련되어 가장 중요한 것은 어깨 뒤쪽 근육 스트레치 능력이 부족하기 때문이므로 'sleeper stretch'를 실시할 것을 권장한다.

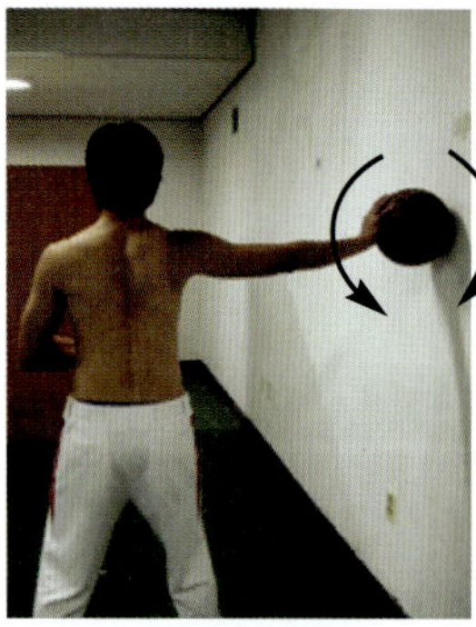

그림 11-51 공 돌리기

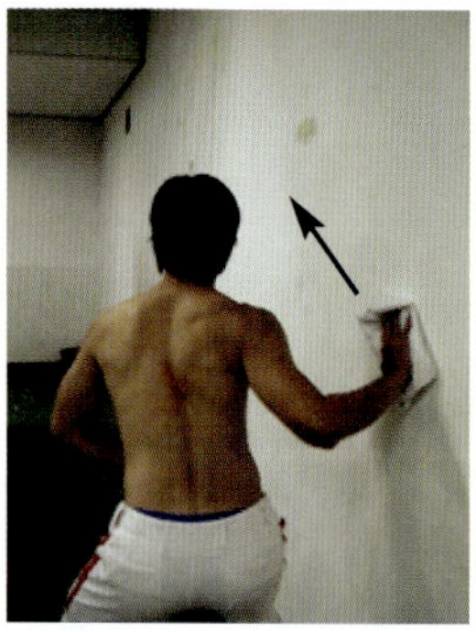

그림 11-52 유리창닦기

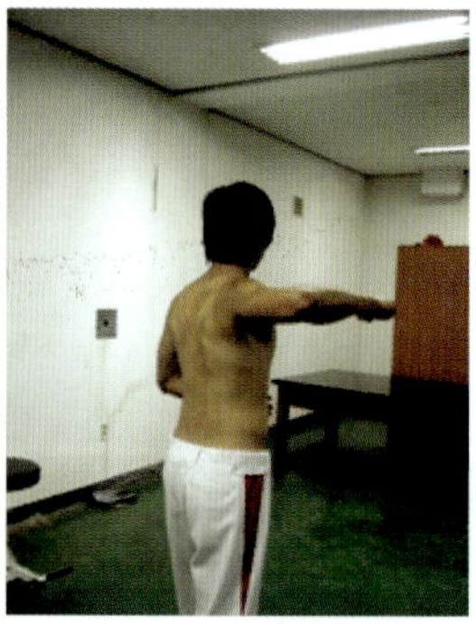

그림 11-53 펀칭

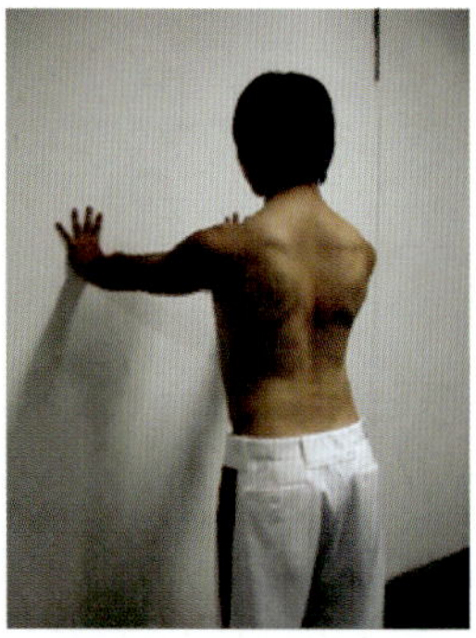

그림 11-54 어깨뼈 뒤당김

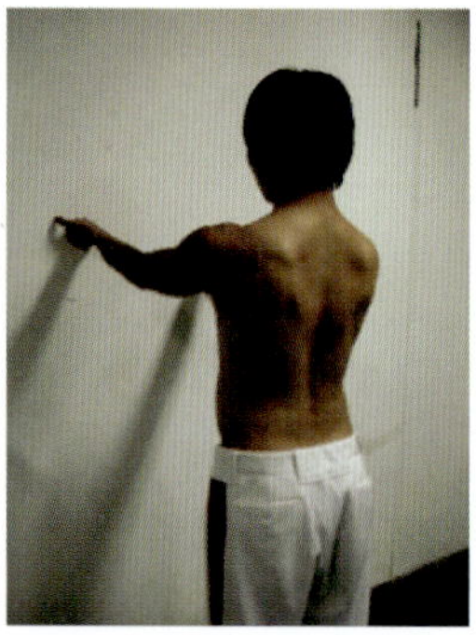

그림 11-55 가쪽돌림 후 어깨뼈 내림

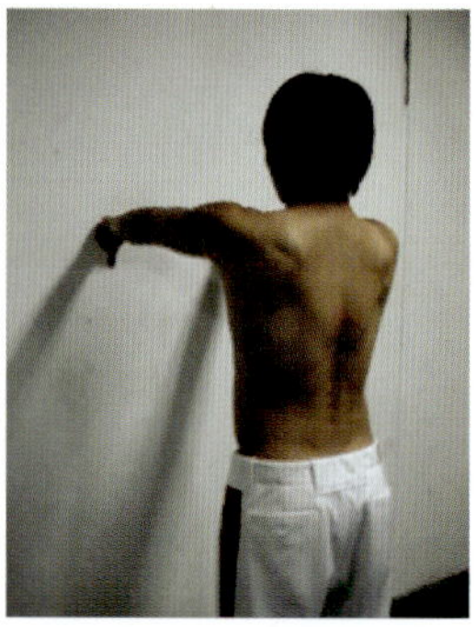

그림 11-56 안쪽돌림 후 어깨뼈 올림

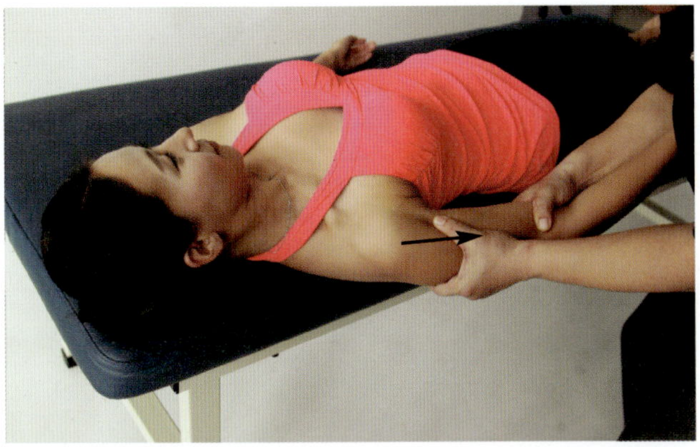
그림 11-57 어깨관절 견인

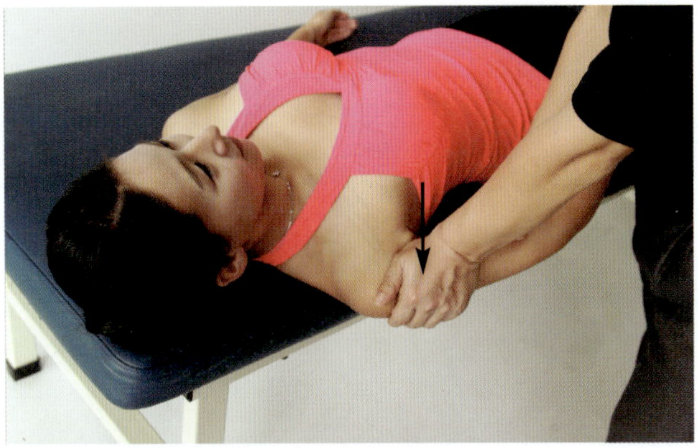
그림 11-58 어깨관절 뒤쪽 관절주머니 늘림

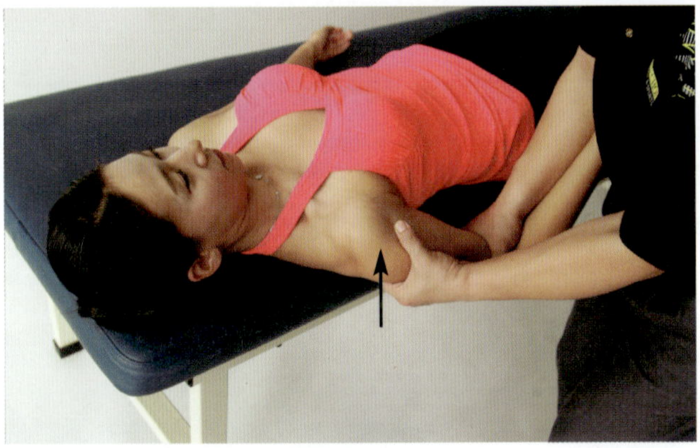
그림 11-59 어깨관절 앞쪽 관절주머니 늘임

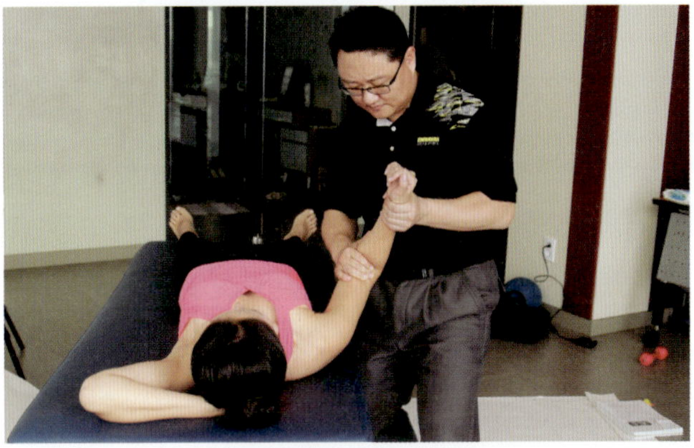
그림 11-60 어깨관절 수동굽힘(신연+활주+굽힘)

근력 운동(수술 후 또는 통증 완화 후) 그림 11-61~80

근력 운동은 크게 돌림근띠 운동과 어깨뼈 주변 근육 운동, 어깨관절의 표피근육 운동으로 구분할 수 있다. 돌림근띠 운동은 어깨관절의 안쪽돌림과 가쪽돌림, 수평모음, 수평벌림, D1, D2 운동이 있으며, 어깨뼈 주변 근육 운동은 위팔뼈의 움직임에 따라 어깨뼈의 움직임에 관여하는 가시위근, 가시아래근, 등세모근, 마름근, 큰원근, 작은원근, 앞톱니근을 강화시키는 운동이 있다. 표피근육은 큰가슴근과 작은가슴근, 넓은등근, 어깨세모근을 강화시키는 운동을 해야 한다. 어깨관절의 손상을 예방하기 위해서는 우선 돌림근띠와 어깨뼈 주변 근육을 강화시키는 운동을 해야 하고, 점차적으로 표피근육을 강화시키는 것이 바람직하다. 통증이 있다면 근육 운동을 할 때 등척성 수축이 될 수 있도록 하고, 점차적으로 관절의 각도를 크게 하면서 선운동의 단일 방향이 아니라 원운동이나 복합 방향에 의한 운동으로 점증시켜야 한다.

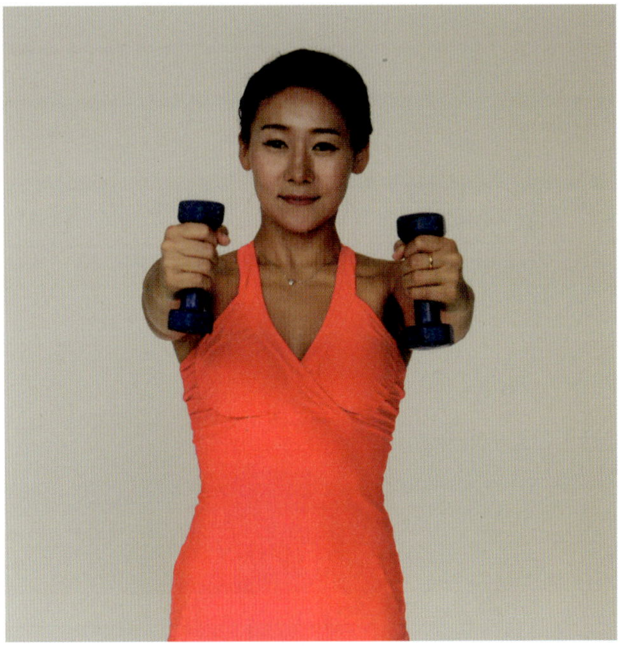
그림 11-61 아령 어깨 굽힘

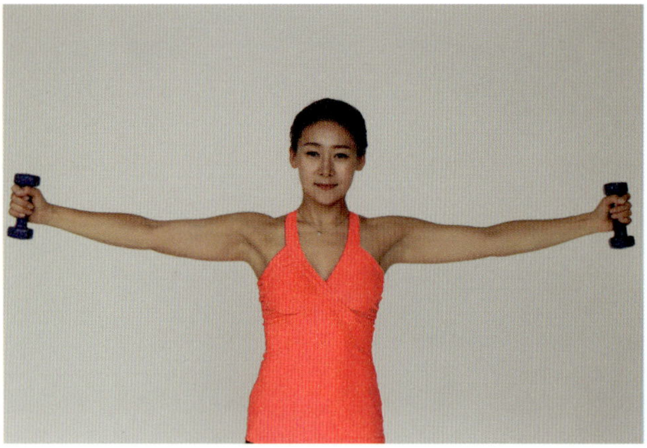

그림 11-62 아령 어깨 벌림

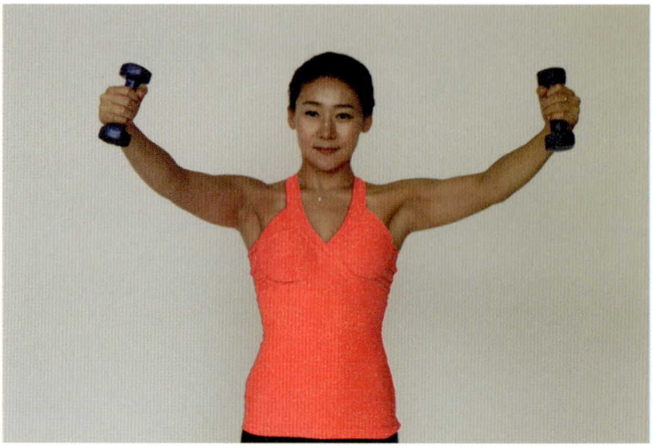

그림 11-63 스캡션

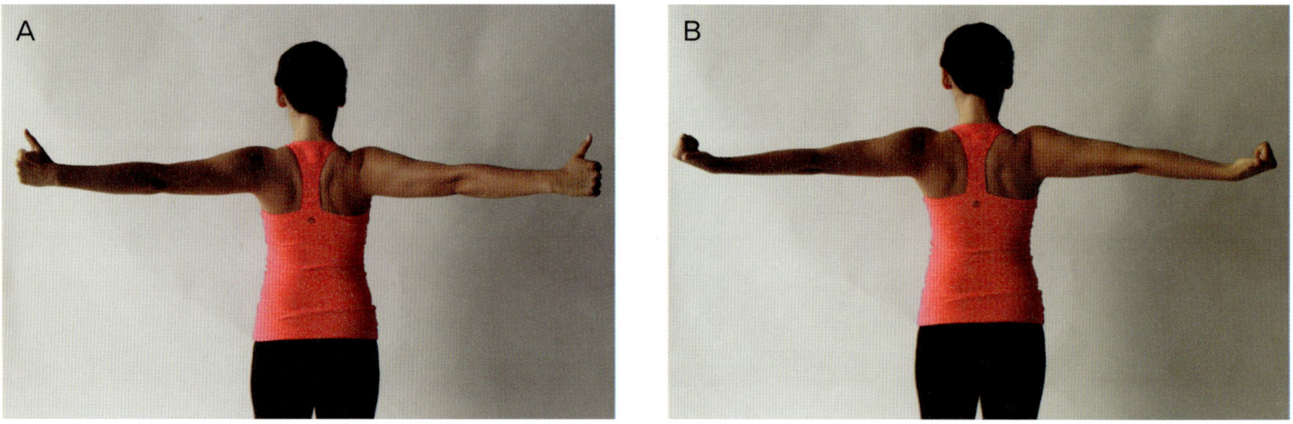

그림 11-64 수평벌림
A. 아래팔 중립 자세, B. 아래팔 뒤침 자세

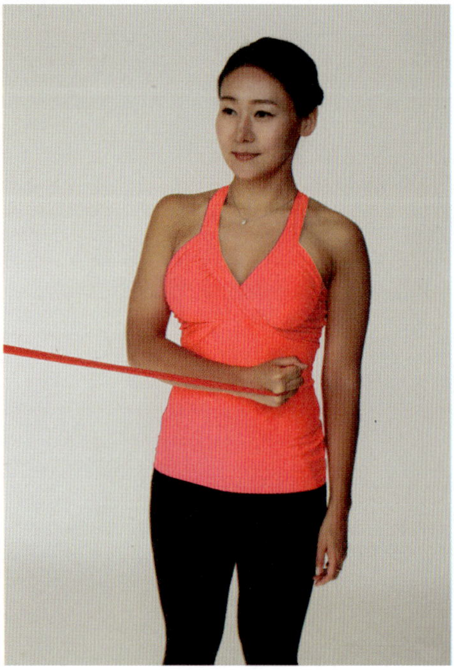

그림 11-65 튜빙 어깨 안쪽돌림

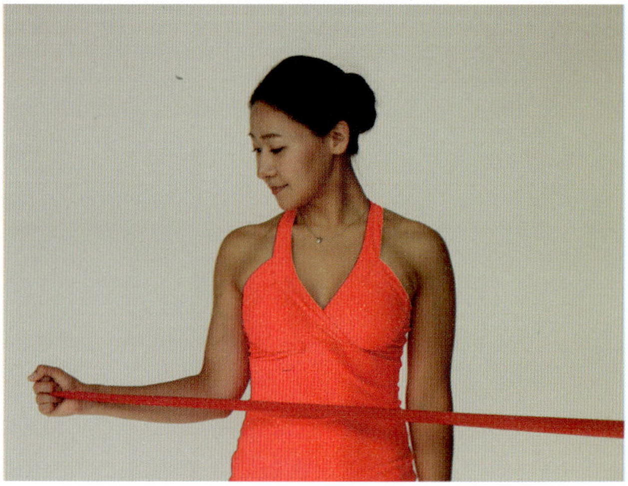

그림 11-66 튜빙 어깨 가쪽돌림

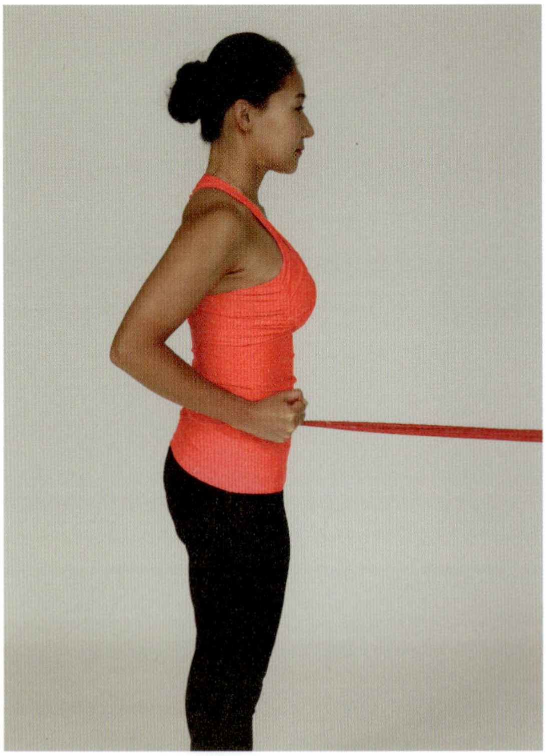

그림 11-67 튜빙 노젓기

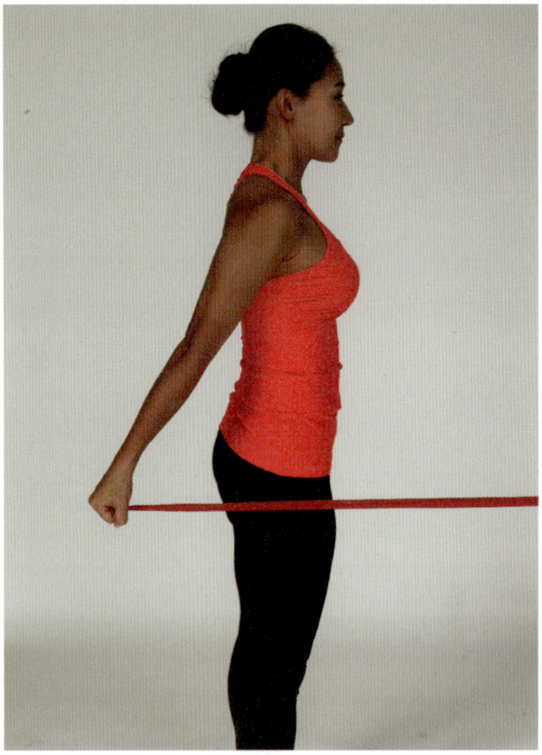

그림 11-68 튜빙 어깨 폄

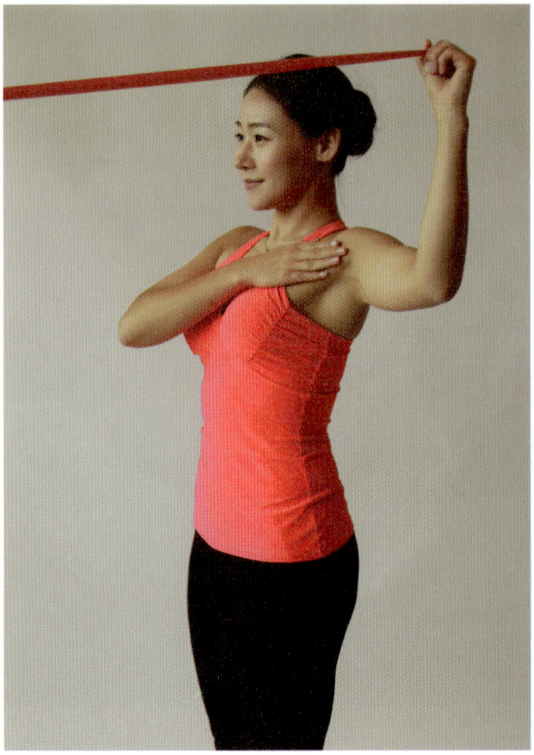

그림 11-69 튜빙 90° 어깨 가쪽돌림

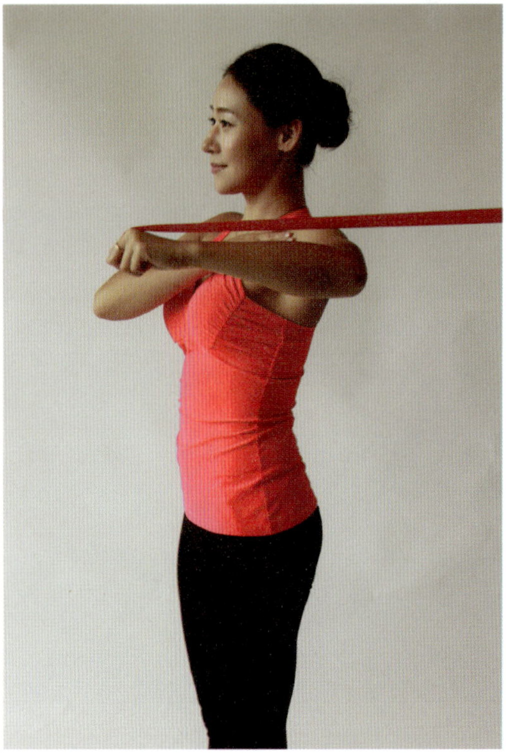

그림 11-70 튜빙 90° 어깨 안쪽돌림

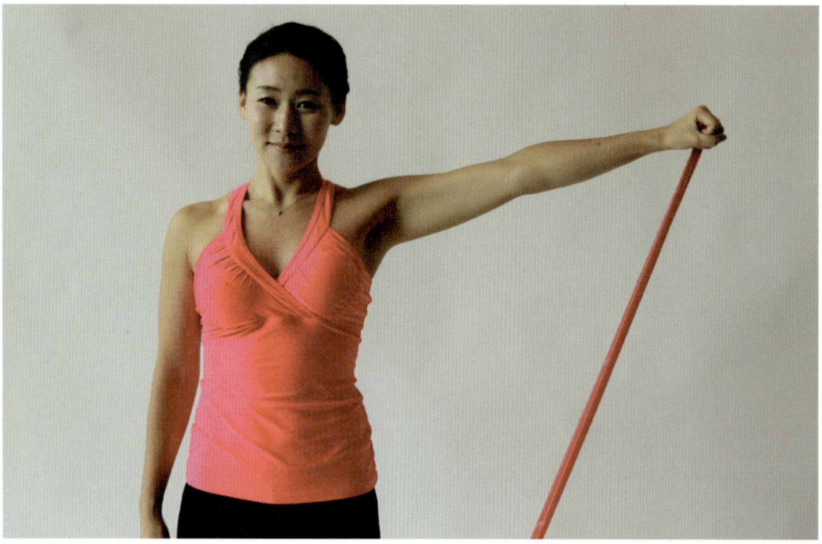

그림 11-71 튜빙 어깨 벌림

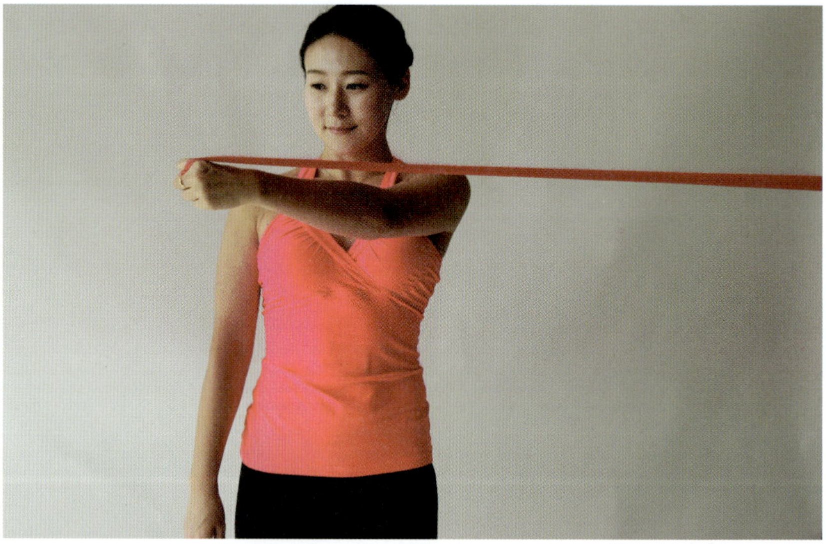

그림 11-72 튜빙 어깨 수평모음

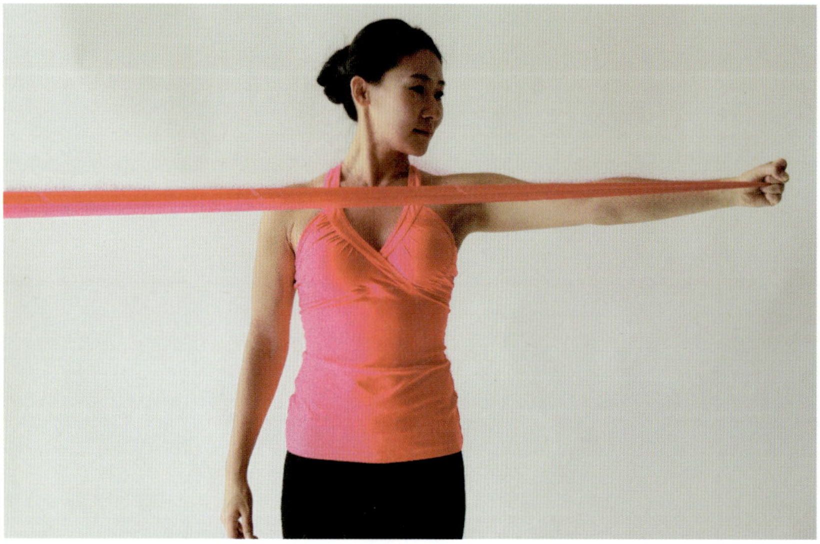

그림 11-73 튜빙 어깨 수평벌림

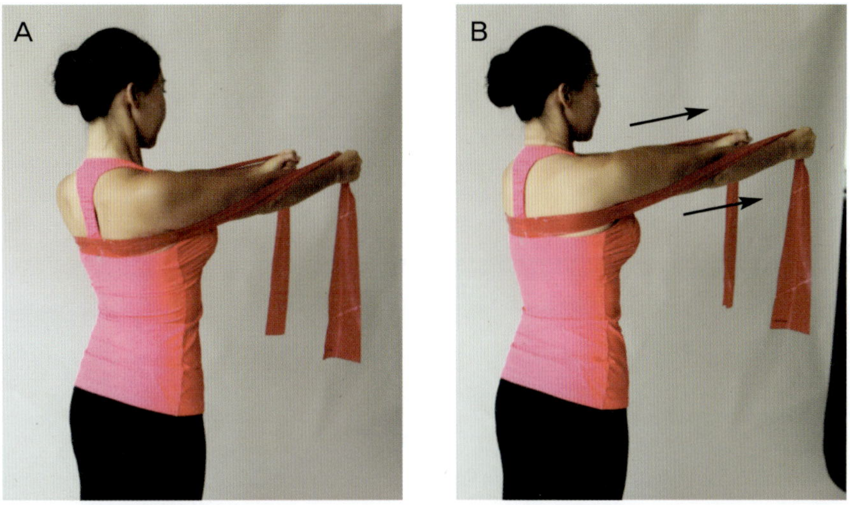

그림 11-74 튜빙 어깨 내밈
A. 시작, B. 종료

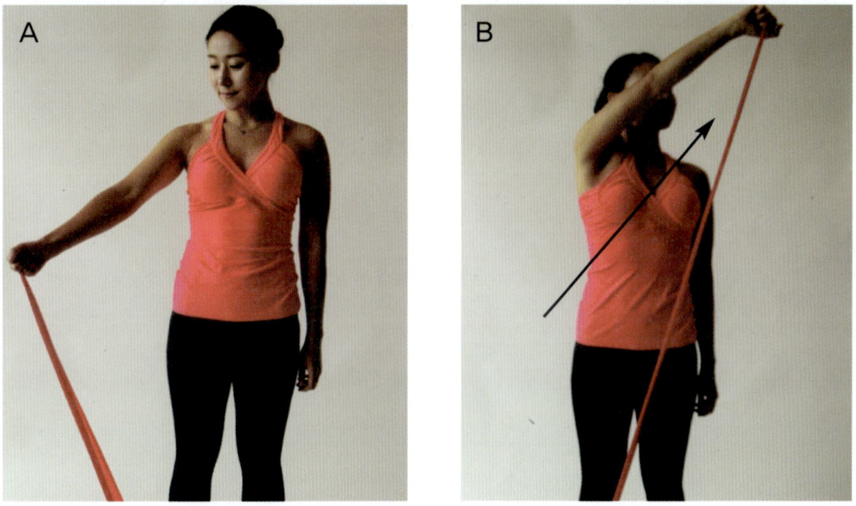

그림 11-75 D1 어깨 굽힘 응용 동작
A. 시작, B. 종료

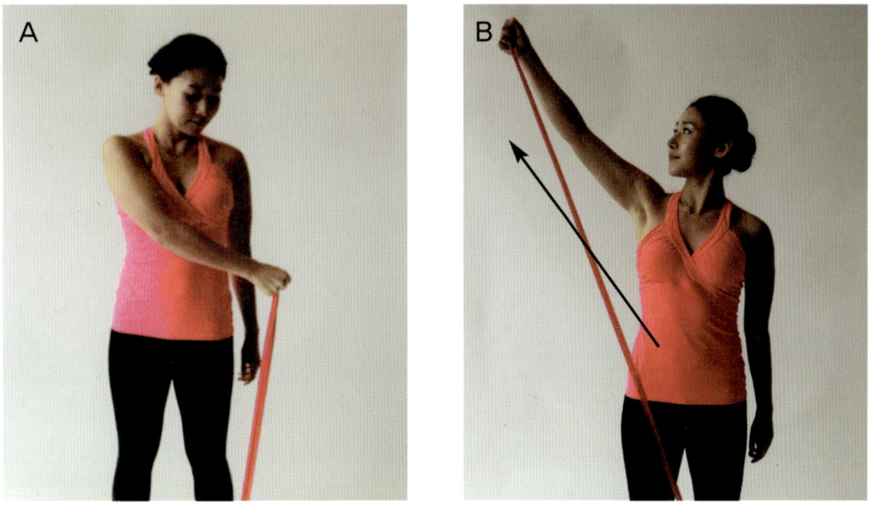

그림 11-76 D2 어깨 폄 응용 동작
A. 시작, B. 종료

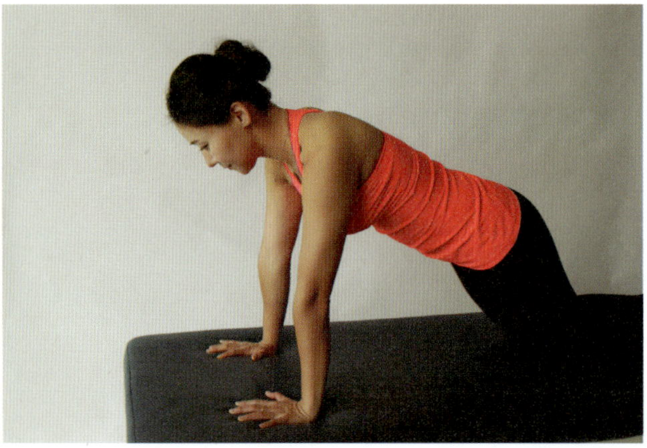

그림 11-77 푸시업 운동

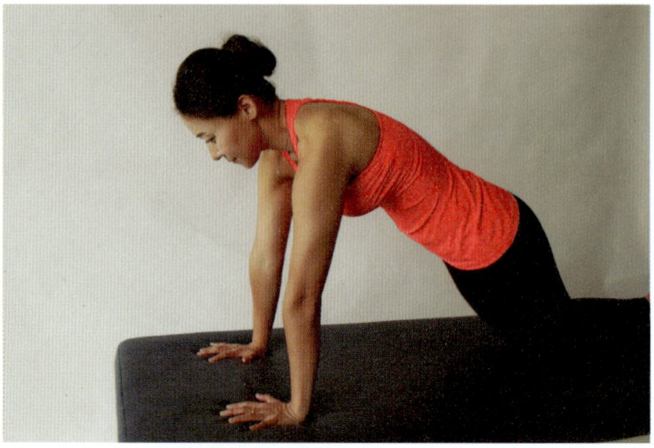

그림 11-78 푸시업 플러스 운동

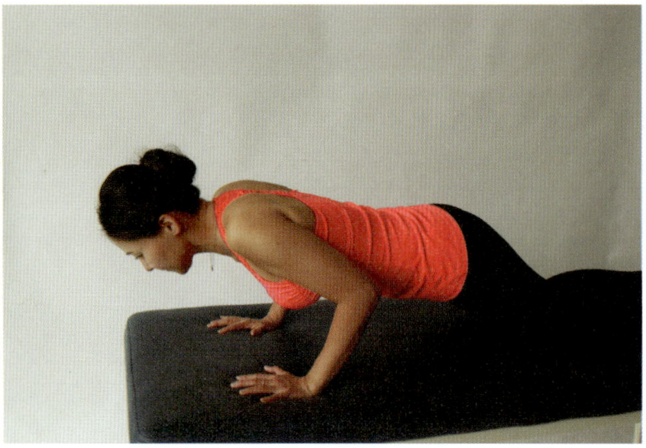

그림 11-79 푸시다운 운동

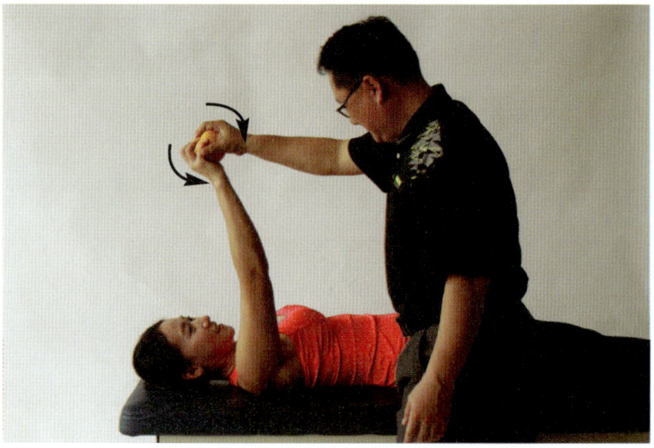

그림 11-80 볼 쥐고 흔들기

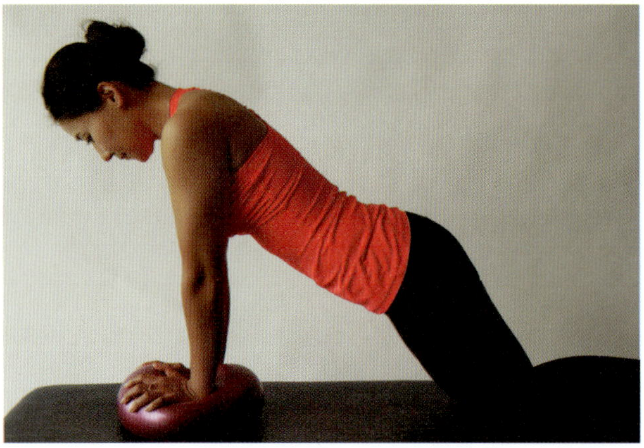

그림 11-81 볼 위에서 중심잡기

고유수용기 운동 그림 11-81

고유수용기는 어깨관절의 움직임을 인지하고 힘과 방향, 속도 등을 조절하는 인체의 감각 운동 기관이다. 투구하는 과정에서 모든 신체의 분절은 연속적인 움직임 형태로 진행되기 때문에 인접하는 분절과 관절의 움직임 형태에 따라 해당 관절에서의 힘과 방향 등을 조절해야 한다. 어깨관절의 고유수용 능력을 강화하기 위해서는 닫힌사슬운동인 평지에서 손을 짚고 다른 관절과 분절을 움직이거나 볼과 같은 불안정한 표면 위에 손을 짚고 중심을 잡거나 다른 관절과 분절을 움직이면서 운동한다. 고유수용기 운동은 지면의 불안정성이 클수록 강도가 높아진다는 점을 이해해야 한다.

연습문제

01 어깨관절의 기능해부학에 관한 설명으로 가장 올바른 것은?

① 어깨관절의 움직임에는 어깨뼈와 위팔뼈, 가슴뼈의 움직임이 매우 중요하다.
② 오목위팔관절의 리듬이 정상으로 작용하기 위해서는 봉우리빗장관절과 어깨가슴관절이 관여해야 한다.
③ 돌림근띠에는 어깨밑근, 가시위근, 가시아래근, 큰원근이 있다.
④ 위팔뼈 내밈(protraction) 움직임에서는 어깨뼈가 전방경사를 한다.
⑤ 어깨관절의 정적 고정자 역할을 하는 것은 관절주머니, 관절테두리, 인대이다.

02 다음은 어깨관절에 관한 설명이다. 틀린 것은?

① 어깨관절은 복장빗장관절, 봉우리빗장관절, 오목위팔관절, 어깨가슴관절로 구분된다.
② 오목위팔인대는 어깨관절의 앞쪽에만 있으며, 위쪽과 중간, 아래쪽에 있다.
③ 위팔뼈머리는 어깨뼈오목에 연결되어 있으며, 절구관절(ball and socket joint)이다.
④ 위팔뼈머리는 어깨뼈오목과 크기가 비슷하기 때문에 인대와 돌림근띠에 의해 강력한 관절의 형태를 취한다.
⑤ 어깨돌림근의 정상적인 근력 비율은 뒤쪽돌림근은 앞쪽돌림근의 60~70%이다.

03 다음은 어깨관절에 작용하는 근육이다. 작용하는 기전이 가장 다른 하나는 무엇인가?

① 가시위근
② 앞톱니근
③ 마름근
④ 등세모근
⑤ 어깨올림근

04 다음은 어깨관절의 운동 손상에 관한 설명이다. 틀린 것은?

① 봉우리빗장관절의 손상의 주된 기전은 넘어지면서 손을 지면에 짚는 경우이다.
② 충돌증후군은 부리돌기밑에서 가장 빈번하게 발생하며, 위팔뼈의 가쪽돌림 과정에서 가시아래근과 가시위근의 정지부가 관절 사이에 끼면서 발생한다.
③ 위팔어깨관절의 전방탈구는 Bankart 병변과 관련이 있다.
④ 관절테두리의 뒤쪽 파열을 Bennett 병변이라고 한다.
⑤ 위팔두갈래근 긴힘줄은 결절사이고랑을 지나며 가쪽돌림 과정에서 결절과 충돌하거나 힘줄염을 유발한다.

05 다음은 SLAP 병변에 관한 설명이다. 틀린 것은?

① 관절테두리 손상 중에서 스포츠 손상과 가장 밀접한 손상이다.

② 10~2시 방향의 관절테두리의 파열을 의미한다.

③ SLAP type II의 경우 봉합술을 실시한 후 재활운동을 하는 것이 효과적이다.

④ 투구 단계 중 감속 단계에서 위팔뼈가 어깨뼈에서 떨어져나가면서 발생하기도 한다.

⑤ 위팔뼈의 가쪽돌림 동작에서 위팔두갈래근의 peel back mechanism으로 인해 관절테두리가 손상된다.

06 다음은 손상 부위와 검사가 잘못 연결된 것은?

① 충돌증후군 검사–Neer Test

② 가슴문증후군 검사–Roo Test

③ 가시위근 검사–Empty Can Test

④ 어깨관절의 앞쪽 불안정 검사–Sulcus Sign

⑤ SLAP 병변 검사–O' brien Test

07 아래의 손상평가 방법이 설명하고 있는 검사법과 검사 부위를 옳게 연결한 것은?

> 환자를 눕힌 후 어깨를 90° 벌리고, 팔꿈치를 90° 굽힌 상태에서 검사자는 환자의 팔꿈치를 잡고 위팔뼈 축 방향으로 압박을 가하면서 안쪽돌림과 가쪽돌림을 실시했다. 이때 통증이 발생된다면 양성이다.

① 압박돌림 검사–SLAP 병변

② 스피드 검사–위팔두갈래근

③ Hawkins–Kennedy test–충돌증후군

④ Allen 검사–가슴문증후군

⑤ Anterior Apprehension Test–어깨관절의 앞쪽 불안정

08 다음은 어깨 손상에 관한 이해와 적절한 대처법이다. 가장 올바른 것은?

① 봉우리밑 충돌증후군은 봉우리뼈와 위팔뼈머리 사이에서의 구조물이 끼이면서 충돌이 유발되는 손상으로 손상 초기에는 투구의 횟수를 줄여야 한다.

② 돌림근띠 손상에서는 주로 가시위근 손상이 많으며, 어깨 90° 벌림과 팔꿈치 90° 굽힘 상태에서 가쪽돌림 운동을 실시하는 것이 권장된다.

③ SLAP type II 진단을 받은 2주 후부터 비수술적 치료를 위해 벤치프레스 운동을 실시했다.

④ 위팔두갈래근 긴힘줄염 진단을 받은 2주 후부터 팔을 몸에 붙인 상태로 팔꿈치를 90° 굽히고 적색 튜빙을 이용해 안쪽돌림운동을 실시했다.

⑤ 어깨 손상 예방을 위해 근육 운동의 무게를 2배로 증가시켰다.

09 투구 과정에서 볼이 손에서 벗어나는 순간부터 감속 단계라고 한다. 이 단계에서 손상이 가장 많은 부위와 진단명은 무엇인가?

① 위팔두갈래근-위팔두갈래근 건염
② 관절테두리-SLAP 병변
③ 관절테두리-Bankart 병변
④ 돌림근띠 파열
⑤ 가시위근-봉우리밑 충돌증후군

10 다음은 통증 관리에 관한 내용이다. 옳지 <u>않은</u> 것은?

① 투구하는 선수의 경우 관절가동범위 확보를 위한 스트레칭은 매우 중요하다.
② 통증 초기에는 얼음찜질을 실시하고 통증이 경감되면 관절가동범위 운동과 함께 근육 운동, 고유수용기운동 등을 저강도에서부터 시작한다.
③ 투구 동작에서 반복적인 어깨통증이 있어서 팔 웨이트 트레이닝을 격일로 실시했다.
④ 고유수용기 회복을 위해 짐볼 위에서 손을 짚고 중심잡는 운동을 했다.
⑤ 부리돌기밑 충돌증후군이 있어서 허리와 등뼈를 똑바로 펴도록 자세를 교정했다.

---

1. ⑤	2. ④	3. ①	4. ②	5. ③
6. ④	7. ①	8. ④	9. ②	10. ③

어깨 손상의 특이적 재활운동

Overhead Athlete에게 어깨관절은 가장 손상이 많은 부위이다. 어깨관절은 위팔어깨관절(GH joint), 봉우리빗장관절(AC joint), 복장빗장관절(SC joint), 어깨가슴관절(ST joint)로 구분된다. 10년 전까지도 어깨관절에서 위팔어깨관절의 손상이 가장 흔하고 중요한 것으로 여겨졌다. 그러나 스포츠 선수에게 있어서 위팔어깨관절의 손상과 함께 어깨뼈의 움직임은 손상의 기전에 관여하며, 재활운동에 매우 중요한 변수가 되었다.

위팔어깨관절은 작은 관절테두리에 약 2배가 더 큰 위팔뼈 머리가 매달려 있는 구조로 되어 있다. 위팔뼈를 벌리거나 돌릴 때 안정성을 유지하기 위해서는 관절테두리와 돌림근띠, 어깨뼈 주변 근육의 역할이 매우 중요하다. 위팔뼈를 옆으로 30° 도 벌리면 어깨뼈의 움직임은 없지만, 30~90° 까지 옆으로 벌리면 어깨뼈는 2대 1의 비율로 가쪽으로 벌어지고, 90° 이상부터는 1대 1의 비율로 가쪽으로 벌어진다. 이렇듯 위팔뼈와 어깨뼈의 상호 움직임을 어깨위팔뼈 리듬이라고 한다. 투구 기전 중 발생하는 손상은 **후기 코킹기(late cocking phase) 동작에서 위팔뼈의 가쪽돌림으로 인해 어깨관절의 뒷부분에서 관절 간격이 좁아지면서 관절테두리가 끼이는 현상(internal impingement)**이 발생한다. 또 다른 손상은 **초기 감속기(early deceleration phase) 과정에서 위팔뼈가 어깨뼈의 관절오목에서 떨어져나가면서 위팔두갈래근 긴힘줄의 기시부인 뒤위관절테두리를 물고 떨어지는 SLAP 병변**이 발생하는 것이다. SLAP 병변은 총 네 가지 유형으로 분류되며, 유형1은 위팔두갈래근 긴힘줄이 부착되는 부위에서의 퇴행성 변화이고, 유형2는 부착 부위에서의 부분 파열을 의미하며, 유형3은 부착 부위에서의 관절테두리가 파열되어 양동이 손잡이 형태로 흘러 내린 경우이다. 유형4는 부착 부위에서의 관절테두리 파열과 위팔두갈래근 긴힘줄의 파열이 동반되는 경우를 의미한다.

반복적인 투구를 하는 선수들은 주측과 비주측에서 어깨의 관절가동범위(ROM)에 차이가 있다. 즉, 주측에서는 가쪽돌림 ROM이 더 크며, 비주측에서는 안쪽돌림 ROM이 크다. 연령이 증가하면서 주측과 비주측 어깨의 관절가동범위에 차이가 생기고, 반복적인 동작으로 인해 어깨관절의 연부조직과 뼈의 구조가 변화하며, 그 결과로 가쪽돌림 ROM은 증가하고 안쪽돌림 ROM은 감소한다. 또한 위팔뼈의 뒤굽음(retroversion)은 뼈가 성숙하지 않은 성장기에 발생할 수 있다. 정상적인 경우 위팔뼈는 뒤쪽으로 30° 뒤굽음되어 있다. 그러나 청소년기 주측 위팔뼈는 38° 뒤굽음되어 있으며, 이러한 뒤굽음은 위팔뼈의 안쪽돌림 ROM과 관련이 있는 것으로 보고 있다. 이렇듯 **어깨관절에서 위팔뼈의 안쪽돌림 ROM이 주측과 비주측에서 차이가 있는 현상을** GIRD라고 한다.

GIRD는 어깨관절의 안쪽돌림 ROM이 제한되어 있는 것이며, 그 원인이 어깨관절주머니의 구축이나 위팔뼈의 뒤굽음, 그리고 어깨뼈 움직임 제한이다. 그러므로 운동 프로그램 작성 시 그 원인이 사전에 규명되어야 한다. 특히 **어깨뼈 위치가 다르거나 어깨뼈 아래쪽의 돌출, 부리돌기에서의 통증, 어깨뼈 움직임의 불안정이 있는 현상을 일컬어 SICK scapular**라고 한다. 최근 연구에서는 어깨뼈의 위치가 틀어지는 원인 중 하나로 어깨올림근(levator scapular muscle)의 과긴장과의 관련성을 보고하고 있다. 어깨올림근은 어깨뼈의 위안쪽에 붙어 있으며, 과긴장 시 어깨뼈를 가쪽으로 이동시키고 아래 방향으로 내려간다. SICK scapular가 있는 경우에는 sleeper stretch를 권장한다. 즉, 어깨관절의 뒤쪽 관절주머니와 근육을 스트레치해 어깨뼈의 가쪽 이동을 막도록 하고, Blackburn 운동을 통한 어깨뼈 주변 근육을 강화시키는 운동이 처방되어야 한다. 엎드린 자세에서 양팔을 어깨 선상에서 들어올리는 운동과 위팔뼈를 가쪽돌림한 상태에서 어깨뼈를 뒤당김(retraction)시키고 들어올리는 운동, 팔꿈치를 90° 굽힌 상태에서의 어깨뼈운동 등은 어깨올림근, 등세모근, 마름근, 앞톱니근, 뒤톱니근을 강화시키기 위해 권장된다. 또한 **Low-low, 시계 방향 운동, 벽닦기, 펀치, 어깨뼈의 올림 후 뒤당김, 위팔뼈의 가쪽돌림 후 어깨뼈 내림, 위팔뼈의 안쪽돌림 후 어깨뼈 올림, 이외에도 루틴 형태의 연속 동작과 D2 형태의 운동**(예: 사선 방향 당기기, 잔디 깎기 등)이 처방되어야 한다.

야구선수를 대상으로 한 연구에서 어깨 손상 중 가장 빈번한 손상이 SLAP 병변이다. 재활운동은 운동의 목적과 기술 수준, 참여 수준에 따라 운동처방이 달라져야 하기 때문에 요리책과 다르게 운동 프로그램이 모두 동일하게 처방되어서는 안 된다. 재활운동은 회복 시간을 단축시키고 치유 속도를 빠르게 하며, 손상 부위의 부종 완화 및 현장으로의 복귀를 단축시킨다. 가장 중요한 것은 손상을 예방하는 것이기 때문에 사전 신체검사를 통해 선수의 근력 상태와 주동근과 대항근의 비율, 동작의 기전을 분석하는 것이다. 재활운동의 기본 원칙은 우선 수술 부위를 최대한 보호한 상태에서 초기에는 염증과 부종, 통증을 조절한 상태에서 ROM 회복을 위한 운동을 하고, 등척성 운동을 통한 근위축 예방을 하는 것이다. 또한 고유수용성 운동을 통해 신경근 회복을 촉진하면서 점차적으로 근력과 근신경 회복을 위해 운동 강도를 점증시켜야 한다. SLAP 봉합술 환자의 경우 수술 3주 후에 재활운동을 시작한다. 초기에는 봉합된 부위의 빠른 치유를 위해 스트레스가 가해지지 않도록 운동 프로그램 선택 시 주의해야 한다. **재활운동의 요점은 운동 프로그램에 어깨뼈 움직임 향상을 위한 운동과 어깨의 kinetic chain 형태의 운동을 포함시키는 것이다.**

결론적으로 어깨 손상의 경우 정확한 진단과 함께 손상의 기전을 분석하고 근위축과 고유감각 기능의 감소를 줄이기 위해 조기 재활운동을 실시해야 한다. 재활 프로그램 처방 시 어깨관절의 불안정과 GIRD 및 SICK scapular를 확인해야 한다. 단순한 근력 강화가 아니라 근육의 밸런스와 자세 교정, 기능 운동 등에 중점을 두어야 하며, 재활 중 심리상담과 부상 원인의 분석 및 부상 예방 교육이 포함되어야 한다.

어깨관절 평가 질문지

SOCIETY OF THE AMERICAN SHOULDER AND ELBOW SURGEONS RATING SCALE

어깨

이름: 작성일: 점수: /100

I. 환자 자가검사: 불안정한 정도(10점)

당신의 어깨가 불안정한 느낌이 드는가? (마치 탈구되는 것같이)	예	아니오
당신의 어깨가 얼마나 불안한가? 점수를 수치에 맞추어 표기하라( ) 0 ——— 10 매우 불안정적 ... 매우 안정적		

II. ASES 환자 자가검사: 일상생활활동 설문지(30점)

다음 활동을 할 수 있는 정도를 박스 안에 있는 숫자에 동그라미로 표기하시오(환부만 표기)		
3-정상 2-약간 문제 있음 1-도움을 받아야 가능 0-불가능		
활동	오른쪽 팔	왼쪽 팔
1. 코트 입기	0 1 2 3	0 1 2 3
2. 환부 쪽으로 옆으로 누워 자기	0 1 2 3	0 1 2 3
3. 등을 닦거나 브래지어에 손 닿기	0 1 2 3	0 1 2 3
4. 배변 후 닦기	0 1 2 3	0 1 2 3
5. 머리 빗기	0 1 2 3	0 1 2 3
6. 높은 선반에 손 올리기	0 1 2 3	0 1 2 3
7. 10lb를 어깨 위로 들기	0 1 2 3	0 1 2 3
8. (머리 위로) 공 던지기	0 1 2 3	0 1 2 3
9. 일상생활 문제 없이 가능	0 1 2 3	0 1 2 3
10. 스포츠 문제 없이 가능	0 1 2 3	0 1 2 3

III. Physician 평가: ROM(20점)–능동만 측정

ROM GOOD–5점 FAIL–0점	오른쪽	왼쪽
총 어깨 운동: 각도계		
앞쪽 올림 GOOD–170° 이상 / FAIL–170° 미만		
ER (팔을 90° 벌림) GOOD–100° 이상 / FAIL–100° 미만		
IR (엄지손가락으로 등쪽 최고 높은 곳까지 닿기) GOOD–T10 이상 / FAIL–T10 이하		
크로스–신체 모음 (팔오금에서 반대쪽 어깨뼈봉우리) GOOD–15° 이상 / FAIL–15° 미만		

팔꿈치와 손목관절의 손상

팔꿈치 운동 손상

기능해부학

팔꿈치는 위팔뼈와 노뼈, 자뼈로 구성되어 있으며, 관절은 위팔노관절, 위팔자관절, 몸쪽 노자관절 3개로 구분된다 그림 11-82 . 위팔노관절은 위팔뼈의 가쪽과 노뼈 몸쪽이 이루는 관절이며, 위팔자관절은 위팔뼈의 팔꿈치오목(olecranon fossa)과 자뼈의 팔꿈치돌기(olecranon process)가 이루는 관절이고, 몸쪽 노자관절은 노뼈와 자뼈의 몸쪽에서 만나는 관절이다. 팔꿉관절의 인대는 자뼈곁인대(UCL, 안쪽곁인대)와 노뼈곁인대(RCL, 가쪽곁인대), 돌림인대(annular collateral ligament)가 있다 그림 11-83 . 자뼈곁인대는 앞쪽다발과 뒤쪽다발, 가로다발이 있으며, 앞쪽다발은 팔꿈치를 20~120°로 펴는 동안 관절의 안정성을 유지하는 역할을 하며, 0~60°에서 가장 강력하게 고정하는 역할을 한다. 뒤쪽다발은 팔꿈치를 90° 굽힘 단계에서 앞쪽다발의 보조적 고정자 역할을 하며, 120° 굽힘 단계에서는 특히 오버헤드 선수들에게 주된 스트레스가 된다. 가로다발은 거의 스트레스를 받지 않는다. 자뼈곁인대는 바깥굽음(valgus)에 저항하고 노뼈곁인대는 안쪽굽음(varus)에 저항한다. 돌림인대는 노뼈 머리를 둘러싸고 있으며, 자뼈의 갈고리돌기에 부착되어 노뼈 머리를 안쪽과 가쪽으로 돌림하는 데 지지하는 역할을 한다.

팔꿈치의 주된 근육은 팔꿈치굽힘근, 팔꿈치폄근, 아래팔뒤침근, 아래팔엎침근으로 구분된다. 팔꿈치굽힘근은 위팔두갈래근(biceps brachii), 위팔근(brachialis), 위팔노근(brachiradialis)이 있으며, 팔꿈치폄근은 위팔세갈래근(triceps brachii)과 팔꿈치근(anconeus)이 있

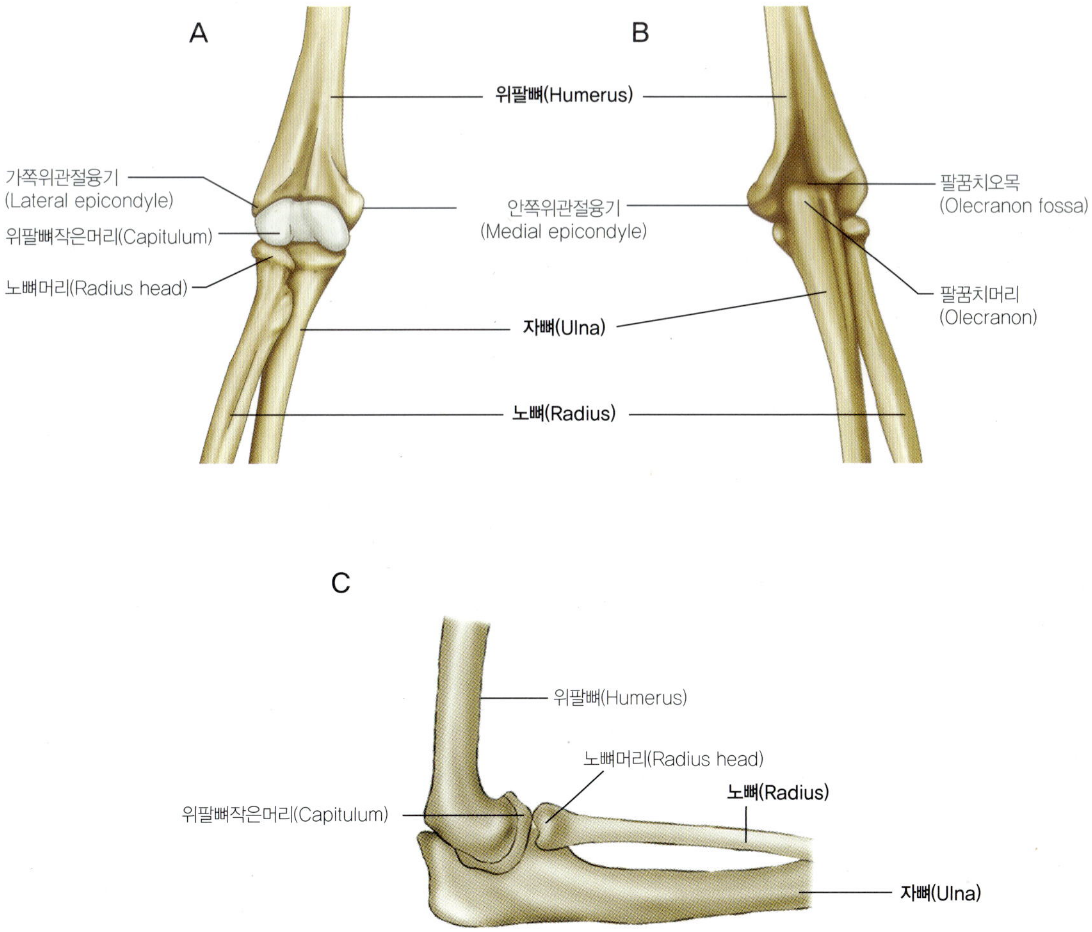

그림 11-82 **팔꿈치 뼈**
A. 앞, B. 뒤, C. 옆

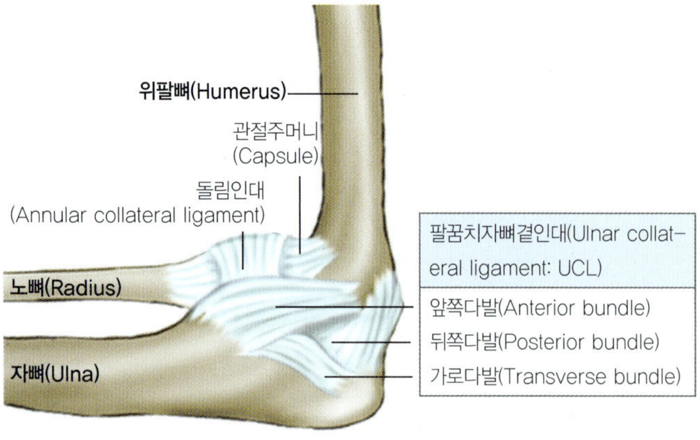

그림 11-83 팔꿈치 자뼈곁인대

다. 아래팔뒤침근은 긴노쪽손목폄근(extensor carpi radialis longus), 짧은노쪽손목폄근(extensor carpi radialis brevis), 자쪽손목폄근(extensor carpi ulnaris), 손가락폄근(extensor digitorum)이 있으며, 아래팔엎침근은 원엎침근(pronator teres), 네모엎침근(pronator quadratus)이 있다. 신경은 정중신경과 노신경, 자신경 3개가 지나가며, 정중신경은 손목굴을 통과하며 손목 굽힘근과 원엎침근, 네모엎침근에 작용하고, 노신경은 손가락 폄근과 뒤침근에 작용한다. 그리고 자신경은 팔꿈치돌기와 안쪽위관절융기 사이를 지나며, 손목굽힘근과 손가락굽힘근에 작용한다 그림 11-84.

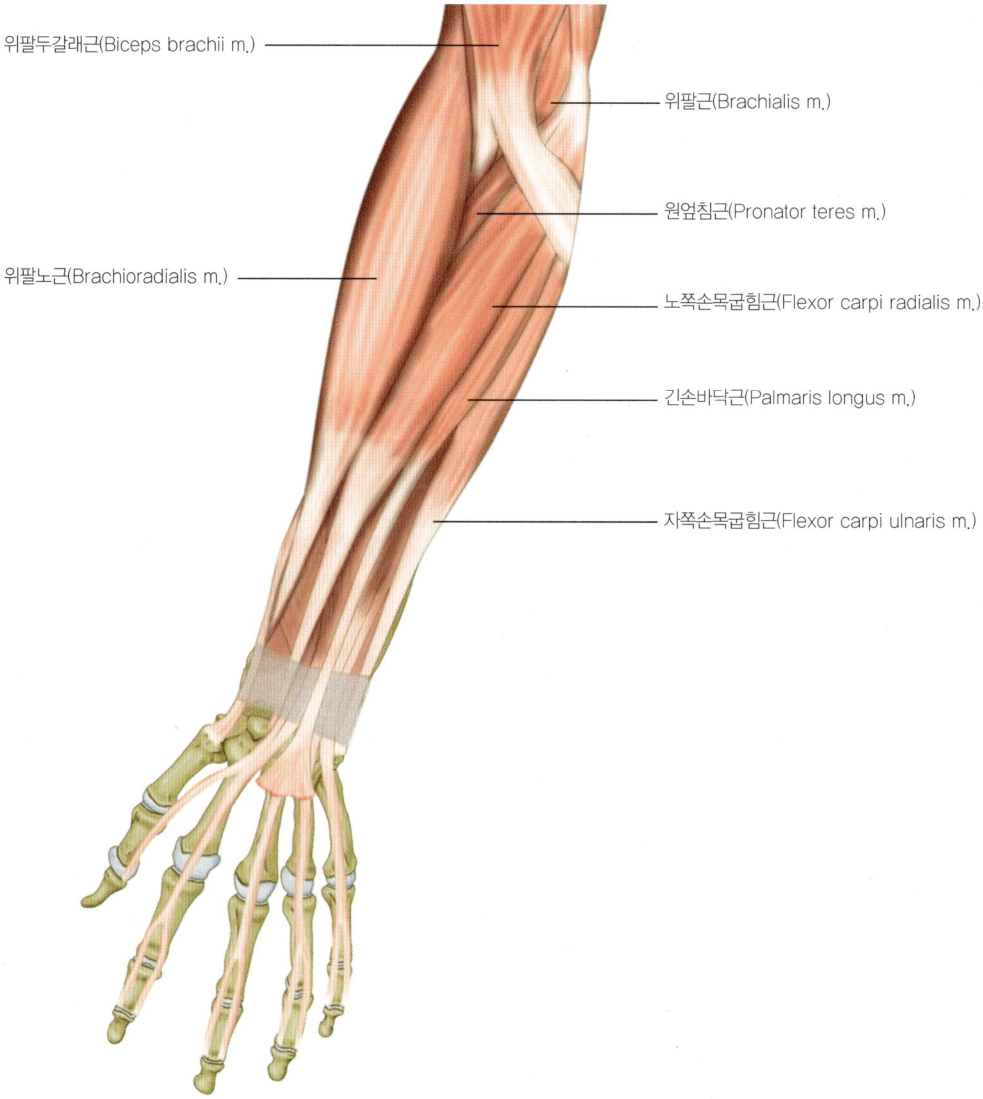

그림 11-84 팔꿈치 근육

팔꿈치 주변 근육 표 11-8~11

표 11-8 팔꿈치굽힘근

근육	작용	이는곳	닿는곳	신경지배
위팔두갈래근 (biceps brachii)	팔굽치 굽힘 아래팔 뒤침 어깨 굽힘	긴머리: 어깨뼈 관절오목의 위쪽 거친면 짧은머리: 어깨뼈의 부리돌기	노뼈 거친면	근육피부
위팔근 (brachialis)	팔꿈치 굽힘	위팔뼈의 앞쪽 먼1/2	자뼈의 갈고리돌기 노뼈의 거친면	근육피부
위팔노근 (brachioradialis)	팔꿈치 굽힘 아래팔 엎침	위팔뼈 가쪽관절융기 능선	노뼈의 붓돌기	노신경
자쪽손목굽힘근 (flexor carpi ulnaris)	팔꿈치 굽힘 손목 굽힘 자쪽편위	위팔머리: 안쪽위관절융기 자머리: 자뼈 뒤쪽의 몸쪽 2/3	콩알뼈 갈고리뼈 5번째 손허리뼈 기저부	자신경
원엎침근 (pronator teres)	팔꿈치 굽힘 아래팔 엎침	위팔뼈머리: 안쪽위관절융기	노뼈의 중간 1/3	정중신경

표 11-9 팔꿈치폄근

근육	작용	이는곳	닿는곳	신경지배
팔꿈치근 (anconeus)	팔꿈치 폄	가쪽위관절융기의 뒤쪽	팔꿈치돌기의 가쪽면	노신경
위팔세갈래근 (triceps brachii)	팔꿈치 폄	긴머리: 어깨뼈 관절오목의 아래쪽 거친면 가쪽머리: 위팔뼈 몸쪽 1/2의 뒤쪽면 안쪽머리: 위팔뼈 뒤안쪽면	자뼈의 팔꿈치돌기	노신경

표 11-10 아래팔엎침근

근육	작용	이는곳	닿는곳	신경지배
위팔노근 (brachioradialis)	팔꿈치 굽힘 아래팔 엎침	위팔뼈 가쪽관절융기 능선	노뼈의 붓돌기	노신경
노쪽손목굽힘근 (flexor carpi radialis)	아래팔 엎침 손목 굽힘 노쪽편위 팔꿈치 굽힘	안쪽위관절융기	2, 3번 손허리뼈의 기저부	정중신경
네모엎침근 (pronator quadratus)	아래팔 엎침	자뼈의 먼쪽 1/4의 앞면	노뼈 먼쪽 1/4의 가쪽	앞쪽 뼈 사이신경
원엎침근 (pronator teres)	팔꿈치 굽힘 아래팔 엎침	위팔뼈머리: 안쪽위관절융기	노뼈의 중간 1/3	정중신경

표 11-11 아래팔뒤침근

근육	작용	이는곳	닿는곳	신경지배
위팔두갈래근 (biceps brachii)	팔굽치 굽힘 아래팔 뒤침 어깨 굽힘	긴머리: 어깨뼈 관절오목의 위쪽 거친면 짧은머리: 어깨뼈의 부리돌기	노뼈 거친면	근육피부
손뒤침근 (supinator)	아래팔 뒤침	가쪽위관절융기 노뼈곁인대 돌림인대	노뼈의 몸쪽 1/3	노신경

팔꿈치 운동 손상의 이해

자뼈곁인대(UCL) 염좌

자뼈곁인대는 팔꿈치의 바깥굽음을 억제하는 역할을 한다. 특히 투구 동작에서는 외반력(valgus stress)이 가해지며, 이때 안쪽 팔꿈치에서는 견인력이 작용함으로써 자뼈곁인대 염좌가 발생하고, 심할 경우 인대 파열이 발생할 수 있다. 던지기 동작에서 코킹 후기(late cocking)와 초기 가속 단계(early acceleration)에서 파열이 가장 많이 발생한다. 손상을 예방하기 위해서는 외반력에 저항하기 위해 관절 주변의 근육을 강화시키는 것이 중요하다 그림 11-85.

가쪽위관절융기염

일명 "테니스 엘보"라고 하며 노쪽손목폄근과 손가락폄근의 반복적인 편심성 수축에 의한 반복적인 미세 손상을 의미한다. 특히 라켓 스포츠를 하는 사람들이 백핸드 스트로크를 할 때 발생한다. 증상으로는 손가락이나 손목을 뒤로 젖히면 통증이 발생하고 압통이 있다. 관리를 위해서는 초기에는 냉찜질을 실시하고 손목폄근과 노쪽 편위 근육의 스트레칭, 그리고 가벼운 강도의 손목폄근 및 팔꿈치 주변 근육의 강화 운동이 좋다. 특히 튜빙을 이용한 운동은 초기 통증을 유발시키지 않기 때문에 매우 권장된다 그림 11-86.

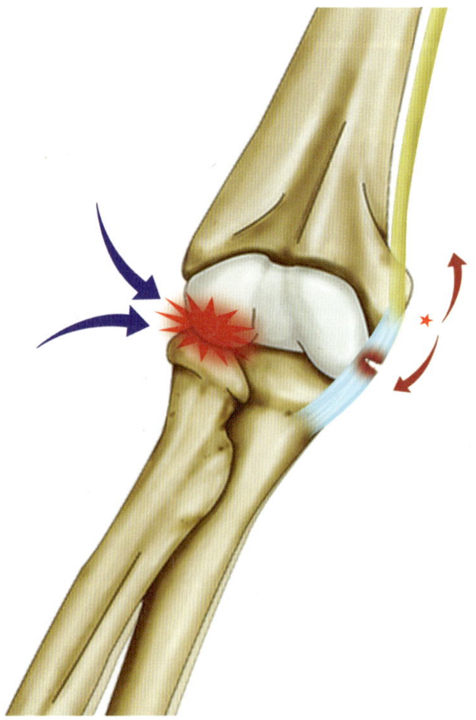

그림 11-85 자뼈곁인대 손상기전

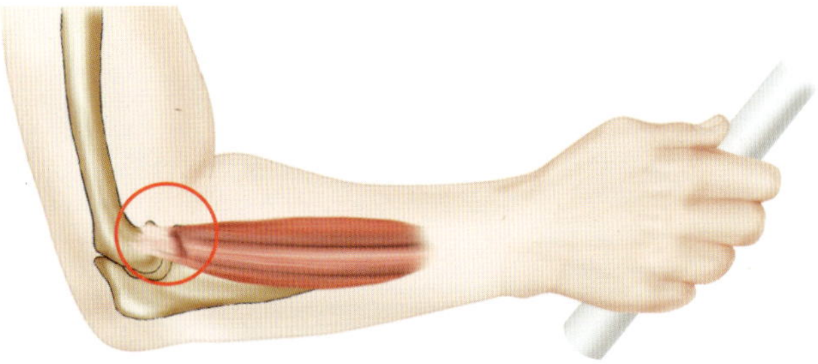

그림 11-86 **가쪽위관절융기염**

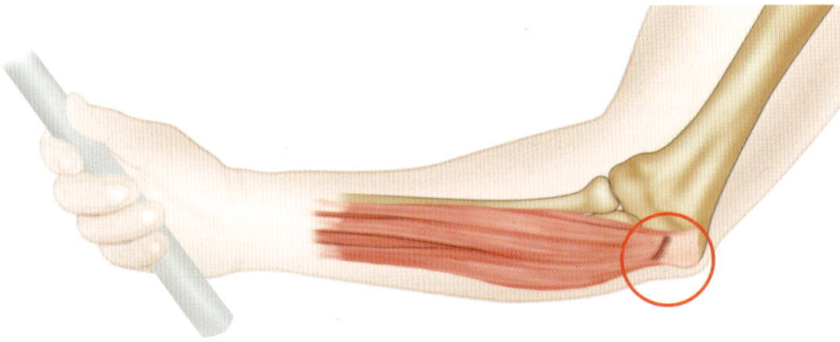

그림 11-87 **안쪽위관절융기염**

안쪽위관절융기염

일명 "골퍼스 엘보"라고 하며, 손목굽힘근을 과다하게 사용할 때 발생하며, 어린 선수들이 커브볼을 많이 던지는 것이 주된 원인이다. 증상으로는 압통이 있으며, 약간의 부종이 동반될 수 있다. 그리고 손목을 움직일 때 통증이 발생할 수 있다. 운동치료를 위해서는 냉찜질과 함께 손목굽힘근의 스트레칭을 권장한다 **그림 11-87**.

위팔뼈 작은머리 골연골염(capitellum OCD)

팔꿈치에 외반력이 발생하면 팔꿈치의 가쪽에서는 압박력이 발생하게 되어 노뼈머리와 위팔뼈의 작은머리(capitellum)가 충돌함으로써 작은머리가 골절되는 골연골염이 발생한다 **그림 11-88,89** .

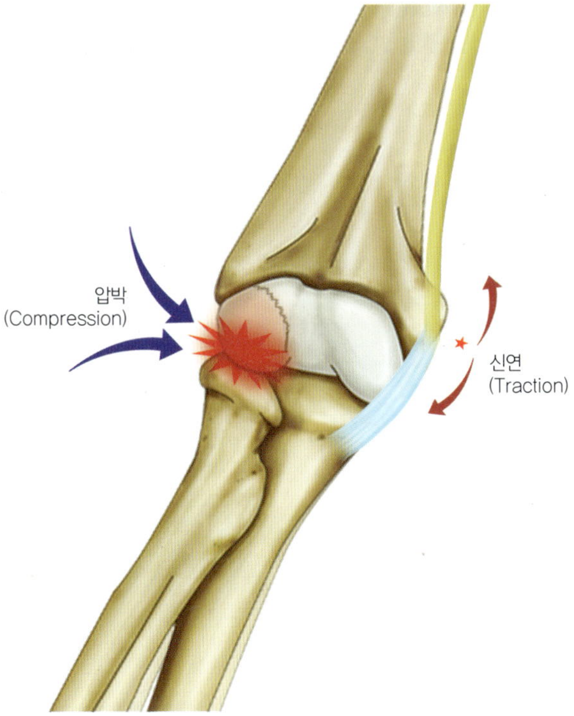

그림 11-88 **위팔뼈 작은머리 골연골염**

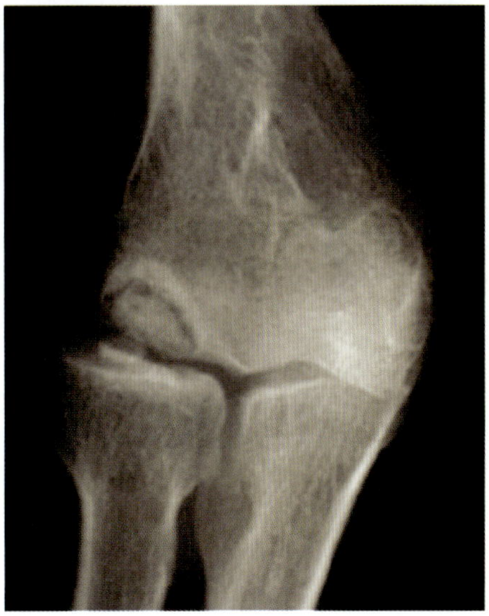

그림 11-89 **위팔뼈 작은머리 골연골염의 X선 검사**

후방충돌증후군(posterior impingement)

팔꿈치를 순간적으로 폄시킬 때 예를 들면, 테니스의 백핸드 스트로크나 배드민턴의 푸시 동작을 할 때 위팔뼈의 팔꿈치오목(olecranon fossa)과 자뼈의 팔꿈치돌기가 순간적으로 충돌한다 그림 11-90. 이때는 일반적인 굽힘과 폄 동작이기보다는 외반력이나 내반력이 가해지기 때문에 뼈들이 약간 비틀리면서 부딪힌다. 주로 외반력이 가해지면 이내 팔꿈치돌기와 위팔뼈의 안쪽 관절융기가 충돌하며, 팔꿈치 운반각이 큰 경우에는 충돌증후군이 더 자주 발생한다. 팔꿈치 운반각이란 위팔뼈와 자뼈가 이루는 각을 의미하며, 남성은 5~10°, 여성은 10~15°가 정상 범위이다.

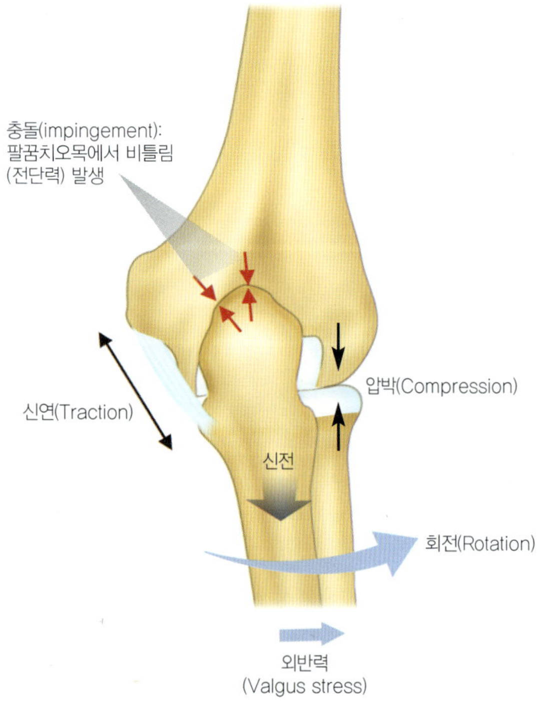

그림 11-90 후방충돌증후군

팔꿈치관절의 손상평가

자뼈곁인대 검사

자뼈곁인대 검사에는 바깥굽음 검사(valgus test), 가동바깥굽음 검사(moving valgus test)가 있다. 외반 검사는 환자의 팔꿈치를 10~25° 굽힌 다음, 한 손은 아래팔 먼쪽을 잡고, 다른 한 손은 팔꿈치의 가쪽에 댄 후 안쪽방향으로 외반력을 가한다 그림 11-91. 통증이 발생한다면 양성이다. 가동바깥굽음 검사는 환자의 어깨를 90° 벌린 후 한 손은 아래팔 먼쪽을 잡고 다른 한 손은 위팔뼈의 먼쪽을 잡는다. 환자의 팔꿈치를 최대한 굽힌 상태에서부터 점차적으로 펴면서 안쪽 방향으로 외반력을 가한다 그림 11-92. 통증이 발생한다면 양성이다.

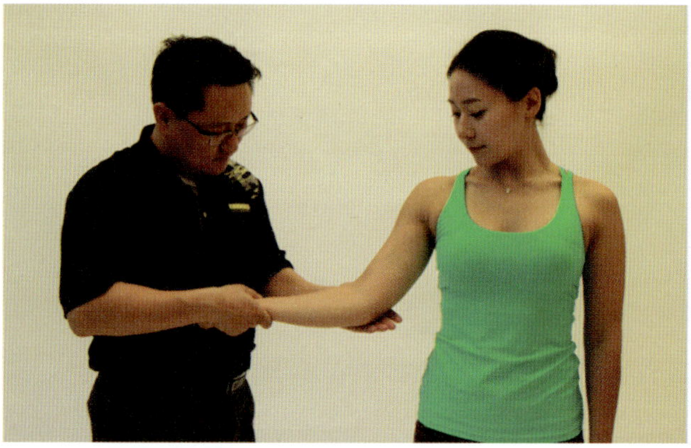

그림 11-91 바깥굽음 검사

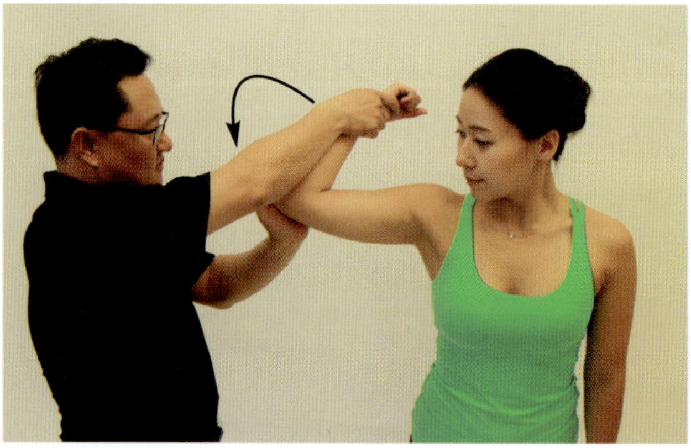

그림 11-92 가동바깥굽음 검사

가쪽위관절융기염 검사-테니스 엘보 검사

환자의 팔꿈치를 45도 굽힌 후 엎침을 하게 한 후 손목 굽힘시킨다. 이때 검사자는 환자의 손등에 저항을 가하면서 환자에게 손목을 젖히도록 지시한다. 통증이 있다면 양성이다 그림 11-93.

안쪽위관절융기염 검사-골퍼스 엘보 검사

환자의 팔꿈치를 45도 굽힌 후 뒤침하게 한 후 손목을 뒤로 젖히도록 한다. 이때 검사자는 환자의 손바닥에 저항을 가하면서 환자에게 손목을 굽히도록 지시한다. 통증이 있다면 양성이다 그림 11-94.

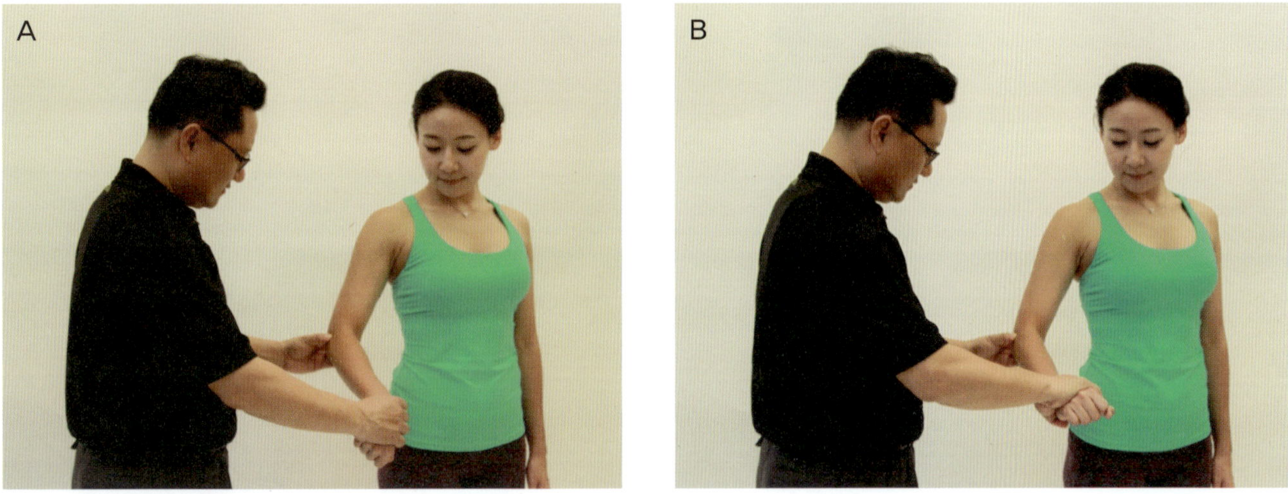

그림 11-93 테니스 엘보 검사
A. 시작, B. 종료

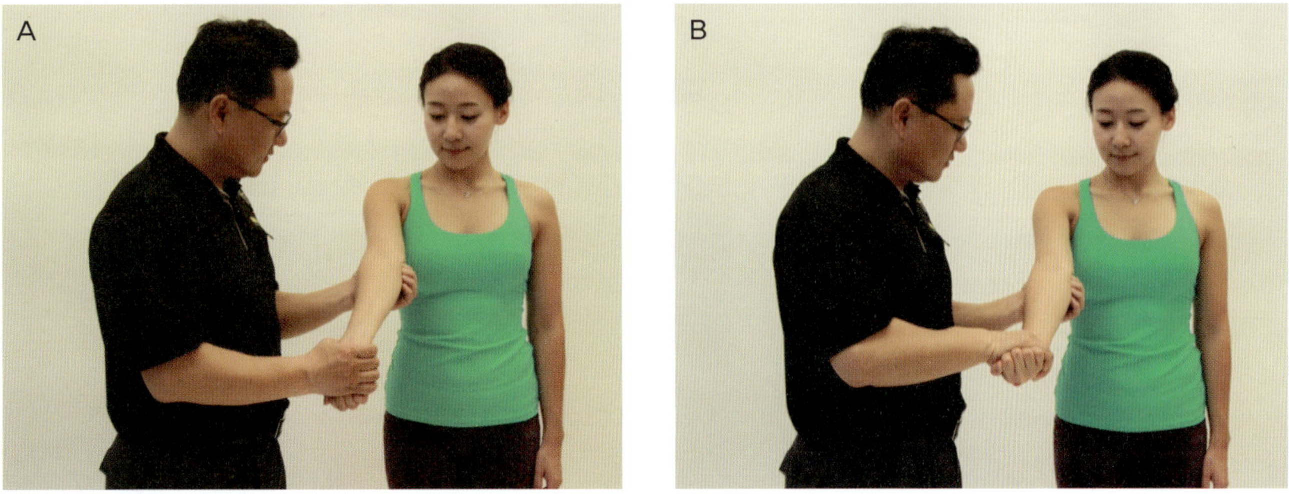

그림 11-94 골퍼스 엘보 검사
A. 시작, B. 종료

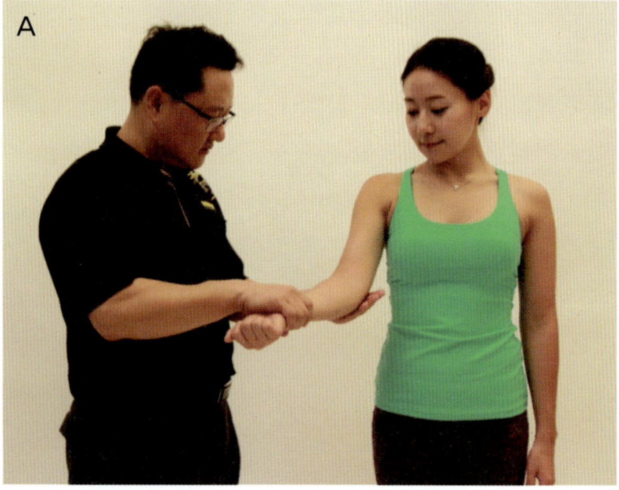

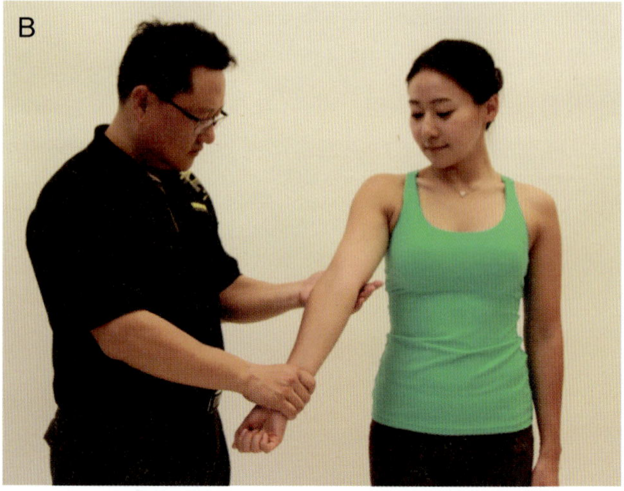

그림 11-95 **반동 검사**
A. 시작, B. 종료

후방충돌증후군 검사-반동검사(bounce home test)

검사자는 한 손으로 팔꿈치를 잡고 다른 한 손으로 손목을 잡는다. 환자의 팔꿈치는 약간 굽힌 상태에서 순간적으로 팔꿈치를 펴면서 위팔뼈의 팔꿈치오목과 자뼈의 팔꿈치돌기를 충돌시켜 통증을 유발시킨다 그림 11-95 . 만약 통증이 있다면 양성이다.

팔꿈치 재활운동

팔꿈치 근기능 회복을 위해서는 관절가동범위의 확보, 고유감각 기능 회복, 그리고 근력의 회복이 중요하다. 관절가동범위를 회복하기 위해서는 팔꿈치관절의 관절가동화 기법, PNF에 의한 방법이 가장 효과적이다. 관절가동화 기법을 위해서는 위팔과 아래팔을 잡고 견인하는 방법과 미끄러짐(slide), 롤링(rolling)과 같이 관절 움직임을 주면서 방향을 조금씩 바꾸어 주는 방법이 있다. PNF 방법에는 관절가동범위의 끝지점에서 등척성 수축 후 이완하는 방법과 등장성 수축 후 이완, 등장성 수축 후 역방향 스트레칭의 방법이 있다 그림 11-96 .

고유감각 기능의 회복을 위해서 트램펄린 위에서 체중 이동, 짐볼 위에서 체중 이동, 메디슨 볼 위에서 체중 이동, 메디슨 볼 주고받기, 트램펄린 리바운드 운동 등이 있다. 고유감각 기능의 회복을 위해서 낮은 강도에서부터 점증하고, 다양한 방향으로 변형시키거나 다른 부위의 근력 운동을 실시하면서 동시에 진행한다면 역동적인 기능 회복에 도움이 된다.

근력의 회복을 위해서는 팔꿈치 관절가동범위가 제한되어 있는 경우와 관절가동범위가 정상인 경우로 구분된다. 만약 관절가동범위가 제한된 상태라면, 끝지점에서의 등척성 수축과 함께 각도 내에서의 등장성 근수축 운동을 권장한다. 완전하게 폄이 되지 않은 상태에서는 위팔세갈래근과 손목 폄근을 위한 근수축운동을 고강도에서 실시하고, 위팔두갈래근과 손목 굽힘근은 저강도에서 실시할 것을 권장한다. 또한 주먹을 강하게 쥐었다가 펴는 운동이 권장된다. 그러나 팔꿈치의 관절가동범위가 정상이라면 모든 각도 내에서 위팔두갈래근과 세갈래근, 아래팔의 엎침근과 뒤침근, 노뼈와 자뼈의 편위 운동, 손가락 운동 등을 실시해야 한다 그림 11-97~100 . 이때 척주에서부터 어깨뼈, 위팔뼈, 아래팔뼈, 손가락이 연속적으로 움직일 수 있는 기능 운동, 예를 들면 볼 던지고 받기, 쉐도우 피칭 등의 운동 형태로 점증되어야 한다.

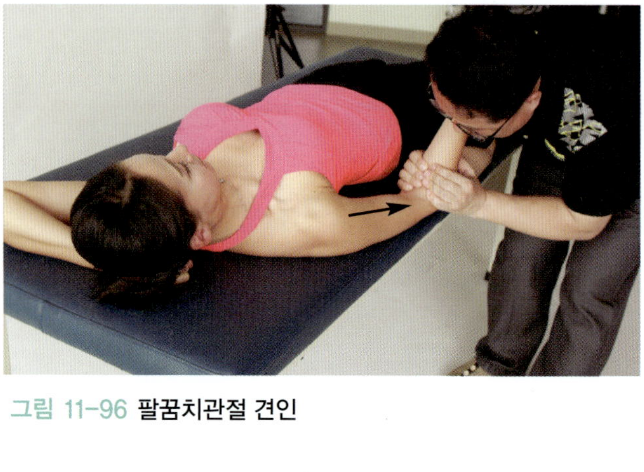

그림 11-96 **팔꿈치관절 견인**

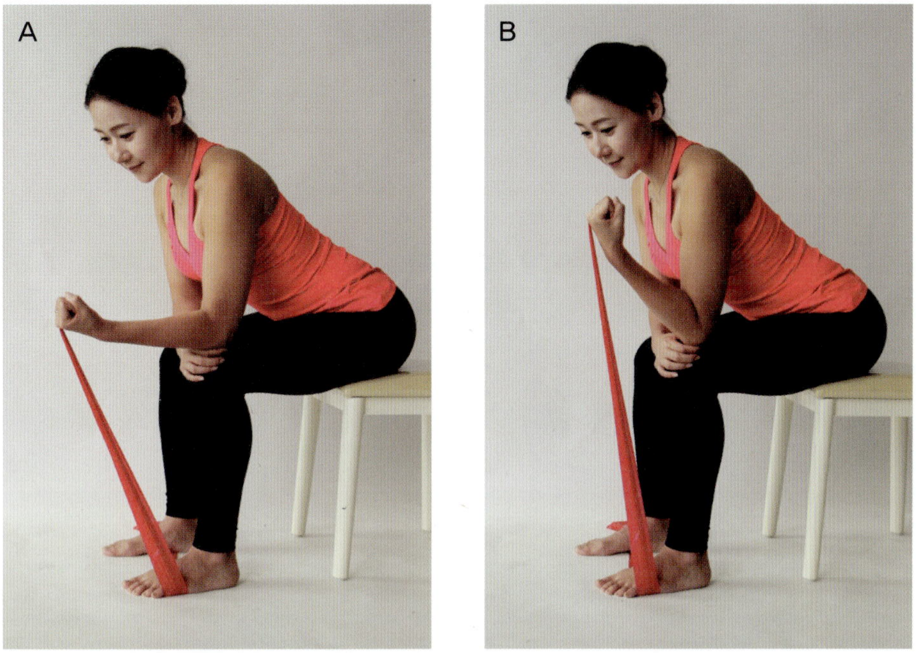

그림 11-97 **튜빙 위팔두갈래근 운동**
A. 시작, B. 종료

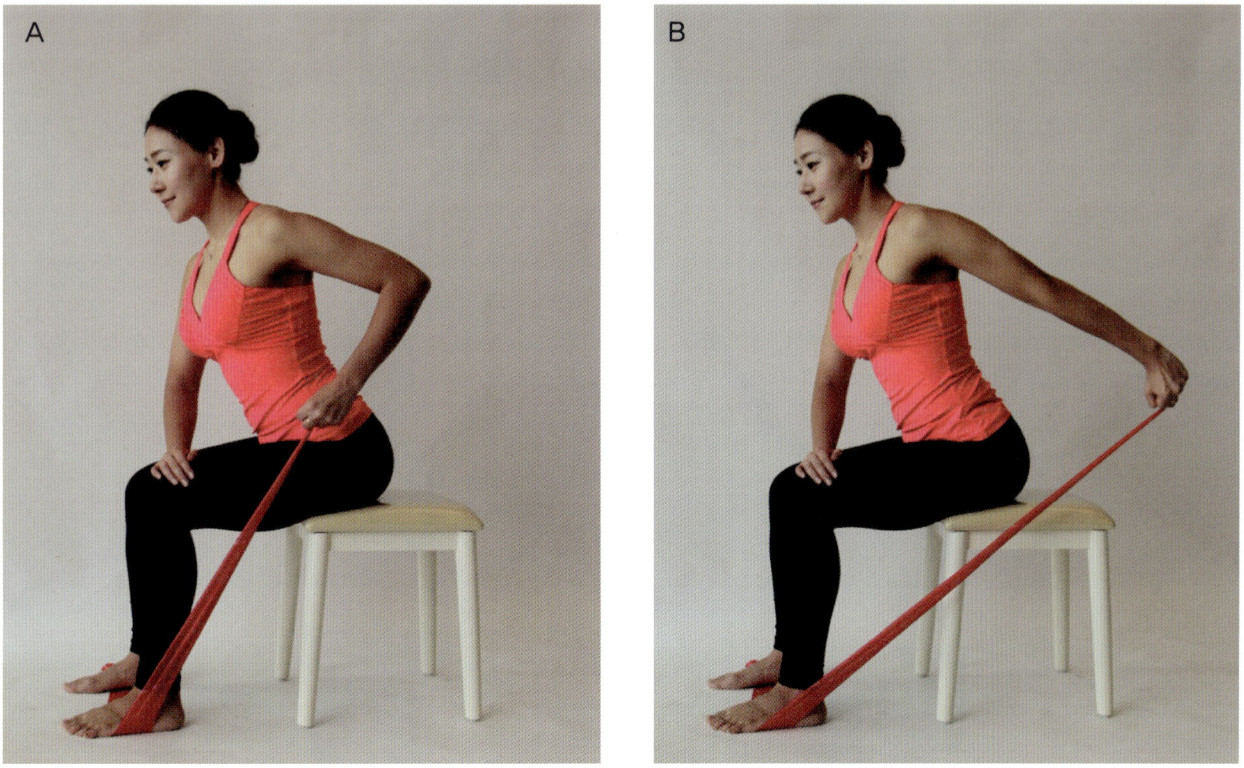

그림 11-98 **튜빙 위팔세갈래근 운동**
A. 시작, B. 종료

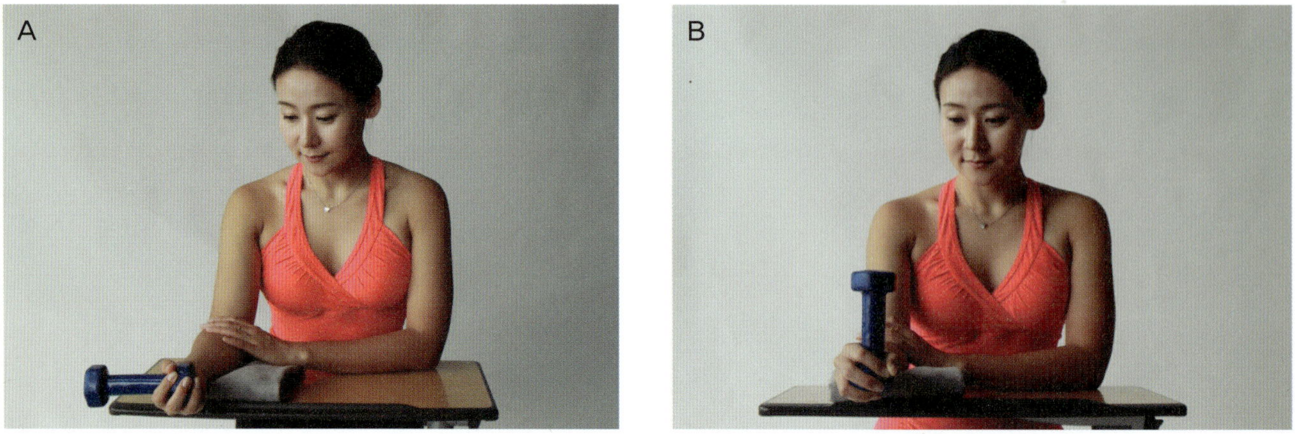

그림 11-99 아령 아래팔 엎침 운동
A. 시작, B. 종료

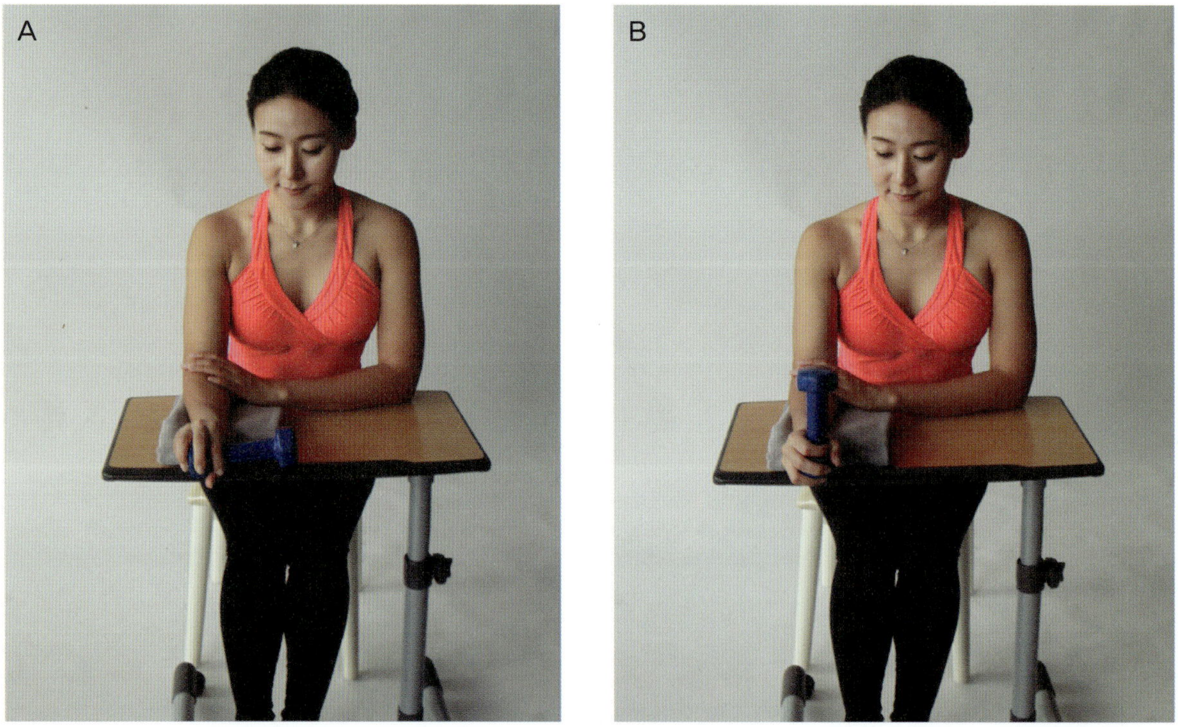

그림 11-100 아령 아래팔 뒤침 운동
A. 시작, B. 종료

손목관절 운동 손상

기능해부학

손목관절은 노자뼈와 손가락뼈를 연결하는 관절이며, 손목뼈는 8개, 손허리뼈 5개, 손가락뼈 14개로 되어 있다. 손목뼈는 몸쪽의 안쪽에서 가쪽의 순으로 손배뼈, 반달뼈, 세모뼈, 콩알뼈로 되어 있고, 먼쪽은 큰마름뼈, 작은마름뼈, 알머리뼈, 갈고리뼈로 구성된다. 제1손허리뼈는 큰마름뼈와, 제2손허리뼈는 작은마름뼈와, 제3손허리뼈는 알머리뼈와, 제4, 5손허리뼈는 갈고리뼈와 연결된다 그림 11-101 . 손목관절은 먼쪽노자관절(distal radioulnar joint)과 손목관절(radiocarpal joint), 손목뼈사이관절, 손목뼈중간관절, 손목손허리관절, 손허리손가락관절로 구분된다. 그러나 주된 운동 손상은 먼쪽노자관절과 손목관절에서 발생하기 때문에 이 두 관절에 대한 내용만을 제시하고자 한다.

먼쪽노자관절은 노뼈머리와 자뼈패임이 이루는 관절이며, 엎침과 뒤침 움직임이 있다. 엎침 시에는 노뼈가 자뼈에 대해 앞안쪽 방향으로 미끄러지고, 뒤침 시에는 자뼈가 노뼈에 대해 앞가쪽 방향으로 미끄러진다. 손목관절은 노뼈와 손목뼈가 이루는 관절이며, 굽힘과 폄, 벌림, 휘돌림 움직임이 있다. 자뼈와 손목뼈 사이에는 삼각섬유연골복합체(TFCC)가 있다. 이 복합체는 두 뼈 사이에서 완충 역할을 하고 관절 안정화에 기여한다. 또한 삼각섬유연골(TFC), 등쪽노자인대, 손바닥쪽노자인대, 자뼈곁인대, 반달연골, 자쪽손목폄근의 건초로 구성된다.

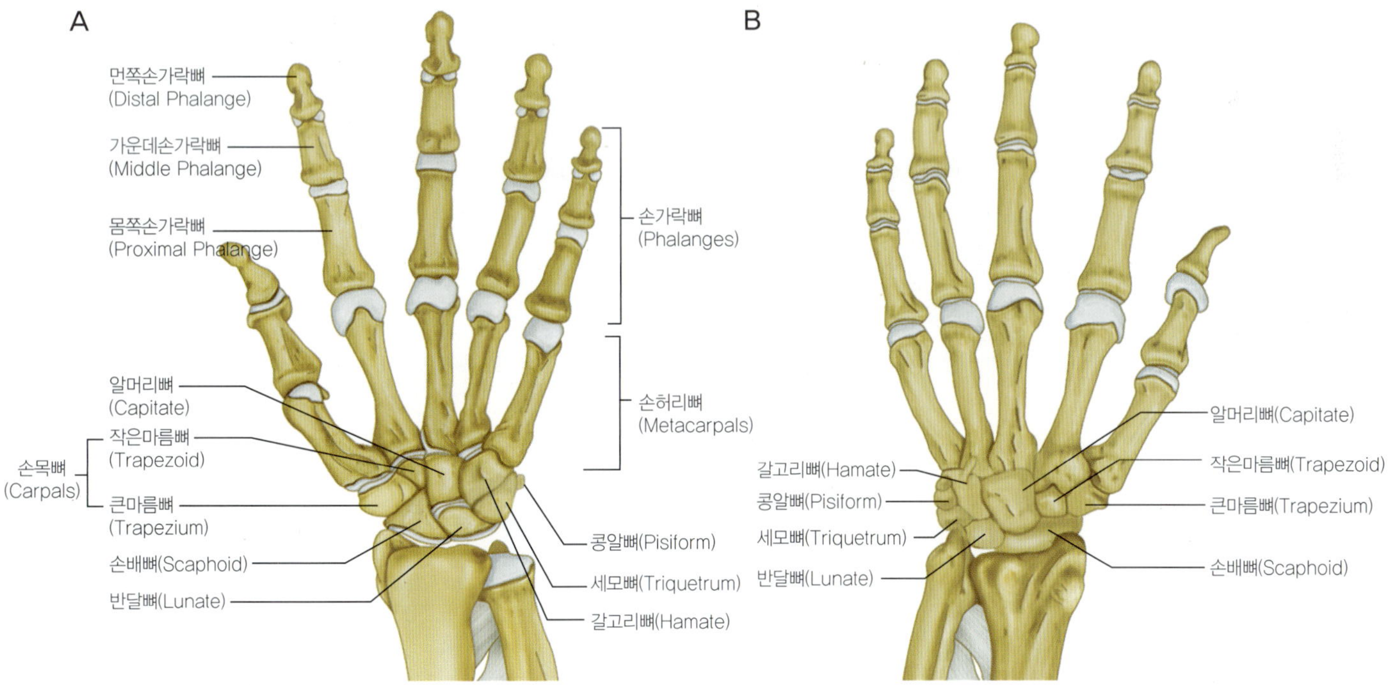

그림 11-101 **손목뼈**
A. 앞, B. 뒤

손목 주변 근육 표 11-12

표 11-12 손목 주변 근육

근육	작용	이는곳	닿는곳	신경지배
벌레근 (lumbricals)	손허리손가락관절 굽힘, 손가락사이관절 폄	깊은손가락굽힘근 힘줄	온손가락폄근의 힘줄	정중신경
등쪽뼈사이근 (dorsal interossei)	손가락 벌림	손허리뼈의 옆	2~4번 몸쪽 손가락뼈	자신경
손바닥뼈사이근 (palmar interossei)	손가락 모음	손허리뼈의 옆	몸쪽 손가락뼈	자신경
긴엄지벌림근 (abductor pollicis longus)	1번 손가락 벌림 1번 손가락 폄 손목의 노쪽편위	자뼈 먼쪽의 뒤 노뼈 먼쪽의 뒤 뼈사이막 인접 부위	1번 손허리뼈 노쪽 바닥	정중신경
짧은엄지벌림근 (abductor pollicis brevis)	1번 손가락 벌림, 1번 손허리뼈 벌림	굽힘근지지띠, 손배뼈, 큰마름뼈	엄지의 몸쪽 손가락뼈	정중신경
엄지맞섬근 (opponens pollicis)	엄지와 5번 손가락의 붙임	굽힘근지지띠, 큰마름뼈	엄지의 손허리뼈 가쪽	정중신경
짧은엄지굽힘근 (flexor pollicis brevis)	엄지의 굽힘과 모음	굽힘근지지띠, 큰마름뼈, 1번 손허리뼈	엄지의 몸쪽 손가락뼈 바닥	자신경
엄지모음근 (adductor pollicis)	엄지 모음	알머리뼈, 2~3번 손허리뼈	엄지의 몸쪽 손가락뼈	자신경
새끼벌림근 (anductor digiti minimi)	5번 손가락 벌림	콩알뼈, 자쪽손목굽힘근	5번 손가락 몸쪽 바닥	자신경
짧은새끼굽힘근 (flexor digiti minimi brevis)	5번 손가락 굽힘	굽힘근지지띠, 갈고리뼈	5번 손가락 몸쪽 바닥	자신경
새끼맞섬근 (opponens digiti minimi)	5번 손가락을 엄지쪽으로 모음	굽힘근지지띠, 갈고리뼈	5번 손가락 손허리뼈	자신경
짧은노쪽손목폄근 (extensor carpi radialis)	손목 폄, 노뼈 편위	가쪽위관절융기 노쪽 곁인대	3번 손허리뼈 바닥	노신경
긴노쪽손목폄근 (extensor carpi radialis longus)	손목 폄, 노뼈 편위	위팔의 관절융기위 능선	2번 손허리뼈의 노뼈쪽	노신경
자쪽손목폄근 (extensor carpi ulnaris)	손목 폄, 자뼈 편위	가쪽위관절융기	5번 손허리뼈 바닥	깊은 노신경
노쪽손목굽힘근 (flexor carpi radialis)	손목 굽힘, 아래팔 엎침, 노뼈 편위	안쪽위관절융기	2~3번 손허리뼈 바닥	정중신경
자쪽손목굽힘근 (flexor carpi ulnaris)	손목 굽힘, 자뼈 편위	위팔뼈 안쪽위관절융기, 자뼈머리	콩알뼈, 갈고리뼈, 5번 손허리뼈	자신경
긴손바닥근 (palmaris longus)	손목 굽힘	안쪽위관절융기	굽힘근지지띠, 손바닥널힘줄	정중신경

손목 손상의 이해

삼각섬유연골복합체(TFCC) 손상

삼각섬유연골복합체는 먼쪽 노자관절과 노손목관절의 안정화에 기여하며, 무릎의 반달연골과 비슷한 역할을 한다. 손상기전은 손을 뻗은 상태에서 넘어질 때 손목이 뒤로 젖혀지거나 라켓을 휘두를 때 손목이 비틀리는 과정에서 손상이 된다. 또한 자쪽곁인대의 염좌로 인해 발생하기도 한다. 증상은 손목의 자쪽 부위에 통증이 있으며, 손목을 뒤로 젖히는 동작 시 통증과 함께 부종이 발생된다. 손상 시 4주 정도의 고정을 실시한 후 관절운동범위 확보와 등척성 근력 운동을 실시할 것을 권장한다.

손목굴증후군(carpal tunnel syndrome)

손목굴증후군이란 손목굴을 통과하는 정중신경의 압박에 의한 증상을 의미하는 것으로, 8개의 손가락굽힘근 힘줄과 윤활집, 정중신경이 손목뼈와 손목지지띠에 의해 만들어진 터널에서 염증이 발생한 것을 말한다. 특히 반복적인 손목 굽힘 동작은 손목굴증후군을 초래하는 주된 원인이 되며, 증상으로는 감각 기능과 운동신경의 저하를 야기한다. 팔렌 검사(Phalen test)를 통해 양성 소견을 확인할 수 있다. 통증이 발생한다면 손목굽힘근을 스트레칭시키고, 손가락 벌리기 운동을 통해 손가락벌림근 강화 운동을 하는 것을 권장한다.

드퀘베인병(De Quervain's disease)

드퀘베인병은 짧은엄지폄근과 긴엄지벌림근의 힘줄에서의 건초염을 의미하며, 20~40대 여성에게서 흔하게 발생한다. 노쪽 편위를 반복적으로 실시하는 경우 염증이 유발된다. 노뼈붓돌기 및 엄지의 등쪽으로 통증이 동반되며, 아래팔에도 방사통이 있을 수 있다. 엄지손가락의 굽힘, 폄, 벌림 시에도 통증이 발생할 수 있으며, 핀켈스타인 검사(Finkelstein test) 시 양성 소견을 보인다. 통증 시 고정과 얼음찜질을 실시하며, 필요한 경우에는 스테로이드 국부 주사를 통해 통증을 경감시킨 후 관절가동 기법을 통해 견인과 엄지손가락의 굽힘과 폄, 자쪽 편위 관절가동범위를 확보할 것을 권장한다.

손목관절의 손상평가

팔렌 검사(Phalen test)

이 검사는 손목굴증후군을 확인하기 위한 검사이며, 아래팔이 수평이 되도록 한 후 손등을 서로 맞닿도록 하여 1분 동안 서로 압박을 가한다 그림 11-102 . 이때 통증이나 저림 증상이 동반된다면 정중신경의 압박을 의미한다.

핀켈스타인 검사(Finkelstein test)

이 검사는 짧은엄지폄근과 긴엄지벌림근 힘줄의 건초염을 확인하기 위한 검사이며, 엄지손가락을 다른 손가락으로 감싸쥐고 주먹 형태를 만든 다음에 손목을 자쪽으로 편위시킨다 그림 11-103 . 이때 통증이 발생한다면 노쪽 붓돌기와 짧은엄지폄근, 긴엄지벌림근 힘줄 부위의 염증을 의미한다.

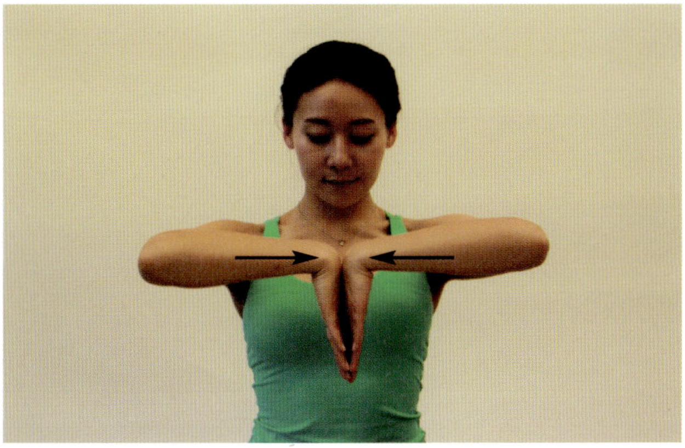

그림 11-102 팔렌 검사

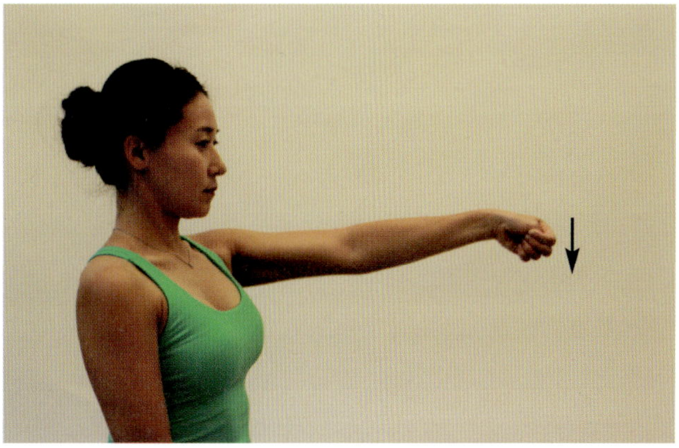

그림 11-103 핀켈스타인 검사

손목 재활운동

손목 재활운동은 관절가동범위와 근육 운동으로 구분해 실시할 수 있다. 우선 손목의 관절가동범위를 확보하기 위해서는 견인과 자쪽편위 관절가동화 기법, 노쪽편위 관절가동화 기법을 실시하고 손등굽힘근(dorsiflexors muscle)과 손바닥굽힘근(palmar flexors muscle)을 스트레칭한다. 그리고 근육 운동은 손가락벌림근 운동, 손등 방향에서 건측 손으로 손가락을 누르면서 버티는 형태의 등척성 손가락폄근 운동, 손가락을 서로 맞댄 후 서로 미는 운동의 형태인 등척성 손가락굽힘근 운동, 볼 쥐고 짜기, 자쪽편위 운동, 노쪽편위 운동 등을 실시할 수 있다 그림 11-104~110 .

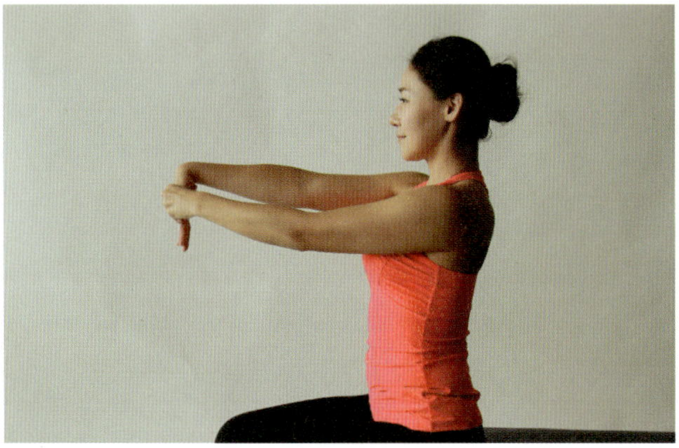

그림 11-104 손등굽힘근 스트레칭

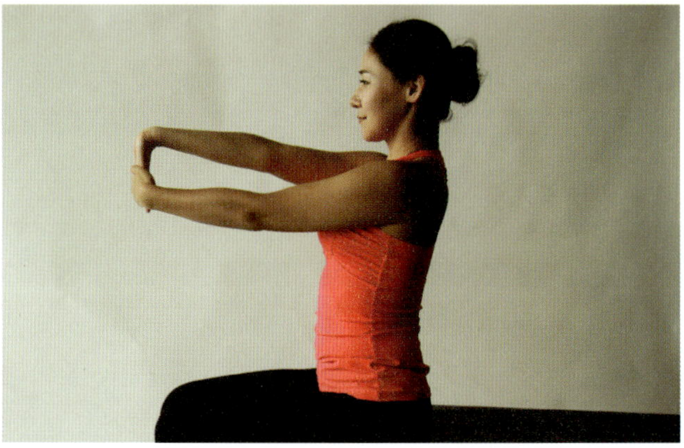

그림 11-105 손바닥굽힘근 스트레칭

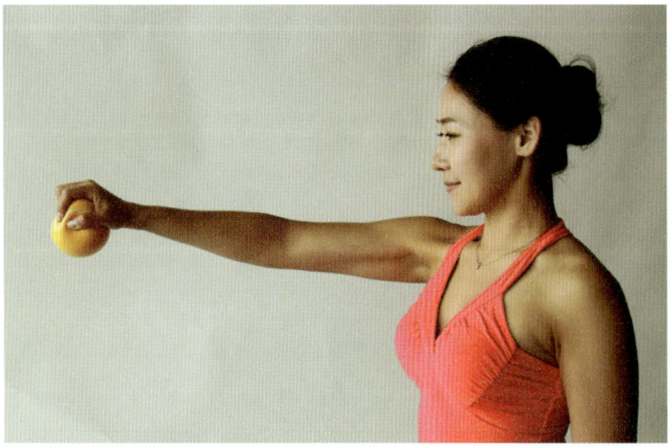

그림 11-106 볼 쥐고 짜기

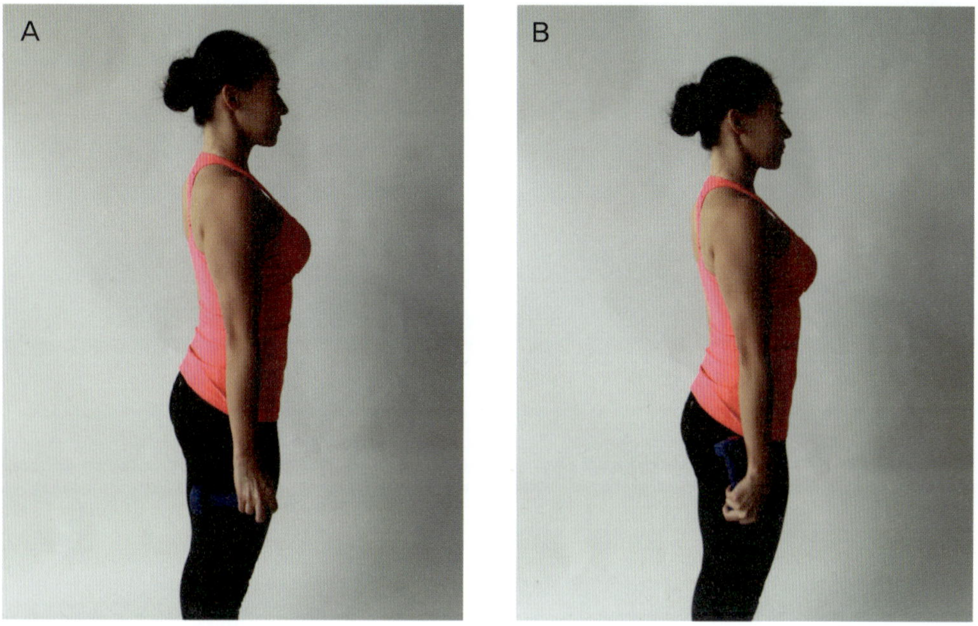

그림 11-107 **자쪽편위 운동**
A. 시작, B. 종료

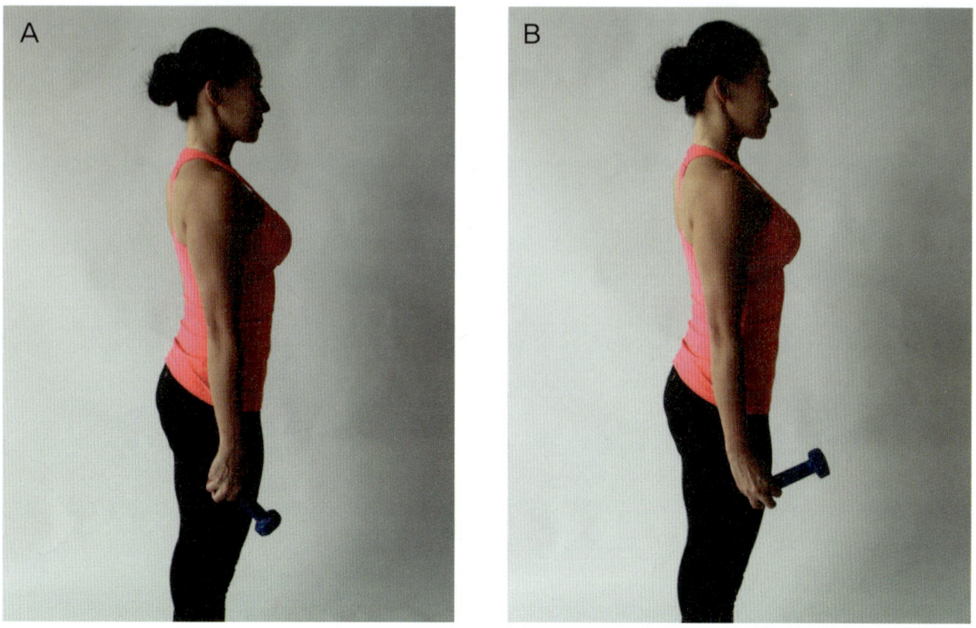

그림 11-108 **노쪽편위 운동**
A. 시작, B. 종료

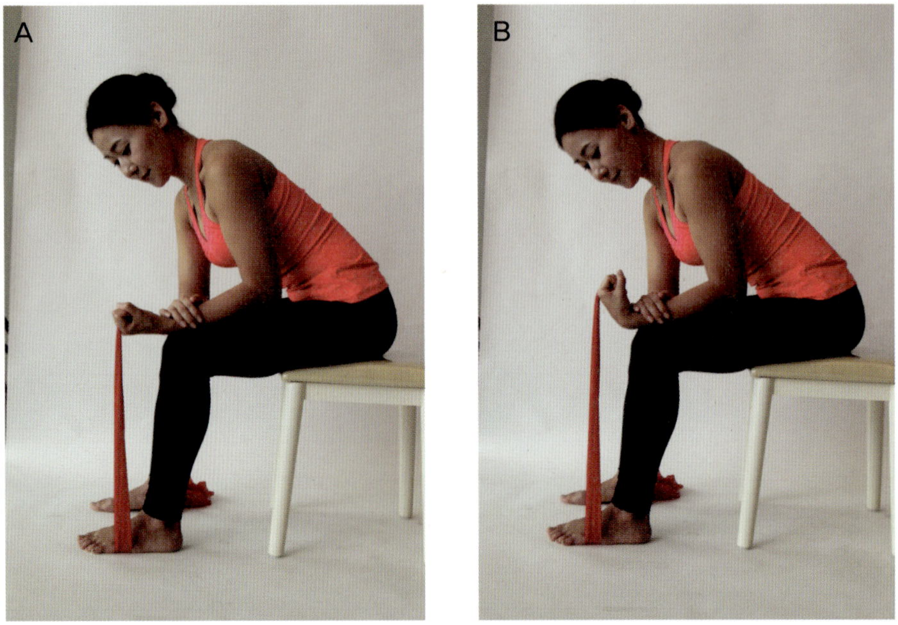

그림 11-109 **튜빙 손목굽힘 운동**
A. 시작, B. 종료

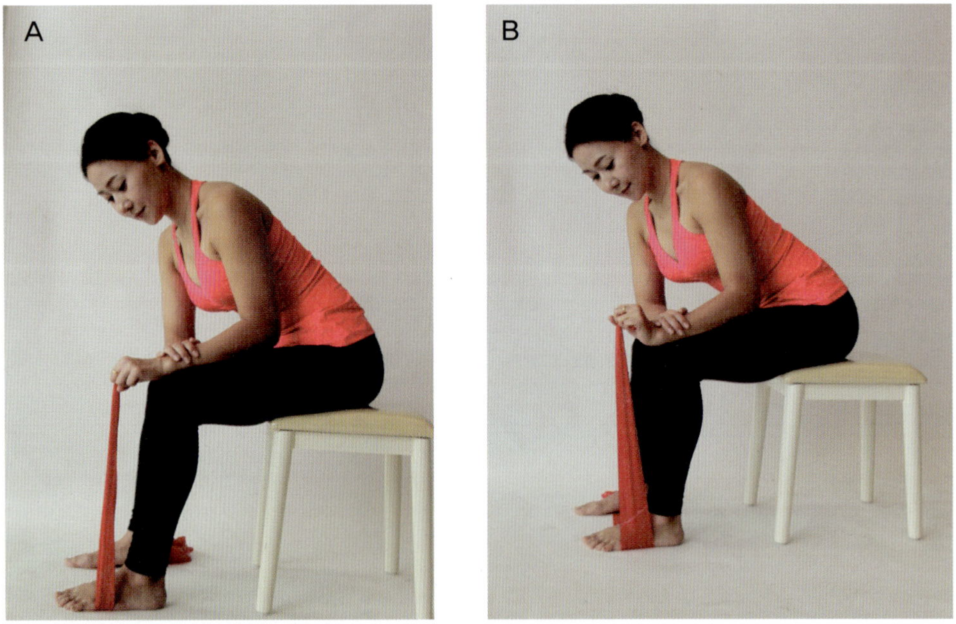

그림 11-110 **튜빙 손등굽힘 운동**
A. 시작, B. 종료

연습문제

01 팔꿈치관절의 기능해부학에 관한 설명으로 가장 올바른 것은?

① 위팔뼈와 노뼈의 관절은 중쇠관절(pivot joint)이다.

② 팔꿈치를 완전하게 굽힐 경우 팔꿈치돌기가 위팔뼈 오목에 잠긴다.

③ 위팔뼈에 외반력이 가해질 경우 위팔뼈 작은머리(capitellum)는 자뼈머리와 충돌한다.

④ 팔꿈치의 주요 굽힘근은 위팔두갈래근, 위팔근, 위팔노근이다.

⑤ 팔꿈치의 안쪽곁인대는 앞쪽다발과 뒤쪽다발, 가로다발이 있으며, 팔꿈치를 30° 구부릴 경우 뒤쪽다발이 안정화에 기여한다.

02 다음은 팔꿈치관절에 관한 설명이다. 틀린 것은?

① 팔꿈치관절의 인대는 자뼈곁인대(ulnar collateral lig.), 노뼈곁인대(Radial collateral lig.), 돌림인대(annular collateral ligament)가 있다.

② 자뼈곁인대에는 앞쪽다발, 뒤쪽다발, 가로다발이 있다.

③ 자뼈곁인대의 뒤쪽다발은 발꿈치를 0~60° 굽힘 단계에서 가장 강력하게 고정하는 역할을 한다.

④ 팔꿈치관절은 위팔뼈와 노뼈, 자뼈로 구성된다.

⑤ 최대로 팔꿈치 폄 운동을 할 때 팔꿈치머리와 위팔뼈 오목 주변에서 충돌이 발생할 수 있다.

03 팔꿈치와 손목 기능해부학에 관한 설명이다. 가장 옳은 것은?

① 먼쪽노자관절은 노뼈머리와 자뼈머리가 이루는 관절이다.

② 몸쪽노자관절에서 위팔뼈와 노뼈는 경첩관절(hinge joint)이다.

③ 먼쪽노자관절은 엎침과 뒤침 움직임이 있다.

④ 노뼈와 손목뼈 사이에는 삼각섬유연골복합체(TFCC)가 있으며, 완충 역할을 하고 관절 안정화에 기여한다.

⑤ 아래팔로 가는 신경은 정중신경, 노신경, 자신경이 있으며, 노신경은 손목굽힘근과 원엎침근, 네모엎침근에 작용한다.

04 다음은 팔꿈치 운동 손상에 관한 설명이다. 틀린 것은?

① 자뼈곁인대는 외반력이 가해질 때 견인력이 발생된다.

② 팔꿈치의 가쪽위관절융기염을 '테니스 엘보' 라고도 하며, 손목의 폄근을 과다하게 사용할 때 발생한다.

③ 팔꿈치의 안쪽위관절융기염을 '골퍼스 엘보' 라고 하며, 손목굽힘근을 과다하게 사용할 때 발생한다.

④ 위팔뼈 작은머리 골연골염은 팔꿈치에 외반력이 발생할 때 노뼈머리와 위팔뼈 작은머리가 부딪혀서 발생된다.

⑤ 팔꿈치 후방충돌증후군은 팔꿈치를 순간적으로 가쪽으로 비트는 동작에서 발생하며, 테니스의 백핸드 스트로크와 관련된다.

05 다음은 삼각섬유연골복합체 손상에 관한 설명이다. 틀린 것은?

① 반복적인 손목 굽힘 동작이 주된 원인이며, 감각 기능과 운동신경의 저하를 초래할 수 있다.

② 손상기전은 손을 뻗은 상태에서 손목이 뒤로 젖혀질 때 주로 발생된다.

③ 증상은 손목의 자쪽 부위에 통증이 있고, 손목을 뒤로 젖힐 때 통증과 함께 부종이 발생된다.

④ 손상 후 4주 정도의 고정 후 관절가동범위 확보와 등척성 근력 운동을 실시하는 것이 좋다.

⑤ 먼쪽 노자관절과 노손목관절의 안정화에 기여한다.

06 다음은 아래팔 손상 부위와 평가가 잘못 연결된 것은?

① 노뼈곁인대 검사-Valgus Test

② 가쪽위관절융기염 검사-Wrist Extension Test

③ 팔꿈치 후방충돌증후군 검사-Bounce Home Test

④ 손목굴증후군 검사-Phalen Test

⑤ 드퀘베인병 검사-Finkelstein Yest

07 아래의 손상평가 방법이 설명하고 있는 검사법과 검사 부위를 옳게 연결한 것은?

> 환자의 팔꿈치를 90° 굽힌 상태에서 검사자는 한 손으로 팔꿈치의 가쪽 위관절융기를 잡고 다른 한 손으로 환자의 손등을 잡는다. 환자에게 손등젖힘과 노쪽편위를 하도록 하면서 저항을 가한다. 이때 환자가 통증을 호소하거나 약하면 양성이다. 일명 테니스 엘보 검사라고 한다.

① 압박돌림 검사-위팔두갈래근
② Cozen Test-가쪽위관절융기염
③ Hawkins-Kennedy Test-가쪽위관절융기염
④ Mill Test-가쪽위관절융기염
⑤ Anterior Apprehension Test-안쪽위관절융기염

08 다음은 팔꿈치 손상에 관한 이해와 적절한 대처법이다. 가장 옳은 것은?

① 팔꿈치 운반각이 큰 경우에는 후방충돌증후군이 발생하기 쉽기 때문에 위팔두갈래근을 강화시키는 것이 중요하다.
② 테니스 엘보는 노쪽손목폄근과 손가락폄근의 과사용으로 인해 발생하는 반복적인 미세 손상을 의미하며, 냉찜질을 하면서 손목폄근과 자뼈편위 근육의 스트레칭과 가벼운 강도의 근육 운동이 권장된다.
③ 드퀘베인병으로 진단된 경우 통증이 경감된 후 관절가동 기법을 통해 견인과 엄지손가락의 굽힘과 폄, 자쪽편위 근육 강화 운동을 권장한다.
④ 손목굴증후군으로 진단된 경우 손목굽힘근을 스트레칭시키고, 손가락벌리기 운동을 통해 손가락벌림근 강화 운동을 해야 한다.
⑤ 던지기 동작에서 코킹 후기(late cocking)와 초기 가속 단계(acceleration)에서 파열이 가장 많이 발생한다. 손상을 예방하기 위해서는 외반력에 저항하기 위해 관절 주변의 근육을 강화시켜야 한다.

09 팔꿈치 재활운동에 관한 내용이다. 옳지 않은 것은?

① 팔꿈치 재활운동을 할 때 손을 쥐었다가 펴는 운동을 손상 초기에 실시할 수 있다.
② 관절가동화 기법을 위해서는 위팔과 아래팔을 잡고 견인하는 방법과 미끄러짐(slide), 롤링(rolling)과 같은 관절 움직임을 주면서 방향을 조금씩 바꾸어 주는 방법이 있다.
③ 팔꿈치관절이 완전 폄이 되지 않을 때에는 위팔세갈래근 강화 운동을 우선적으로 실시하는 것이 권장된다.
④ 팔꿈치근 기능 회복을 위해서는 관절가동범위의 확보, 고유감각 기능 회복, 그리고 근력의 회복이 중요하다.
⑤ 고유감각 기능의 회복을 위해서 트램펄린 위에서 체중 이동, 짐볼 위에서 체중 이동, 메디신 볼 위에서 체중 이동, 메디신 볼 주고받기, 트램펄린 리바운드 운동 등이 있다.

10 다음은 통증 관리에 관한 내용이다. 옳지 않은 것은?

① 팔꿈치의 안쪽위관절융기염 진단을 받은 후 손목굽힘근을 스트레칭했다.
② 드퀘베인병은 짧은엄지폄근과 긴엄지벌림근의 힘줄에서의 건초염을 의미하며, 20~40대 여성에게서 흔하게 발생한다.
③ 타이핑 작업을 많이 했더니 손가락이 저림 증상이 발생해 손목굽힘근을 스트레칭했다.
④ 손목을 뒤로 젖히면서 돌릴 때 자뼈 부위에서 통증이 발생되어 자뼈편위 운동을 실시했다.
⑤ 테니스 엘보 진단을 받은 후 손목폄근을 스트레칭했다.

---

1. ④	2. ③	3. ③	4. ⑤	5. ①
6. ①	7. ②	8. ④	9. ③	10. ④

척추 손상

척추의 해부학

척주의 뼈

척주는 총 33개의 척추뼈로 구성되어 있으며, 총 5개의 영역(목뼈[cervical], 등뼈[thoracic], 허리뼈[lumbar], 엉치뼈[sacrum], 꼬리뼈[coccyx])으로 구분된다 그림 11-111 . 목뼈는 7개의 척추, 등뼈는 12개의 척추, 허리뼈는 5개의 척추로 되어 있으며, 총 24개의 척추는 가동성이 있는 뼈로 되어 있다. 그러나 엉치뼈(5개 척추)와 꼬리뼈(4개 척추)는 척추의 흔적은 남아 있지만 골화되어 1개의 뼈로 되어 있다. 척주는 체중을 지지하고 척수 신경을 보호하는 기능을 한다. 특히 척추분절들이 연결되어 척주를 구성하고 있지만 척추는 그 뼈가 불규칙하게 형성되어 있으며, 뒤쪽으로는 척수가 지나는 신경궁(neural arch)이 있다 그림 11-112~117 .

목뼈에서 C1과 C2는 진정한 의미의 추체는 아니며, 머리뼈를 지지하고 돌림 운동이 가능하여 고리뼈와 중쇠뼈라고 한다. 고리뼈(C1)는 척추와 가시돌기가 없으며 굽힘과 폄이 가능하도록 한다. 중쇠뼈(C2)는 두 번째 목뼈로 머리뼈와 고리뼈가 돌림이 가능하도록 하며 치아돌기(odontoid process)가 존재한다. 3번째 척추부터 6번째 척추는 가시돌기와 가로돌기가 있지만 작고 짧다. 그러나 7번째 척추는 가시돌기가 가장 길게 형성되어 있다. 정상적인 목뼈는 앞쪽으로 기울어져 있는 전만곡을 형성하고 있다.

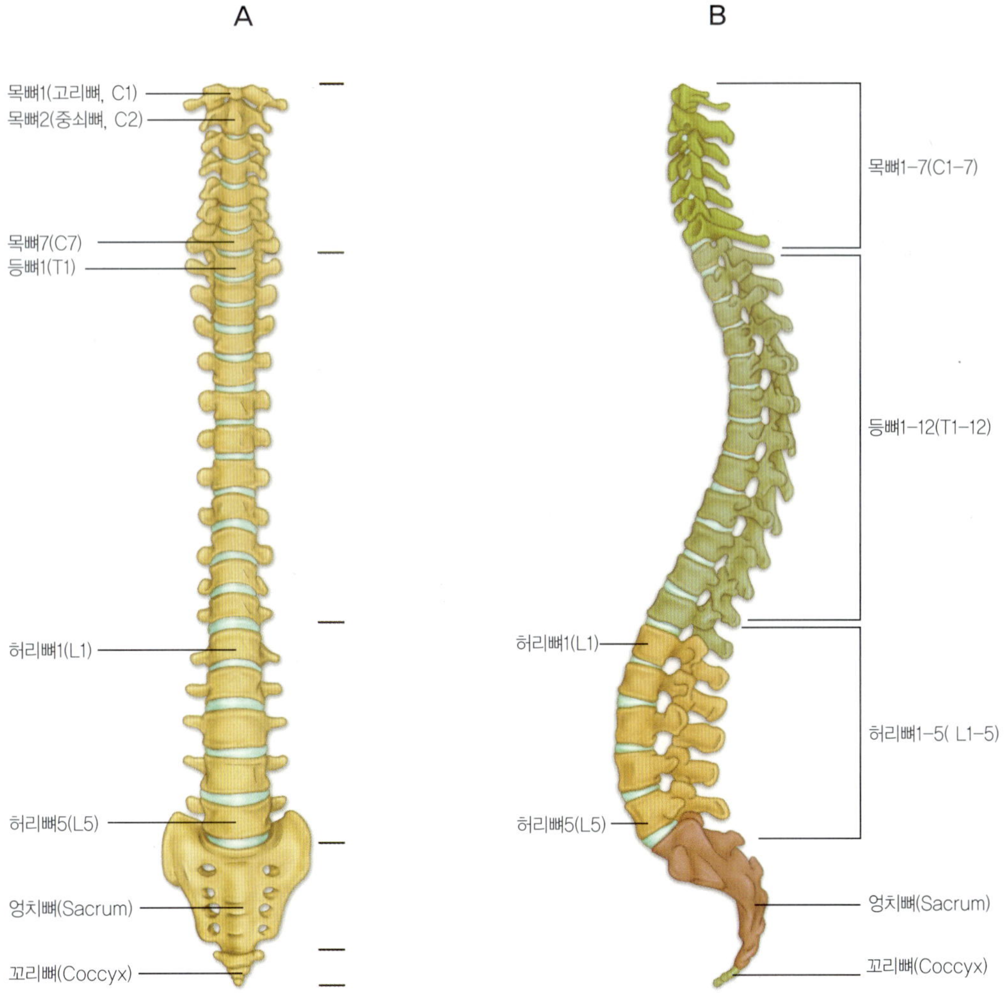

그림 11-111 **척주**
A. 앞, B. 옆

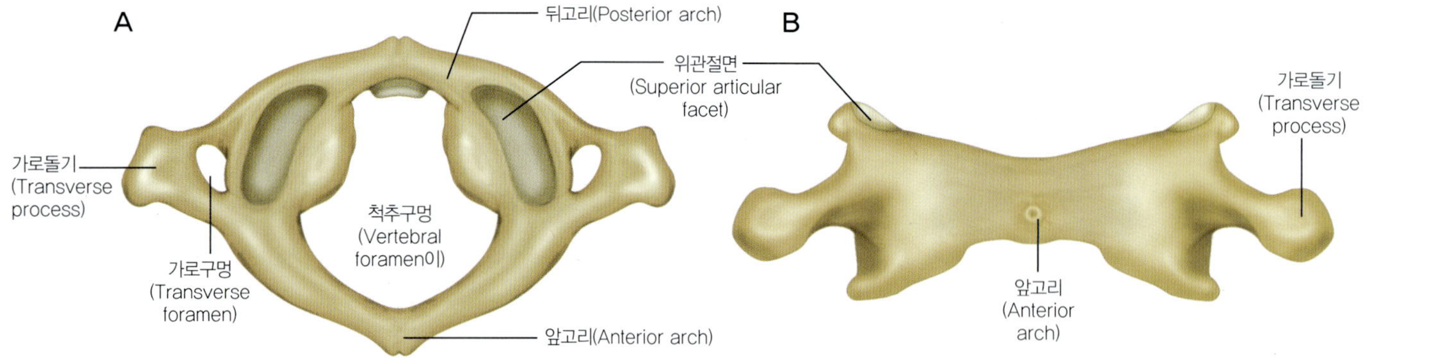

그림 11-112 **목뼈 1**

A. 축면, B. 정면

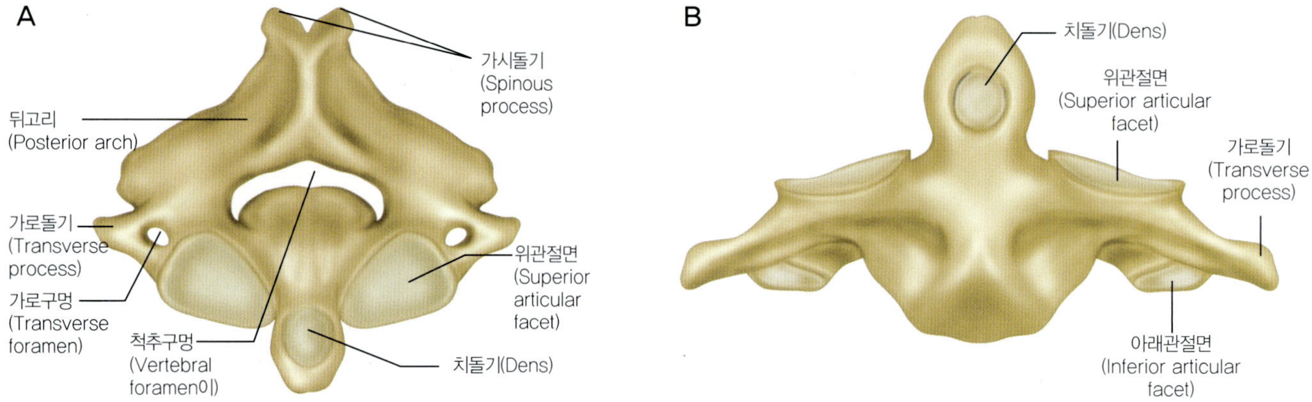

그림 11-113 **목뼈 2**

A. 축면, B. 정면

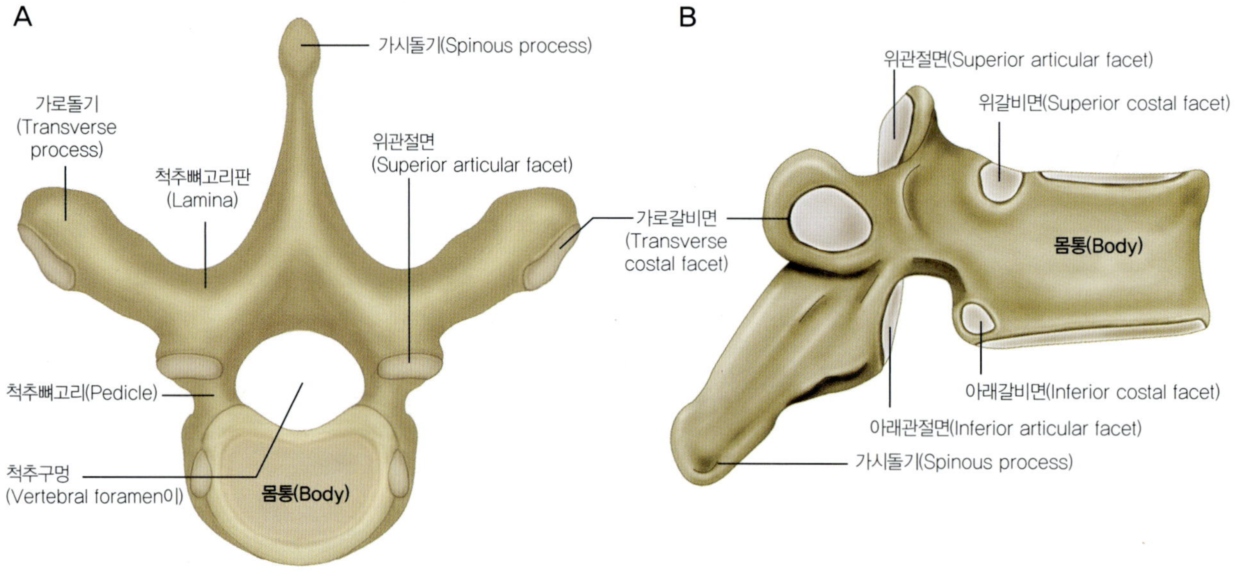

그림 11-114 **등뼈**

A. 축면, B. 시상면

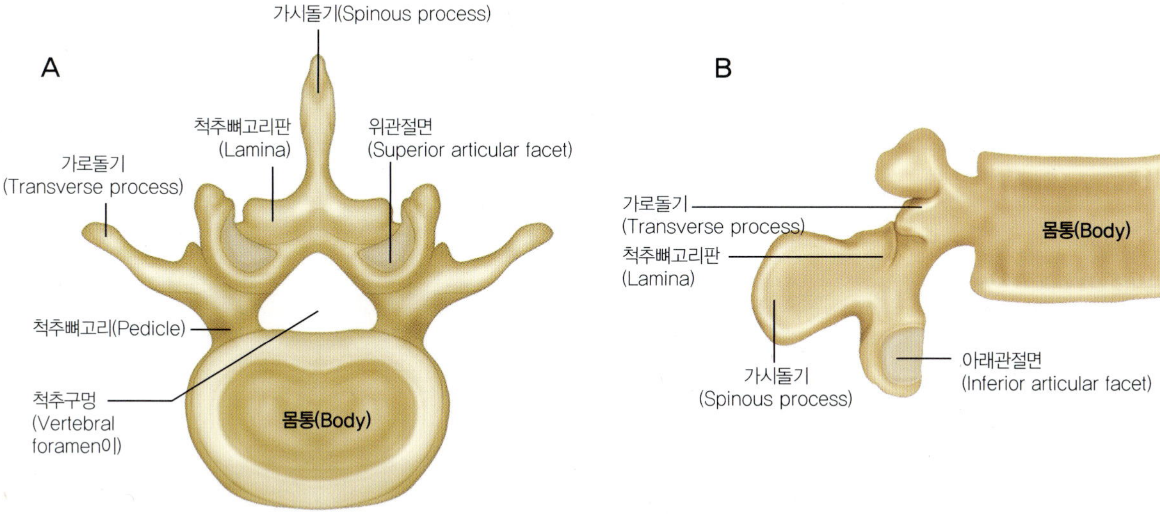

그림 11-115 **허리뼈**
A. 축면, B. 시상면

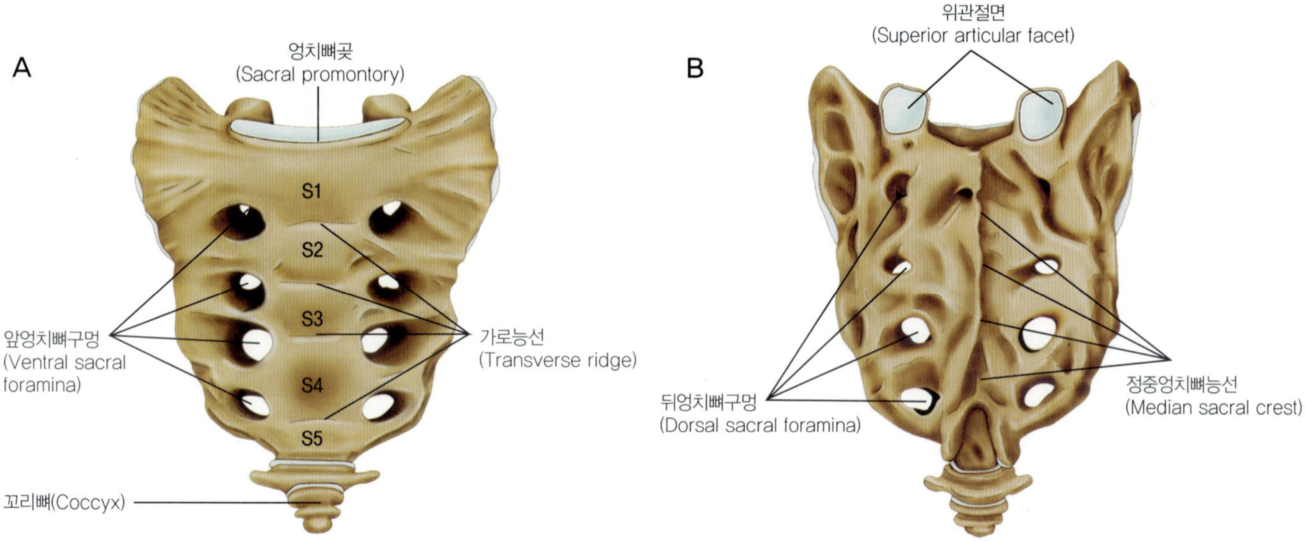

그림 11-116 **엉치뼈**
A. 축면, B. 시상면

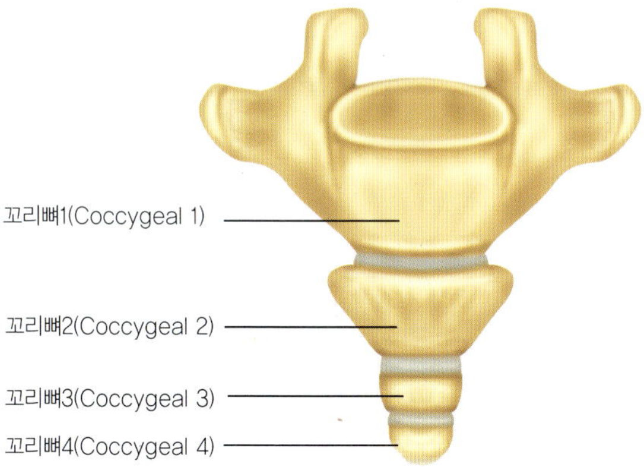

그림 11-117 **꼬리뼈**
축면

등뼈는 총 12개의 척추로 되어 있으며, 가로돌기와 가시돌기가 있다. 등뼈 1~10번까지의 가로돌기에 있는 관절면에는 갈비뼈가 부착되어 있다. 가시돌기는 아래 방향으로 돌출되어 있으며, 아래 척추뼈의 가시돌기와 겹친다. 점차적으로 가시돌기는 허리뼈처럼 뒤쪽으로 똑바르게 된다. 정상적인 등뼈는 뒤쪽으로 기울어져 있는 후만곡을 형성하고 있다.

허리뼈는 총 5개의 척추로 되어 있으며, 가장 큰 척추와 가시돌기, 가로돌기가 있다. 정상적인 허리뼈는 앞쪽으로 기울어져 있는 전만곡을 형성하고 있다.

엉치뼈는 5개의 척추뼈가 하나의 뼈로 융합된 것이며, 척주와 골반을 연결시키는 넓고 두꺼운 삼각형 형태로 되어 있다. 엉치뼈는 엉덩뼈와 결합되어 엉치엉덩관절(sacroiliac joint)을 형성하고 있다.

꼬리뼈는 4개의 척추뼈가 하나의 뼈로 융합된 것이며, 큰볼기근이 부착되어 있다.

추간판

목뼈, 등뼈, 그리고 허리뼈 사이에는 섬유연골성 추간판, 일명 디스크가 있다. 디스크는 섬유륜과 수핵으로 구성된다. 섬유륜은 디스크의 외부를 둘러싸고 있으며, 원형으로 이루어져 있다. 중앙에는 수핵이 있는데, 수핵은 탄력이 높은 반젤리성 물질이다. 수핵 주변은 치밀아교결합조직(dense connective tissue)으로 이루어져 있으며, 섬유륜은 성긴아교결합조직(loose connective tissue)으로 되어 있기 때문에 허리를 움직일 때 수핵의 움직임은 작고 섬유륜의 움직임은 다소 크게 함으로써 디스크가 충격을 흡수하는 물렁뼈의 역할을 하게 된다 그림 11-118.

인대

척주의 인대는 앞세로인대(anterior longitudinal ligament), 뒤세로인대(posterior longitudinal ligament), 가시끝인대(supraspinatus ligament), 가시사이인대(interspinous ligament), 황색인대(ligamentum flavum)가 있다. 앞세로인대는 추체의 앞쪽 전면에 있는 넓고 강한 인대이다. 이 인대는 척주를 뒤로 젖히는 것을 제한하는 역할을 한다. 뒤세로인대는 추공관 내에 있으며 추체의 뒤쪽에 전체적으로 펼쳐져 있고, 척주의 굽힘을 제한하는 역할을 한다. 가시끝인대는 가시돌기에 부착되어 있다. 가시사이인대는 가시돌기 사이를 채우는 인대이며, 황색인대는 척주관의 뒤쪽 가장자리에 있는 인대이다 그림 11-119.

근육

척추에 부착되어 있는 근육은 외재근과 내재근으로 구분된다 표 11-13,14. 외재근은 호흡 기능에 도움을 주며, 척주에 간접적 영향을 주는 팔과 어깨뼈 움직임에 관여한다. 그러나 내재근은 척주 가까이에 부착되어 척주의 움직임에 직접적 영향을 준다. 외재근에는 넓은등근, 어깨올림근, 큰마름근, 작은마름근, 등세모근과 같이 팔을 몸통에 연결시키는 역할을 하는 근육과 배곧은근, 배속빗근, 배바깥빗근과 같이 척주를 굽히거나 돌림, 가쪽 굽힘시키는 근육이 있다. 배가로근은 허리뼈를 안정화시키는 역할을 한다. 내재근은 표피층, 중간층, 그리고 심층으로 구분이 된다. 중간을 구성하는 척주세움근은 추체에서 갈비뼈까지 연결되어 있으며, 가장긴근군(longissimus muscle group), 엉덩갈비근군(iliocostalis muscle group), 가시근군(spinalis muscle group)으로 띠를 형성하고 있다. 이 근육들은 표피층과 중간층을 형성하고 있으며, 엉덩갈비근은 허리, 등, 목 부분으로, 가장긴근과 가시근은 등, 목, 머리 부분으로 구성되어 있다. 심층부에는 가시사이근(interspinalis), 뭇갈래근(multifidus), 돌림근(rotators), 반가시근(semispinalis), 널판근(splenius)이 있다 그림 11-120,121.

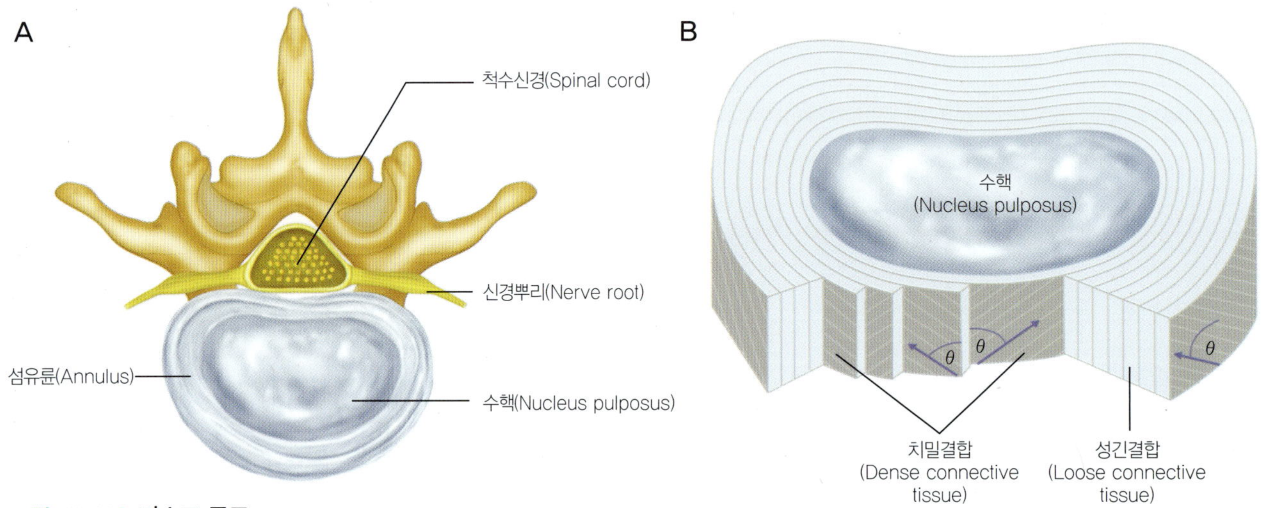

그림 11-118 **디스크 구조**

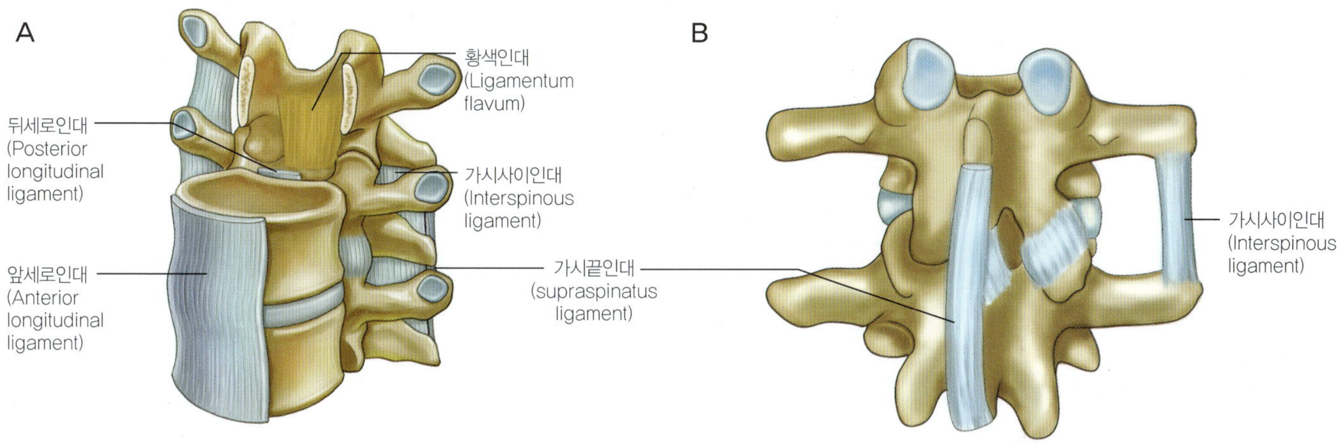

그림 11-119 **척추인대**
A. 앞면, B. 뒤면

표 11-13 **척주에 작용하는 외재근**

근육	이는곳	닿는곳	기능	신경지배
배곧은근	두덩뼈능선(pubic crest) 두덩결합(pubic symphysis)	5~7번 갈비연골 복장뼈 칼돌기	허리 굽힘 복부 지지	앞가지
배바깥빗근	5~12번 갈비뼈	위앞엉덩뼈가시 두덩뼈결절, 엉덩뼈능선	허리 굽힘 복부 지지 몸통 돌림 가쪽 굽힘	엉덩아랫배신경 엉덩샅굴신경 앞가지
배속빗근	샅고랑인대, 엉덩뼈능선 앞쪽 1/3	두덩뼈능선, 10~12번 갈비뼈	허리 굽힘 복부 지지 몸통 돌림 가쪽 굽힘	엉덩아랫배신경 엉덩샅굴신경 앞가지
넓은등근	T6~12 가시돌기와 허리뼈 뒤쪽 엉덩뼈능선	위팔뼈의 결절사이고랑	어깨관절 폄 위팔뼈 모음 위팔뼈 안쪽돌림 팔이음뼈의 내림	가슴뒤쪽신경
어깨올림근	C1~4의 가로돌기	어깨뼈의 위안쪽 각	어깨뼈 올림 어깨뼈 아래돌림 목뼈 폄 목뼈 돌림	어깨뒤쪽신경
등세모근(가운데 1/3)	목덜미인대 C7, T1 5가시돌기	봉우리돌기 어깨뼈가시 위가쪽	어깨뼈 뒤당김 등뼈고정	더부신경
등세모근(아래 1/3)	T8~12의 가시돌기와 가시끝인대	어깨뼈가시 중간	어깨뼈 내림 어깨뼈 뒤당김 어깨뼈 위쪽돌림 등뼈고정	더부신경
큰마름근	T2~5의 가시돌기	어깨뼈 등뼈쪽 모서리아래 2/3	어깨뼈 뒤당김 어깨뼈 올림 어깨뼈 아래돌림 등뼈고정	등쪽어깨신경
작은마름근	C7~T1의 가시돌기 목덜미인대	어깨뼈 등뼈쪽 모서리위 1/3	어깨뼈 뒤당김 어깨뼈 올림 어깨뼈 아래돌림 등뼈고정	등쪽어깨신경

표 11-14 **척주에 작용하는 내재근**

근육	이는곳	닿는곳	기능	신경지배
허리엉덩갈비근	엉덩뼈 능선의 뒤쪽	6~12번 갈비뼈 아래각	척주 폄과 측면 굽힘	척수신경의 뒷가지
등엉덩갈비근	6~12번 갈비뼈	1~6번 갈비뼈, C7의 가로돌기	척주 폄과 측면 굽힘	척수신경의 뒷가지
가장긴근	허리뼈, 등뼈, 아래쪽목뼈의 가로돌기	이는곳 척추 상부 가로돌기	척주와 머리의 폄; 같은 방향으로 머리 돌림	척수신경의 뒷가지
가시근	상부허리뼈, 아래쪽등뼈, 7번 목뼈의 가시돌기	상부 등뼈와 목뼈의 가시돌기	척주 폄	척수신경의 뒷가지
뭇갈래근	엉치뼈와 엉덩뼈의 뒤쪽 표면부와 허리뼈, 등뼈, 아래쪽 목뼈의 가로돌기	허리뼈, 등뼈, 목뼈의 가시돌기	척주 폄	척수신경의 뒷가지
돌림근	척주의 가로돌기	이는곳 척추 상부 가시돌기	척주 폄	척수신경의 뒷가지
가시사이근	가시돌기의 상부 표면	이는곳 척추 상부 가시돌기	척주 폄	척수신경의 뒷가지
반가시근	등뼈와 7번 목뼈의 가로돌기	제4등뼈에서 제2목뼈의 가시돌기와 뒤통수뼈	척주와 머리의 폄	척수신경의 뒷가지
널판근	상부등뼈와 7번 목뼈의 가시돌기와 목덜미인대	뒤통수뼈, 관자뼈의 유두돌기, 상부 1~3번 목뼈의 가로돌기	머리와 목의 폄; 같은 쪽 머리 돌림	척수신경의 뒷가지

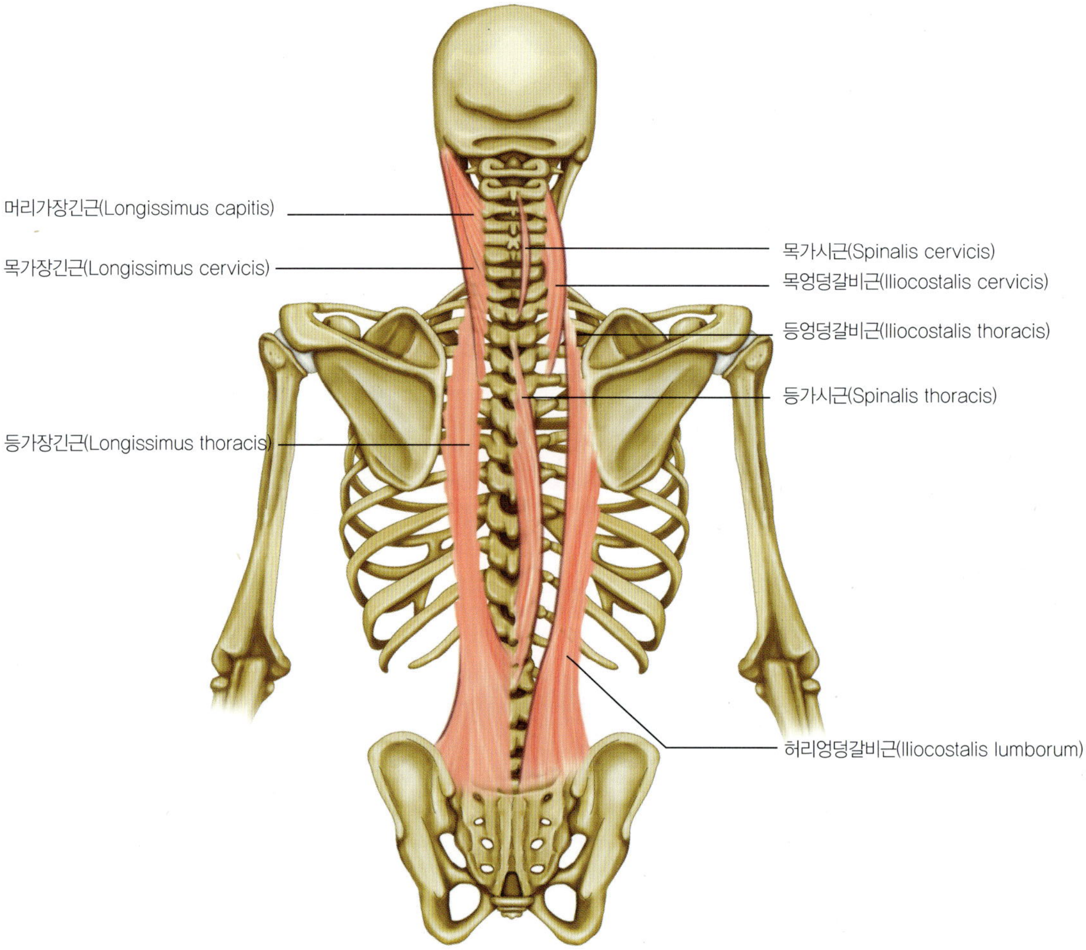

그림 11-120 **척주세움근**

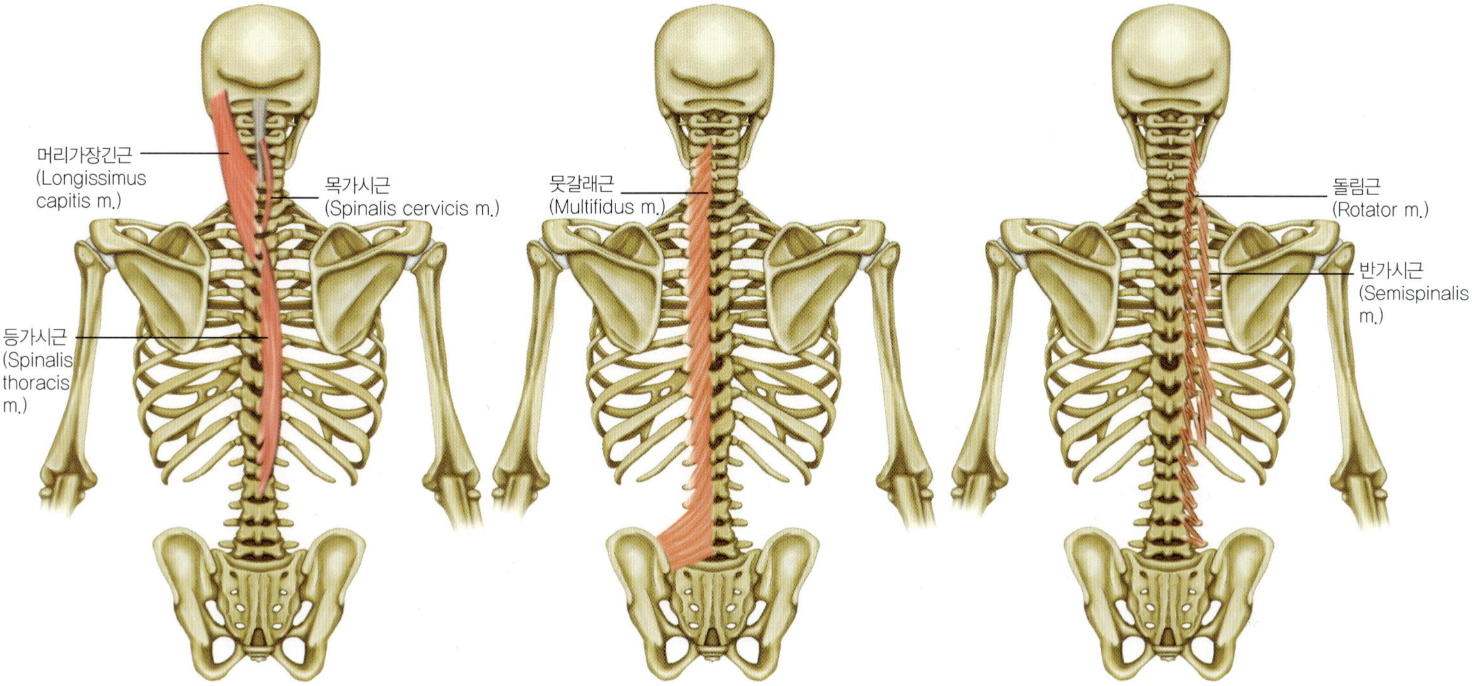

그림 11-121 **척추 심부근육**

기능해부학

척주는 추체(척추)가 연속적으로 이어져 있는 복합관절이며, 움직임으로는 굽힘, 폄, 돌림, 그리고 측면 굽힘 운동이 있다. 추체와 추체 사이에는 디스크가 존재하며, 디스크 앞과 뒤쪽으로는 인대가 수직으로 가로질러 존재하기 때문에 앞쪽과 뒤쪽 굽힘을 할 때 1차적 안정성에 기여한다. 척주를 과도하게 굽힘할 때 가시사이인대는 굽힘을 제한하는 역할을 하기도 한다. 척주의 과도한 굽힘이 있을 때 디스크의 앞쪽은 압박력이 강하게 발생하고 뒤쪽은 압박력이 없기 때문에 디스크의 뒤쪽 부위가 앞쪽으로 이동한다. 그러나 이 움직임은 매우 미미하기 때문에 디스크 후방돌출증이 있는 경우에는 돌출된 부위의 압력 감소로 원래의 위치로 되돌아갈 수 있다. 반대로 척주를 뒤쪽으로 젖힐 때 앞세로인대는 젖힘을 제한하는 역할을 하며, 디스크의 뒤쪽에서 압박력이 강하게 발생하기 때문에 디스크 후방돌출이 있는 경우에는 척수신경을 눌러 저림 증상을 유발시킬 수 있다. 허리뼈의 추체는 각각 9~12°의 각도를 이룬다. 즉, L1과 L2가 서로 이루는 각을 의미한다. 따라서 허리뼈에서는 총 5개의 추체가 있으므로 T12와 S1까지 연결된 각을 고려한다면 총 72°가 되어야 한다. 이 외에도 T1-12에서는 최소한 20~30°의 굽힘각이 존재하기 때문에 척주를 앞으로 구부린다면 최소한 92~102°가 되어야 한다. 목뼈의 굽힘은 목갈비근(scalene muscle), 목빗근(sternocleido-mastoid muscle)에 의해 이루어지며, '목갈비근'은 머리를 굽힘시키고 숨을 들이쉬는 동안 갈비뼈 1번과 2번을 들어올려 호흡을 돕는 역할을 하고 목뼈를 고정시킨다. 그리고 '목빗근'은 이는곳이 복장뼈머리와 빗장뼈이고 닿는곳이 꼭지돌기이기 때문에 붙여진 이름이며, 목뼈의 앞쪽굽힘과 가쪽굽힘, 돌림 기능을 한다. 또한 위등세모근(upper trapezius m.)과 머리반가시근(semispinalis m.), 머리널판근(splenius capitis m.), 목널판근(splenius cervicis m.)은 목에 부착되어 있다. 이러한 모든 근육은 수축 작용으로 인해 목의 움직임을 유발시키며,돌림 운동의 경우에는 반대쪽에 있는 근육도 함께 작용한다. 척주를 뒤로 펼 때는 척주세움근과 큰볼기근의 수축에 의해 이루어지며, 이때 배쪽에서의 근육은 이완되어야 한다. 또한 척주를 앞으로 굽힐 때는 배곧은근, 배바깥빗근,

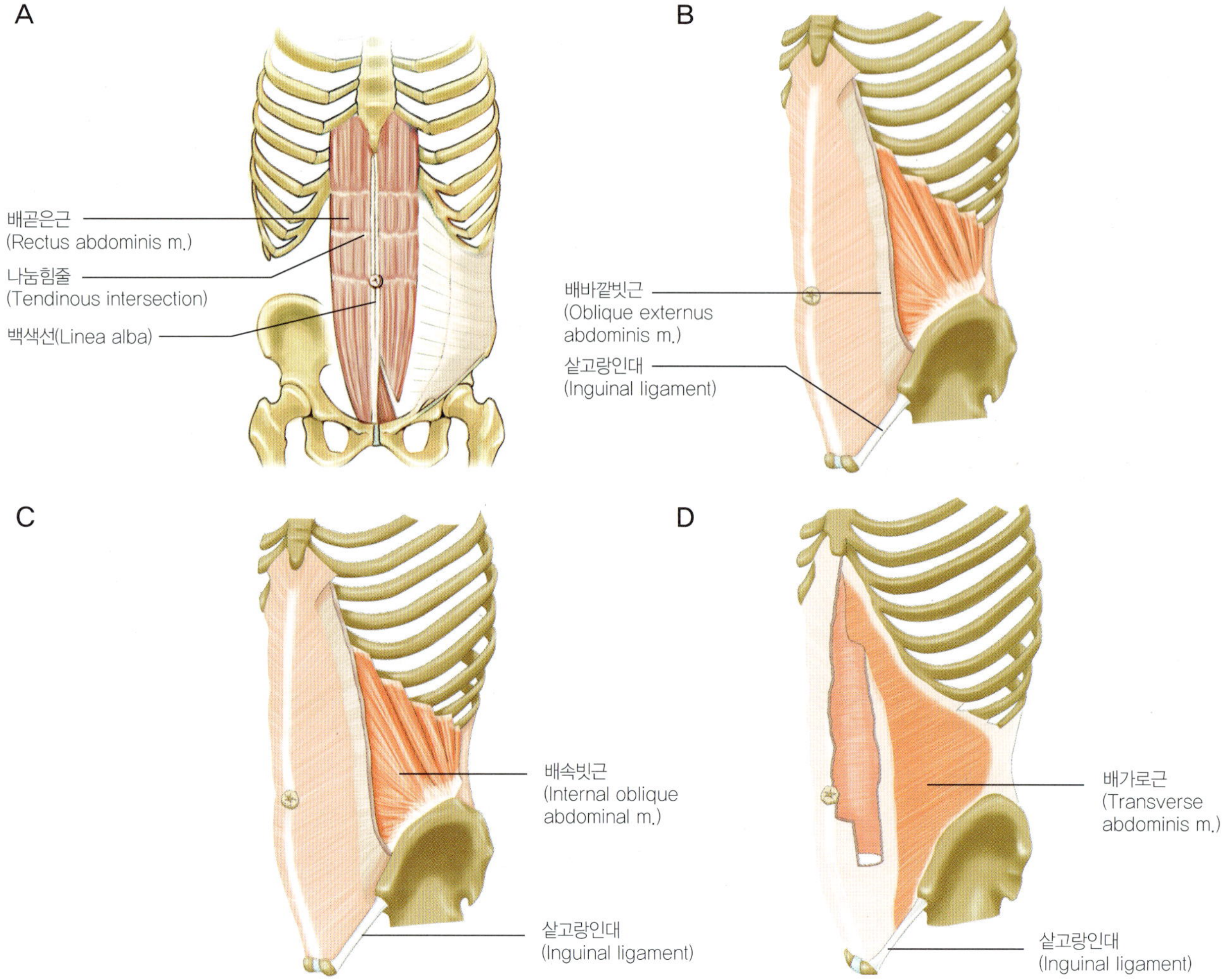

그림 11-122 **배근육**

배속빗근과 함께 넙다리곧은근, 엉덩허리근, 넙다리근막긴장근, 넙다리빗근의 수축이 동반되고, 척주 뒤쪽에 있는 근육은 이완되어야 한다. 척주를 돌리는 근육은 배바깥빗근과 배속빗근에 의해 일어난다.

운동 손상의 이해

척주 손상은 그 기전이 매우 다양하며 급성 손상과 함께 만성 손상이 매우 많기 때문에 증상과 원인을 잘 이해해야 한다. 증상이 있다고 해서 원인을 찾기 전에 시술이나 수술적 치료로 증상을 없앤다면 재발 확률이 매우 높아질 수 있다. 따라서 손상의 기전을 정확하게 파악하고 해결 방안을 모색함으로써 비수술적 치료를 우선 적용하는 것이 매우 중요하다. 척주 손상의 종류는 아래와 같이 매우 다양하게 발생할 수 있다.

골관절염(osteoarthritis)

골관절염은 퇴행성 병변을 의미한다. 연령의 증가뿐 아니라 허리를 많이 사용하는 운동선수인 경우에는 퇴행성 디스크 병변이 많고, 이는 시간이 경과할수록 골관절염 소견으로 진행된다. 골관절염이 있는 경우에는 이미 노인성 질환을 가지고 있을 가능성이 매우 높기 때문에 노인 관련 운동처방을 받는 것이 필요하다 그림 11-123.

- **증상:** 허리 움직임 시 통증이 동반되며, 기능 장애가 있다. 따뜻하면 증상이 호전되는 듯 하지만 항상 끊어질 듯한 허리 통증을 호소한다.
- **처치:** 병원 진단에 의한 처방을 받아야 한다. 간혹 추체에 시멘트 주입술을 하거나 골밀도 향상을 위한 약제 처방을 받기도 한다.

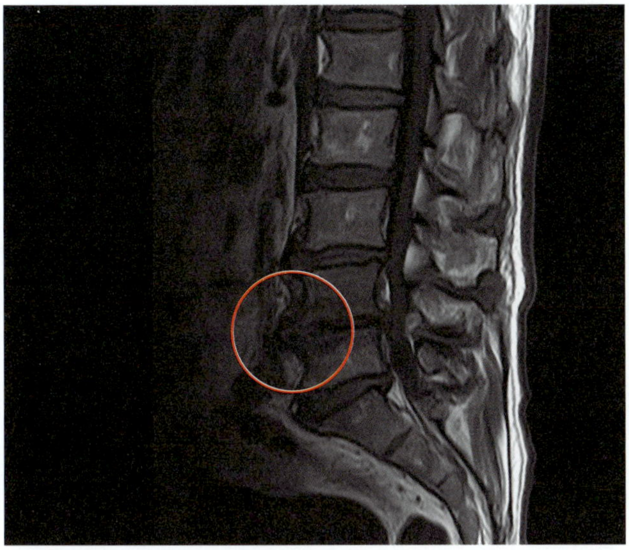

그림 11-123 L4-5 관절염

궁둥신경통(sciatica)

궁둥신경통은 좌골신경통이라고도 하며, 디스크 병변으로 인해 궁둥신경이 눌림으로써 엉덩이 부위와 다리 쪽으로 방사통을 호소하는 질환을 의미한다.

- **증상**: 엉덩이와 다리 쪽으로 저림 증상 호소한다.
- **처치**: 증상이 심한 경우 주사 치료를 하지만, 일반적으로 허리와 골반의 굽힘 운동, 궁둥근육의 가쪽돌림 운동을 실시해 궁둥신경의 눌림을 줄이고 점차적으로 허리와 엉덩이 근육을 강화시켜서 허리와 골반의 정렬을 바르게 해야 한다.

척추분리증(spondylolysis)

척추분리증은 추체의 분리를 의미한다. 즉 L4-L5분리증이라고 한다면 허리뼈 4번과 허리뼈 5번 사이에 있는 돌기사이관절(facet joint)의 인대파열에 의해 서로 분리된 질환을 의미한다. 척추분리증의 경우에는 척추의 전방전위증을 오랫동안 가지고 있는 경우에도 발생할 수 있지만, 갑작스러운 외상으로 인해 돌기사이인대의 파열에 의해 발생되기도 한다. 척추분리증이 있는 경우 근육의 약화는 척추전방전위증을 유발할 수 있다 그림 11-124.

- **증상**: 허리 부위에 끊어질 듯한 통증과 저림 증상을 호소하며, 특히 몸에 힘이 없거나 극도로 피로할 경우에는 증상이 더욱 심해진다. 만약 근육이 좋은 경우라면 증상이 전혀 없을 수 있다. 때로는 증상이 없기 때문에 척추분리증이 있어도 모르고 생활하는 경우가 가끔 있다.
- **처치**: 허리근육을 강화시키고 신체가 피로하지 않도록 관리해야 한다.

척추전방전위증(spondylolisthesis)

척추전방전위증은 비정상적인 척추의 배열이다. 정상의 경우에는 L4가 가장 앞쪽에 위치하고 있으며, 그다음으로 L3와 L5, L2, L1의 순이다. 그러나 L3이 L4보다 앞쪽에 위치하고 있다면 L3의 전방전위증이라는 것을 의미한다 그림 11-125.

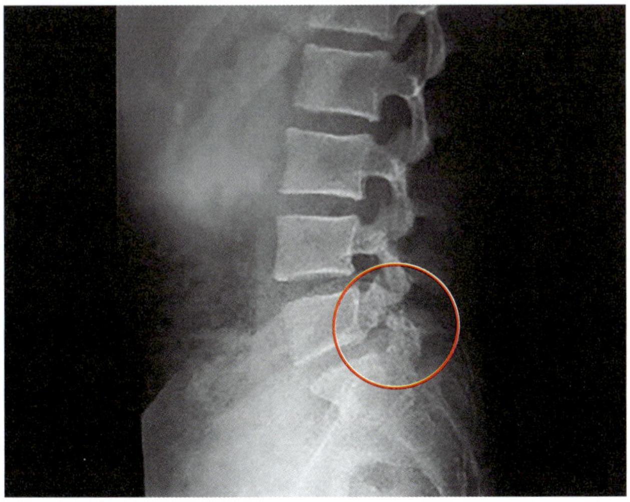

그림 11-124 L5-S1 척추분리증

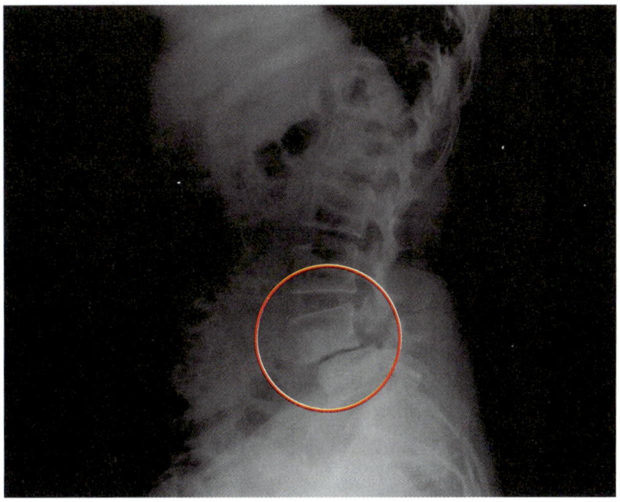

그림 11-125 L4 전방전위증

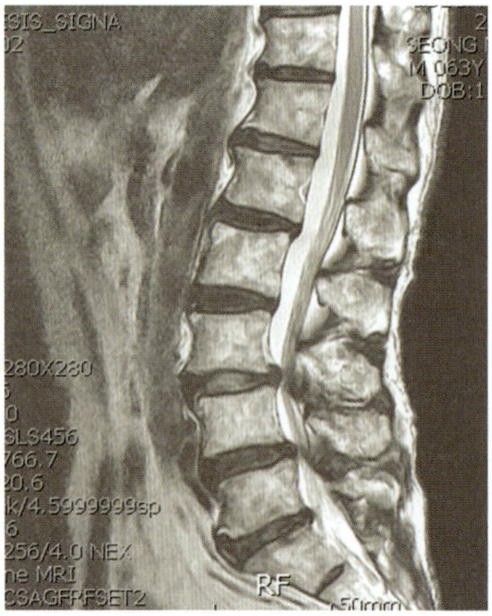

그림 11-126 척추관협착증(시상면)

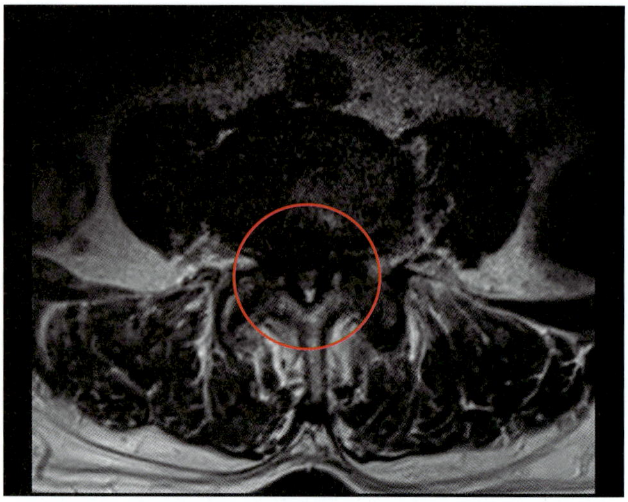

그림 11-127 척추관협착증(횡단면)

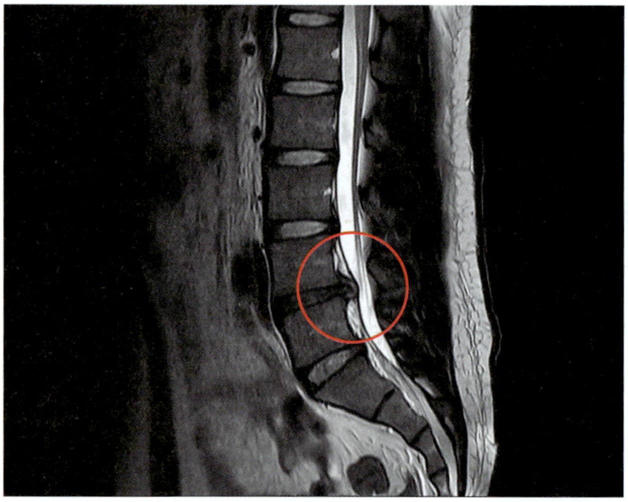

그림 11-128 L4-5 디스크탈출증

- **증상**: 척추분리증과 유사하다.
- **처치**: 만약 비만이라면 체중 감량이 절대적으로 필요하다. 이때의 체중 감량 운동은 달리기나 등산보다는 자전거타기, 걷기, 서킷 웨이트 트레이닝을 권장한다.

척추관협착증(spinal stenosis)

척추관협착증은 척수신경이 지나가는 관이 좁아져서 신경이 눌리는 질환을 의미한다. 이는 선천적인 경우와 후천적인 경우가 있지만 고령에 따른 인대와 관절의 퇴행성 변화가 주된 원인이다 그림 11-126,127 .

- **증상**: 간헐적 파행이 나타나거나 조금만 걸어도 다리가 저리고 땡기며, 쪼그려 앉아 있으면 증상이 없어진다. 가끔은 허리 통증이 동반되지 않을 수도 있다.
- **처치**: 저림 증상이 심한 경우에는 척추후궁절제술(laminectomy)을 시행할 수 있다.

디스크탈출증(herniation of intervertebral disc)

디스크탈출증은 디스크의 돌출(팽륜)과 탈출, 수핵탈출 등으로 구분된다. 돌출(bulging, protrude)은 디스크 내압의 증가로 인해 약한 부위로 돌출 또는 팽륜되어 척수신경 또는 척수신경막을 누르는 것을 의미하며, 탈출(herniation)은 디스크를 감싸고 있는 막의 파열로 인해 내부에 있는 섬유륜이 빠져나와서 신경을 누르는 것을 말한다. 그러나 디스크탈출증은 디스크 중앙 부위에 있는 수핵이 디스크막의 파열로 인해 밖으로 빠져 나오는 것을 의미하는 것으로 수핵탈출증(herniation of nucleus pulposus: HNP)이라고도 한다. 수핵탈출증은 디스크가 이미 그 기능을 상실한 상태이기 때문에 인공디스크삽입술을 실시할 수도 있다 그림 11-128 .

퇴행성 디스크(degenerative disc)

퇴행성 디스크는 디스크 조직세포의 퇴행성 변화로 인해 수분 함량이 감소하고 딱딱해져 그 기능을 상실한 경우를 말한다. 퇴행성 디스크는 의사의 관점에 따라 퇴행성 디스크 진단이 다양하기 때문에 때로는 DDD(doctor of disc degeneration)라고도 한다. 퇴행성 디스크는 와

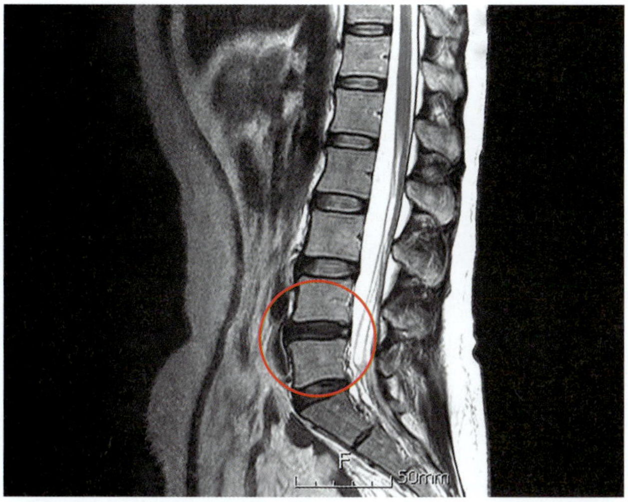

그림 11-129 L4-5 퇴행성디스크

충 역할을 하지 못하기 때문에 중력에 의한 스트레스를 많이 받고 피로도가 더 크다는 특성을 갖는다 그림 11-129.

- **증상**: 아침에 일어났을 때 뻣뻣함을 호소하며, 활동을 하면 다시 부드러워지거나 허리를 손으로 툭툭 때리면 증상이 호전되는 것을 느낀다.
- **처치**: 증상이 심할 경우에는 허리에 핫팩을 10~15분간 댄 후 허리 스트레칭과 가벼운 근육 운동을 실시한다. 증상이 간헐적인 경우에는 요가나 허리 근육 운동을 통해 예방하는 것이 중요하다.

염좌(sprain)

허리 근육의 염좌는 매우 흔하게 발생한다. 주로 급성 염좌로 발생하며, 심한 경우 다리저림 등의 증상으로 호소하기 때문에 디스크 병변으로 오인할 수도 있다. 염좌는 손상기전에 의해 내재근과 외재근 염좌로 구분할 수 있다. 내재근 염좌는 굽힘과 폄 운동보다는 돌림 운동과 팔다리 연속 운동에서 발생하기 쉽고, 외재근 염좌는 과격한 굽힘과 폄 운동에서 발생한다.

- **증상**: 척주의 내재근 염좌는 디스크 병변 증상을 유발하며, 척주의 외재근 염좌는 저림 증상은 없지만 기능부전의 증상을 유발한다.
- **처치**: 염좌 부위에 따라 처치 방법에 약간 차이가 있다. 일반적으로는 매뉴얼 테크닉을 이용한 압통점 이완기법과 파이브로 스틱[주걱(JooKuk)]을 이용한 근막이완요법, 압통점 자극 후 다리 근수축 운동 등의 방법을 사용한다.

척주옆굽음증(scoliosis, 척추측만증)

척주옆굽음증(척추측만증)은 척주가 비정상적으로 옆으로 휘어지는 질병을 말한다. 대부분은 미취학 아동부터 중학생 시기에 발생하며, 약 85%는 원인이 불명확하기 때문에 특발성 질환으로 분류한다. 선천적인 기형과 신경이나 근육의 질환에 의해 발생되기도 한다. 특발성의 원인으로는 평형감각의 이상, 성장호르몬 이상, 유전적 요인 등이 관련된 것으로 보고 있다. 특히 잘못된 자세나 신체활동의 부족, 척추 주변의 근육이 약할 경우에는 측만증이 더욱 더 심각하게 발생되는 것으로 보고된다.

척추측만증이 있는 청소년들을 보면 몇 가지 특징이 있다.

- 첫째, 양쪽 어깨가 전방으로 말려 있는 라운드 쇼울더(round shoulder)이다.
- 둘째, 근육량이 매우 부족하여 왜소하다는 느낌을 준다.
- 셋째, 좌우측 어깨나 골반의 높이가 다르다.
- 넷째, 한쪽 어깨뼈가 후방으로 돌출되어 있다.
- 다섯째, 턱이 틀어져 있는 경우 등으로 볼 수 있다.

측만증이 있는 경우 골반부터 틀어져서 척추가 휘어진 경우가 있고, 흉추부에서 휘어진 경우도 있다. 측만증이 심해지면 어깨와 목뼈까지 틀어지게 된다. 측만증 환자의 약 11.4%는 아래턱뼈(하악골)의 변형이 동반된 것으로 보고되고 있다 그림 11-130. 척추측만증을 진단할 때는 콥각(Cobb's Angle)을 사용한다. 콥각은 위쪽에서 틀어진 척추의 상단면을 연하는 선과 아래쪽에서 틀어진 척추의 하단면을 연하는 선들의 직각이 이루는 각을 의미한다 그림 11-131.

콥각은 10° 부터 척추측만증으로 진단하며, 10° 부터는 주의깊게 관찰하면서 척추가 변형되지 않도록 관리하는 단계이다. 그리고 콥각 20°~39° 까지는 브레이스를 착용하여 더 심하게 틀어지지 않도록 적극적인 치료가 필요한 단계이다. 만약 콥각이 40° 이상이라면 수술적 치료를 고려하는 기준으로 보고된다. 콥각이 커서 갈비뼈의 변형이 동반되고 심할 경우에는 갈비뼈가 폐를 압박하게 되

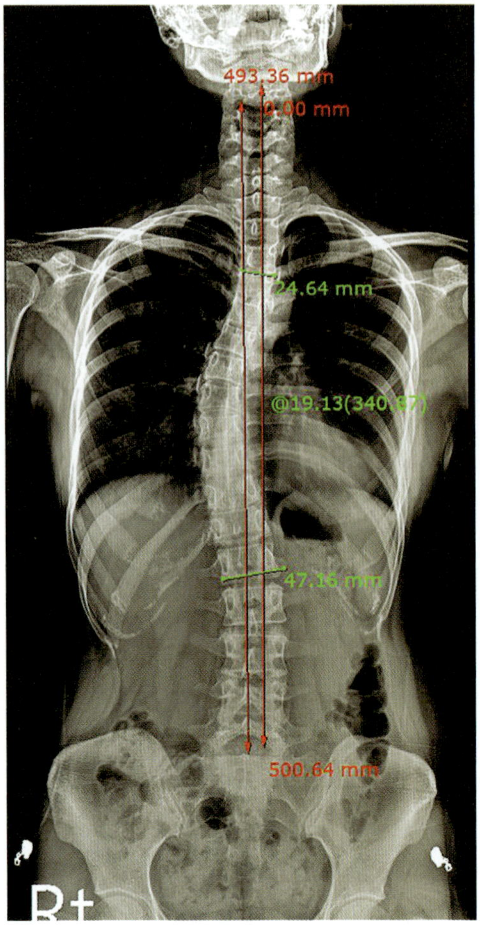

그림 11-130 척추측만증

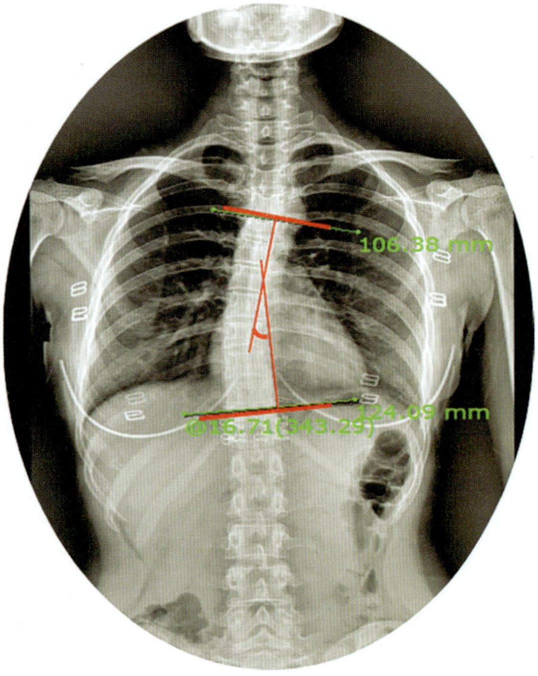

그림 11-131 콥각

어 호흡장애가 동반될 경우에는 불가피하게 수술적 치료를 해야 한다. 그러나 대부분 성장기 과정이기 때문에 수술적 치료보다는 비수술적 치료를 선택하는 것이 좋다. 척추측만증의 치료는 3개월 이내로 단기간에만 하는 경우에는 좋은 효과를 얻기 어렵다. 도수치료만 받은 환자들은 치료 받을 때는 좋아지는 듯하지만, 결국 근육이 약하기 때문에 치료 전의 상태로 되돌아가게 된다. 측만증의 경우 초기 적극적인 치료 후 꾸준하게 관리하는 것이 매우 중요하다. 재활운동에는 척추교정을 위한 매뉴얼 테크닉과 척추 스트레칭, 척추 주변 근육 강화 운동과 호흡 운동이 포함되어야 한다. 특히 심호흡 운동은 폐에 공기를 넣어 팽창시킴으로써 갈비뼈를 안쪽에서 가쪽으로 밀어내는 효과가 있다. 이 경우에는 갈비뼈가 찌그러져 있는 부분을 잘 확인하여 몸통을 틀어진 반대쪽으로 비틀면서 호흡하는 것이 효과적이다. 특히 척추측만증을 치료할 때는 생활습관의 처방도 함께 해야 한다.

척주 손상의 평가

하지직거상(SLR) 검사 그림 11-132

누운 자세에서 무릎을 편 채로 다리를 들어올리면서 발등굽힘하고 엉치엉덩관절에 압박을 가한다. 30° 에서 통증이 오면 엉덩관절의 병증이며, 30~60° 에서의 통증은 궁둥뼈신경증, 발목의 발등굽힘 시 통증이 증가한다면 L1-3, S1-3 신경증 또는 궁둥뼈 신경 자극에 기인된 병증이다. 70~90° 사이의 통증은 엉치엉덩관절의 병증일 수 있다.

Kernig 검사 그림 11-133

환자를 바로 누운 자세에서 한쪽 다리를 통증이 발생할 때까지 능동적으로 편 채로 올리게 한다. 만약 통증이 발생한다면 무릎을 굽힌다. 양성 반응은 척추에서 통증이 발생하고 방사통이 있다면 양성이며 추간판탈출이나 척수막 자극을 의미한다.

Brudzinski 검사 그림 11-134

이 검사는 Kernig 검사를 실시하면서 동시에 목뼈를 굽혀 통증 증가를 유발한다. 양성 반응 시에는 추간판탈

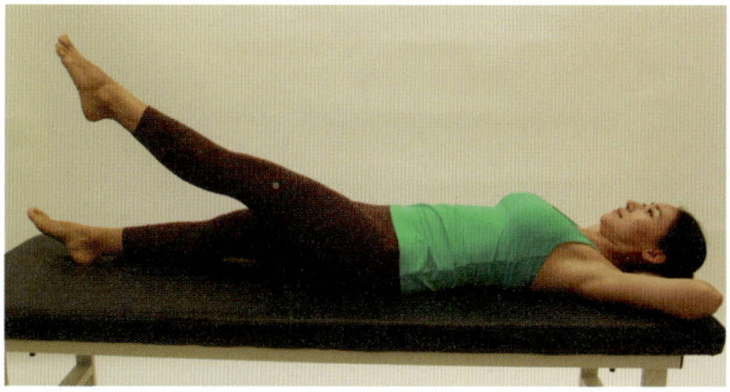

그림 11-132 하지직거상 검사

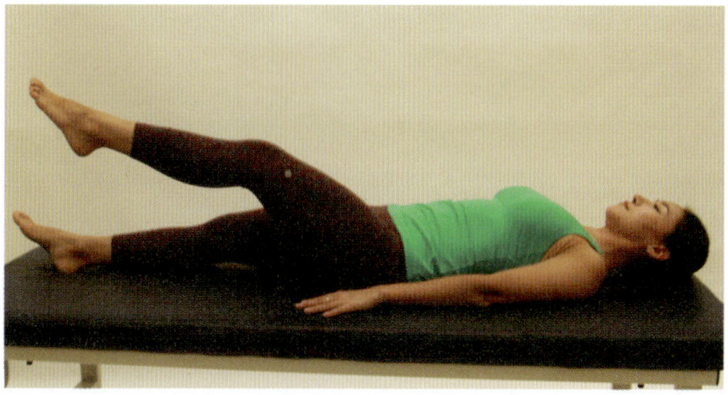

그림 11-133 Kernig 검사

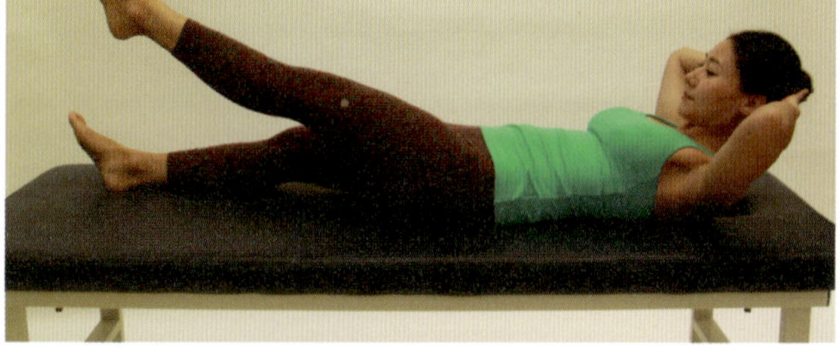

그림 11-134 Brudzinski 검사

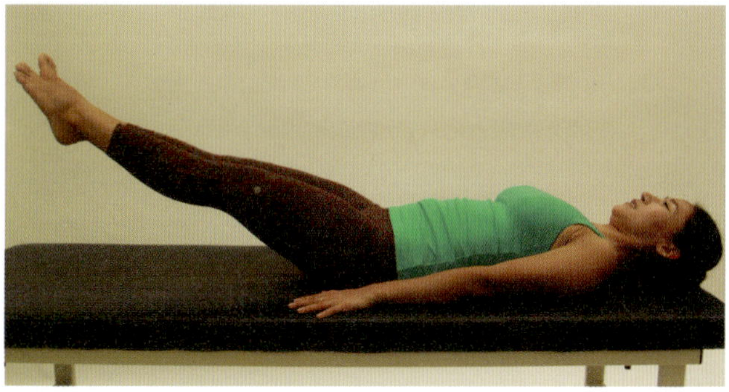

그림 11-135 Milgram 검사

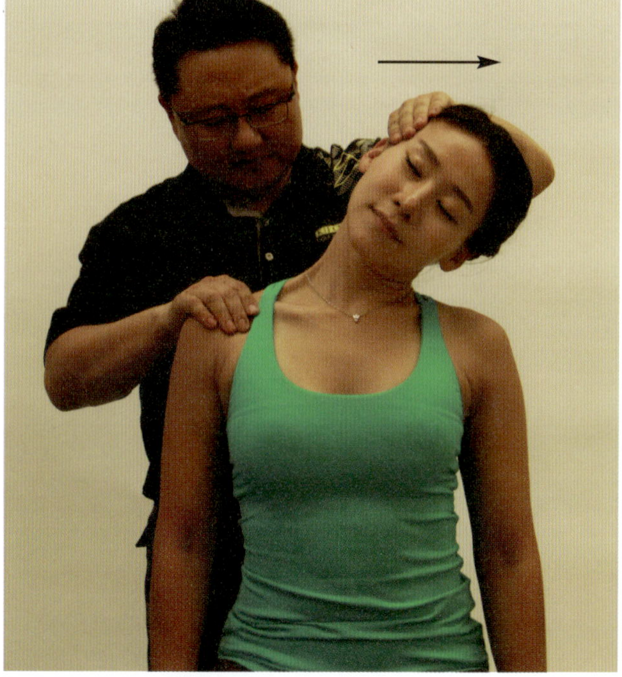

그림 11-136 팔신경얼기 검사

출이나 척수막 자극을 의미한다.

Milgram 검사 그림 11-135

이 검사는 바로 누운 자세에서 다리를 뻗고 테이블에서 2~6인치 높이로 들어올려서 30초 동안 자세를 유지하도록 한다. 환자가 이 자세를 유지하지 못하거나 통증을 호소한다면 추간판이 허리신경근을 압박하고 있다는 것을 의미한다.

팔신경얼기 검사 그림 11-136

이 검사는 환자를 앉거나 서게 한 다음 환자 뒤쪽에 서서 한 손은 환자의 머리 옆에 두고 다른 한 손은 봉우리빗장관절에 둔다. 이때 환자의 허리를 똑바로 세우도록 한 뒤 목뼈는 가쪽으로 밀면서 다른 손으로 어깨를 아래쪽으로 누른다. 목을 굽힌 쪽에서 통증이 발생한다면 목 신경뿌리의 압박을 의미하며, 목을 굽힌 쪽의 반대쪽에서 통증이 발생한다면 팔신경얼기가 늘어난 것을 의미한다.

Adson 검사

이 검사는 가슴문증후군을 알아보기 위한 검사로 앞쪽 목갈비근을 좁아지게 함으로써 팔신경얼기의 안쪽, 빗장뼈밑 동맥과 정맥의 막힘 가능성을 확인하기 위한 검사이다. 환자의 어깨를 30° 벌린 다음 엄지손가락이 위쪽을 향하게 하여 위팔뼈를 가쪽돌림한다. 검사자는 환자의 뒤에 서서 한 손으로 노동맥의 맥박을 확인한다. 양성 반응은 노동맥에서 맥박이 느껴지지 않거나 반대쪽과 비교했을 때 약해졌을 경우이다(제V편 1장 2절 참조).

Allen 검사

이 검사는 가슴문증후군을 알아보기 위한 검사로 작은가슴근의 좁아짐으로 인한 빗장뼈밑 동맥과 정맥의 막힘 가능성을 확인하기 위한 검사이다. 환자의 뒤쪽에 서서 한 손으로 노동맥을 촉진한 후 환자의 팔꿈치 90° 굽힘, 어깨 90° 벌림, 가쪽돌림 90°를 실시한 후 머리를 어깨의 반대쪽으로 돌리도록 한다. 노동맥에서 맥박이 느껴지지 않거나 신경학적 증상이 나타나면 양성이다(제V편 1장 2절 참조).

밀리터리 브레이스 검사

이 검사는 가슴문증후군을 알아보기 위한 검사로 환자의 뒤에 서서 한 손으로 노동맥을 촉진한 다음 환자의 위팔뼈를 뒤로 젖혀서 30° 벌린다. 이때 목과 머리는 젖히도록 한다. 노동맥에서 맥박이 느껴지지 않거나 신경학적 증상이 나타나면 양성이다(제V편 1장 2절 참조).

허리 재활운동

재활운동은 몇 가지 형태로 구분된다. 즉, 폄 운동, 굽힘 운동, 관절가동화 운동 즉 코어 운동으로 구분된다. 모든 운동은 통증의 정도에 따라 다르지만 통증이 많은 경우에는 동작의 정점에서 2~3초 정도 짧게 유지하고, 일반적으로는 6초 동안 동작을 유지하며, 통증이 없고 예방 차원에서 운동한다면 8초 이상 동작을 유지하는 것을 권장한다.

수술 후 초기 재활운동 그림 11-137~143

수술 후 초기 또는 급성 통증 후 통증이 경감된 후의 운동은 매우 조심스럽게 접근해야 한다. 원칙은 허리관절의 움직임 각도를 작게 해야 하며, 동작의 끝지점에서의 유지 시간은 2~3초부터 시작해야 한다. 또한 증상에 입각하되 디스크 압력을 줄이기 위해 호흡을 내쉬면서 동작을 수행하도록 지도한다. 초기 재활운동 시 건강운동관리사는 허리에 손을 대어 줌으로써 심리적 안정감을 좋게 해야 한다.

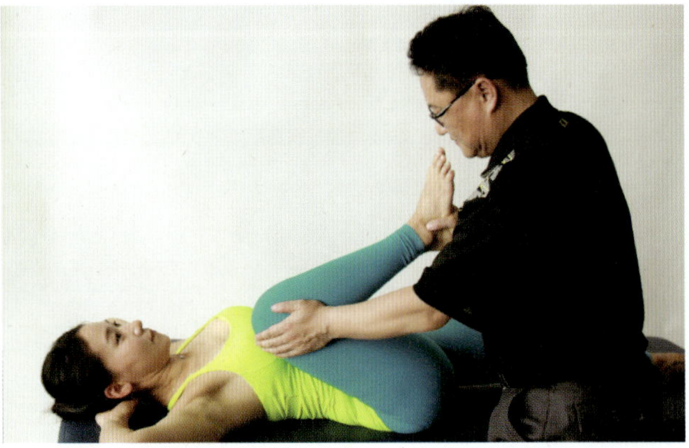

그림 11-137 무릎 가슴 닿기 보조

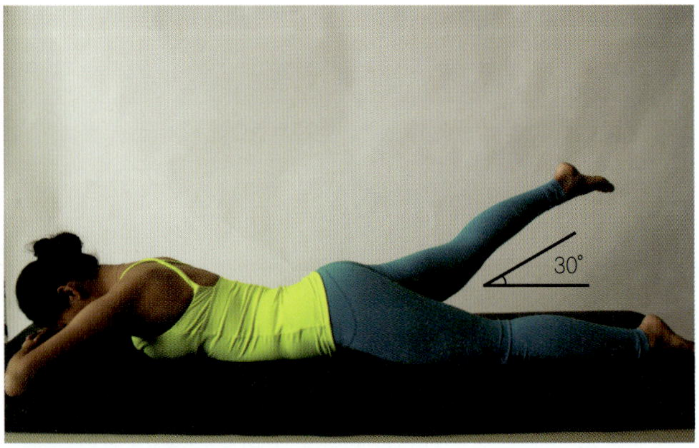

그림 11-138 엎드려 편다리 들기

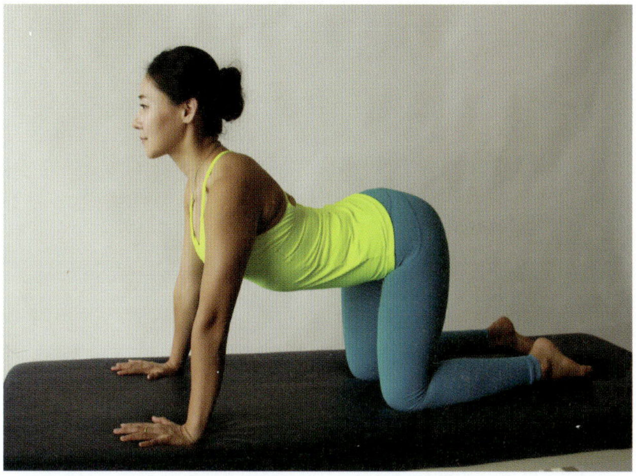

그림 11-139 말 등 만들기

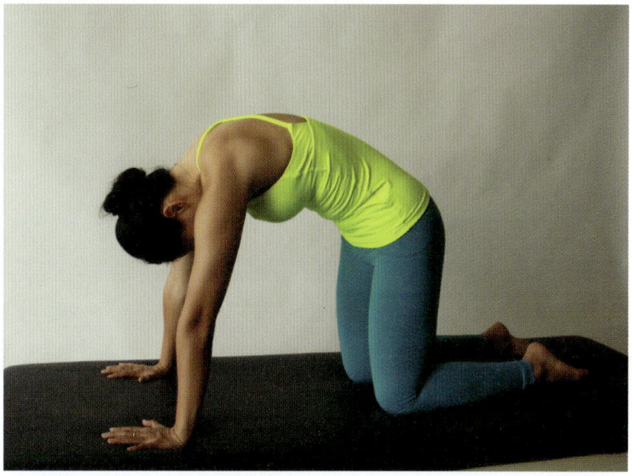

그림 11-140 고양이 등 만들기

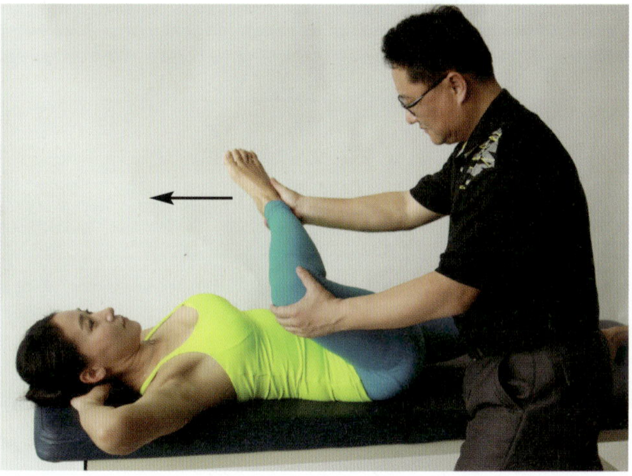

그림 11-141 궁둥구멍근 수동 스트레치

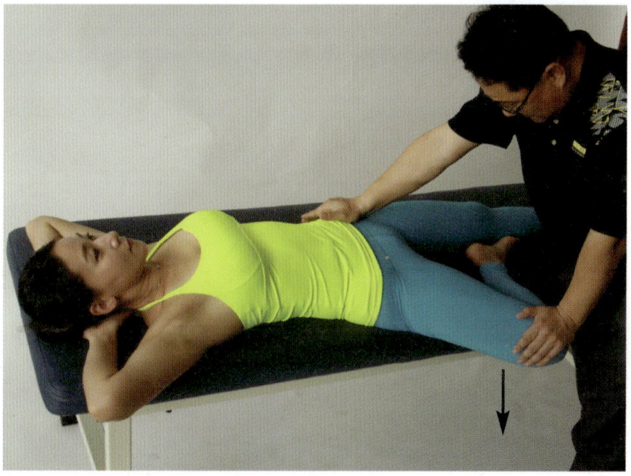

그림 11-142 넙다리모음근 수동 스트레치

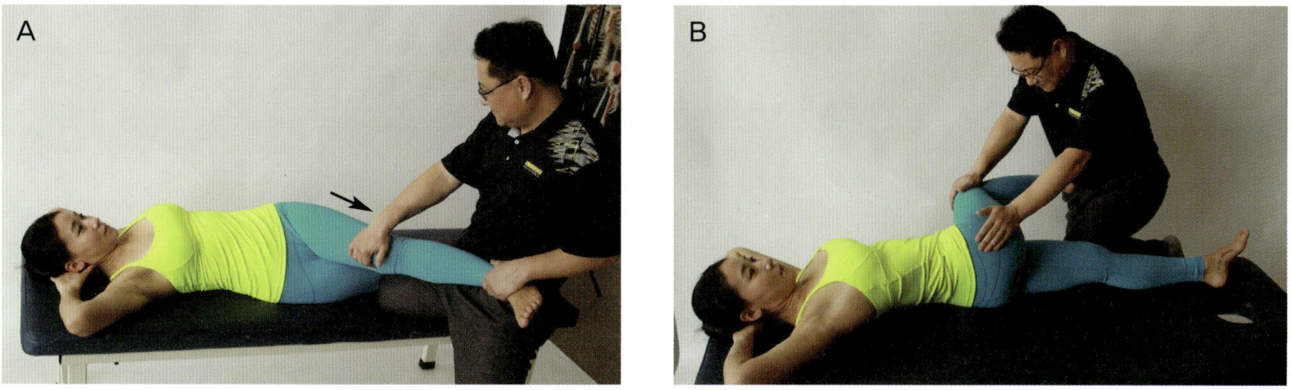

그림 11-143 가쪽넙다리근 수동 스트레치
A. 볼기근~종아리근, B. 가쪽넙다리근

허리폄근 강화 운동 그림 11-144~155

통증이 없어지고 일상생활에 큰 불편함 없이 생활할 수 있다면 허리 주변 근육 운동의 강도와 함께 운동 각도를 증가시켜야 한다. 초기 재활운동과 병행하면서 더 강도 높은 운동을 수행하도록 한다. 건강운동관리사는 운동 중 통증 발생에 유의하면서 올바른 자세로 운동하고 있는지를 확인하면서 통증 부위에 손을 대거나 운동의 각도를 조금씩 증가하면서 운동 지도를 해야 한다.

허리 통증은 누운 자세에서는 감소하고 앉는 자세에서는 증가된다. 그러나 허리를 앞으로 숙이는 경우에는 통증이 증가하고 통증 부위가 확장되지만, 허리를 뒤로 젖히는 경우에는 통증이 경감되는 경우가 있다. 이런 경우에는 폄 운동이 특히 효과적이다. 폄 운동은 근육의 긴장을 감소시키고 디스크에 미치는 압력을 줄이며, 폄근의 근력을 강화시킬 수 있기 때문이다. 또한 폄 운동을 통해 척추관절이 스스로 가동함으로써 고유감각수용체가 통증을 덜 인식하게 한다. 운동 방법은 아래와 같으며, 허리근육을 강화하기 위해서 주로 사용되는 신전 운동이다.

- 팔꿈치 대고 엎드리기(일명, 플랭크 자세)
- 팔꿈치 대고 허리젖히기
- 손 짚고 허리젖히기(일명, 코브라 자세)
- 팔다리 교차 들기
- 누워 엉덩 이들기
- 누워 엉덩이 들고 다리 들기
- 엎드려 무릎 굽히고 다리 들기
- 엎드려 무릎 펴서 다리 들기

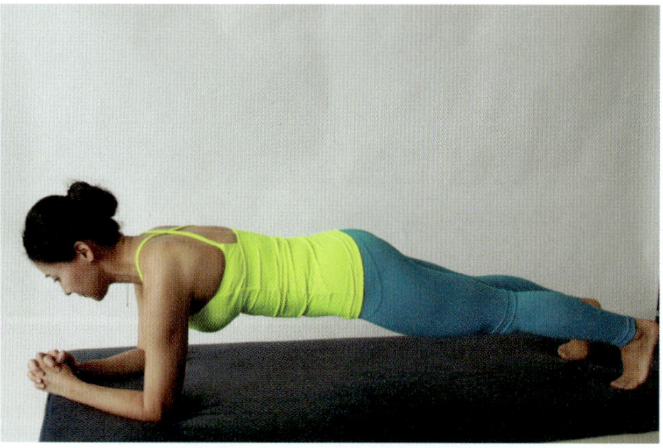

그림 11-144 팔꿈치 대고 푸시업 자세(플랭크)

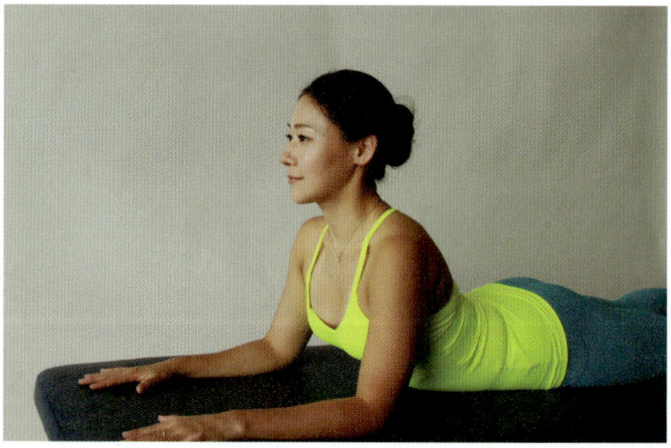

그림 11-145 팔꿈치 대고 허리젖히기

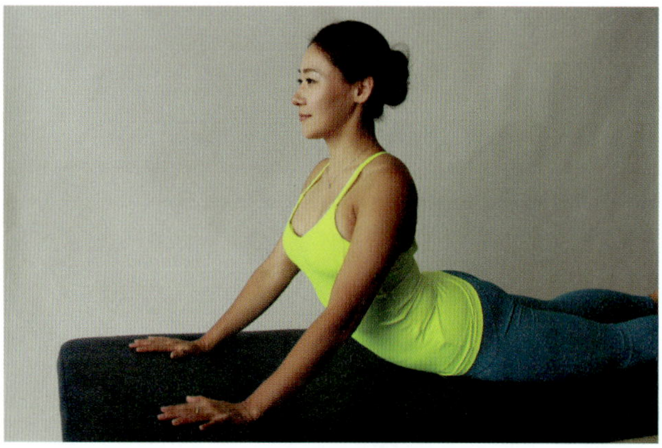

그림 11-146 손 짚고 허리젖히기(코브라)

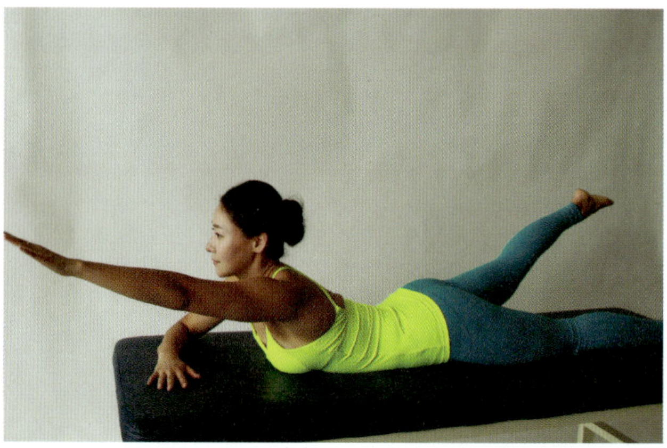

그림 11-147 팔다리 교차 들기

- 엎드려 양 무릎 굽혀서 다리 들기
- 엎드려 양 무릎 펴서 다리 들기
- 양손 머리 뒤로 한 채 상체 들기
- 양쪽 팔과 다리 동시에 들기

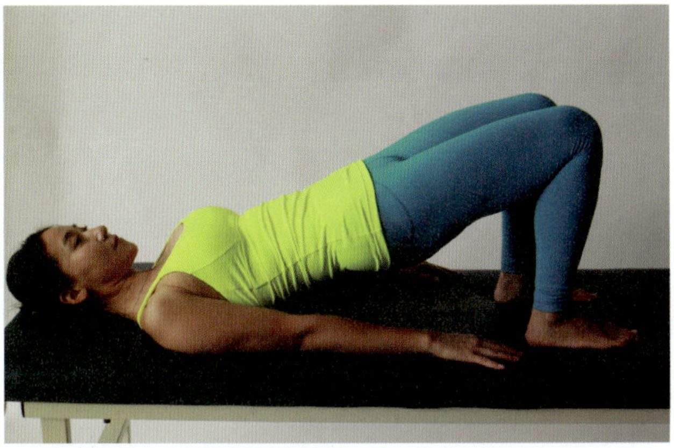

그림 11-148 누워 엉덩이 들기

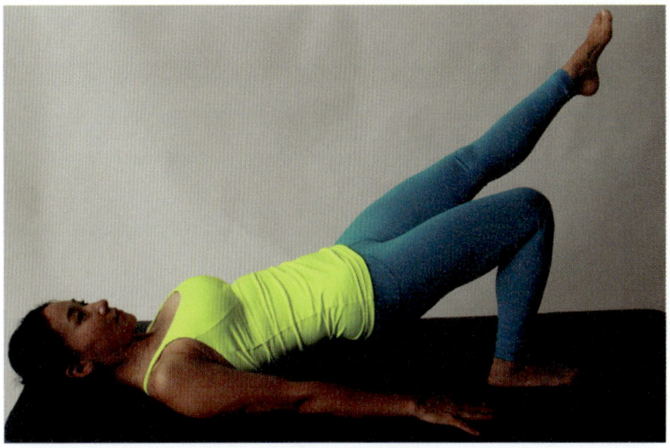

그림 11-149 누워 엉덩이 들고 다리 들기

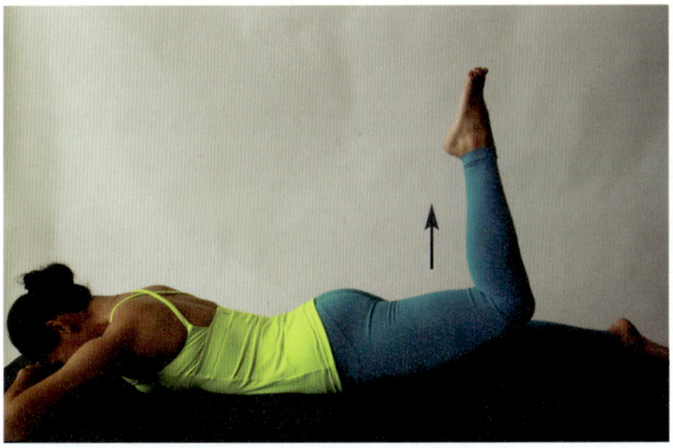

그림 11-150 엎드려 무릎 굽히고 다리 들기

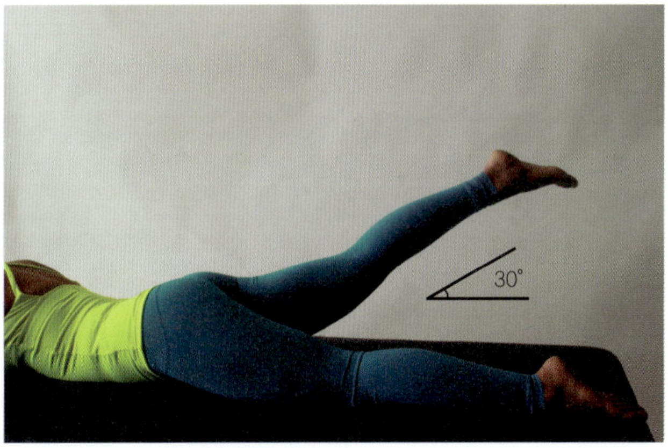

그림 11-151 엎드려 편다리 들기

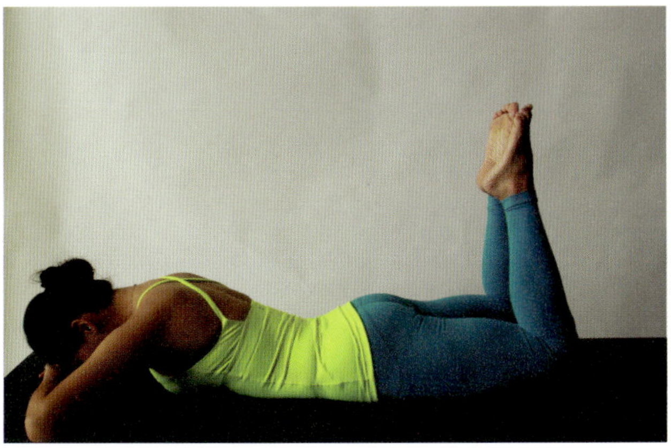

그림 11-152 엎드려 양쪽 무릎 굽히고 다리 들기

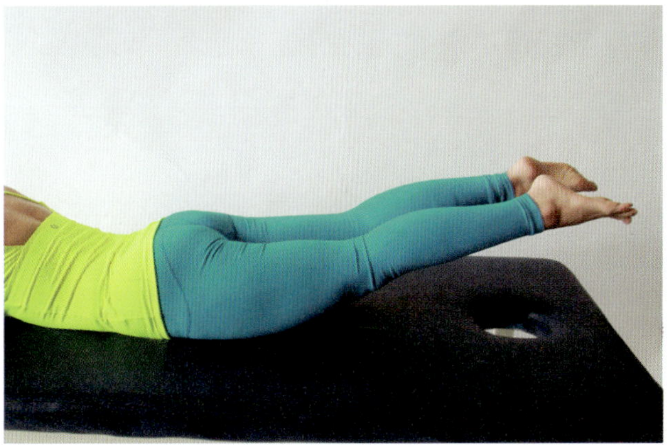

그림 11-153 엎드려 양쪽 무릎펴서 다리 들기

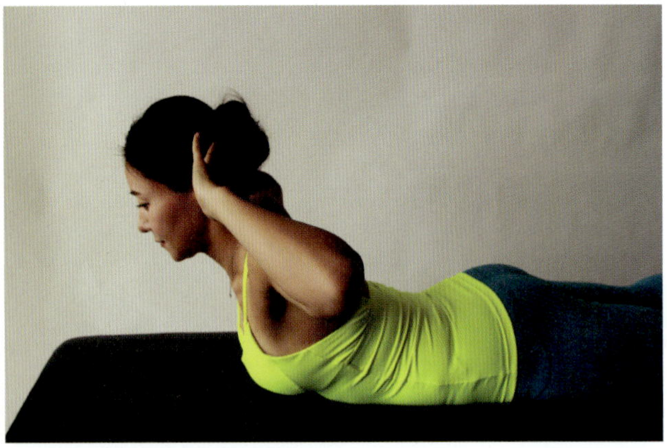

그림 11-154 양손 머리 뒤로 한 채 상체 들기

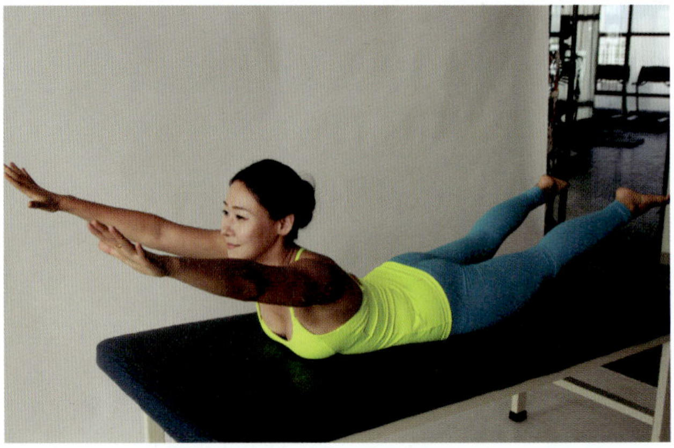

그림 11-155 양쪽 팔과 다리 동시에 들기

허리굽힘근 운동 그림 11-156~161

굽힘 운동은 앉아 있을 때 통증이 감소하고 눕거나 서 있으면 통증이 심해질 때 사용된다. 반복적이고 지속적으로 허리를 앞으로 숙이면 통증이 감소되고 허리를 뒤로 젖힐 때 통증이 발생한다. 배 근육이 매우 약한 경우에 아래와 같은 운동을 실시한다. 굽힘 운동은 척추후관절(facet joint)에 미치는 스트레스를 줄여주고 허리근막을 이완시키며, 척추관을 확장시켜 척추관협착을 이완시킨다. 또한 배근육을 강화시켜 허리 안정화 및 복내압을 좋게 하는 효과가 있다.

- 무릎 가슴 닿기
- 양 무릎 가슴 닿기
- 후방골반경사
- 윗몸일으켜 배꼽 보기
- 비껴 윗몸일으켜 배꼽 보기
- 앉아 윗몸 앞으로 굽히기

관절가동화 운동 그림 11-162~170

관절가동화 운동은 통증이 특정 관절에 국한되어 있고, 움직이면 아프고 안정 시에는 통증이 없어질 때 사용한다. 또한 척추 움직임에 제한이 있거나 관절가동범위가 감소되어 있고 통증 부위의 근육이 긴장되어 있거나 근막이 딱딱하고, 오른쪽과 왼쪽의 움직임이 비대칭일 때 사용되는 운동법이다. 이 운동법은 긴장된 근육을 이완시켜 관절가동범위를 증가시키며, 관절이 정상적인 움직임이 되도록 한다. 허리폄근과 허리굽힘근 운동 시 관절가동화 운동이 포함되는 경우가 있다.

- 무릎 붙인 후 좌우로 돌리기
- 무릎 가슴 닿기
- 누워 엉덩이 들기
- 고양이 등 만들기
- 말 등 만들기
- 강아지 꼬리 흔들기
- 골반전방경사
- 골반후방경사
- 척주 비틀기

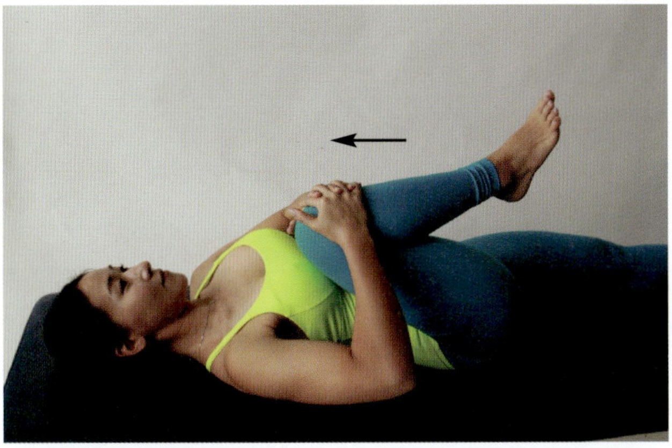

그림 11-156 무릎 가슴 닿기

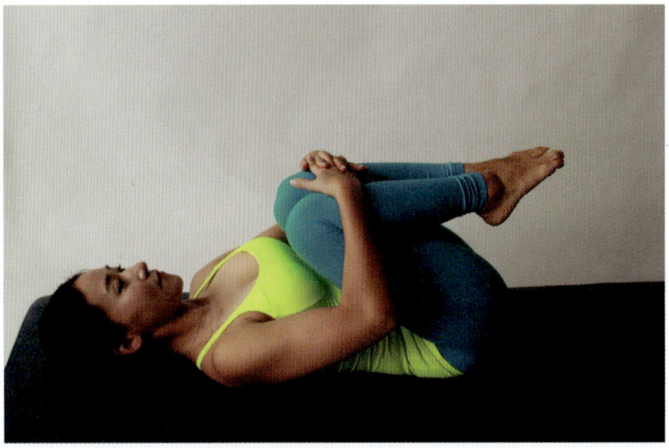

그림 11-157 양 무릎 가슴 닿기

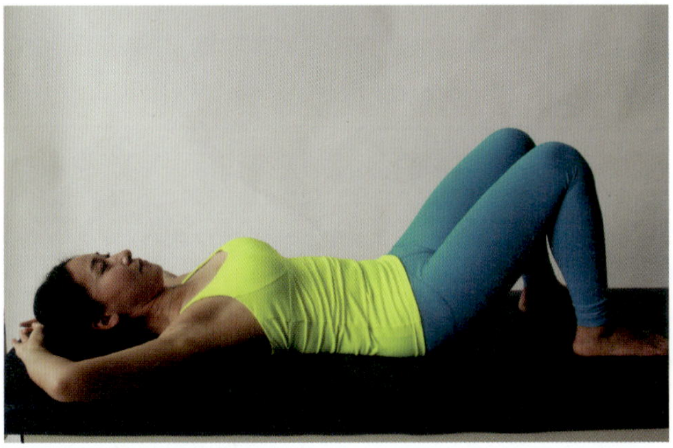

그림 11-158 골반후방경사

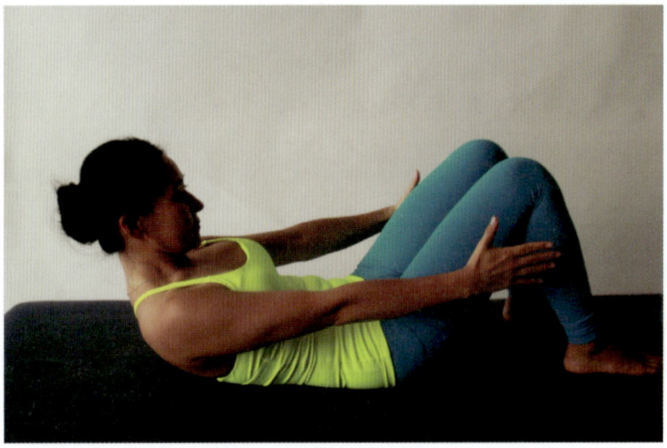

그림 11-159 윗몸일으켜 배꼽 보기

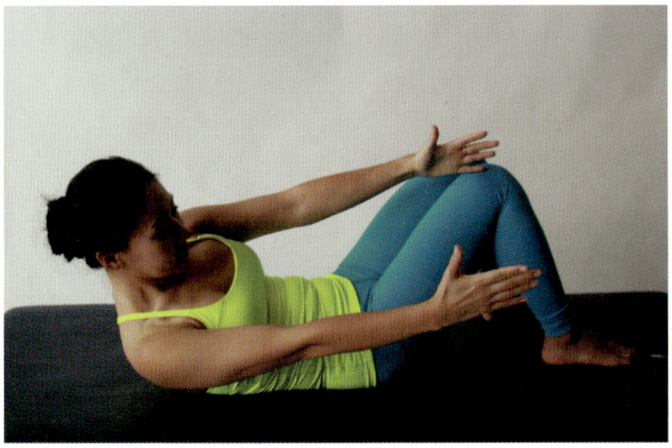

그림 11-160 비껴 윗몸일으켜 배꼽 보기

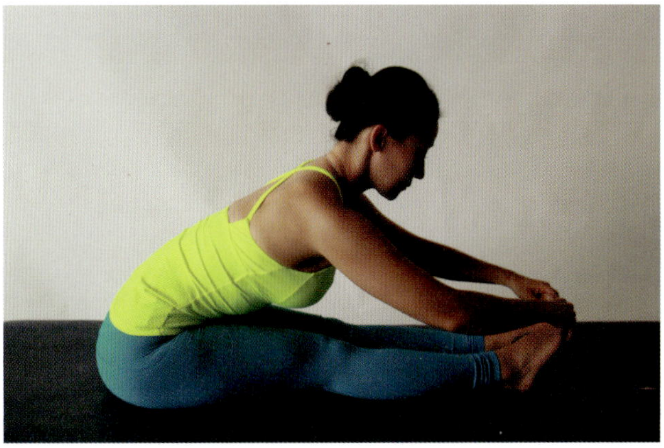

그림 11-161 앉아 윗몸 앞으로 굽히기

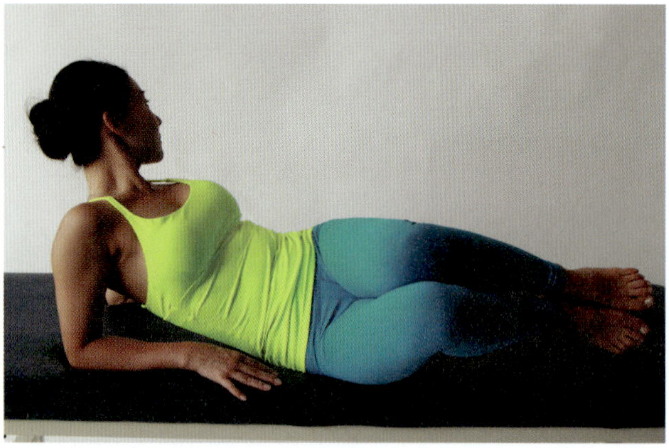

그림 11-162 무릎 붙인 후 좌우로 돌리기

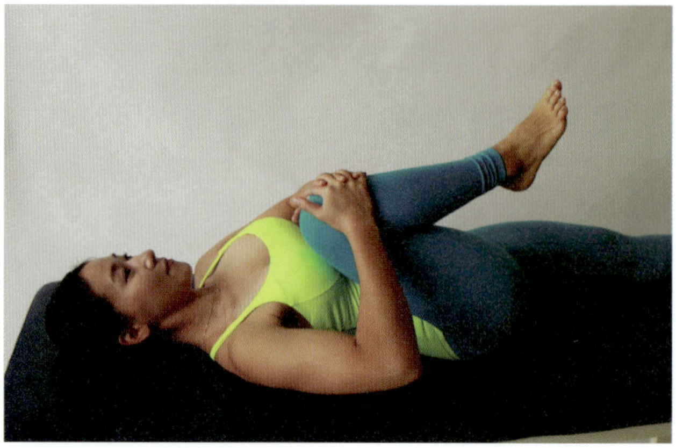

그림 11-163 무릎 가슴 닿기

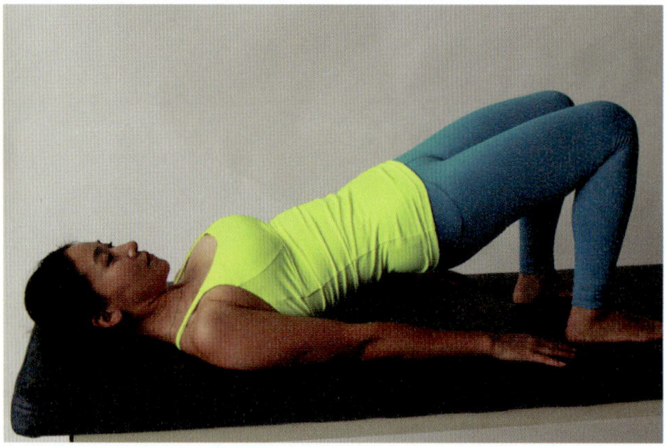

그림 11-164 누워 엉덩이 들기

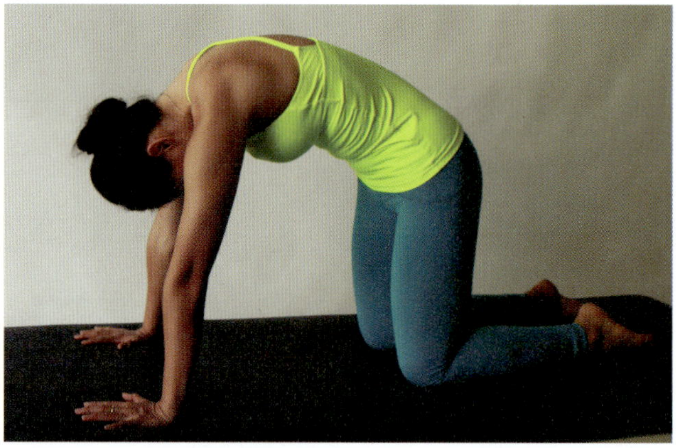

그림 11-165 고양이 등 만들기

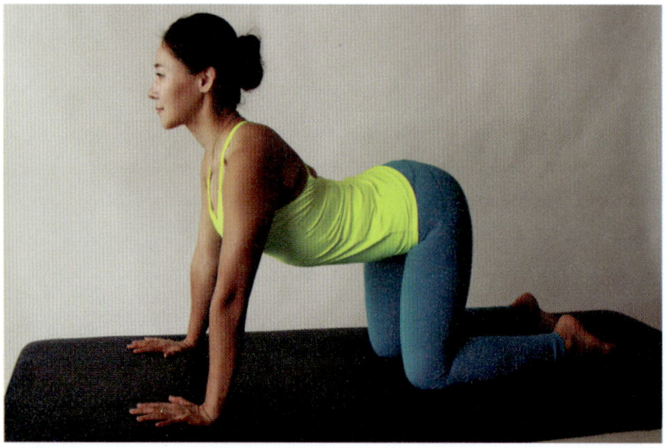

그림 11-166 말 등 만들기

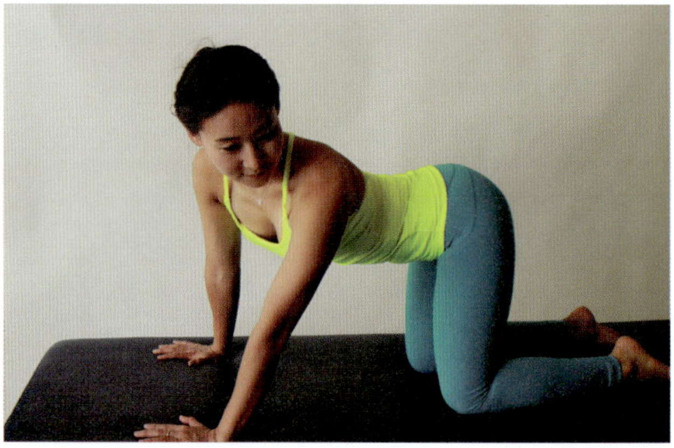

그림 11-167 강아지 꼬리 흔들기

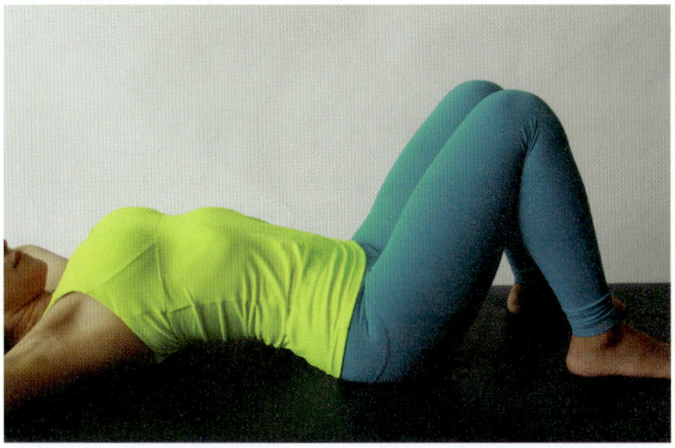

그림 11-168 골반전방경사

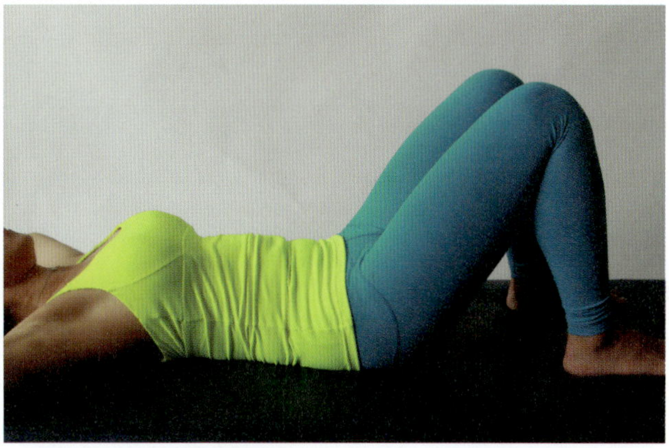

그림 11-169 골반후방경사

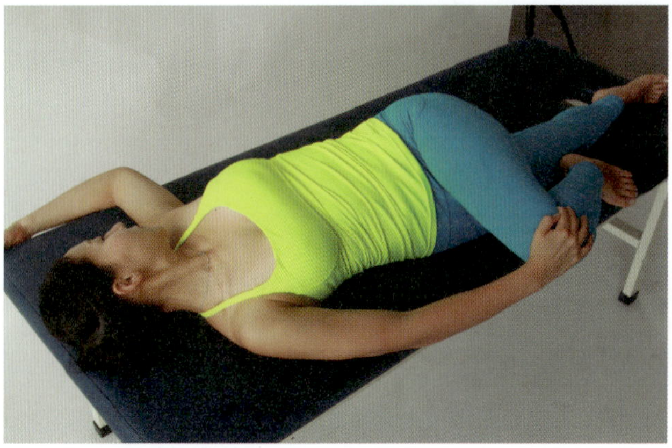

그림 11-170 척주 비틀기

코어 안정화 운동

코어 안정화 운동은 척추와 골반 관련 통증이 없는 건강한 사람이 코어를 강화시키기 위해 하는 운동이다. 운동 중 허리통증을 느낀다면 운동을 중지하고 초기 재활 운동을 실시할 것을 권장한다. 호흡은 자연스럽게 유지하면서 체력에 맞게 강도를 조절하는 것이 좋다.

운동	방법	강도
다리 들고 배꼽 보기 그림 11-171	엉덩관절과 무릎관절을 90° 구부리고 양손을 배꼽에 올린 후 머리를 들어 배꼽을 본다.	10초 유지 2회 반복
다리 펴서 들어올리기 그림 11-172	양쪽 다리를 붙여서 30° 들어올린다.	10초 유지 2회 반복
팔다리 교차 들기 그림 11-173	오른쪽 다리를 들고 왼쪽 팔과 머리를 동시에 교차하여 들어올린다.	5~10초 유지 각 2회 반복
다리올린 후 가쪽으로 회전하기 그림 11-174	다리를 30° 들어올려 옆으로 벌린 후 가쪽으로 회전시키고, 운동사는 저항을 한다.	5~10초 유지 각 2회 반복
다리 교차하여 들어올리기 그림 11-175	오른쪽 다리를 왼쪽 무릎 위쪽에 올린 후 무릎을 들어올리도록 하고 운동사는 저항을 한다. 이때 반대쪽 골반이 올라가지 않도록 한다.	5~10초 유지 각 2회 반복
다리교차 후 머리와 어깨 들기 그림 11-176	오른쪽 다리를 왼쪽 무릎 위쪽에 올린 후 무릎을 들어올리면서 머리와 왼쪽 어깨도 동시에 올리도록 한다. 이때 운동사는 저항을 한다.	5~10초 유지 각 2회 반복
엎드려 팔다리 들기 그림 11-177	양다리를 들어올리면서 양팔을 동시에 들어올린다.	20초 유지 2회 반복
플랭크 운동 그림 11-178	양 팔꿈치와 발가락으로 지지한 후 상체부터 발목까지 일직선이 되도록 한다. 강도를 높이고자 할 때는 한쪽 다리를 위쪽으로 들어올리도록 한다.	1~2분 유지 2회 반복

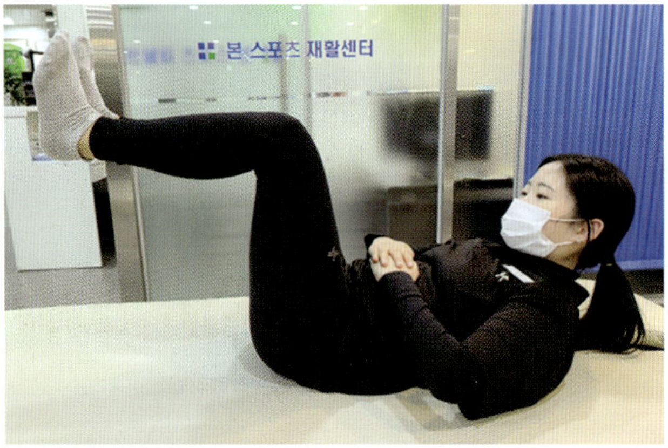

그림 11-171 다리 들고 배꼽 보기

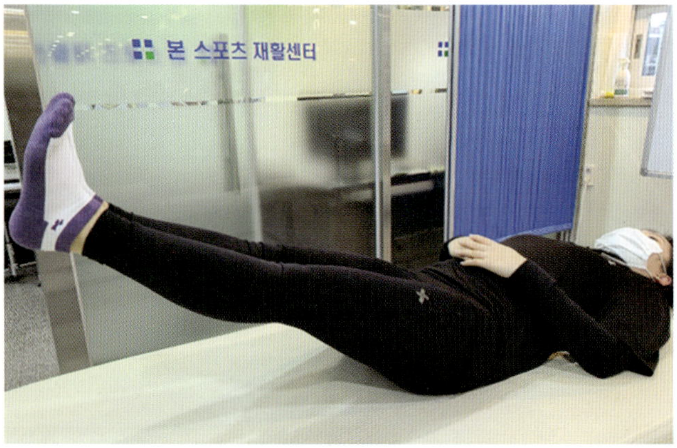

그림 11-172 다리 펴서 들어올리기

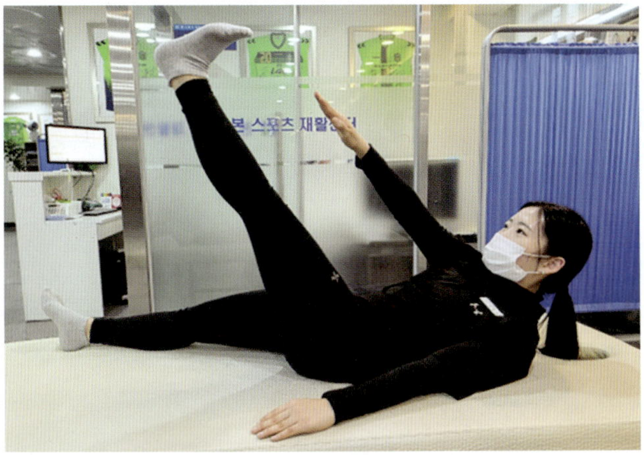

그림 11-173 팔다리 교차 들기

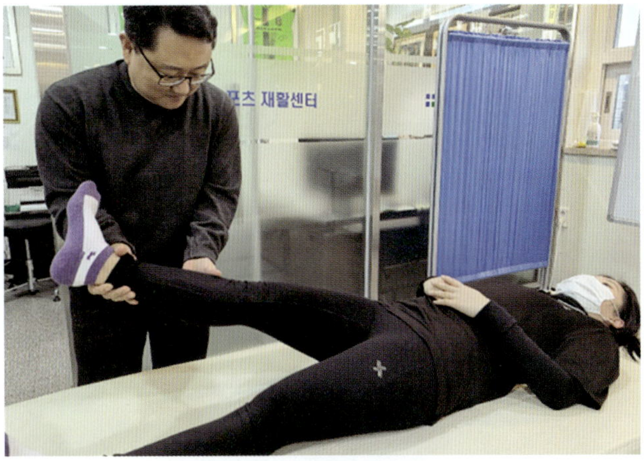

그림 11-174 다리 올린 후 가쪽으로 회전하기

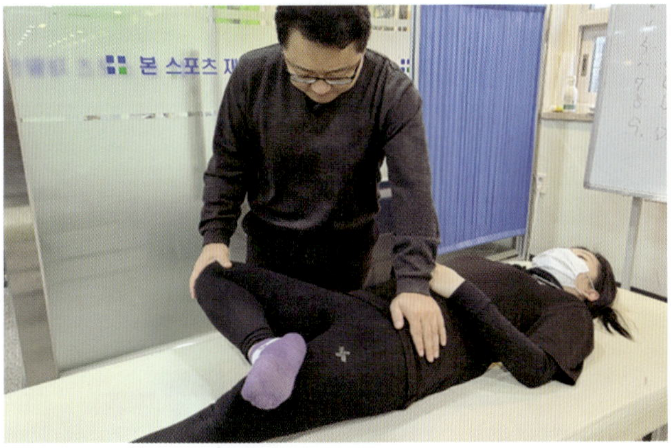

그림 11-175 다리 교차하여 들어올리기

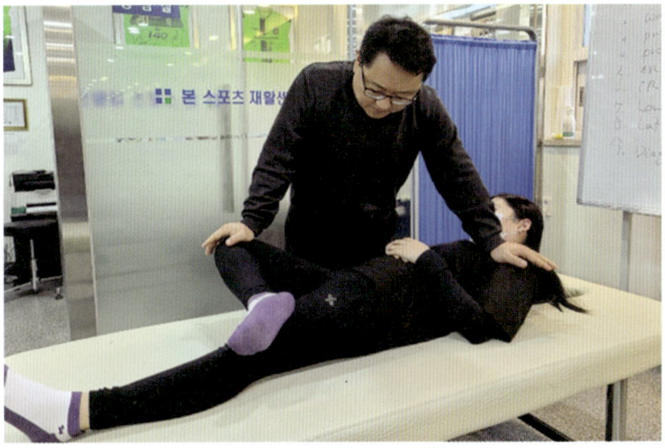

그림 11-176 다리 교차 후 머리와 어깨 들기

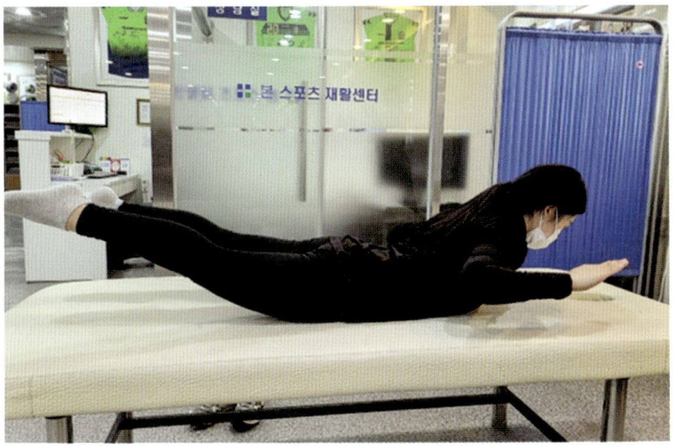

그림 11-177 엎드려 팔다리 들기

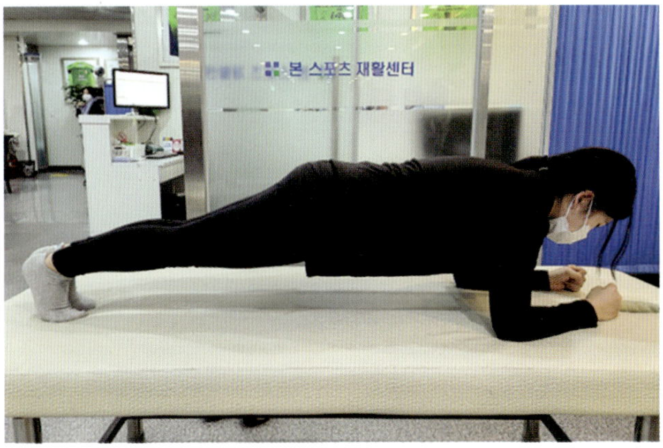

그림 11-178 플랭크 운동

연습문제

01 다음은 척주 해부학에 관한 내용이다. 틀린 것은?

① 척주의 추체는 총 33개이다.
② 목뼈와 허리뼈는 전만곡이며, 등뼈는 후만곡이다.
③ 목뼈에는 고리뼈와 중쇠뼈가 있으며, 이 두 뼈에는 가로돌기가 없다.
④ 허리뼈 4번은 가장 앞쪽으로 전위되어 있는 허리뼈이다.
⑤ 목뼈의 디스크는 허리뼈의 디스크보다 작다.

02 다음은 척주 기능해부학에 관한 내용이다. 가장 옳은 것은?

① 허리를 뒤로 젖히면 디스크는 앞쪽으로 전위되면서 뒤세로인대가 늘어난다.
② 디스크는 물렁뼈 역할을 하며 섬유륜을 둘러싸고 있는 수핵이 있다.
③ 척주의 내재근에는 가시사이근, 뭇갈래근, 돌림근, 배속빗근 등이 있다.
④ 척주를 돌리는 근육은 배바깥빗근과 배속빗근, 배가로근에 의해 일어난다.
⑤ 목갈비근은 머리의 굽힘 운동과 호흡을 돕는 역할을 한다.

03 다음은 척주의 어떤 근육에 대한 설명인가?

> 이 근육은 척주의 내재근으로 엉치뼈와 엉덩뼈의 뒤쪽 표면부와 허리뼈, 등뼈, 목뼈 아래쪽 가로돌기에서 시작되어 허리뼈와 등뼈, 목뼈의 가시돌기에 붙는다. 척주의 폄 작용을 한다.

① 엉덩갈비근(iliocostalis muscle group)
② 뭇갈래근(multifidus)
③ 가장긴근(longissimus muscle group)
④ 돌림근(rotators)
⑤ 반가시근(semispinalis)

04 다음은 척주의 근육에 관한 설명이다. 서로 바르게 연결된 것은?

① 배곧은근-허리 굽힘
② 배속빗근-허리 폄
③ 등가시근-척주 돌림
④ 아래등세모근-등뼈 내림
⑤ 등반가시근-허리 폄

05 다음은 척주 운동 손상에 관한 설명이다. 어떤 손상을 설명하고 있는가?

> 간헐적 파행이 나타나거나 조금만 걸어도 다리가 저리고 땡기며, 쪼그려 앉아 있으면 증상이 없어진다. 가끔은 허리통증이 동반되지 않을 수도 있다. 저림 증상이 심한 경우에는 척추후궁절제술(laminectomy)을 시행할 수 있다.

① 퇴행성 디스크
② 척추분리증
③ 디스크탈출증
④ 척추관협착증
⑤ 척추전방전위증

06 다음은 척주 운동 손상에 관한 설명이다. 어떤 손상을 설명하고 있는가?

> 아침에 일어났을 때 뻣뻣함을 호소하며, 활동을 하면 다시 부드러워지거나 허리를 손으로 툭툭 때리면 증상이 호전되는 것을 느낀다. 증상이 심할 경우에는 허리에 핫팩을 10~15분간 댄 후 허리 스트레칭과 가벼운 근육운동을 실시하면 증상이 완화된다.

① 퇴행성 디스크
② 척추분리증
③ 디스크탈출증
④ 척추관협착증
⑤ 척추전방전위증

07 다음 중 척추 손상 검사와 손상 부위를 옳게 연결한 것은?

① Kernig 검사–추간판탈출증
② 하지직거상 검사–퇴행성 디스크
③ 패트릭 검사–디스크 돌출
④ 팔신경얼기 검사–빗장뼈 동맥 막힘
⑤ 앨런 검사–디스크 탈출

08 다음은 척추 손상을 알아보기 위한 검사이다. 어떤 검사인가?

> 이 검사는 가슴문증후군을 알아보기 위한 검사로 앞쪽 목갈비근을 좁아지게 함으로써 팔신경얼기의 안쪽, 빗장뼈밑 동맥과 정맥의 막힘 가능성을 확인하기 위한 검사이다. 환자의 어깨를 30° 벌린 다음 엄지손가락이 위쪽을 향하게 하여 위팔뼈를 가쪽돌림한다. 검사자는 환자의 뒤에 서서 한 손으로 노동맥의 맥박을 확인한다. 양성 반응은 노동맥에서 맥박이 느껴지지 않거나 반대쪽과 비교했을 때 약해졌을 경우이다.

① 팔신경얼기 검사
② 애드슨 검사
③ 밀리터리 브레이스 검사
④ 스펄링 검사
⑤ 알렌 검사

09 배드민턴을 즐겨하는 P씨는 어느날 갑자기 운동 중 오른쪽 다리가 저리면서 허리통증을 호소했다. 운동 후 통증이 더욱 심해져서 몸을 앞쪽으로 구부리거나 오른쪽으로 기울일 수 없을 정도이다. 이 환자의 경우 어떤 검사를 실시하는 것이 가장 안전할 것인가?

① 목뼈압박 검사
② 하지직거상 검사
③ 밀그람 검사
④ 패트릭 검사
⑤ 알렌 검사

10 K씨는 45세 남성으로 허리에 간헐적 통증을 호소했다. BMI가 30이지만 운동기능과 체력은 양호한 상태이다. 등산을 좋아하지만 산행 다음 날 허리에 극심한 통증을 느낀 후 등산을 하지 않고 있다. 3일 정도 휴식한 후에는 허리 통증은 없어졌지만 운동이 두려워서 어떤 운동을 할 것인지를 고민하고 있다. K씨의 초기 운동처방에 포함되지 않아야 할 것은 다음 중 무엇인가?

① 체중 감량을 위해 식이 조절을 권장했다.
② 체중부하가 없는 수영을 권장했다.
③ 통증이 완화된 후 누워서 실시하는 허리근육운동을 권장했다.
④ 골반과 허리 근육의 유연성을 좋게 하는 운동을 추천했다.
⑤ 조깅을 통해 체중 감량을 실시할 것을 권장했다.

---

1. ③	2. ⑤	3. ②	4. ①	5. ④
6. ①	7. ①	8. ②	9. ②	10. ⑤

허리통증 평가질문지

허리통증설문(Oswestry LBP scale)

이름: 작성일: 점수: /100

다음의 질문은 1980년 Fairbank 등이 만든 통증 점수입니다. 총 10개의 질문으로 구성되어 있으며, 각각의 질문에 가장 근접하는 곳에 V표시를 하세요.

1. 통증 정도

통증이 있었다가 없었다가 하며 매우 가벼운 정도이다.	□10
통증이 가볍고 심하지 않다.	□8
통증이 있었다가 없었다가 하며 보통 정도이다.	□6
통증이 중 정도이지만 그리 심하지는 않다.	□4
통증이 있었다가 없었다가 하며 매우 심하다.	□2
통증이 매우 심하지만 죽을 정도는 아니다.	□0

2. 개인 관리(씻기, 옷 입기 등)

통증을 피하기 위해 씻기나 옷 입기 동작을 바꿔야 하지는 않는다.	□10
통증이 약간 있어도 씻기나 옷 입기 동작을 바꾸지는 않는다.	□8
씻기나 옷을 입을 때 통증이 증가한다. 그러나 자세를 바꾸지 않는다.	□6
씻을 때나 옷을 입을 때 통증으로 인해 자세를 바꿀 필요가 있다고 생각한다.	□4
통증 때문에 도움 없이는 혼자서 씻거나 옷을 입는 데 약간의 제한이 있다.	□2
통증 때문에 도움 없이는 혼자서 전혀 씻거나 옷을 입을 수 없다.	□0

3. 들어올리기

나는 힘쓰지 않고도 무거운 물건을 들 수 있다.	□10
나는 힘을 써서 무거운 물건을 들 수 있다.	□8
통증 때문에 무거운 물건을 바닥으로부터 들어올릴 수 없다.	□6
통증 때문에 무거운 물건을 바닥으로부터 들어올릴 수 없지만 편하게 자세를 취한다면 들어올릴 수 있다.	□4
통증 때문에 무거운 물건을 바닥으로부터 들어올릴 수 없지만 편하게 자세를 취하고 무게를 조금 줄이면 들어올릴 수 있다.	□2
나는 아주 가벼운 무게만 들어올릴 수 있다.	□0

4. 걷기

나는 걸을 때 통증이 없다.	□10
나는 걸을 때 통증이 약간 있지만 거리에 따라 증가하지 않는다.	□8
나는 통증 없이 1.6km 이상 걸을 수 없다.	□6
나는 통증 없이 800m 이상 걸을 수 없다.	□4
나는 통증 없이 400m 이상 걸을 수 없다.	□2
나는 통증 때문에 걸을 수 없다.	□0

5. 앉기

나는 내가 원하는 동안 의자에 앉아있을 수 있다.	□10
나는 내가 좋아하는 의자에서만 원하는 동안 앉아있을 수 있다.	□8
통증 때문에 1시간 이상 앉아있을 수 없다.	□6
통증 때문에 30분 이상 앉아있을 수 없다.	□4
통증 때문에 10분 이상 앉아있을 수 없다.	□2
통증 때문에 앉지 않는다.	□0

6. 서 있기

나는 내가 원하는 동안 서 있을 수 있다.	□10
나는 서 있을 때 약간의 통증이 있지만 시간이 지나면서 증가하지는 않는다.	□8
나는 통증 때문에 1시간 이상 서 있을 수 없다.	□6
나는 통증 때문에 30분 이상 서 있을 수 없다.	□4
나는 통증 때문에 10분 이상 서 있을 수 없다.	□2
나는 통증 때문에 서 있지 않는다.	□0

7. 수면

나는 취침 시 통증이 없다.	□10
나는 취침 시 통증이 있지만 수면을 방해하지는 않는다.	□8
통증 때문에 수면시간이 1/4 줄어들었다.	□6
통증 때문에 수면시간이 1/2 줄어들었다.	□4
통증 때문에 수면시간이 3/4 줄어들었다.	□2
통증 때문에 잠을 잘 수 없다.	□0

8. 사회생활

나의 일상생활은 정상이고 통증이 없다.	□10
나의 일상생활은 정상이지만 통증의 정도는 증가한다.	□8
통증은 있지만 여가활동(요가, 댄스 등)을 하는 데 제한은 없다.	□6
통증으로 인해 사회생활에 제한이 있어서 자주 외출하지는 않는다.	□4
통증 때문에 사회생활을 집에서 한다.	□2
통증 때문에 사회생활을 하기 힘들다.	□0

9. 여행하기

나는 여행할 때 통증이 없다. ☐10
나는 여행할 때 약간의 통증이 있지만 여행의 일정을 소화할 수는 있다. ☐8
나는 여행할 때 통증이 있지만 여행의 일정을 변경할 정도는 아니다. ☐6
나는 여행할 때 통증으로 인해 여행의 일정을 변경해야 한다. ☐4
통증으로 인해 30분 미만의 짧은 이동을 할 수 없다. ☐2
통증 때문에 모든 여행을 제한한다. ☐0

10. 통증의 변화 정도

나의 통증은 빠르게 좋아지고 있다. ☐10
나의 통증은 좋아졌다 나빠졌다 하지만 궁극적으로는 나아지고 있다. ☐8
나의 통증은 점점 나아지는 것 같지만 속도가 느리다. ☐6
나의 통증은 더 좋아지지도 나빠지지도 않는다. ☐4
나의 통증은 점점 악화되고 있다. ☐2
나의 통증은 빠르게 악화되고 있다. ☐0

엉덩관절 및 골반의 손상

근골격 기능해부학

엉덩관절 및 골반 해부학

엉덩관절과 골반의 뼈

엉덩이와 골반에는 엉덩관절, 엉치엉덩관절, 두덩결합(symphysis) 총 3개가 있고, 골반(볼기뼈)은 엉덩뼈(ilium)와 궁둥뼈(ischium), 두덩뼈(pubis)로 구성된다 그림 11-179 . 골반뼈의 뒤쪽에는 엉치뼈(sacrum)가 있고, 이 뼈는 엉덩뼈와 엉치엉덩관절(Sacroiliac joint: SI joint)을 이루며 척주를 골반에 고정하는 역할을 한다. 골반의 가쪽으로는 볼기뼈절구(acetabulum)가 있으며, 하방과 가쪽으로 오목하게 되어 있다. 이 볼기뼈절구는 넙다리뼈와 절구관절(ball and socket joint) 형태로 엉덩관절을 구성하고 있다. 볼기뼈절구의 가장자리에는 섬유성 연골인 관절순이 부착되어 있어서 관절을 더 깊고 안정되도록 한다 그림 11-180 . 두덩결합은 골반뼈의 앞쪽에 있는 양쪽 두덩뼈가 구성하는 관절이다. 위에서 언급한 3개의 관절들은 모두 강한 인대에 의해 안정성을 유지하고 있다.

엉덩관절과 골반의 인대

엉치엉덩관절은 활막관절과 인대결합이 혼합되어 있다. 엉치뼈의 볼록한 부분은 엉덩관절의 오목한 부분과 결합하고, 엉치뼈의 오목한 부분은 엉덩관절의 볼록한 부분과 결합하고 있기 때문에 매우 강력하게 결합되어 있으며, 관절가동범위는 매우 제한적이다. 엉덩관절은 엉덩넙다리인대(iliofemoral ligament), 궁둥넙다리인대(ischiofemoral ligament), 두덩넙다리인대(pubofemoral ligament)에 의해 지지되고 있으며, 엉덩넙다리인대는 Y자 형태로 되어 있고, 앞쪽 관절주머니를 강화시키고 넙다리의 젖힘, 모음, 벌림을 제한한다. 두덩넙다리인대는 넙다리의 벌림과 젖힘을 제한하는 역할을 하며, 궁둥넙다리인대는 뒤쪽 관절주머니를 강화시키는 역할을 하고, 넙다리의 폄과 굽힘을 제한한다. 그리고 샅고랑인대는 앞위엉덩뼈가시(ASIS)에서 두덩결합에 연결되어 있으며, 다리 쪽으로 내려가는 혈관과 신경을 보호하는 역할을 한다 그림 11-181 .

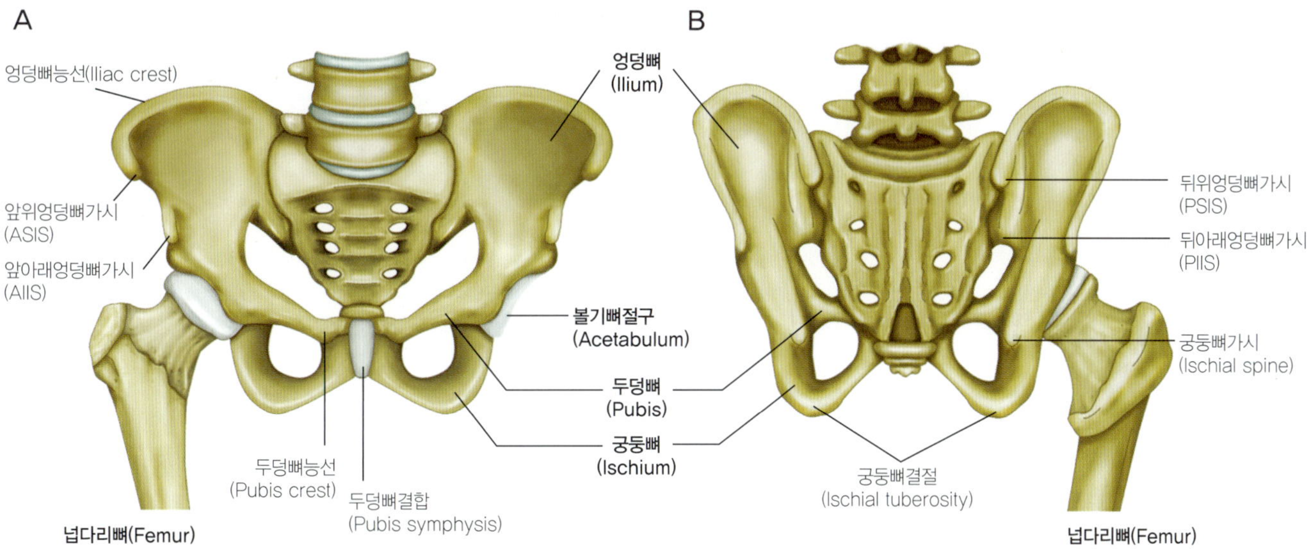

그림 11-179 엉덩관절의 뼈

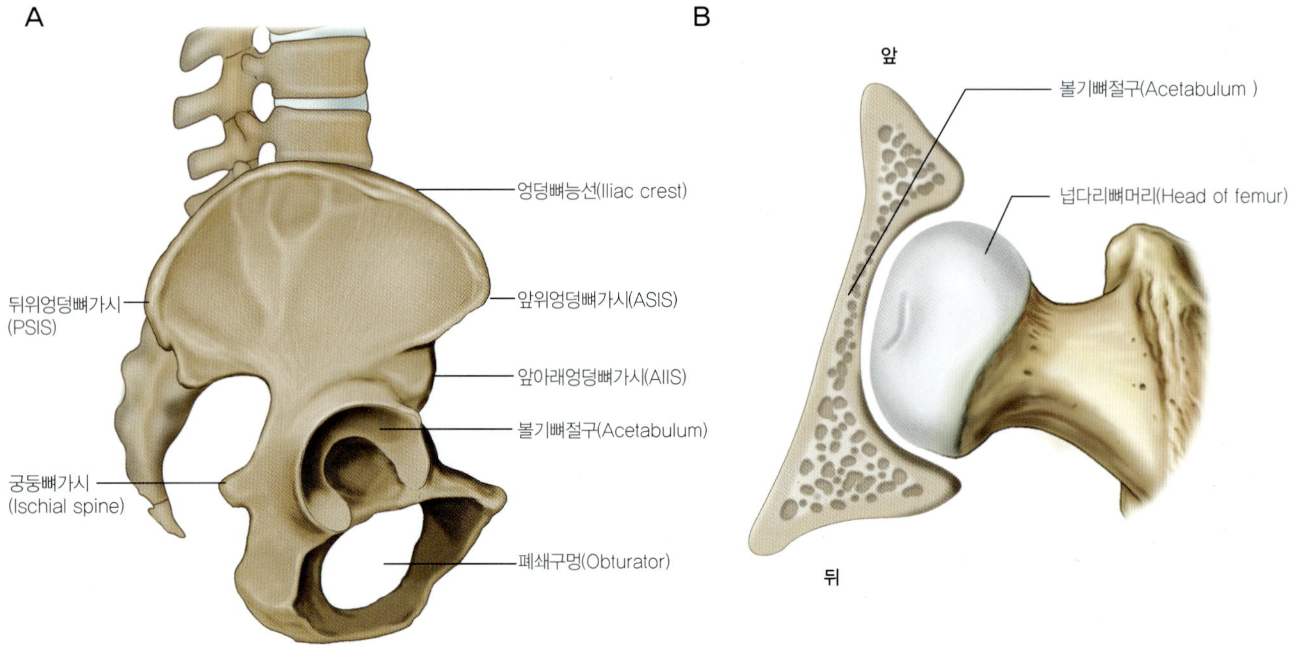

그림 11-180 **볼기뼈 절구**

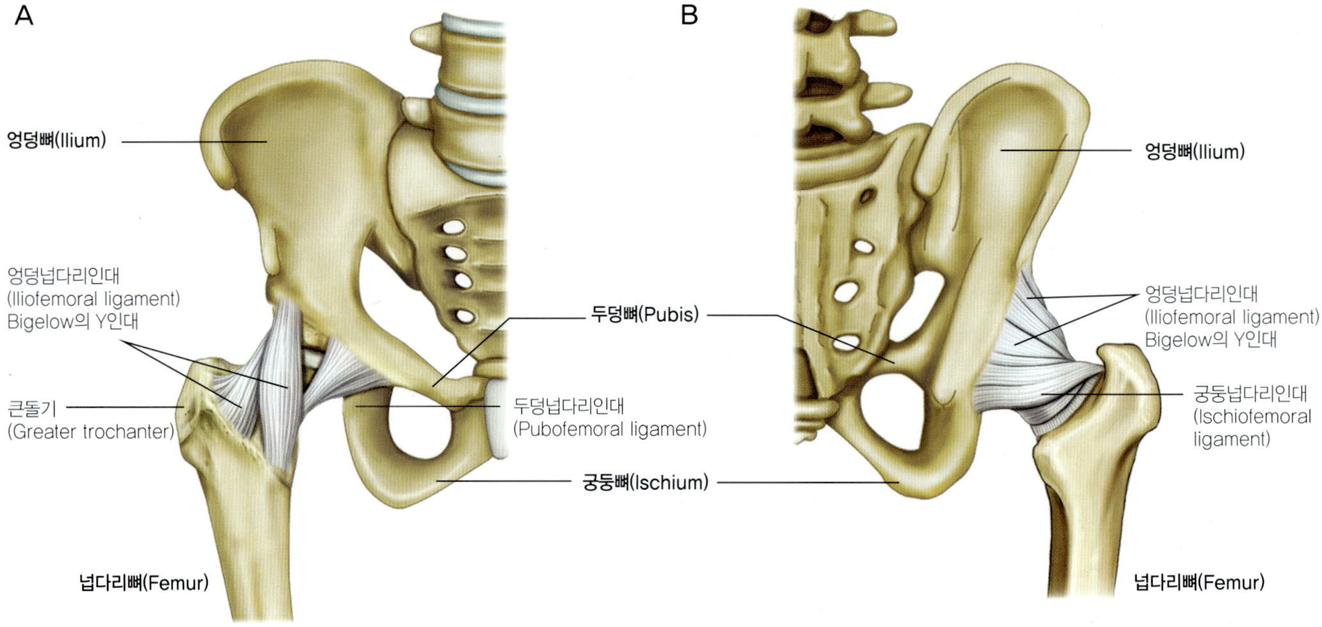

그림 11-181 **엉덩관절의 인대**
A. 앞, B. 뒤

엉덩이와 골반의 근육

엉덩이와 골반의 근육은 앞쪽 근육과 뒤쪽 근육으로 구분할 수 있다. 앞쪽 근육은 엉덩근(iliacus), 허리근(psoas muscle)이 있으며, 이 근육은 엉덩관절을 굽히게 하는 작용을 한다. 뒤쪽 근육은 넙다리근막긴장근(tensor fasciae latae), 큰볼기근(gluteus maximus), 중간볼기근(gluteus medius), 작은볼기근(gluteus minimus)이 있고 심부근육으로는 궁둥구멍근(piriformis), 위쌍둥이근(gemellus superior), 아래쌍둥이근(gemellus inferior), 속폐쇄근(obturator internus), 바깥폐쇄근(obturator externus), 넙다리네모근(quadratus femoris)이 있다. 안쪽 근육으로는 큰모음근(Adductor magnus m.), 짧은모음근(Adductor brevis m.), 긴모음근(Adductor Longus m.), 두덩근(Pectineus m.), 두덩정강근(gracilis m.)이 있다 표 11-15 그림 11-182.

기능해부학

엉덩관절은 넙다리뼈머리 위에 골반의 볼기뼈절구 간 관절이다. 넙다리뼈머리는 넙다리뼈와 약 130° 의 각도를 가지고 있으며, 횡단면으로 볼 때 먼쪽 넙다리융기 위에 있는 넙다리뼈머리와 목의 축이 15~20° 가 정상 범위이다. 만약 20° 이상이 되면 넙다리뼈앞경사(anteversion)라고 하며, 넙다리의 안쪽돌림, X자 무릎(knocked patellar), X자형 걸음으로 나타난다. 이런 경우에는 보상 작용으로 정강뼈의 가쪽돌림이 발생된다. 그러나 그 각도가 15° 미만인 경우에는 넙다리뼈뒤경사(retroversion)라고 하며, 넙다리뼈가 가쪽돌림되고, 팔자걸음으로 나타난다.

넙다리곧은근과 넙다리네갈래근은 엉덩관절의 굽힘 근육이며, 넙다리빗근은 무릎굽힘과 함께 엉덩관절의 굽힘, 벌림, 가쪽돌림 근육이다. 또한 큰허리근, 작은허리근, 엉덩근 모두 엉덩관절의 굽힘근이다. 그러나 발이 지면에 고정된 후 무릎을 굽히면서 이 근육이 수축할 경우에는 골반이 앞쪽으로 돌림이 된다. 큰볼기근은 무릎을 굽힌 상태에서 엉덩관절을 펴는 역할을 한다. 무릎을 펴는 동작에서 뒤넙다리근은 신장성 근수축을 하며, 발이 고정되었을 경우에는 엉치뼈를 기준으로 골반이 뒤쪽으로 돌림되도록 한다.

운동 손상의 이해

엉덩관절 손상은 스포츠 활동 중 다양한 기전에 의해 손상을 받는다. 엉덩관절은 무릎관절과 골반 사이에 위치하고 있어 무릎의 뒤틀림 현상이 강하고, 골반의 움직임이 상대적으로 부족할 때 근육의 신장성 수축이 강하게 작용하거나 반복적인 근수축으로 인해 힘줄염이나 인대의 염증, 근육의 좌상이 발생하기 쉽다. 통증의 종류와 통증 부위, 손상 기전을 이해하는 것은 매우 중요하다.

뒤넙다리근 좌상

뒤넙다리근은 넙다리 손상에서 가장 흔하게 손상을 입는 부위이다. 일반적으로는 뼈에 붙는 지점이나 근과 힘줄의 접합부에서 염증이 발생하다. 유소년의 경우에는 근육이나 힘줄보다는 뼈가 골절되는 현상[찢김골절(avulsion fracture)]이 발생하기도 한다. 넙다리네갈래근과 뒤넙다리근의 구심성 근수축의 정상적인 비율은 50~70%이다. 그러나 기능적 굴신 비율의 경우에는, 즉 넙다리네갈래근의 구심성 수축력과 뒤넙다리근의 신장성 근수축의 비율은 각속도 60°/초의 경우 78%, 180°/초의 경우 101.5%, 각속도 240°/초의 경우 115.4%이다. 즉, 각 속도가 증가할수록 뒤넙다리근의 신장성 수축이 넙다리네갈래근보다 1을 넘게 된다. 이렇듯 뒤넙다리근의 신장성 수축이 중요하지만, 그 기능이 저하된다면 뒤넙다리근에 좌상이 발생한다. 만약 무릎의 굽힘 동작이 크다면 예를 들어 발을 앞으로 쭉 뻗은 후 무릎이 굽혀지는 동작(Deep lunge)의 경우 뒤넙다리근의 기시부에서 좌상이 발생한다.

넙다리네갈래근 좌상

넙다리네갈래근의 좌상은 접촉 스포츠에서 빈번하게 발생한다. 그것은 상대 선수와의 접촉에 의한 타박상의 한 형태이며, 통증과 함께 부종, 움직임 제한, 변색이 발생된다. 처음에는 부종이 있지만 시간이 경과되면 부종이 없어진다. 만약 부종이 없어진 후 움푹 패이는 현상이 발생한다면 근파열을 의심해야 한다. 근파열이 있다면 고정해 주어야 하지만 그렇지 않다면 2~3일 정도의 안정을 취하고 얼음찜질을 실시하도록 권장한다.

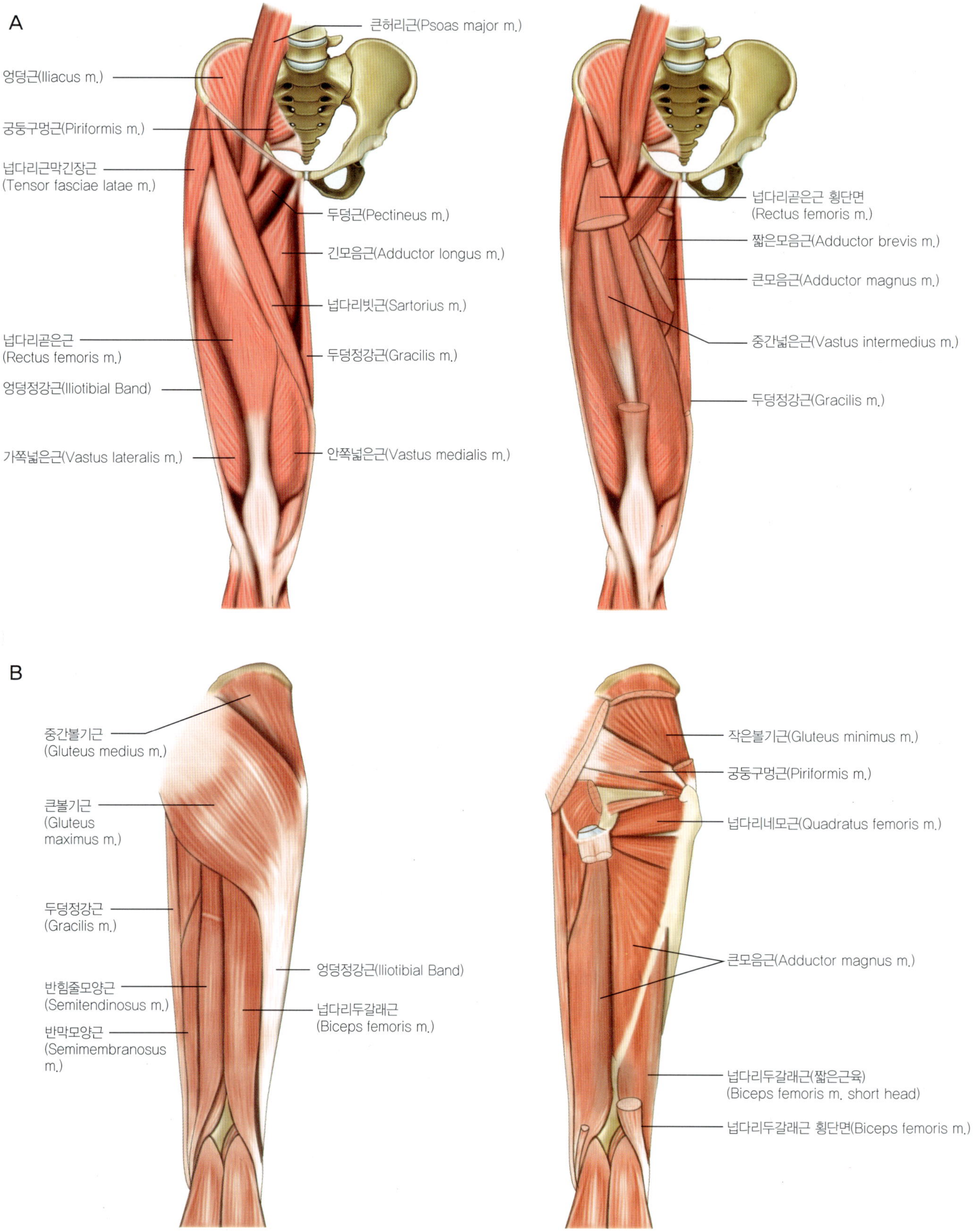

그림 11-182 엉덩관절의 근육
A. 앞, B. 뒤

표 11-15 엉덩이와 골반의 근육

근육	작용	이는곳	닿는곳	신경지배
앞쪽 구획				
엉덩근	굽힘	엉덩뼈오목의 위쪽 엉덩뼈능선의 안쪽 엉치뼈날개	큰허리근의 가쪽 작은돌기의 먼쪽	요수신경총
뒤쪽 구획				
표피근육				
넙다리근막긴장근	굽힘, 안쪽돌림, 벌림	앞위엉덩뼈가시 엉덩뼈의 가쪽순	엉덩정강근막띠	상둔신경
큰볼기근	폄, 가쪽돌림	엉덩뼈 뒤볼기근선, 엉치뼈와 꼬리뼈의 뒤쪽	넙다리뼈의 볼기근거친면 엉덩정강근막띠	하둔신경
중간볼기근	벌림 안쪽섬유: 굽힘, 안쪽돌림 뒤쪽섬유: 폄, 가쪽돌림	엉덩뼈 위쪽의 가쪽연, 앞쪽 볼기근선	넙다리뼈 큰돌기의 가쪽면	상둔신경
작은볼기근	벌림, 안쪽돌림, 굽힘	엉덩뼈의 가쪽과 앞쪽 사이의 아래볼기근선	넙다리뼈 큰돌기의 앞쪽	상둔신경
심부근육				
궁둥구멍근	넙다리뼈의 가쪽돌림	엉치뼈의 앞쪽	넙다리뼈 큰돌기의 위쪽모서리	천수신경총
위쌍둥이근	넙다리뼈의 가쪽돌림	궁둥뼈극	넙다리뼈 큰돌기	천수신경총
아래쌍둥이근	넙다리뼈의 가쪽돌림	궁둥뼈결절	넙다리뼈 큰돌기	천수신경총
속폐쇄근	넙다리뼈의 가쪽돌림	폐쇄막, 폐쇄구멍의 가장자리, 궁둥뼈의 골반연	넙다리뼈 큰돌기	천수신경총
바깥폐쇄근	넙다리뼈의 가쪽돌림	두덩가지	넙다리뼈의 돌기오목	폐쇄신경
넙다리네모근	넙다리뼈의 가쪽돌림	궁둥뼈 결절	넙다리뼈 돌기오목아래 넙다리뼈 몸통	천수신경총
안쪽 구획				
큰모음근	모음, 안쪽돌림	아래두덩뼈가지, 궁둥뼈가지, 궁둥뼈 결절	둔결절의 선에서 안쪽융기의 모음근결절까지	폐쇄신경 궁둥신경
짧은모음근	모음, 안쪽돌림	두덩가지	치골선, 거친선의 안쪽순	폐쇄신경
긴모음근	모음, 안쪽돌림	두덩결합	거친선 안쪽순의 중간 1/3	폐쇄신경
두덩근	엉덩관절 굽힘, 넙다리뼈 모음	두덩뼈 앞쪽	넙다리뼈 뒤쪽	폐쇄신경
두덩정강근	모음, 무릎굽힘	두덩결합, 아래두덩가지	정강뼈 몸쪽의 안쪽연	폐쇄신경

엉덩정강근막띠 충돌증후군

엉덩뼈능선에서 시작되는 넙다리근막긴장근은 엉덩정강근막에 붙어서 정강뼈의 가쪽관절융기에 붙는다. 엉덩정강근막띠는 무릎을 편 상태에서는 넙다리뼈의 가쪽위관절융기의 앞쪽에 위치하지만, 무릎을 굽히면 뒤쪽에 위치하면서 넙다리의 굽힘을 유도한다. 그러나 반복적으로 발을 지면에 댄 채 체중을 실으면서 무릎을 굽히거나 펴면 엉덩정강근막띠가 넙다리뼈의 가쪽위관절과 부딪히면서 통증을 유발한다. 통증이 있을 때 엉덩정강근막띠를 스트레칭한다. 넙다리근막긴장근의 매뉴얼 테크닉에 의한 이완요법을 병행한다면 매우 효과적이다.

샅고랑 부위 좌상

샅고랑 부위는 엉덩허리근, 넙다리곧은근, 두덩정강근, 두덩근, 짧은모음근, 긴모음근, 큰모음근을 포함한다. 축구 동작에서 인사이드 킥을 하거나 순간적으로 넙다리뼈를 가쪽돌림하는 동작, 체중을 싣고 비트는 동작에서 쉽게 좌상이 발생한다 그림 11-183. 통증이 있을 때 넙다리 벌림 운동을 중지하고 모음근과 엉덩허리근, 두덩정강근의 스트레칭과 함께 등척성 수축을 하면서 점차적으로 관절가동범위를 증가시킨다.

샅굴 부위 탈장

샅굴 부위 탈장은 스포츠 탈장이라고도 하며, 엉덩관절의 굽힘근과 모음근이 구축된 상태에서 복부, 골반, 엉덩관절을 과도하게 움직일 때 발생한다. 엉덩관절의 벌림과 모음, 굽힘과 폄을 과도하게 실시한 경우에는 샅굴 부위에 전단력이 발생되며, 이러한 전단력은 골반바닥근의 약화 또는 파열을 유발한다. 주로 모음근이 과도하게 신장되면서 수축할 때 배곧은근의 정지부인 횡문근막의 파열이나 배속빗근의 파열이 발생한다. 이로 인해 장시간 서 있거나 점프 운동을 할 때 샅굴 부위 쪽으로 탈장이 생기게 된다. 샅굴 부위에서 통증이 발생되는 초기에 넙다리모음근을 스트레칭 또는 이완시켜야 한다. 특히 엉덩관절의 각도가 큰 움직임은 피하고 배곧은근과 모음근, 엉덩허리근, 두덩근의 등척성 수축 운동을 권장한다.

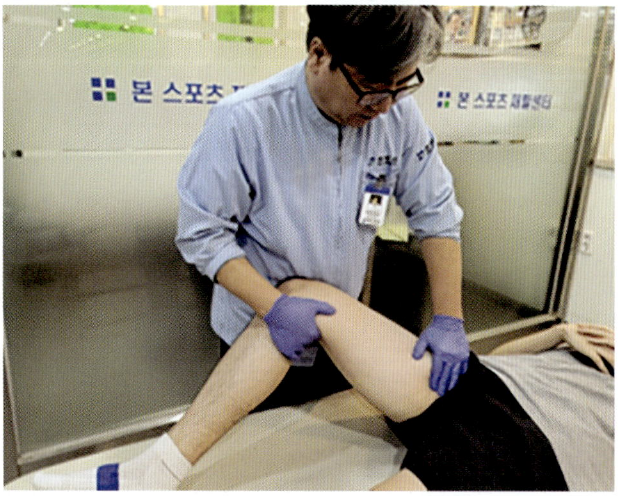

그림 11-183 모음근(내전근) 촉진 검사

손상에 따른 초기 관리

엉덩관절과 골반에서 통증이 발생한다면 통증유발점이 어느 부위인지 정확하게 진단하는 것이 중요하다. 위에서 언급한 일반적인 스포츠 손상의 경우에는 12~72시간 동안의 안정과 얼음찜질을 해야 한다. 통증과 부종이 경감되었다면 매뉴얼 치료와 수동 스트레칭을 해 주어야 한다. 통증이 있더라도 통증지수 3 이하라면 조심스럽게 자극을 주는 것이 권장된다. 통증이 어떤 각도에서 발생되는지를 잘 확인하면서 관절가동범위를 점차적으로 늘려나간다. 관절가동범위를 늘리면서 등척성 수축 운동과 PNF 기법을 병행하도록 한다. 통증이 거의 회복된 이후에는 왜 통증이 발생했는지를 분석해야 한다. 선수의 종목 특성을 분석하고 반복적으로 수행하는 동작의 분석, 관절 움직임의 분석 등을 통해 신장성 수축을 해 주어야 할 근육군을 찾아서 훈련을 실시하도록 한다. 만약 이러한 기능 훈련을 하지 않는다면 손상이 반복적으로 발생할 것이다. 또한 골반의 안정화를 위한 운동이 병행되어야 한다. 넙다리뼈의 움직임은 각도가 크고 회전력이 크게 작용하지만, 골반에서는 작은 움직임으로 회전력에 저항해야 하기 때문이다.

골반 손상의 평가

토마스 검사(Thomas Test) 그림 11-184

주관적 증상

- 넙다리네갈래근 부위가 뻣뻣하다.
- 특이 증상 없음

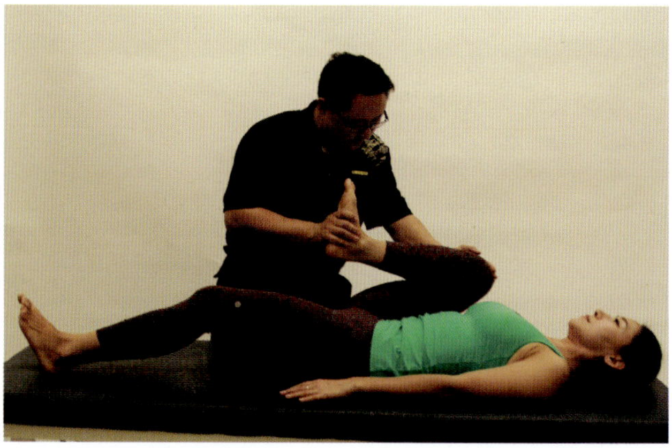

그림 11-184 토마스 검사

객관적 징후

- 엉덩관절을 굽힐 때 반대쪽 다리가 위로 올라간다.
- 특이 징후 없음

진단(assessment)

- **방법:** 부상 선수를 테이블에 눕힌 후, 환자의 건측 옆에 서서 환자의 건측 무릎을 굽히면서 환자의 가슴쪽으로 굽히도록 요구한다. 반대쪽 다리(환측)는 테이블 위에 수평으로 위치하도록 한다. 검사자는 무릎과 정강뼈에 압력을 가하면서 넙다리뼈가 가슴에 닿도록 한다.
- **주의:** 부상 선수의 허리가 지면에서 떨어지지 않도록 한다.
- **양성:** 환측 다리가 테이블에서 떨어지거나 무릎이 굽혀지면 양성이며, 엉덩이 굽힘근의 구축을 의미한다.

트렌델렌버그 검사(Trendelenburg Test) 그림 11-185

주관적 증상

- 보행 시 골반이 절룩거린다.

객관적 징후

- 한쪽 다리를 딛고 다른 다리를 들어올릴 때 골반이 아래쪽으로 처진다.

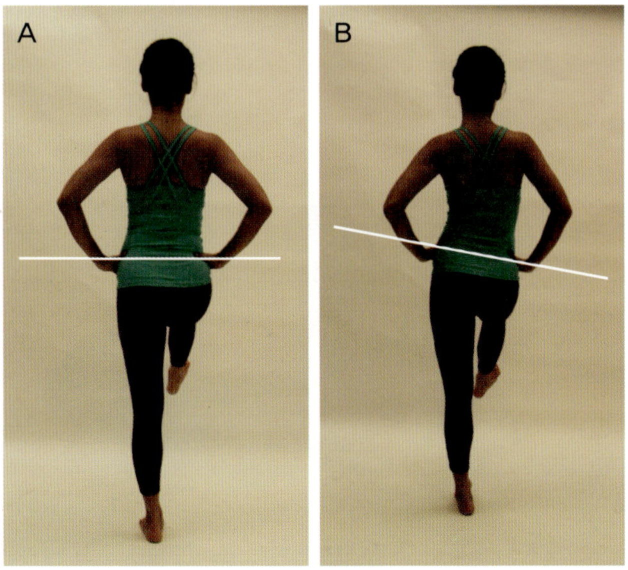

그림 11-185 **트렌델렌버그 검사**
A. 정상, B. 양성

진단

- **방법:** 부상 선수가 뒤로 돌아서게 한 후 양손을 옆구리에 대도록 한다. 건측 무릎을 굽혀 들어올리도록 한다. 검사자는 환자의 엉덩뼈능선이나 뒤위엉덩뼈가시(PSIS)를 보면서 양쪽의 높이를 확인한다.
- **주의:** 환자가 넘어지지 않도록 주의한다.
- **양성:** 건측 골반이 환측보다 아래쪽으로 내려간다면 양성이며, 중간볼기근의 기능 저하 또는 신경근의 눌림 증상을 의미한다.

패트릭 검사(FABER test) 그림 11-186

주관적 증상

- 골반을 벌리면 통증이 동반된다.

객관적 징후

- 기능부전

진단

- **방법:** 부상 선수를 테이블에 눕히고 환측의 넙다리뼈를 굽힘, 벌림, 가쪽돌림해 건측 뻗은 다리의 무릎 위에 놓는다. 그다음 굽은 무릎을 위에서 아래로 누른다. 이때 검사자는 한 손은 앞위엉덩뼈가시에 또다른 손은 무릎에 위치시킨다.
- **주의:** 정확한 동작을 취하지 않았음에도 통증을 호소한다면 다른 부위의 통증이 있는지를 확인한다.
- **양성:** 샅고랑 부위에서 통증이 발생한다면 엉덩관절의

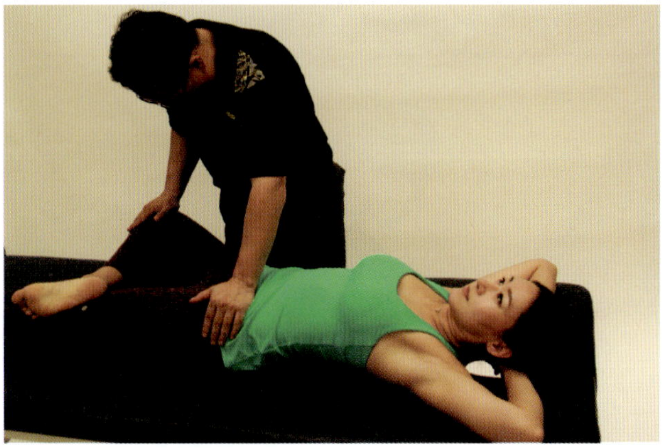

그림 11-186 **패트릭 검사**

병변이며, 직하방 압력을 가하는 동안 통증이 발생한다면 엉치엉덩관절의 병변을 의미한다.

엘리 검사(Ely test) 그림 11-187

- **방법:** 부상 선수를 테이블에 엎드리게 하고 검사자는 한 손으로 환자의 발목을 잡아서 무릎을 굽히도록 한다.
- **주의:** 무릎을 천천히 굽히면서 통증 유무를 확인한다.
- **양성:** 환측 무릎을 굽힐 때 엉덩관절이 굽혀지거나 테이블에서 떨어진다면 양성이며, 넙다리곧은근의 긴장을 의미한다.

르네 검사(Renne test) 그림 11-188

- **방법:** 환자는 양손을 옆구리에 대고 서게 한 다음, 환측 다리로 체중을 지지하게 한다. 천천히 무릎을 30~40° 굽히도록 한다.
- **주의:** 골반이 틀어지지 않았는지 확인한다.
- **양성:** 넙다리뼈의 가쪽 위관절융기에서 통증이 발생하면 양성이며, 넙다리근막긴장근의 단축을 의미한다.

오베르 검사(Ober test) 그림 11-189

- **방법:** 환자를 옆으로 눕힌 다음, 한 손으로 골반을 고정한 후 다른 한 손으로 환측 무릎이 90°가 되도록 하여 발목을 잡는다. 환자의 엉덩관절을 약간 벌려서 편 상태로 한 후 힘을 빼고 환자에게 넙다리를 모음하도록 요구한다.
- **주의:** 환자의 정상 쪽이 지면과 안정화되도록 한다.
- **양성:** 넙다리뼈가 수평보다 더 안쪽으로 모아지면 정상이지만, 수평보다 안쪽으로 모으지 못하거나 가쪽넙다리뼈의 위관절융기에서 통증을 호소한다면 넙다리근막긴장근 또는 엉덩정강근막띠 단축을 의미한다.

이외에도 몇 가지 검사법이 있지만, 통증 부위를 찾기가 어렵거나 복잡하다면 병원 진료를 의뢰해 방사선 검사로 확인한 후 재차 기능 평가를 하는 것도 좋은 방법이다.

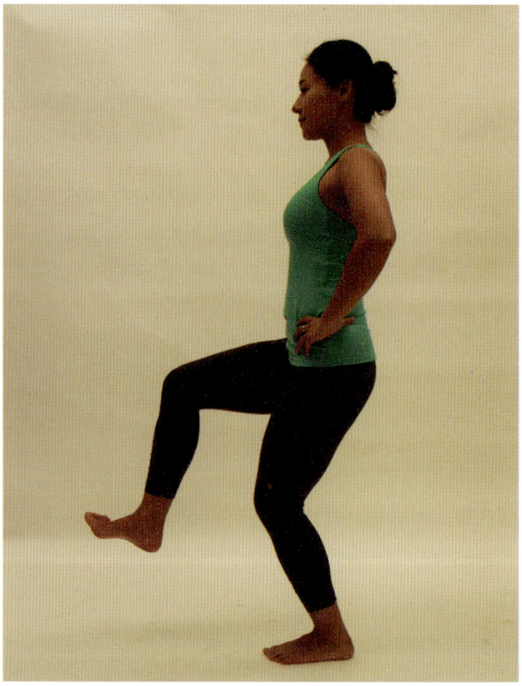

그림 11-188 르네 검사

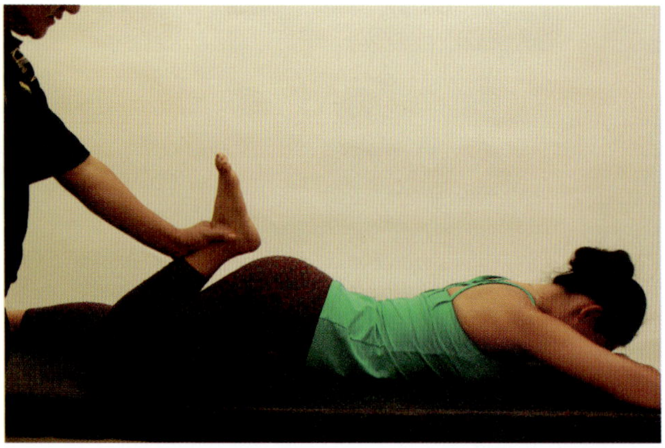

그림 11-187 엘리 검사

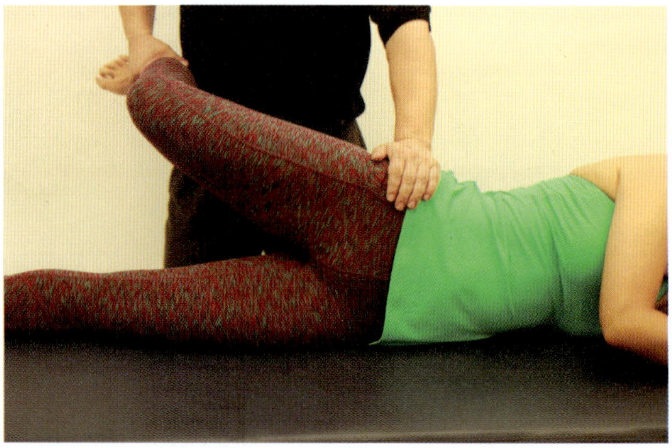

그림 11-189 오베르 검사

계획(plan)

- 엉덩관절과 골반의 통증은 수술적 치료보다는 운동 기능을 회복시키는 것이 더 효과적이다. 우선 정확한 진단을 받도록 하는 것이 중요하며, 진단이 내려진 후에는 운동으로 스트레칭해야 할 근육과 강화시켜야 하는 근육을 정확하게 판단해야 한다. 통증의 정도에 따라 재활운동 프로그램에서 순차적으로 적용하는 것이 중요하다.
- 힘줄염이 있는 경우에는 손상 후 3일까지는 고정하지만, 그 이후에는 압통점에 천천히 압박을 가하면서 근육을 스트레칭한다. 만약 압통점에서 심한 통증을 호소한다면 압통점에 압력을 가하는 접촉면을 넓게 하거나 약간 정지부 쪽으로 이동해 압박을 가하는 것이 통증 조절에 효과적이다. 힘줄염의 통증이 완화된 후에는 파이브로 스틱을 이용해 자극을 주면서 스트레칭을 병행하도록 한다.
- 근육 염좌인 경우에는 염증 소견이 줄어든 후에 파이브로 스틱을 이용해 가볍게 근육을 자극해야 하고, 스트레칭과 등척성 근수축 운동, 등장성 수축, 신장성 수축, 기능운동으로 회복시키도록 한다.
- 엉덩관절과 골반은 매뉴얼 치료를 하는 것이 가장 효과적이다. 매뉴얼은 손이나 팔꿈치 등을 이용해 통증 부위를 자극하고 이완하고, 스트레칭시키며, 관절의 가동성을 좋게 하는 고급 기술이다. 통증을 가장 빠르게 제거하고 기능 회복 훈련을 할 수 있는 조건을 만들 수 있다.

엉덩관절 및 골반의 재활운동

엉덩관절과 골반의 재활운동은 환자 혼자서 실시할 수 있도록 권장하고, 건강운동관리사는 도움이 필요한 경우에 통증지수 3 수준 이하에서 돕도록 한다. 관절가동범위 운동은 6초 동안 동작의 끝지점에서 유지하도록 하고, 근육 운동은 가능한 한 모든 관절가동범위 내에서 5회 이상 실시하도록 권장한다.

관절가동범위 그림 11-190~194

- 햄스트링(hamstring) 스트레칭
- 볼기근(gleteus muscle) 스트레칭
- 넙다리네갈래근(quadriceps muscle) 스트레칭
- 큰허리근(psoas major muscle) 스트레칭
- 엉덩정강근(ITB) 스트레칭
- 궁둥구멍근(piriformis muscle) 관절가동화 및 스트레칭
- 엉덩관절가쪽돌림근(hip external rotator) 스트레칭 및 견인

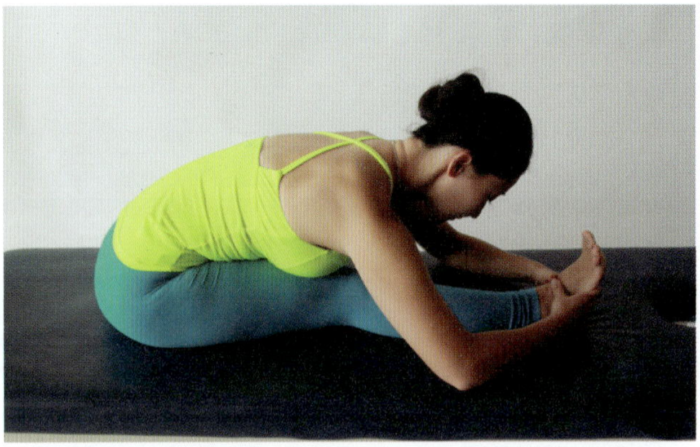

그림 11-190 햄스트링 스트레칭

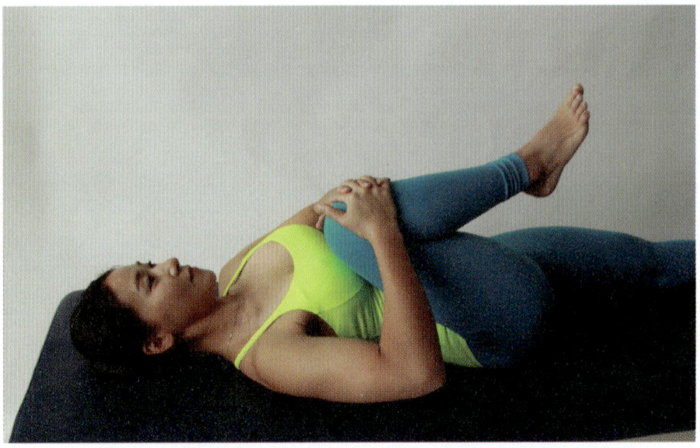

그림 11-191 볼기근 스트레칭

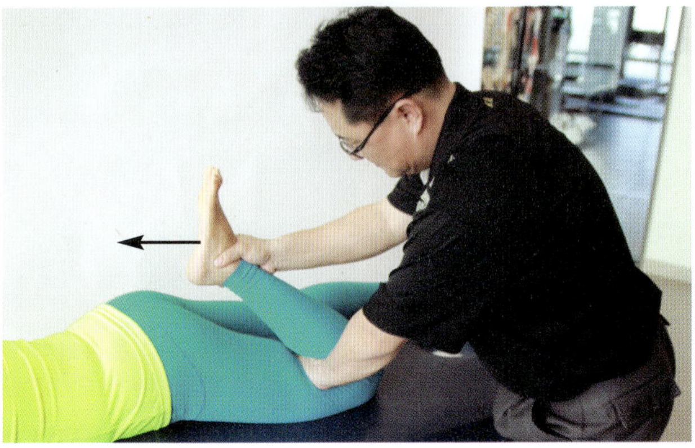

그림 11-192 넙다리네갈래근 스트레칭

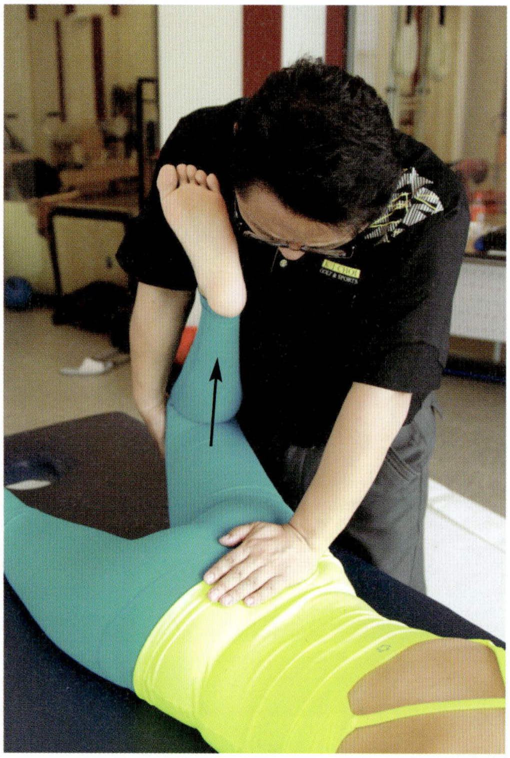

그림 11-193 큰허리근 스트레칭

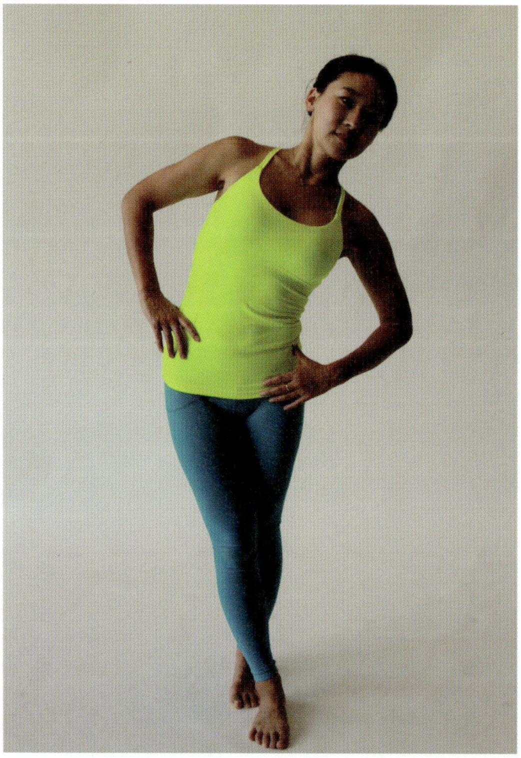

그림 11-194 엉덩정강근 스트레칭

근육 강화 운동 그림 11-195~205

- 누워 편다리 들기
- 엎드려 편다리 들기
- 엉덩 벌림근/모음근 운동
- 엉덩관절굽힘근 운동

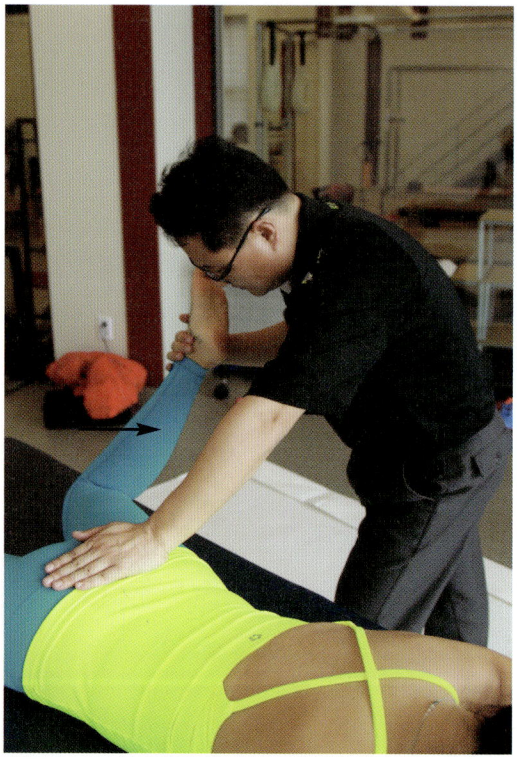

그림 11-195 궁둥구멍근 관절가동화

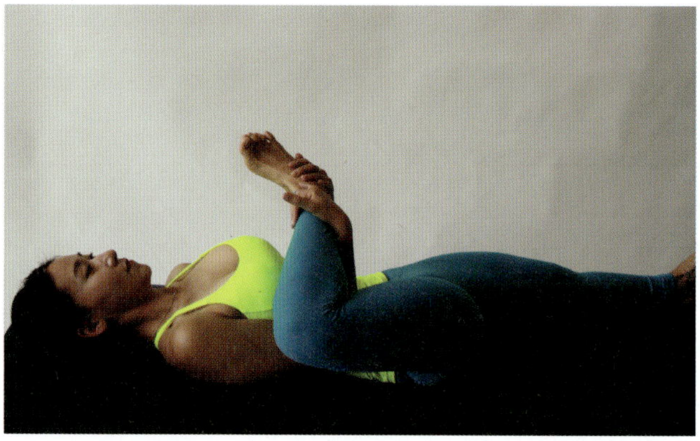

그림 11-196 궁둥구멍근 스트레칭 1

- 엎드려 무릎 굽히고 다리 들기
- 엉덩관절벌림근 등척성 운동
- 엉덩관절모음근 등척성 운동
- 누워 무릎 쪼이고 엉덩이 들기

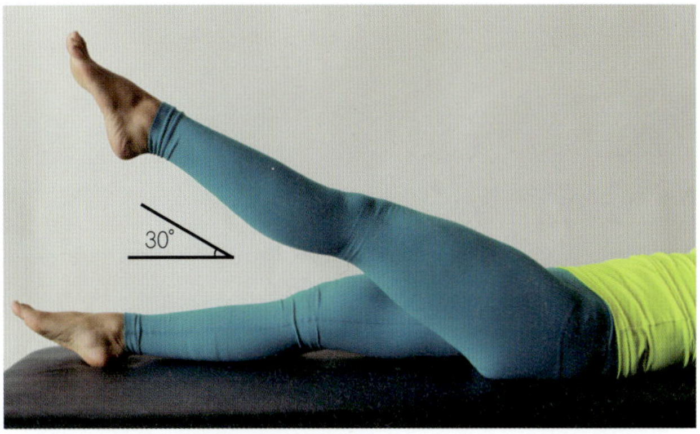

그림 11-199 누워 편다리 들기

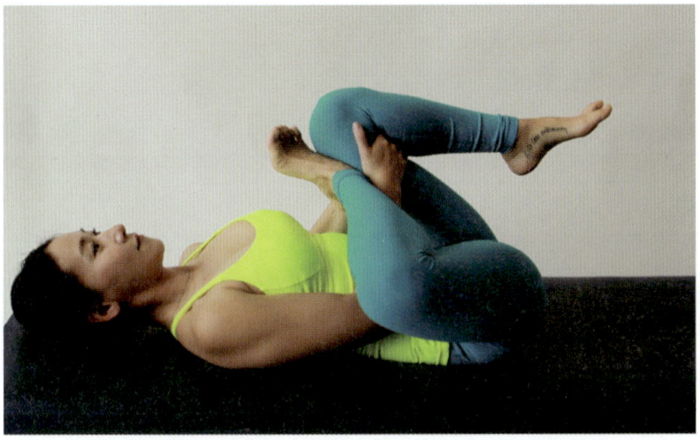

그림 11-197 궁둥구멍근 스트레칭 2

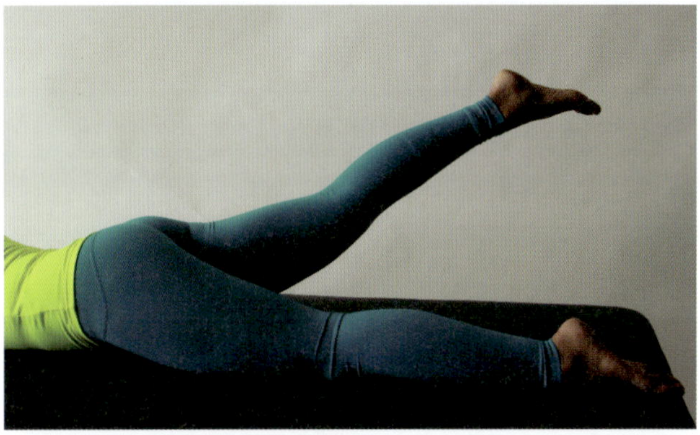

그림 11-200 엎드려 편다리들기

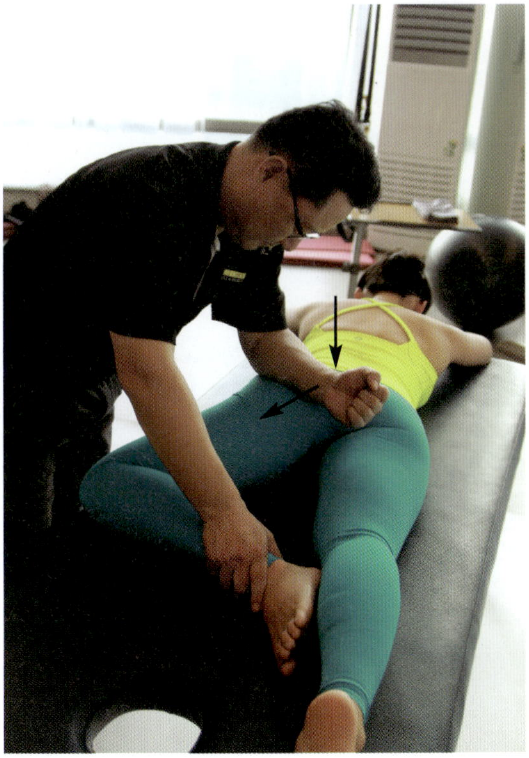

그림 11-198 엉덩관절 가쪽돌림근 스트레칭 및 견인

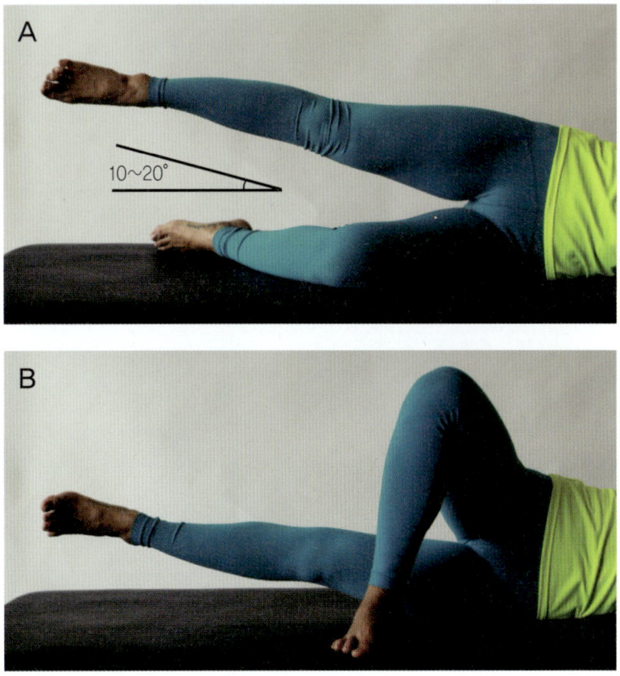

그림 11-201 엉덩벌림근/모음근 운동
A. 엉덩벌림근 운동, B. 엉덩모음근 운동

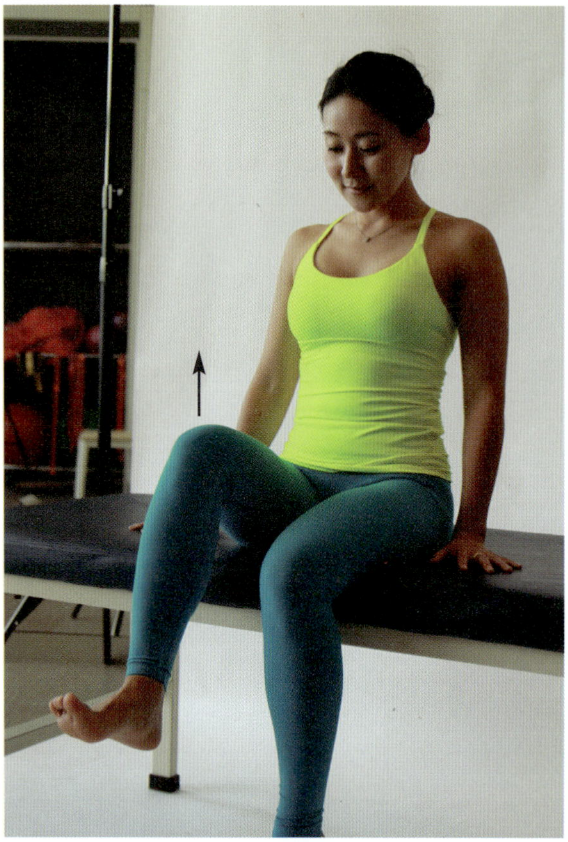

그림 11-202 엉덩관절굽힘근 운동

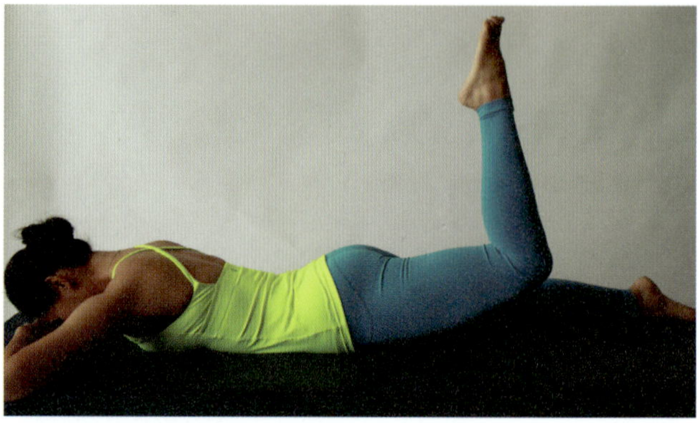

그림 11-203 엎드려 무릎 굽히고 다리 들기

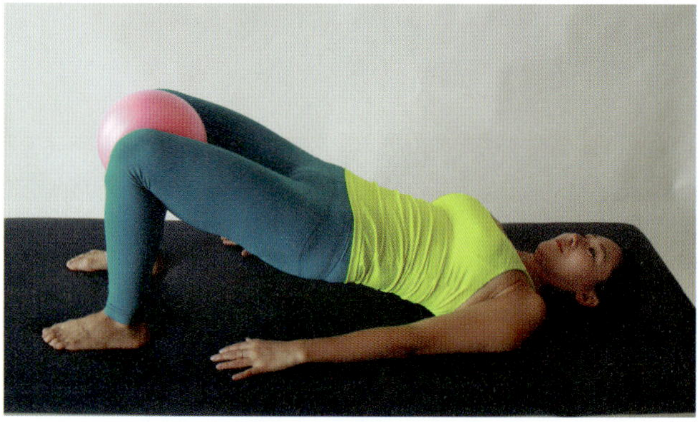

그림 11-204 누워 무릎 쪼이고 엉덩이 들기

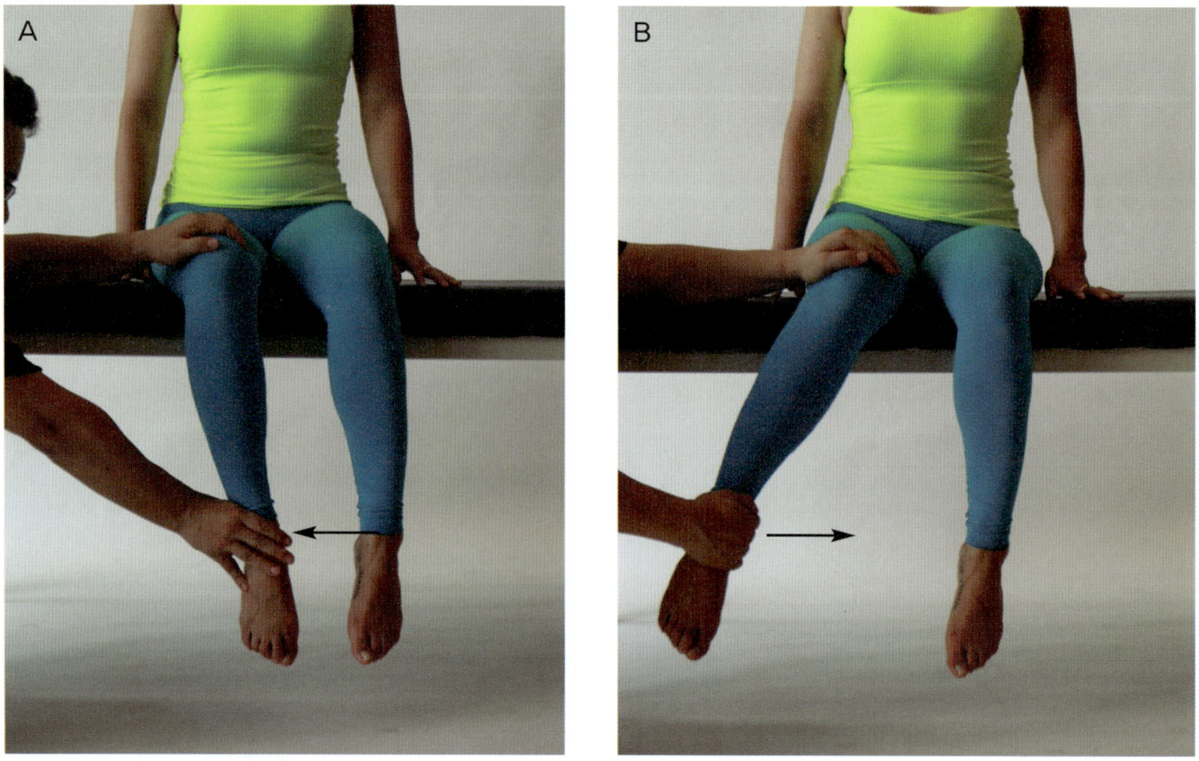

그림 11-205 엉덩관절 등척성 운동
A. 넙다리벌림근, B. 넙다리모음근

샅굴 부위 통증 예방을 위한 운동

샅굴 부위 통증은 갑작스런 방향 전환이나 다리를 빠른 속도로 폄 및 벌림, 외회전하는 동작이나 급격한 가속이나 감속 등의 스포츠 활동을 반복적으로 하는 동작을 할 때 발생하기 쉽다. 진단이 어렵기 때문에 2014년 카타르 도하에서 샅굴 부위 통증을 단순하게 분류하였으며, 이를 '도하 합의'라고 한다. 즉, 샅굴 부위 통증을 모음근, 엉덩허리근, 샅굴 부위, 두덩뼈 관련 통증으로 구분하였다 그림 11-206. 샅굴 부위 통증이 있을 경우 재활 단계 또는 예방 차원에서 해야 하는 운동으로는 엉덩허리근 스트레칭, 모음근 강화 운동, 엉덩허리근 강화 운동을 추천한다 그림 11-207~212.

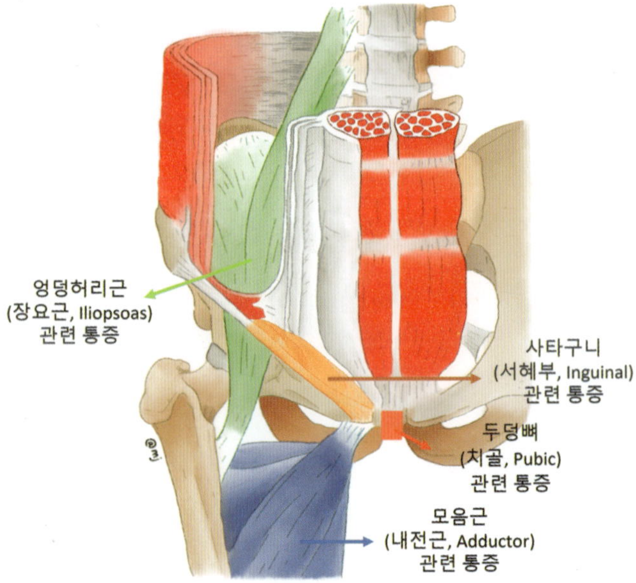

그림 11-206 샅굴 부위 통증 부위

엉덩허리근 스트레칭 그림 11-207

- 방법: 그림과 같이 오른쪽 무릎은 지면과 직각으로 세운 후 양 손을 대고 왼쪽 무릎은 지면에 붙인다. 그다음은 골반을 앞쪽으로 내밀어 줌으로써 왼쪽 엉덩허리근을 스트레칭시킨다. 끝지점에서 약 20초 이상 스트레칭하고, 총 2회 이상 반복한다. 엉덩허리근의 스트레칭은 축구공을 킥할 때 손상을 예방하는 효과가 있다.

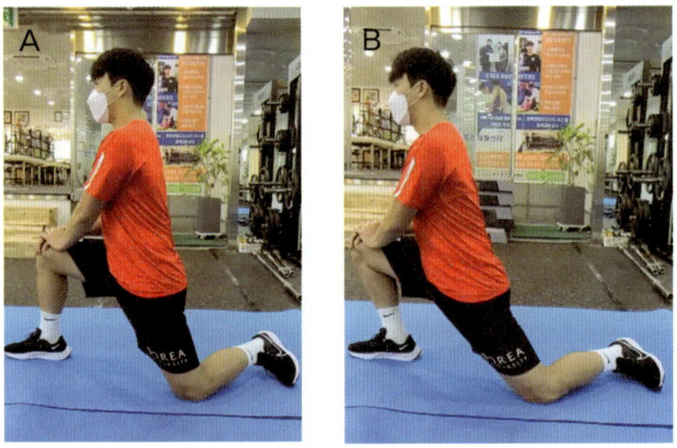

그림 11-207 엉덩허리근 스트레칭
A. 시작, B. 종료

발 사이 볼 짜기 그림 11-208

- 목적: 모음근 그룹과 몸통-골반 안정성 유지하기
- 방법: 똑바로 누운 상태에서 발 사이에 축구공을 두고 하는 등척성 모음 운동. 가능한 강하게 공에 압력을 가한다. 모음 운동 2초간 하고 5회 반복한다.

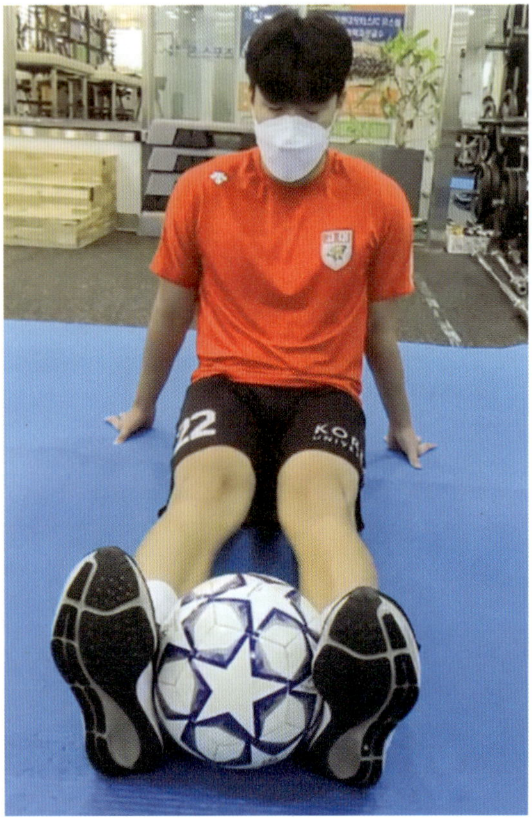

그림 11-208 발 사이 볼 짜기

무릎사이 볼 짜기 그림 11-209

- **방법**: 바로 누운 상태에서 무릎 사이에 축구공을 두고 짜는 운동. 엉덩관절은 45° 굽히고 무릎관절은 90° 굽힌 후 발은 바닥에 붙여서 2초간 짜는 운동을 5회 반복한다.

상하체 접기 운동 그림 11-210

누운 자세에서 윗몸일으카기와 엉덩관절 굽힘 운동(folding knife exercise)을 실시하는 기본 운동과 누운 자세에서 양팔을 머리 위로 쭉 뻗은 후 윗몸일으키기와 엉덩관절 굽힘 운동을 실시하는 응용 동작이 있다. 무릎 사이에 있는 공을 짜면서 실시한다. 20회 반복 운동을 리듬있게 천천히 느린 속도로 실시하며, 총 2회 이상 실시한다. 이 운동은 몸통 근육과 엉덩이 및 골반 관련 근육의 편심 및 구심성 운동의 효과가 있다.

크로스컨트리 스키 운동 그림 11-211

- **방법**: 한쪽 다리와 반대쪽 팔을 들어올린 후 앞뒤로 부드럽게 뻗어 올리는 운동을 리듬있게 실시하는 운동으로, 크로스컨튜리 스키 운동(crosscountry skiing on one leg)이라고 한다. 각 다리에 대해 1분씩 각 2회를 실시하며, 상하지의 신경근 조절효과 및 몸통과 코어, 하퇴부 안정성에 효과적이다.

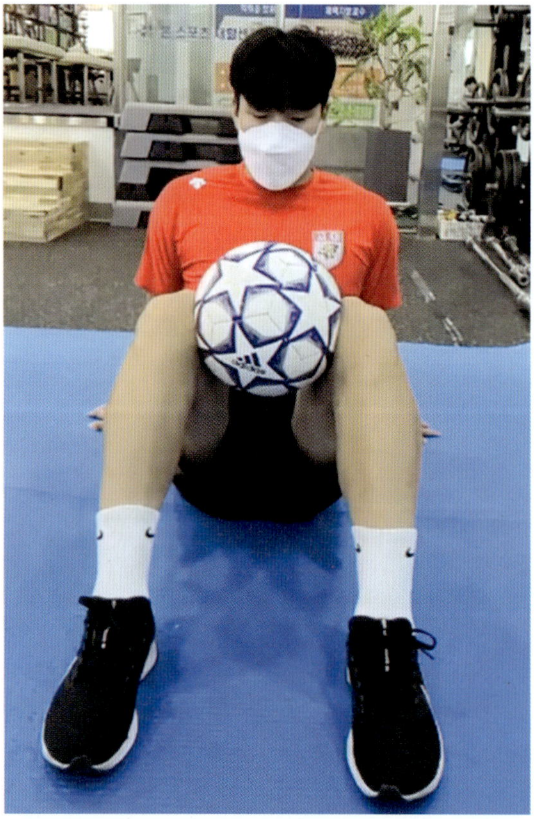

그림 11-209 무릎 사이 볼 짜기

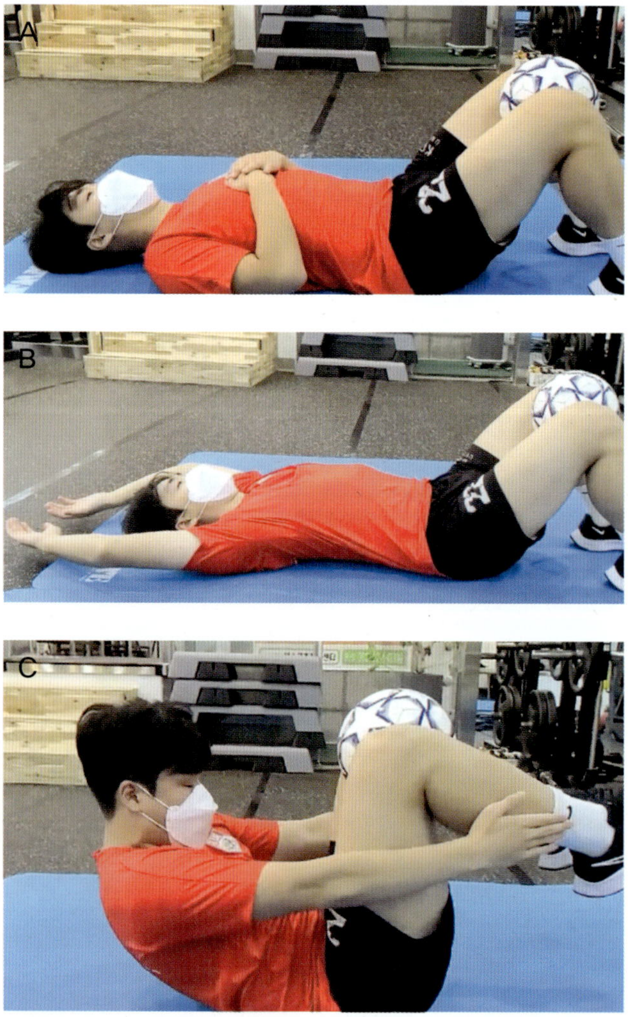

그림 11-210 상 하체 접기 운동
A. 기본 동작 시작, B. 응용 동작 시작 C. 종료

모음근 강화 운동 그림 11-212

- **방법:** 엉덩관절 벌림에 서로 대항하는 엉덩관절 모음 운동으로 동반자와 함께 한다. 선수는 몸통 뒤 땅바닥에 손을 놓고 앉은 자세로 다리를 편 상태에서 동반자와 발을 서로 맞댄다. 동반자가 편심성으로 벌림 운동할 때 선수는 모음 운동하고 천천히 발들을 압박하면서 모은다. 또한 동반자가 편심성 모음 운동할 때 선수는 구심성 벌림으로 하고, 선수는 천천히 벌림 상태로 진행한다. 1분 동안 운동하고 위치를 바꾼다. 두 위치에서 1분에 2세트를 한다. 이 운동은 모음근과 벌림근의 구심성과 편심성 운동 효과가 있다. 기본 운동은 다리를 지면에 대고 실시하고, 응용 운동은 다리를 지면에서 뗀 후 실시한다.

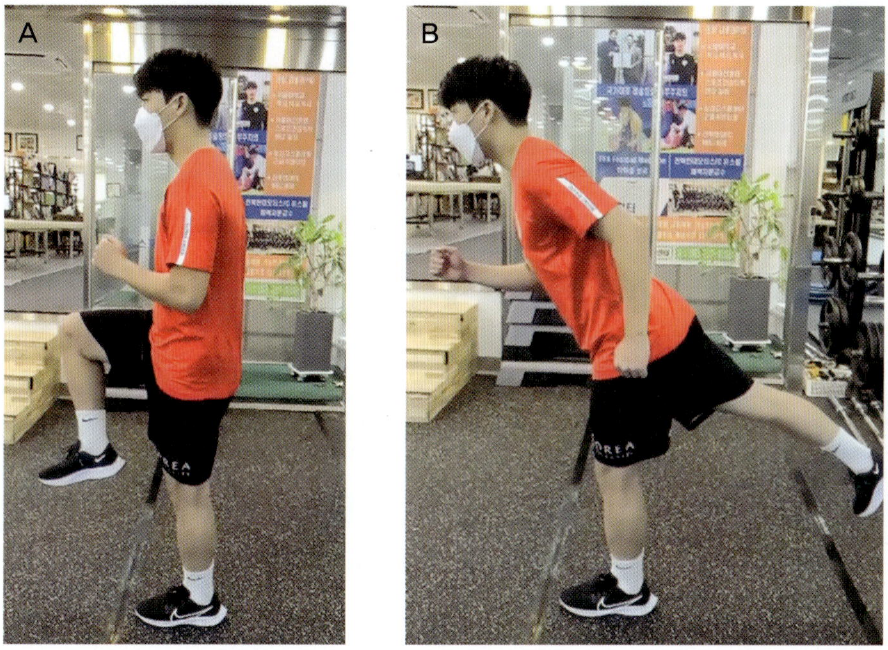

그림 11-211 **크로스컨트리 스키 운동**
A. 시작, B. 종료

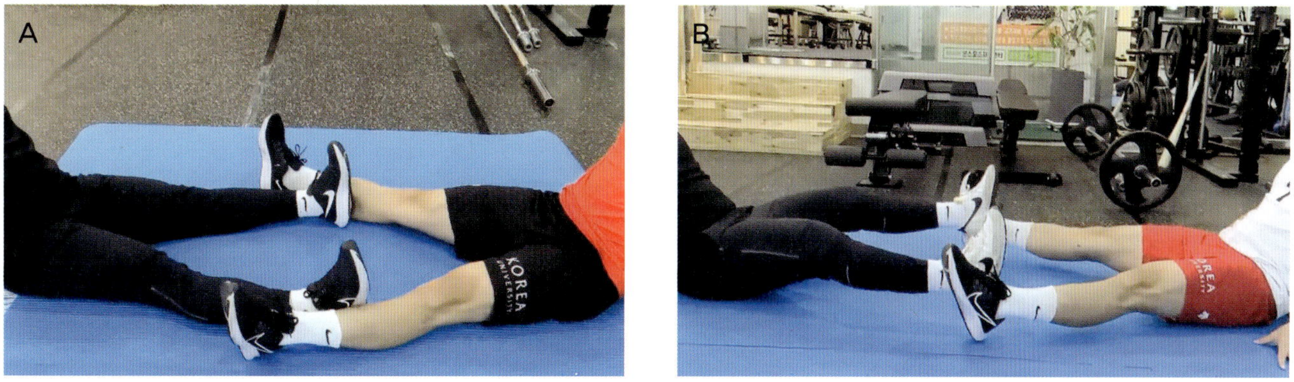

그림 11-212 **모음근 강화 운동**
A. 기본_모음근 강화 운동 기본, B. 응용_모음근 강화 운동 응용

연습문제

01 엉덩관절의 해부학에 관한 설명으로 가장 올바른 것은?

① 엉덩관절은 넙다리뼈와 골반뼈, 궁둥뼈로 되어 있다.
② 넙다리뼈머리는 두덩뼈와 엉덩관절을 이룬다.
③ 엉덩관절의 뒤쪽에는 볼기근, 폐쇄근, 넙다리네모근, 쌍둥이근이 있다.
④ 엉덩관절의 앞쪽에는 엉덩넙다리인대, 두덩넙다리인대, 궁둥넙다리인대가 있다.
⑤ 엉덩관절은 중쇠관절이며, 넙다리뼈머리에는 관절순이 둘러싸여 있기 때문에 관절의 안정화에 기여한다.

02 다음 설명 중 틀린 것은?

① 넙다리뼈앞경사(anteversion)가 20° 이상 큰 경우에는 무릎이 X자형이 된다.
② 엉덩관절은 엉덩넙다리인대(iliofemoral ligament), 궁둥넙다리인대(ischiofemoral ligament), 두덩넙다리인대(pubofemoral ligament)에 의해 지지된다.
③ 넙다리곧은근과 넙다리네갈래근은 엉덩관절의 굽힘 근육이다.
④ 넙다리빗근은 무릎 굽힘과 함께 엉덩관절의 굽힘, 벌림, 안쪽돌림 근육이다.
⑤ 발이 지면에 고정된 후 뒤넙다리근의 수축은 골반이 뒤쪽으로 돌림되도록 한다.

03 다음은 엉덩관절에 작용하는 근육이다. 심부근육(deep muscle)이 아닌 것은?

① 궁둥구멍근
② 쌍둥이근
③ 폐쇄근
④ 넙다리네모근
⑤ 짧은모음근

04 다음은 엉덩관절의 운동 손상에 관한 설명이다. 틀린 것은?

① 유소년의 경우에는 근육이나 힘줄보다는 뼈가 골절되는 현상이 발생하기도 한다.
② 발을 앞으로 쭉 뻗은 후 무릎이 굽혀지는 동작(Dip lunge)을 할 때 뒤넙다리근의 정지부에서 좌상이 발생한다.
③ 넙다리네갈래근의 좌상은 접촉 스포츠에서 빈번하게 발생하며, 통증과 함께 부종, 움직임 제한, 변색이 발생한다.
④ 샅고랑 좌상은 순간적으로 넙다리뼈를 가쪽돌림하는 동작에서 발생한다.
⑤ 샅굴 부위 탈장이 있는 경우에는 넙다리모음근을 스트레칭 또는 이완시키고 배곧은근과 모음근(내전근)의 등척성 운동을 해야 한다.

05 다음은 엉덩정강근막띠 충돌증후군에 관한 설명이다. 틀린 것은?

① 엉덩정강근막띠는 앞위 엉덩뼈능선에서 시작되어 정강뼈의 가쪽관절융기에 붙는다.

② 무릎을 굽히고 펼 때 넙다리뼈 가쪽위관절융기의 앞쪽과 뒤쪽으로 위치가 변화한다.

③ 주로 자전거 타기나 마라톤을 할 때 무릎의 가쪽위관절융기에서 충돌이 발생한다.

④ 발을 지면에 댄 상태에서 체중을 싣는 경우 주로 발생한다.

⑤ 통증이 있을 경우 엉덩정강근막띠를 스트레칭하고 근육운동을 실시하는 것이 좋다.

06 다음은 손상 부위와 검사가 올바르게 연결된 것은?

① 엉덩이굽힘근 검사-토마스 검사(Thomas Test)

② 넙다리근막긴장근 검사-패트릭 검사(FABER test)

③ 중간볼기근 검사-르네 검사(Renne test)

④ 엉덩관절 검사-엘리 검사(Ely test)

⑤ 넙다리곧은근 검사-트렌델렌버그 검사(Trendelenburg Test)

07 아래의 손상평가 방법이 설명하고 있는 검사법과 검사 부위를 올바르게 연결한 것은?

① 엉덩이굽힘근 검사-토마스 검사(Thomas test)

② 넙다리근막긴장근 검사-패트릭 검사(FABER test)

③ 중간볼기근 검사-르네 검사(Renne test)

④ 중간볼기근 검사-엘리 검사(Ely test)

⑤ 넙다리근막긴장근 검사-오베르 검사(Ober test)

08 다음은 엉덩관절 손상에 관한 이해와 적절한 조치에 관한 설명이다. 가장 올바르게 것은?

① 엉덩관절과 골반의 통증은 수술적 치료를 우선해야 한다.

② 엉덩관절힘줄염이 있는 경우에는 손상 후 3일까지는 고정하지만, 그 이후에는 압통점에 천천히 압박을 가하면서 근육을 스트레칭해야 한다.

③ 근육 염좌인 경우에는 조기에 근육을 스트레칭하고 신장성 수축으로 회복시킨다.

④ 엉덩관절과 골반은 매뉴얼 치료가 효과적이므로 근육이 강화된 이후에는 즉시 시행하는 것이 좋다.

⑤ 엉덩관절과 골반은 근육의 밸런스를 맞추기 위해 통증을 최대한 빨리 없애는 것이 중요하다.

09 축구 동작에서 인사이드 킥을 하거나 순간적으로 넙다리뼈를 가쪽돌림하는 동작, 체중을 싣고 비트는 동작에서 쉽게 발생하는 손상은 무엇인가?

① 넙다리네갈래근 좌상
② 햄스트링근 좌상
③ 엉덩정강근막 좌상
④ 샅고랑 부위 좌상
⑤ 샅굴 부위 탈장

10 다음은 통증 관리에 관한 내용이다. 옳지 않은 것은?

① 엉덩관절과 골반에서 통증이 발생한다면 통증유발점이 어느 부위인지 정확하게 진단하는 것이 중요하다.
② 일반적인 스포츠 손상의 경우에는 12~72시간 동안의 안정과 얼음찜질, 진통제를 복용하는 것이 권장된다.
③ 통증이 있더라도 통증지수 3 이하라면 조심스럽게 자극을 주는 것이 권장된다.
④ 통증이 어떤 각도에서 발생되는지를 잘 확인하면서 관절가동범위를 점차적으로 늘려나간다.
⑤ 통증이 거의 회복된 이후에는 왜 통증이 발생했는지를 분석해야 한다.

---

1. ③	2. ④	3. ⑤	4. ②	5. ⑤
6. ①	7. ⑤	8. ②	9. ④	10. ②

무릎 손상

무릎 해부학

무릎관절의 뼈와 연골

무릎관절을 구성하는 뼈는 넙다리뼈(femur), 무릎뼈(patella), 정강뼈(tibia), 종아리뼈(fibula) 총 4개로 되어 있다 그림 11-213. 넙다리뼈는 신체에서 가장 긴 뼈이며, 넙다리뼈의 몸쪽은 엉덩관절이고 먼쪽은 무릎관절이다. 무릎관절을 이루는 넙다리뼈의 끝부분은 둥그런 형태의 융기로 되어 있으며, 안쪽관절융기(medial condyle)와 가쪽관절융기(lateral condyle)라고 한다. 안쪽관절융기는 정강뼈와 관절을 형성하고, 가쪽관절융기는 종아리뼈와 관절을 형성한다. 관절융기의 끝부분은 회백색이고 미끈한 연골(cartilage)로 덮여 있다. 연골의 아래에는 연골 마찰을 방지하기 위해 반달연골(meniscus)이 안쪽과 가쪽에 끼여 있다 그림 11-214. 반달연골은 충격을 흡수하기 위해 쿠션이 있으며, 체중부하를 가하면 쭈그러들면서 충격을 흡수하고 다시 원래의 모양으로 되돌아온다. 반달연골에는 안쪽반달(medial meniscus: MM)과 가쪽반달(lateral meniscus: LM)이 있으며, 안쪽반달은 C자 형태이며, 가쪽반달은 O자 형태이다. 반달 안쪽 1/3은 혈관이 없으며, 가쪽 1/3은 혈관이 많이 존재한다.

정강뼈는 넙다리뼈를 아래쪽에서 받치고 있는 뼈로 신체에서 두 번째로 긴 뼈이다. 다리가 길고 짧은 것은 정강뼈의 길이가 결정할 정도이다. 정강뼈의 먼쪽은 목말뼈와 함께 발목관절을 이루지만 몸쪽은 넙다리뼈와 무릎관절을 형성한다. 정강뼈의 몸쪽 끝부분, 특히 정강뼈의 가쪽융기는 분화구처럼 움푹 파여 있으며, 상대적으로 안쪽융기는 평평하게 이루어져 있다. 무릎을 굽히고 펼 때 정강뼈가 가쪽으로 돌림되는 이유가 바로 정강뼈 가쪽융기의 오목함과 넙다리뼈 가쪽융기의 볼록함이 관절을 이루고 있기 때문이다. 정강뼈 안쪽과 가쪽융기의 사이에는 약간 돌출되어 있는 결절이 있다. 이 결절은 아마도 넙다리뼈 융기의 중간 부위는 오목하기 때문에 정강뼈의 융기 중간 부위가 볼록함으로써 구조적으로 안정감을 제공하고, 안쪽과 반달연골이 무릎을 돌림시킬 때 이탈을 방지하는 역할을 할 것으로 추정된다. 정강뼈의 앞쪽에는 정강거친면이 있으며, 이 부위는 무릎힘줄이 붙는 부위이기도 하다.

종아리뼈는 정강뼈 가쪽에 붙어 있어 중력의 영향을 거의 받지 않는다. 정강뼈보다 약간 더 아래쪽에 위치하기 때문에 넙다리뼈와 관절을 이루는 데 있어 마찰이나 충돌과 같은 손상은 없지만 불안정을 초래할 수는 있다.

무릎뼈는 무릎 움직임에서 매우 중요한 도르래 역할을 한다. 무릎뼈가 있기 때문에 작은 힘으로도 무릎을 굽혔다가 펼 수 있는 것이다. 무릎뼈는 역삼각형 형태이며 무릎관절을 굽힐 때 넙다리뼈의 융기사이고랑을 지나간다.

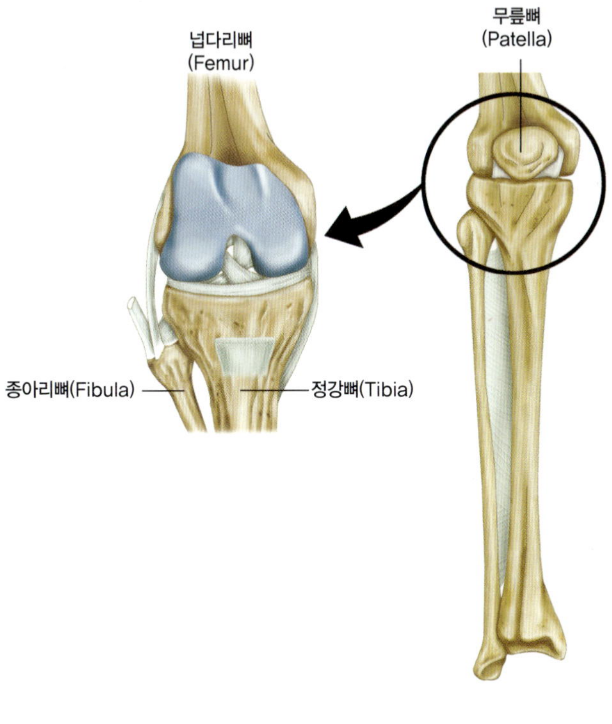

그림 11-213 무릎관절의 뼈

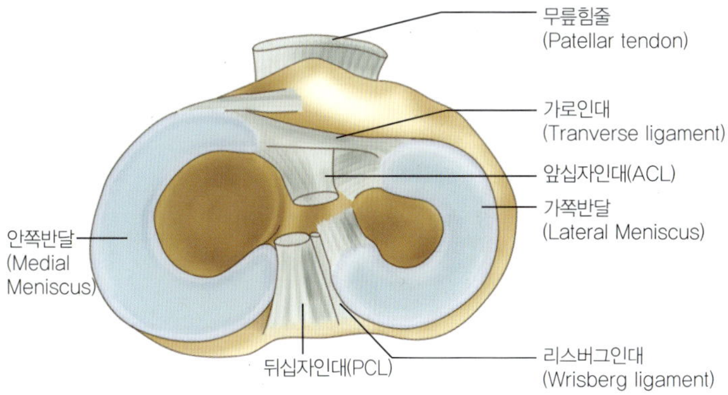

그림 11-214 반달연골

무릎뼈 뒷면은 연골로 덮여 있기 때문에 무릎을 굽히고 펼 때 무릎뼈와 넙다리뼈가 서로 미끄러지듯이 움직일 수 있다 그림 11-215.

무릎관절의 인대

무릎 인대 중 가장 중요한 역할을 하는 구조물은 앞십자인대(anterior cruciate ligament: ACL)이다. 앞십자인대는 무릎이 안정성을 유지하는 데 있어 약 90%의 책임을 갖는다. 앞십자인대는 정강뼈 앞안쪽에서 넙다리뼈의 뒤가쪽으로 연결되어 있으며, 앞안쪽다발(anterio-medial bundle: AM bundle)과 뒤가쪽다발(postero-lateral bundle: PL bundle)로 구분된다. 앞십자인대는 무릎을 굽힐 때 앞안쪽다발이 긴장하고 무릎을 펼 때 뒤가쪽다발이 긴장한다. 뒤십자인대(posterior cruciate ligament: PCL)는 정강뼈 뒤쪽에서 거의 수직으로 올라가서 넙다리뼈의 뒤가쪽에 연결되어 있으며, 앞가쪽다발(anteriolateral bundle: AL bundle)과 뒤안쪽다발(posteromedial bundle: PM bundle)로 구분된다.

무릎을 굽힐 때는 뒤십자인대의 앞가쪽다발이 긴장하고 무릎을 펼 때는 뒤안쪽다발이 긴장한다. 무릎의 안쪽에는 넙다리뼈 안쪽위관절융기(medial epicondyle)와 정강뼈 안쪽을 연결하고 있는 안쪽곁인대(medial collateral ligament: MCL)가 있고, 가쪽에는 넙다리뼈 가쪽위관절융기(lateral epicondyle)와 종아리뼈머리를 연결하고 있는 가쪽곁인대(lateral collateral ligament: LCL)가 있다. 안쪽곁인대는 속층과 겉층으로 구분되며, 속층은 관절주머니(capsule)와 붙어 있기 때문에 관절주머니인대라고도 하고, 안쪽반달과 연결되어 있다. 그러나 겉층은 1.5cm 정도로 넓고 긴 인대이며 무릎의 외반력에 저항하고 정강뼈의 가쪽돌림을 막는 역할을 한다. 한편 가쪽곁인대는 동그란 연필처럼 생겼으며 무릎의 내반력에 저항하는 역할을 한다. 곁인대는 무릎을 완전하게 폈을 때 긴장하고, 무릎을 20~30° 굽혔을 때 가장 이완된 상태가 된다 그림 11-216.

무릎관절의 주변 근육

무릎관절의 주변에는 많은 근육이 있다. 무릎관절의 넙다리뼈 앞쪽에는 넙다리네갈래근(가쪽넓은근, 중간넓은근, 안쪽넓은근, 넙다리곧은근)이 있으며, 뒤쪽에는 햄스트링근(반힘줄모양근, 반막모양근, 넙다리두갈래근)이 있다. 넙다리네갈래근은 모두 무릎뼈에 붙어 있으며, 햄스트링근 중 반힘줄모양근과 반막모양근은 정강뼈의

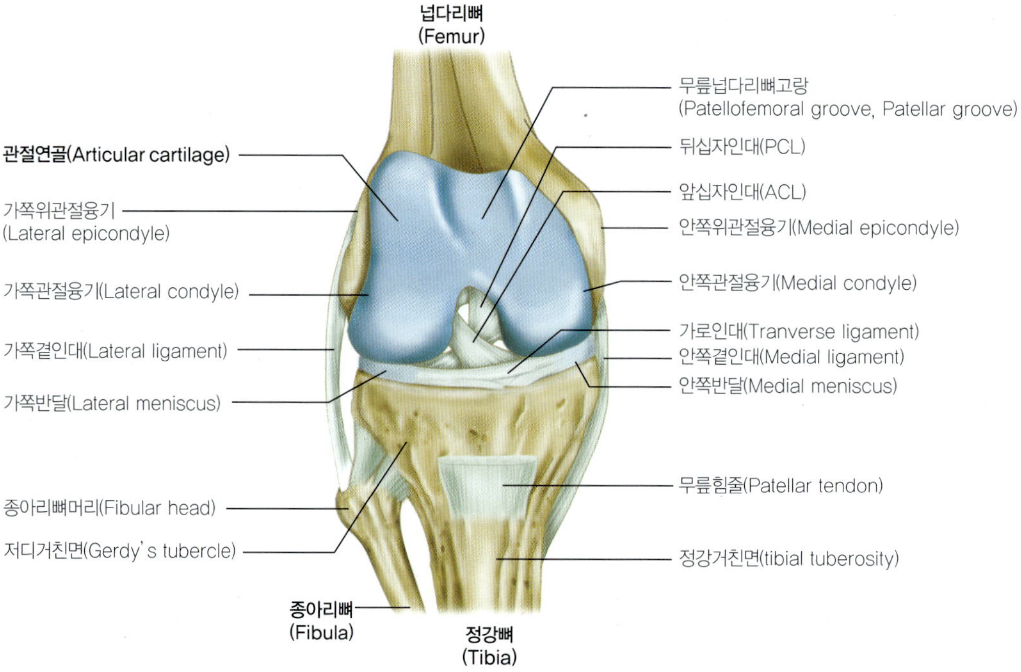

그림 11-215 무릎관절의 해부학

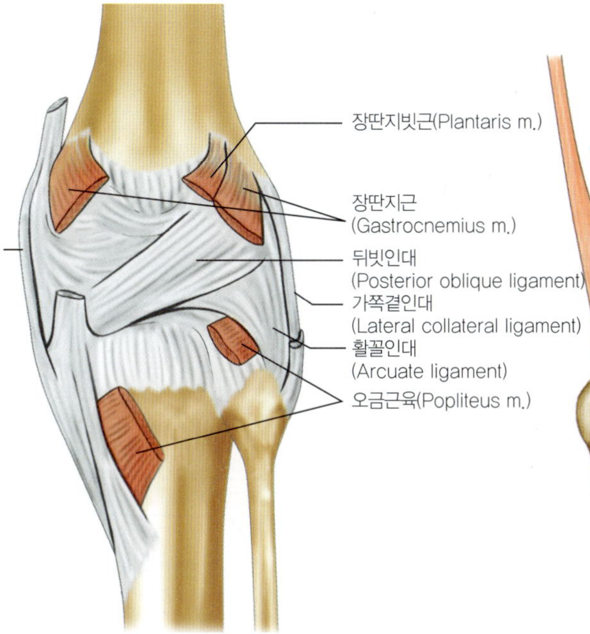

그림 11-216 **무릎관절의 인대**

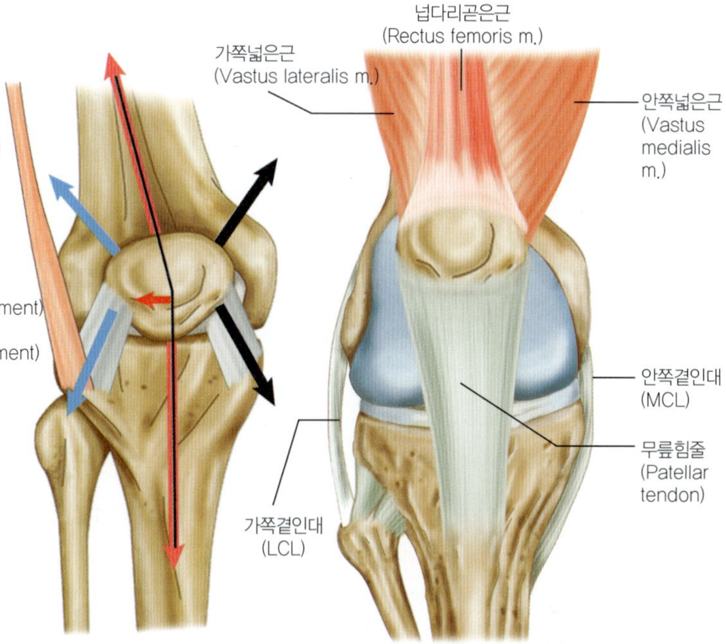

그림 11-217 **무릎뼈 고정근**

안쪽관절융기에 붙어 있고, 넙다리두갈래근은 종아리뼈 머리에 붙어 있다.

이외에도 넙다리빗근(sartorius muscle)과 두덩정강근(gracilis muscle)이 있다. 넙다리빗근은 앞위엉덩뼈가시에서 시작되어 정강뼈의 안쪽에 붙어 있으며 엉덩관절의 굽힘과 벌림, 넙다리관절의 가쪽돌림에 기여하고, 두덩정강근은 두덩뼈 앞쪽에서 시작되어 정강뼈 안쪽에 붙어 있으며, 엉덩관절의 모음과 무릎관절의 굽힘을 보조하는 역할을 한다. 무릎관절의 주변 근육 중 정강뼈 뒤쪽의 장딴지근(gastrocnemius muscle)이 넙다리뼈에서 아킬레스힘줄과 연결되어 발꿈치뼈까지 이어진다. 장딴지근은 안쪽머리와 가쪽머리 2개로 되어 있으며, 안쪽머리는 넙다리뼈 안쪽위관절융기에서 시작되고, 가쪽머리는 넙다리뼈 가쪽위관절융기에서 시작된다. 장딴지빗근(plantaris muscle)은 넙다리뼈의 가쪽위관절융기에서 시작해 아킬레스힘줄과 연결된다. 이 근육은 발바닥굽힘과 무릎 굽힘을 보조하는 역할을 한다. 오금근(popliteus muscle)은 넙다리뼈 가쪽융기에서 시작되어 정강뼈의 뒤쪽과 연결된다. 무릎을 굽힐 때 처음으로 작용하는 근육이다 그림 11-217.

기능해부학

무릎관절은 편평한 정강뼈 위에 원형에 가까운 넙다리뼈가 올려진 상태이기 때문에 불안정관절이다. 이러한 불안정을 줄이기 위해 반달연골이 넙다리뼈와 정강뼈 사이에서 쐐기 형태로 끼여 있는 것이다. 반달연골은 정강뼈 위에 붙어 있으며, 특히 정강뼈와 매우 단단하게 붙어 있는 뿔(horn)이 앞뒤 쪽에 각 2개가 있다. 피봇이나 커팅을 할 때 뿔이 있기 때문에 반달연골의 이탈을 예방할 수 있는 것이다. 그러나 갑작스러운 강한 피봇이나 커팅으로 인해 종종 반달연골의 뿔이 찢어진다. 무릎은 굽힘과 폄, 안쪽돌림과 가쪽돌림의 움직임이 있다. 이러한 움직임이 가능하기 위해서는 근육이 상호 약속된 수축력과 속도로 작용해야 한다. 무릎을 쭉 뻗고 있을 때는 잠김현상(locking phenomenon: 무릎을 굽히거나 펴지 못하는 상태)이 나타난다. 즉, 넙다리네갈래근 중 안쪽넓은근(VMO)이 무릎뼈를 강력하게 잡아당기기 때문에 무릎관절에 내외반력과 굽힘을 억제해 강력한 고정 형태를 취하게 된다. 이 상태에서 무릎을 굽힐 때는 오금근이 먼저 작용함으로써 닫힌사슬에서는 넙다리뼈의 가쪽돌림을 유발하고, 햄스트링근의 수축과 넙다리네갈래근의 이완으로 무릎 굽힘이 발생한다. 그러나 무릎 굽힘의 각도가 커지면서 햄스트링근의 수축력은 감소하고 넙다리네

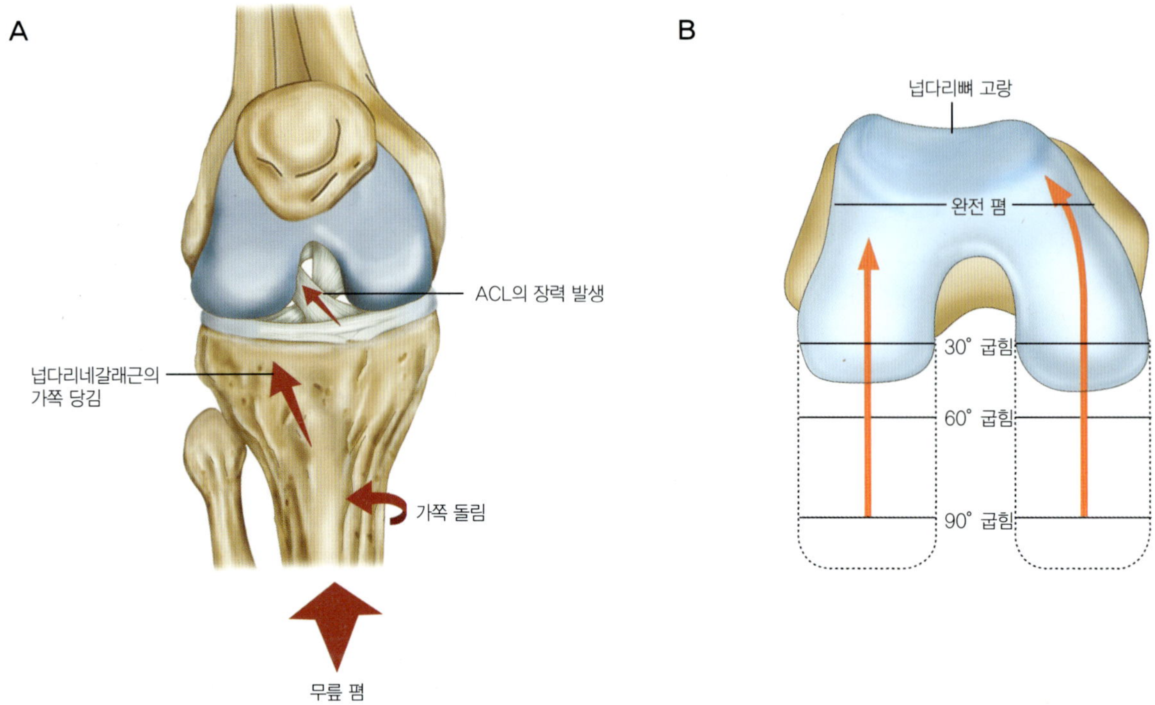

그림 11-218 **나사되감기기전**

갈래근은 편심성 수축을 하면서 무릎 굽힘을 억제한다. 무릎관절의 굽힘과 폄 운동에는 나사 되감기 기전(screw home mechanism)이 작용한다 그림 11-218. 나사 되감기 기전이란 무릎을 펼 때는 정강뼈가 가쪽돌림되며, 다시 무릎을 굽힐 때에도 정강뼈가 가쪽돌림된다는 이론이다. 그 원인은 아직 분명하게 밝혀지지 않았지만 첫째로 안쪽넙다리융기가 가쪽넙다리융기보다 더 크기 때문에 정강뼈가 가쪽돌림된다는 가설과, 둘째로 정강뼈 안쪽융기에 비해 가쪽융기는 더 오목하기 때문에 축의 역할을 한다는 가설, 셋째로 십자인대는 무릎을 굽히면 가쪽으로 꼬이고 다시 무릎을 펴면 꼬이는 반대 방향으로 펴지기 때문이라는 가설이 있다.

넙다리네갈래근은 무릎뼈와 연결되어 있으면서 무릎뼈 안정화에 매우 중요하다. 무릎뼈 안정화에는 안쪽넓은근, 넙다리곧은근, 가쪽넓은근 그리고 무릎힘줄이 관여한다. 특히 안쪽넓은근과 가쪽넓은근은 1:1의 근력 비율이 있어야 한다. 이 근육의 정상 비율은 무릎뼈가 넙다리뼈고랑(intercondylar groove)에서 정상적으로 움직이도록 한다 그림 11-219. 넙다리뼈는 엉덩관절과 무릎관절 사이에 있으며 엉덩관절은 무릎관절에 비해 상대적으로 몸의 중심에서 멀기 때문에 Q각이 존재한다 그림 11-220. Q각은 앞위엉덩뼈가시(anterior superior iliac spine)에서 무릎뼈 중앙을 연결하는 선과 무릎뼈 중앙과 정강뼈 거친면을 연결하는 선이 이루는 각으로 남성은 14° 이내, 여성은 17° 이내가 정상 범위이다. 무릎관절의 가쪽으로는 엉덩정강띠(iliotibial band)가 정강뼈 가쪽의 저디거친면(Gerdy's tubercle)에 연결되어 있다. 이 띠는 탄력이 거의 없기 때문에 엉덩이 쪽에 붙어 있는 넙다리근막긴장근과 큰볼기근의 탄력에 의존하고 있다. 엉덩정강띠가 딱딱해지거나 무릎관절에 가해지는 외반력은 무릎 손상의 원인이 되기도 한다.

체중을 지지할 때와 체중을 지지하지 않을 때 무릎을 굽히는 것은 근육의 수축 속도와 수축력을 다르게 한다. 특히 정강뼈와 넙다리뼈의 회전력과 속도에 큰 영향을 미치기 때문에 상호 작용이 매우 중요하다. 무릎관절에서의 많은 근육과 인대, 관절주머니 등이 서로 상호 작용하도록 하는 역할은 고유수용체(proprioceptor)가 담당한다. 고유수용체는 근육과 신경, 힘줄, 관절주머니 등에서

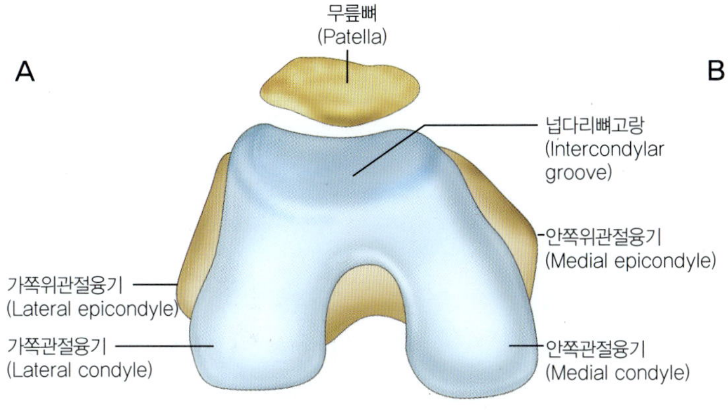

그림 11-219 **넙다리뼈고랑에서 무릎뼈의 이동경로**

운동과 위치 정보를 인지하는 감각기관으로, 무릎관절의 운동기능에 중요한 역할을 하며, 움직이는 속도가 빠를수록 고유수용체의 능력은 자동화 단계가 된다.

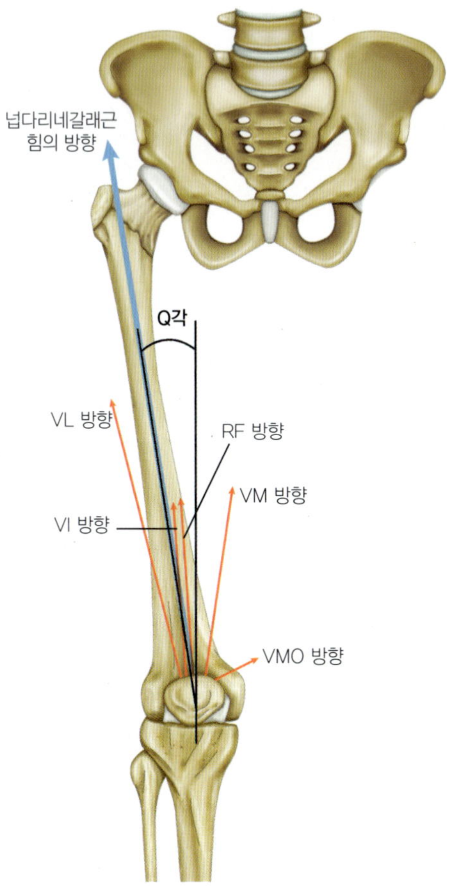

그림 11-220 **Q각**

운동 손상의 이해

운동 손상의 종류 및 기전

무릎관절은 스포츠 활동 중 매우 다양한 기전에 의해 손상을 받는다. 발목관절과 엉덩관절의 사이에서 역학적인 움직임을 해야 하기 때문에 손상의 발생 빈도가 더 많으며, 지면에서 떨어져 있기 때문에 불안정이 더욱 심하게 발생되는 부위이기도 하다. 무릎의 기능해부학을 이해하는 것은 운동 손상을 이해하는 데 많은 도움이 된다. 간혹 환자가 무릎 통증을 호소하지만 손상의 원인이 무릎관절 내부의 문제가 아니라 발이나 발목관절의 문제일 수도 있다. 따라서 통증의 종류와 통증 부위, 손상 기전을 잘 이해하고 운동 상담을 하는 것이 중요하다.

앞십자인대 손상

앞십자인대 손상은 무릎의 손상 중 많은 빈도를 차지한다. 그만큼 앞십자인대가 무릎관절의 안정화를 위해 가장 중요한 역할을 하고 있기 때문이다. 앞십자인대 손상은 세 가지 기전에 의해 발생한다. 즉, 굽힘, 바깥굽음, 정강뼈의 가쪽돌림이다. 이 3가지 동작이 순간적으로 동시에 발생한다면 거의 100% 앞십자인대 손상이라고 단정할 수 있다. 급성 손상이 발생할 경우 무릎에서 펑 소리가 나고 무릎을 뻗을 수 없는 정도의 통증이 발생하고 다리에 힘이 들어가지 않는다. 그러나 만성 손상의 경우에는 약간 차이가 있다. 즉, 과거부터 앞십자인대 손상이 있었던 경우에는 위에서 언급한 3가지 기전 외에 정강뼈의 안쪽돌림이 발생되는 과정에서도 파열될 수 있다. 주로 수비수를 속이기 위한 페인팅 동작이나 점프 후 착지

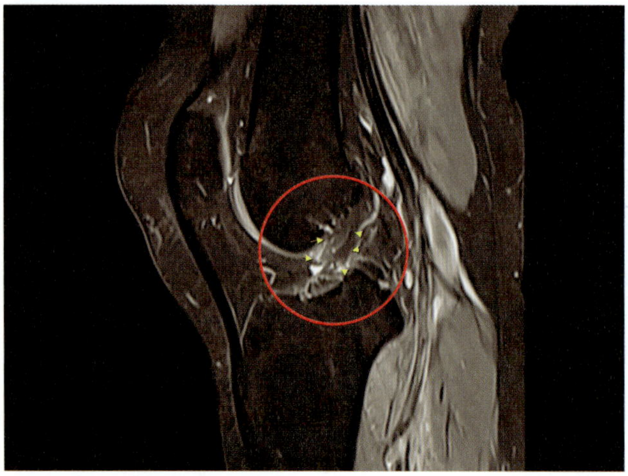

그림 11-221 앞십자인대 파열

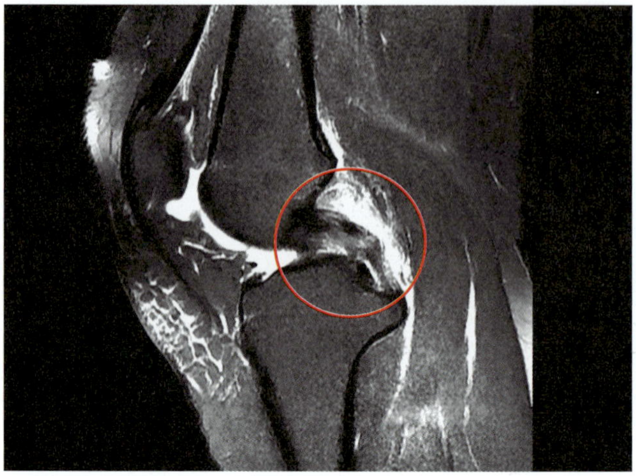

그림 11-222 뒤십자인대 파열

시 순간적인 체중부하가 될 때 정강뼈와 넙다리뼈가 뒤틀리면서 손상이 발생한다 그림 11-221.

뒤십자인대 손상

뒤십자인대 단독 손상은 흔하게 발생하지 않는다. 철봉 운동 중 무릎을 굽히고 착지하는 과정에서 발목이 발바닥굽힘된 상태에서 정강뼈가 지면에 닿는 경우 발생하거나 무릎이 젖혀져 있는 젖힌무릎(전반슬)의 경우에 발생 빈도가 높다. 뒤십자인대가 손상되면 무릎이 약간 흔들리거나 불안감을 호소하지만 근력이 좋으면 다소 불안감이 낮을 수 있다 그림 11-222.

안쪽곁인대 손상

안쪽곁인대 손상은 축구의 인사이드 패스나 커팅 동작에서 주로 손상된다. 안쪽곁인대의 겉층은 발과 정강뼈의 가쪽돌림이 동시에 발생하면 심하게 늘어나는 스트레스를 받는다. 이때 발로 지면을 밀거나 무릎에 외반력이 가해진다면 손상이 발생한다. 또한 무릎 가쪽에서 외반력이 가해지는 태클을 받았을 경우에도 손상이 발생한다. 안쪽곁인대 손상은 수술적 치료보다는 보존적 치료를 하는 것이 우선이다. 3주 동안의 석고붕대(cast)를 통해 고정한 후 무릎관절의 고유수용체 운동과 관절가동범위 확보를 위한 운동재활을 해야 한다. 그러나 손상 후 곧바로 운동재활을 하는 것은 오히려 손상 치유를 느리게 하고, 통증이 계속적으로 반복되게 할 수 있으니 고정하는 것이 좋으며, 의사의 도움을 받기를 권장한다 그림 11-223.

가쪽곁인대 손상

가쪽곁인대 손상은 발생 빈도가 많지 않다. 직접적인 타격으로 인한 손상과 내반력(varus)으로 인한 스트레스가 손상의 주된 원인이다. 가쪽곁인대는 관절주머니 외부에 있으며 원형 형태로 가쪽위관절융기와 종아리뼈머리까지 연결되어 있기 때문에 파열이 되면 곧바로 짧아지면서 기능부전이 발생해 손상 후 곧바로 복원 수술을 받아야 한다. 주로 파열 부위가 종아리뼈머리 부위이지만 간헐적으로 넙다리뼈의 가쪽위관절융기에 가까운 부위가 파열될 수도 있다.

반달연골파열

반달연골파열은 체중을 지지한 상태에서 커팅이나 턴 동작 중에 발생한다. 반달연골의 파열은 무릎 손상 중 매우 빈번하게 발생하며, 간혹 기형반달을 가지고 있는 경우도 있다. 반달연골은 위에서 보면 초승달 모양으로 되어 있고, 앞에서 보면 가쪽은 두껍고 안쪽은 얇은 삼각구조를 갖는다. 무릎의 굽힘 각도에 따라 정강뼈 위에서 넙다리뼈와 부딪히는 부위가 달라진다. 이때 비트는 동작이 발생하면 반달연골이 파열된다. 반달연골의 안쪽 1/3은 혈관이 없는 부위이기 때문에 파열이 발생하면 제거해야 하고, 중간이나 가쪽 부위는 혈관이 있기 때문에 봉합술을 해야 한다. 그러나 반달연골 파열 후 치료를 받지

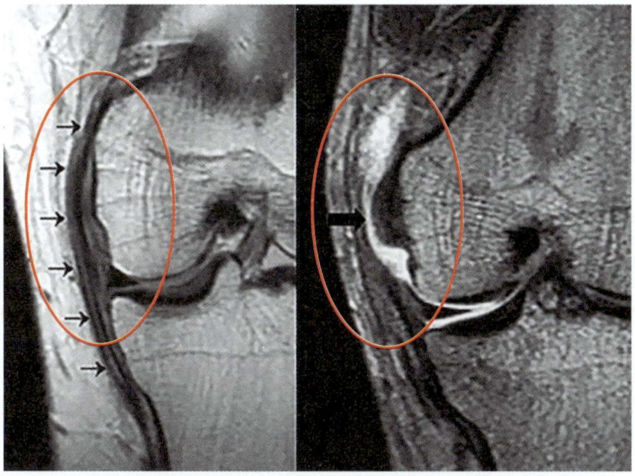

그림 11-223 안쪽곁인대 파열

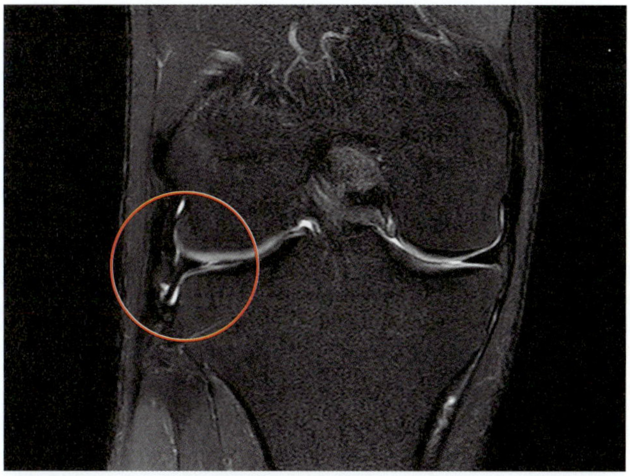

그림 11-224 가쪽반달연골 파열

않고 지속적으로 스포츠 활동을 병행한다면 파열된 부위가 다른 부위와 결합하면서 반달연골이 더욱 훼손될 수 있으므로 전문의의 진료와 건강운동관리사의 재활운동 프로그램을 받을 것을 권장한다 그림 11-224.

무릎힘줄염

무릎힘줄염은 무릎을 굽히고 펴는 동작이 많은 스포츠에서 흔하게 발생한다. 운동을 하지 않던 사람이 준비운동을 하지 않고 갑작스럽게 운동하거나 무리한 운동을 할 때 무릎뼈 하단 부위에 통증이 발생한다. 무릎힘줄염의 65%는 바로 무릎뼈 하단 부위에서 통증이 유발된다. 무릎힘줄염의 25%는 무릎뼈 위쪽에서 발생하기도 하지만 무릎힘줄염으로 진단하기보다는 넙다리네갈래근힘줄염으로 진단하는 경우가 더 많다. 넙다리네갈래근과 무릎힘줄이 무릎뼈를 지나기 때문에 무릎뼈는 넙다리뼈 하단 부위에서 강한 압박력을 발생시키고, 넙다리네갈래근은 무릎뼈를 더욱 위쪽으로 잡아당기기 때문에 무릎힘줄이 강하게 늘어나는 스트레스를 받는다. 무릎힘줄염이 있을 경우 주사요법이나 충격파보다는 넙다리네갈래근을 이완시키면서 햄스트링근과 장딴지근을 강화시키는 것이 더 효과적이다. 이 통증은 초기에 운동재활을 실시해야 하며, 만성 통증이 된다면 스포츠 복귀를 위해 많은 시간과 노력이 필요하다 그림 11-225.

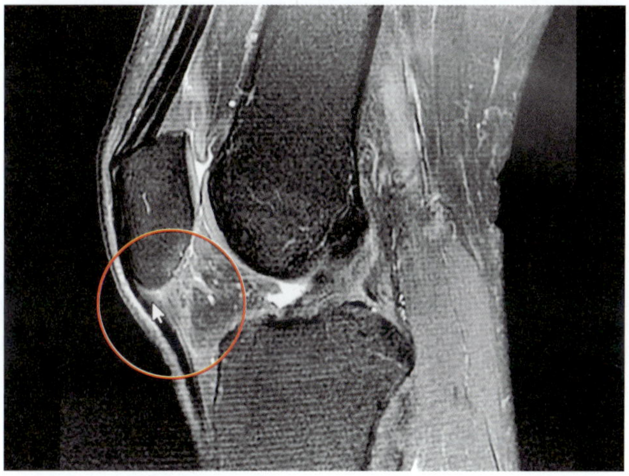

그림 11-225 무릎힘줄염

무릎넙다리 통증증후군

청소년 무릎 통증의 90%는 무릎넙다리 통증증후군(patellar femoral pain syndrome)이다. 즉, 무릎뼈와 넙다리뼈가 서로 부딪히면서 발생하는 통증을 의미한다. 성장기에는 뼈의 성장이 근육의 길이 성장보다 더 빠르게 발생한다. 특히 넙다리뼈가 커지면 상대적으로 엉덩정강띠와 넙다리네갈래근이 짧아지기 때문에 무릎뼈가 위쪽으로 올라가거나 무릎관절에 외반력이 가해진다. 이때 무릎을 굽히면 무릎뼈가 넙다리융기와 부딪히면서 통증을 유발시키는 것이다. 또는 평발이거나 Q각이 지나치게 큰 경우에도 발생할 수 있다. 무릎넙다리 통증증후군인 경우에는 올바른 자세와 보행을 유지할 수 있도록 해

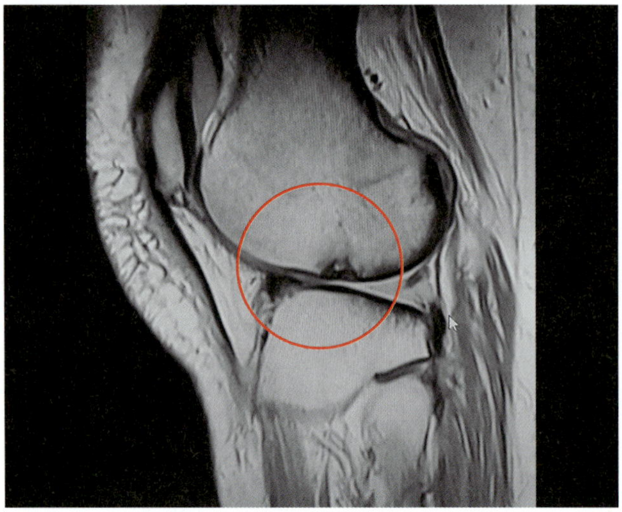

그림 11-226 연골연화증

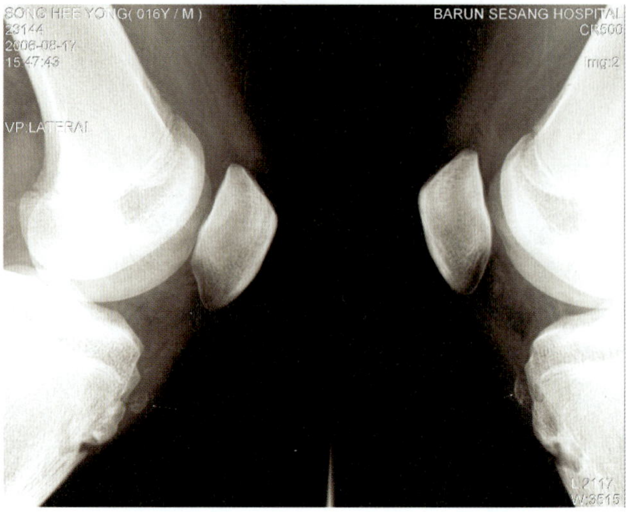

그림 11-227 성장통

야 한다. 즉, 주동근과 대항근을 평가하고 발목관절의 움직임과 발 근육의 평가 등 전반적인 다리 근 기능을 평가하고 운동처방을 해야 한다.

연골연화증

무릎관절의 잘못된 역학적 기전으로 인해 반복적으로 무릎 연골에 충격이 가해진다면 연골이 붓거나 멍이 든다. 주로 무릎뼈의 뒤쪽 연골과 넙다리뼈 하단 연골이 서로 부딪히면서 연골이 푸석푸석해지거나 패이는 경우를 연골연화증이라고 한다. 연골연화증이 있는 경우에는 연골에 미세 손상을 가하기 위해 천공술(연골에 미세 구멍을 뚫어 혈행을 촉진하는 수술법)을 한다. 운동재활을 하기 위해서는 의사로부터 수술 부위에 대한 충분한 설명을 듣고 실시할 것을 권장한다. 일반적으로 미세천공술을 받은 후 최소 2주 동안에는 체중을 싣지 않고 휴식을 취하는 것이 좋다. 그 이후에는 매트 위에서 무릎을 쭉 뻗는 운동과 발등굽힘 운동, 무릎뼈 상하좌우 움직이기 등의 관절가동범위를 위한 비체중 지지 운동을 2주 동안 실시할 것을 권장한다 그림 11-226.

성장통

성장기 선수들에게 흔하게 발생하는 무릎관절 통증 중 하나가 바로 성장통(osgood-schlatter)이다. 성장통은 무릎힘줄이 닿는 곳인 정강거친면에서의 통증이며, 심한 경우에는 정강거친면에서 뼈조각이 떨어져 나오는 경우도 있다. 그림 11-227에서 보듯이 떨어진 뼛조각은 무릎힘줄을 손상시킬 수 있기 때문에 수술치료를 받아야 한다. 성장통 초기 최소 2주 동안은 스포츠 활동 중지 및 스트레칭이나 가벼운 근육 운동 등과 같은 재활 운동을 받을 것을 권장한다.

손상에 따른 초기 관리

무릎관절의 인대 손상이 발생하면 부상 선수가 무릎을 굽히면서 통증을 호소한다. 현장에서는 굽혀진 무릎관절을 절대 고의로 펴서는 안 된다. 무릎을 굽힌 상태에서 통증을 호소하는 것 자체가 인대 손상을 의미하기 때문에 고의로 펴는 것은 더 큰 손상을 초래할 수 있다. 통증과 부종의 부위가 어느 곳에서 발생했는지를 확인해야 한다. 앞십자인대 손상의 경우에는 무릎뼈 주변으로 부종이 발생하고, 안쪽곁인대 손상은 무릎의 안쪽에서 부종이 발생한다. 뒤십자인대는 무릎관절의 뒤쪽인 오금부위에서 발생한다. 부상 선수에게 통증의 부위와 정도, 손상기전을 확인하면서 손상 부위를 찾아야 한다. 발의 감각과 체중 지지 정도의 확인 등을 통해서 손상을 더욱 구체화할 수 있다. 건강운동관리사는 통증 부위를 최대한 보호하면서 손상 부위와 정도를 구체화해야 한다. 선수 교체를 요구할 것인지 아니면 계속 경기를 진행할 것인지 등을 평가해야 한다.

경기장이 아닌 재활운동센터에서 재평가를 실시하면서 더 정확한 평가를 실시해야 한다. 부상 선수는 의사에게 정밀진단을 의뢰할 것인지 아니면 손상 원인과 분석을 실시하면서 재활운동 프로그램을 작성할 것인지를 결정해야 한다. 만약 통증이 심하거나 정밀진단이 필요한 경우에는 반드시 의사의 진료를 받도록 유도해야 한다. 재활운동 프로그램을 작성할 때는 환자의 특성에 맞도록 운동 강도와 빈도, 시간을 선택해야 한다. 관절가동범위를 확보할 것인지 등척성 근력 운동을 병행할 것인지, 등장성 근수축 형태로 할 것인지, 손상 부위는 고정한 상태에서 인접 관절의 근육 운동만 할 것인지, 손상 부위는 관절가동화 기법만을 하고 다른 부위는 근육 운동을 포함할 것인지 등을 결정한다. 재활운동 프로그램을 진행하면서 점차적으로 체중부하가 되도록 해야 한다. 이때는 관절의 움직임 각도에 따른 근 기능의 정도를 평가해야 한다. 고유수용체 능력이 회복되지 않고서는 통증이 재발되고 운동 능력이 회복되지 않기 때문에 고유수용체 능력 회복을 위한 밸런스 운동을 포함해야 한다. 경험 있는 건강운동관리사라면 초기부터 근육 둘레, 관절 각도, 근력, 그리고 심리 상태 등을 평가하면서 운동 순응도를 좋게 할 것이다.

무릎 손상의 평가

앞십자인대(ACL) 손상평가

주관적 증상

- 달리다가 순간적인 커팅과정에서 수비수가 가쪽에서 안쪽으로 무릎 부위에 태클을 했다. 또는 혼자서 페인팅(feinting) 하다가 발을 지면에 붙인 상태에서 넙다리뼈를 가쪽돌림하다가 그냥 힘없이 주저 앉았다.
- 무릎에서 '퍽' 하는 소리가 났다.
- 무릎에 힘이 들어가지 않는다.
- 무릎뼈 주변으로 부종이 있다.
- 부종이 7일 정도까지는 있었지만 그 이후에는 없어졌다.

객관적 징후

- 급성 손상인 경우 무릎뼈 주변으로 부종이 있다.
- 무릎을 굽히거나 펼 수 없을 정도로 다리에 힘이 들어가지 않는다.
- 발가락 움직임은 가능하지만 통증을 동반한다.
- 무릎을 쭉 뻗을 수 없다.
- 무릎관절이 약간 바깥굽음되어 있다.
- 앞십자인대 파열이 되어 기간이 오래 경과된 경우에는 넙다리네갈래근의 위축이 있다.

진단

앞당김 검사(Anterior Drawer Test) 그림 11-228

- **방법:** 부상 선수를 테이블에 눕혀 오른쪽 무릎관절을 90° 굽히고 엉덩관절을 45° 굽히게 한다. 검사자는 오른쪽 허벅지로 부상 선수의 오른쪽 발등 위에 올라앉는다. 양쪽 엄지손가락은 부상 선수의 오른쪽 정강거친면에 대고 다른 손으로는 정강뼈와 종아리뼈를 감싸 쥔 후 약간 밀었다가 힘껏 몸쪽으로 잡아당긴다. 3회 실시한 후 반대쪽을 검사해 불안정 정도를 비교한다.
- **주의1:** 부상 선수의 발바닥이 지면에 고정되도록 한다.
- **주의2:** 부상 선수의 무릎관절이 90° 이상 굽힘되어 있다면 위음성으로 나타날 수 있다.
- **주의3:** 허벅지 근육이 발달된 선수는 위음성으로 나타날 수 있다.
- **양성:** 정강뼈가 앞쪽으로 7mm 이상 빠져나올 때 양성으로 진단되며, 더 정확한 진단을 위해 MRI 검사를 받도록 권장한다.

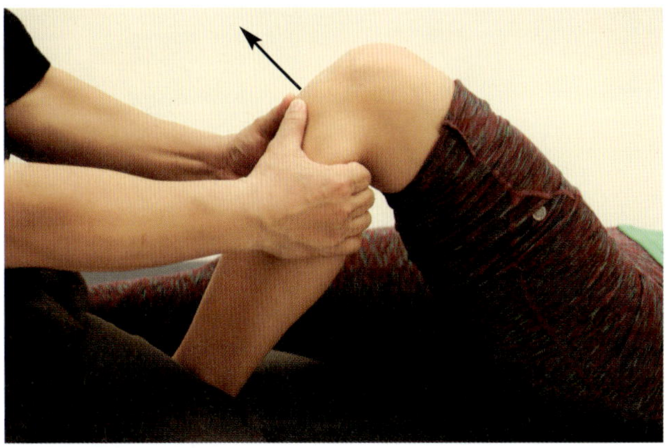

그림 11-228 **앞당김 검사**

라크만 검사(Lachman Test) 그림 11-229

- 방법: 부상 선수를 테이블에 눕히고 검사자는 그 옆에 위치한다. 검사자는 오른손으로 부상 선수의 오른쪽 오금 부위를 잡아 20~25° 정도 들어올리고 왼손으로는 정강뼈를 잡는다. 그런 다음 검사자는 오른손의 엄지손가락은 무릎뼈 위쪽에 대고 다른 손가락은 넙다리뼈 뒤쪽 허벅지에 댄다. 왼손 엄지손가락은 정강거친면에 대고 다른 손가락은 정강거친면 뒤쪽 부위를 잡은 후 왼손 엄지손가락을 아래 방향으로 누르고 오른손 네 개의 손가락은 윗방향으로 들어올린다. 2~3회를 실시하여 불안정 정도를 비교한다.
- 주의1: 검사자 손의 힘 방향은 수직 하방과 수직 상방이며, 양손을 쥐어 짜듯이 비틀면 위음성이 될 수 있다.
- 주의2: 검사자의 손이 작은 반면 부상 선수의 무릎관절이 크다면 위음성이 될 수 있다.

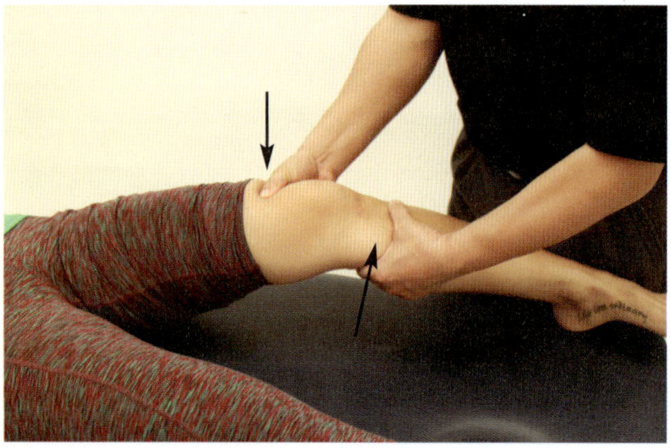

그림 11-229 라크만 검사

- 양성: 정강뼈가 앞쪽으로 7mm 이상 빠져나올 때 양성으로 진단되며, 더 정확한 진단을 위해 MRI 검사를 받도록 권장한다.

피봇시프트 검사(Pivot Shift Test) 그림 11-230

- 방법: 부상 선수를 테이블에 눕히고 검사자는 그 옆에 위치한다. 검사자는 오른손 엄지손가락으로 부상 선수의 오른쪽 종아리뼈 머리를 잡고 왼손으로 발꿈치뼈를 잡아 고정한다. 부상 선수의 정강뼈를 안쪽돌림하면서 외반력을 가해 불안정이 있는지를 확인한다. 그러나 선수의 경우에는 정강뼈를 검사자의 옆구리에 끼워 고정시킨 후 무릎을 굽히면서 외반력을 가한다면 정강뼈가 가쪽돌림되면서 더욱 정밀하게 검사할 수 있다. 이 검사법은 앞십자인대 손상기전과 동일하다. 즉, 무릎 굽힘, 정강뼈 가쪽돌림, 외반력이 포함되는 검사이며, 비교적 선수들이나 근육이 좋은 사람들에게 적합하다.
- 주의1: 정강뼈와 넙다리뼈 사이에서 '덜컹' 하는 소리가 있는지를 주의깊게 살핀다.
- 주의2: 부상 선수가 불안감을 호소한다면 검사를 중지하고 정밀진단을 권유한다.
- 양성: 무릎관절에 불안정이 있거나 부상 선수가 불안감을 호소한다면 더 정확한 진단을 위해 MRI 검사를 받도록 권장한다.

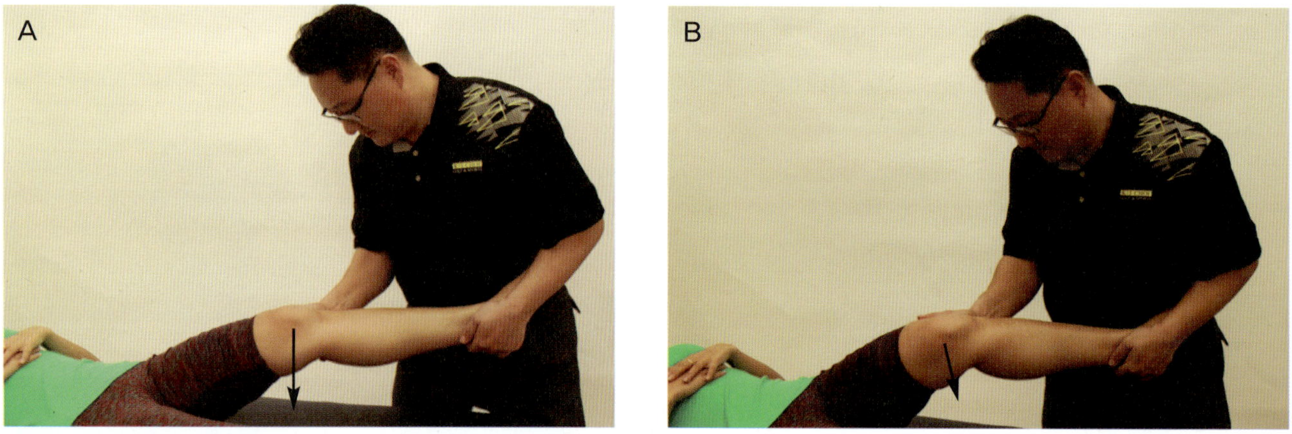

그림 11-230 피봇시프트 검사
A. 시작, B. 종료

이외에도 몇 가지 검사법이 있지만, 건강운동관리사가 검사하기에는 의료적 문제가 있을 수 있기 때문에 생략하도록 한다. 대부분 앞십자인대가 완전하게 파열된 경우에는 건강운동관리사가 아니라 의사가 환자를 진단해야 하며, 만약 건강운동관리사가 이런 환자를 대면하고 있다면 병원 진료를 의뢰하는 것이 법적으로 안전하다.

계획

- 2도 이하의 부분 파열일 경우에는 의사의 처방하에 최소한 2주 정도 고정을 취한 후 관절가동범위 확보와 고유감각 기능 회복, 등척성 운동을 통한 근육강화, 근육 스트레칭 등과 같은 1단계 재활운동 프로그램을 작성한다.
- 완전 파열인 경우에는 수술 전 근력 운동과 관절가동범위 확보를 위한 재활운동을 1~2주 실시한 후 수술을 받을 것을 권장한다. 수술 후 회복 속도가 매우 빨라진다.
- 앞십자인대 재건술 후 재활운동은 최소한 4개월 이상 소요된다. 조기 복귀는 재손상으로 이어질 가능성이 매우 높다.
- 이식건으로 햄스트링을 사용했을 경우에는 상처 치유를 위해 수술 후 2주 동안 햄스트링근을 스트레칭하거나 수축 운동하지 않는 것이 좋다.
- 무릎힘줄을 이식건으로 사용했을 경우에는 수술 후 2주 동안 무릎을 과도하게 굽히는 움직임은 하지 않도록 한다.
- 자가건을 이용한 앞십자인대 이식의 경우에는 수술 후 초기 재활운동을 하는 시기가 다소 늦어질 수 있다. 그러나 3개월이 지나면 회복 속도가 거의 비슷한 수준으로 회복된다.
- 앞십자인대 손상 후 재활운동 프로그램을 작성할 때에는 손상 발생 기전을 확인한 후 재손상이 되지 않도록 신체 배열과 기능적 움직임을 고려한 예방 훈련 프로그램을 작성한다.

뒤십자인대(PCL) 손상평가

주관적 증상

- 앞쪽에서 태클이 들어와 무릎이 뒤로 젖혀졌다.
- 무릎에서 '퍽' 하는 소리가 났다.
- 오금 부위에 통증이 심하고 부종이 있다.
- 부종이 5~7일 정도까지는 있었지만 그 이후에는 없어졌다.

객관적 징후

- 급성 손상인 경우 오금 부위에 통증과 부종이 있는지를 확인한다.
- 발가락 움직임은 가능하지만 불편함이 동반된다.
- 무릎을 쭉 뻗을 수 없다.
- 뒤십자인대 파열이 되어 기간이 오래 경과된 경우에는 정강뼈가 뒤쪽으로 처진 것을 확인할 수 있다.

진단

뒤당김 검사(Posterior Drawer Test) 그림 11-231

- **방법**: 부상 선수를 테이블에 눕혀 오른쪽 무릎관절을 90° 굽히고 엉덩관절을 45° 굽히게 한다. 검사자는 오른쪽 허벅지로 부상 선수의 오른쪽 발등 위에 올라 앉는다. 양쪽 엄지손가락과 손허리뼈를 부상 선수의 정강거친면과 정강뼈에 대고 다른 손은 정강뼈와 종아리뼈를 감싸 쥔 후 약간 당겼다가 힘껏 뒤쪽으로 민다. 3회 실시한 후 반대쪽을 검사해 불안정 정도를 비교한다.

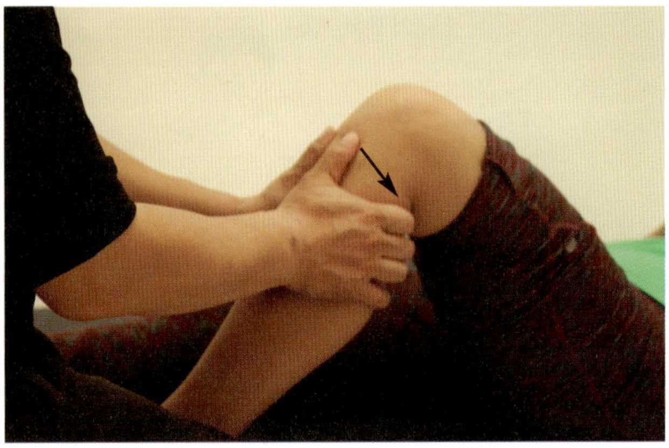

그림 11-231 뒤당김 검사

- **주의1**: 검사자의 엄지손가락으로만 부상 선수의 정강거친면을 밀 경우 위음성이 될 수 있다.
- **주의2**: 검사자가 부상 선수의 정강거친면을 뒤로 밀 경우 정강뼈가 옆으로 틀어지지 않도록 주의한다.
- **양성**: 무릎관절에 불안정이 있거나 부상 선수가 불안감을 호소한다면 더 정확한 진단을 위해 MRI 검사를 받도록 권장한다.

뒤처짐 검사(Posterior Sag Test) 그림 11-232

- **방법**: 부상 선수를 테이블에 눕혀 검사자는 두 손을 이용해 부상 선수의 발을 모은 후 무릎관절 90°, 엉덩관절 90°를 구부린 후 발과 무릎이 벌어지지 않도록 잡는다. 부상 선수가 오른 무릎에 손상이 있다면 검사자는 오른손으로 발꿈치뼈를 모아서 잡고, 왼손으로 무릎을 모아서 잡는다. 이때 시선은 정강거친면을 보면서 양쪽 높이를 비교한다.
- **주의1**: 부상 선수의 발과 무릎이 벌어지지 않도록 한다.
- **주의2**: 검사자는 허리를 숙여 정강거친면과 거의 동일한 높이로 시선을 맞춘다.
- **양성**: 손상된 무릎의 정강거친면이 뒤쪽으로 처져 있는 경우 양성이며, 더 정확한 진단을 위해 MRI 검사를 받도록 권장한다.

계획

- 다른 구조물과 동반 손상이 있는지를 확인해야 한다. 뒤십자인대 단독 손상인 경우는 드물게 발생하기 때문이다.

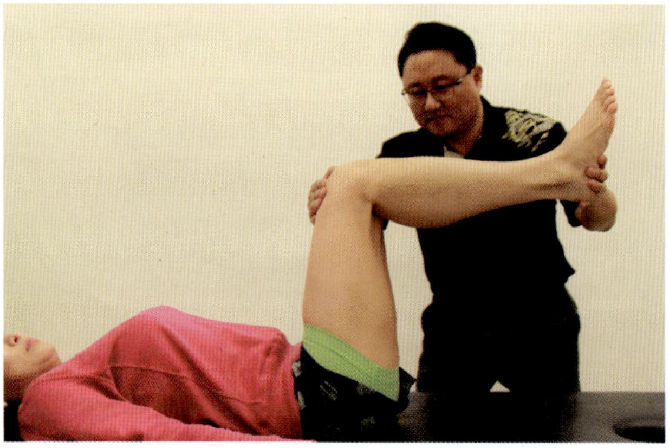

그림 11-232 뒤처짐 검사

- 손상 후 증상을 볼 때 오금 부위(장딴지근 기시부) 통증을 호소하기 때문에 단순 염좌로 인식되지 않도록 해야 한다.
- 회전 불안정이 있는지를 확인하기 위해 체중을 지지한 상태에서 정강뼈를 안쪽과 가쪽으로 돌림시키면서 환자의 상태를 확인해야 한다.
- 수술은 정강뼈의 앞쪽에서 뼈를 관통해 뒤에서 넙다리뼈의 앞 방향으로 오는 방법과 정강뼈 뒤쪽에서 곧바로 넙다리뼈의 앞 방향으로 연결하는 수술법이 있다.
- 전자의 방법으로 수술을 받은 경우에는 무릎 오금 부위에서 통증을 호소하는 경우가 많다. 그러나 후자의 방법은 수술의 위험성이 있기 때문에 고도의 수술 테크닉이 요구된다.
- 브레이스는 수술 후 4주 동안 완전하게 편 상태에서 착용하도록 한다.
- 재활운동은 최대한 빨리 시작하고 가능한 한 빨리 체중 지지를 하도록 한다.
- 초기에는 발가락과 발가락사이근, 발목관절의 고유감각 기능 회복을 위한 재활 프로그램을 작성한다.

반달연골(meniscus) 손상평가

주관적 증상

- 무릎을 순간적으로 커팅하거나 턴하는 과정에서 무릎 속에서 찌르는 듯한 통증을 느꼈다.
- 무릎을 굽히고 펼 때 걸리는 느낌이 나면서 통증이 있다.
- 스포츠 활동을 하면 부종이 생긴다.
- 쪼그려 앉을 수 없다.

객관적 징후

- 무릎관절 내 통증과 부종이 있는지를 확인한다.
- 무릎을 굽히고 펼 때 걸리는 느낌이나 통증이 있는지를 확인한다.
- 쪼그려 앉을 수 있는지 확인한다.
- 평소에는 부종이 없지만 스포츠 활동을 하면 부종이 발생하는지를 확인한다.
- 처음에는 부종이 있었지만 현재는 부종이 없다. 그러나 쪼그려 앉으면 통증이 동반되는지를 확인한다.

진단

맥머레이 검사(McMurray Test) 그림 11-233

- **방법:** 부상 선수를 테이블에 눕혀 왼쪽 다리를 들어올려 무릎을 90° 구부린다. 검사자는 왼손으로 발꿈치뼈를 잡고 오른손으로 무릎관절의 위쪽을 잡아 서로 압박시킨다. 그런 다음 무릎을 20°까지 폈다가 100°까지 굽히면서 통증 여부를 확인한다. 만약 통증이 없다면 정강뼈를 안쪽과 가쪽으로 돌리면서 통증을 확인하고, 다시 무릎을 90° 굽힌 자세에서 정강뼈를 안쪽과 가쪽으로 돌리면서 통증과 걸리는 느낌이 있는지를 확인한다. 손상이 의심된다면 통증 각도와 범위에서 실시할 수 있다. 정강뼈 가쪽돌림은 안쪽반달과 관련이 있으며, 안쪽돌림은 가쪽반달과 관련이 있다. 그러나 통증 부위와 힘의 방향에 따라서 손상 부위는 다소 달라질 수 있다.
- **주의1:** 손상 무릎의 굽힘과 폄 과정에서 통증과 걸리는 느낌을 호소한다면 더 이상의 검사를 진행하지 않도록 한다.
- **주의2:** 검사자는 부상 선수의 얼굴 표정과 걸리는 느낌에 유의해 검사해야 한다.
- **양성:** 무릎관절에 통증과 불안감, 걸리는 느낌이 있다면 더 정확한 진단을 위해 MRI 검사를 받도록 권장한다.

애플리 압박 검사(Apley Compression Test) 그림 11-234

- **방법:** 부상 선수를 엎드린 자세에서 무릎을 뒤로 90° 굽히게 한다. 검사자는 두 손으로 부상 선수의 발꿈치뼈를 잡고 위에서 아래 방향으로 압박을 가하면서 안쪽과 가쪽으로 돌림시킨다.
- **주의1:** 맥머레이 검사를 할 수 없을 경우에 사용한다.
- **주의2:** 부상 선수가 몸을 좌우로 돌리지 않도록 주의한다.
- **양성:** 발꿈치뼈를 압박하면서 누를 때 통증과 불안감, 걸리는 느낌이 있다면 양성이다.

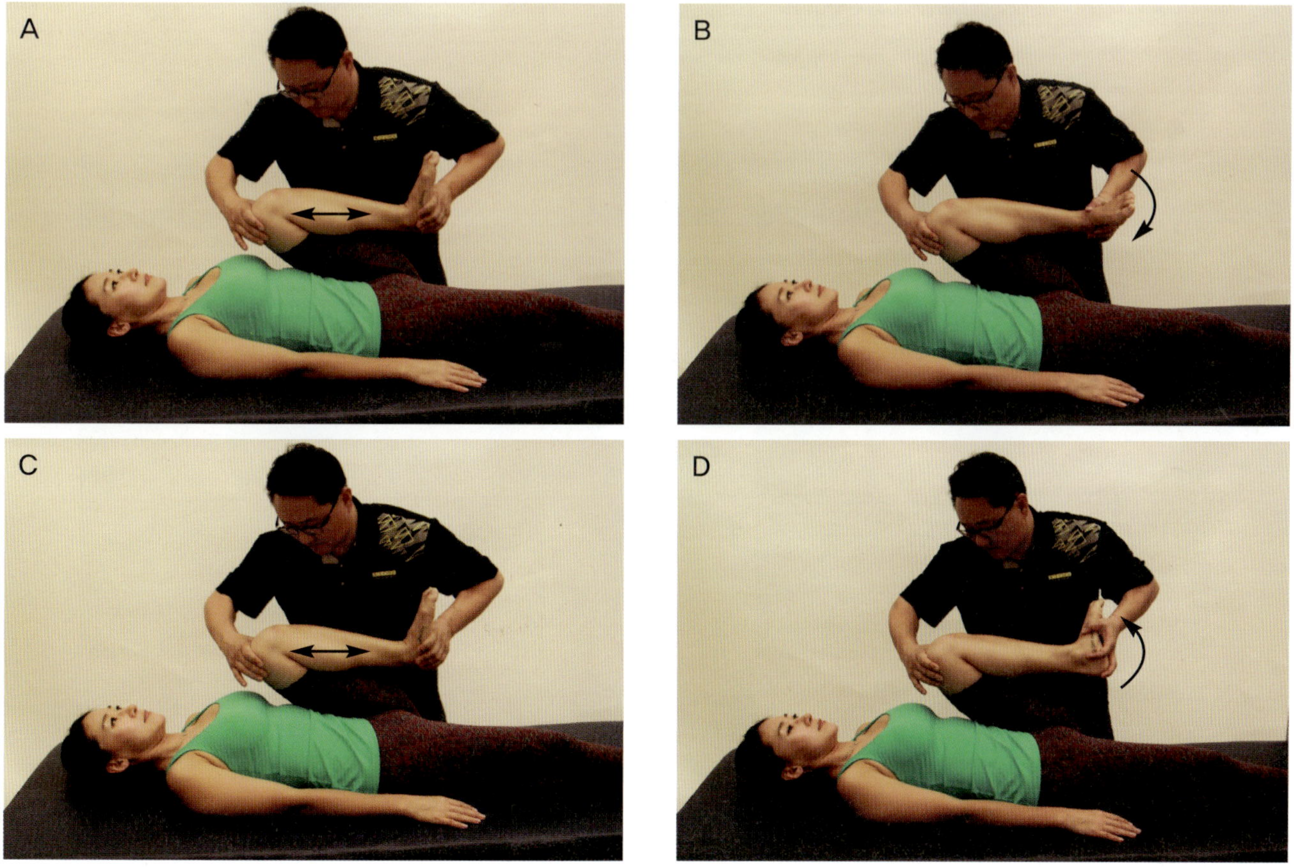

그림 11-233 **맥머레이 검사**

A. 최대 굽힘 → B. 가쪽반달, C. 최대 굽힘 → D. 안쪽 반달

이외에도 테살리(Thessaly) 검사가 있지만 건강운동관리사가 검사하기에는 의료적 문제가 있으니 가급적 하지 않을 것을 권장한다. 테살리 검사는 손상 다리에 체중을 싣고 정강뼈를 좌우로 돌림시키면서 통증과 불안감을 검사하는 것으로 검사 과정에서 더 큰 손상을 초래할 수 있는 위험이 있음을 기억하자.

애플리 신연 검사(Apley Distraction Test) 그림 11-235

- **방법**: 부상 선수를 엎드린 자세에서 무릎을 뒤로 90° 굽히게 한다. 검사자는 두 손으로 부상 선수의 발목을 잡고 위로 잡아당기면서 안쪽과 가쪽으로 돌림시킨다. 이 검사는 무릎의 안쪽곁인대와 반달연골의 손상을 평가한다.
- **양성**: 안쪽곁인대 손상이 있는 경우에는 정강뼈를 가쪽 돌림할 때 불안정을 호소하며, 반달연골의 손상이 있는 경우에도 정강뼈를 돌릴 때 불안정을 호소한다.

계획

- 반달연골 손상은 부위에 따라 절개술을 하거나 봉합하는 수술을 한다. 수술 방법에 따라 재활운동의 시기에 차이가 있음을 반드시 기억해야 한다.
- 반달연골을 절개했을 경우에는 수술 24시간 이후부터 초기 재활운동 프로그램을 진행해야 한다.
- 반달연골을 봉합했을 경우에는 수술 후 2주까지는 무릎을 움직이지 않도록 고정하는 것이 좋다. 그러나 그 후부터 초기 재활운동 프로그램을 진행해야 한다.
- 반달연골 손상이 있지만 경미한 경우에는 상태를 관찰하면서 재활운동 프로그램을 진행하되, 초기에는 무릎을 움직이지 않도록 최소 1~2주 동안 고정할 것을 권장한다.
- 다른 구조물 손상과 병행되어 있는지를 확인해야 한다 참조 11-1 .

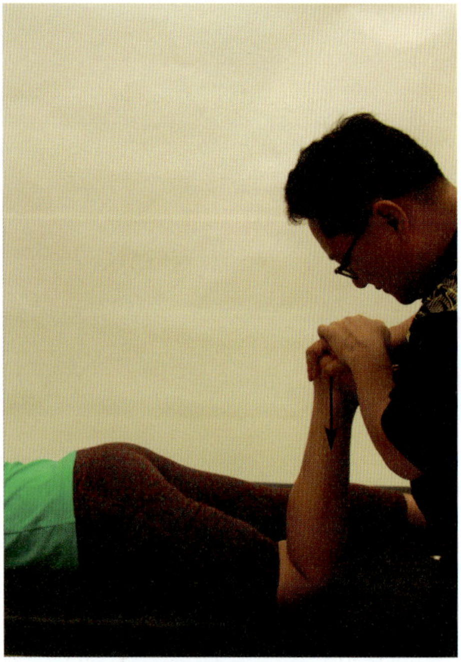

그림 11-234 애플리 압박 검사

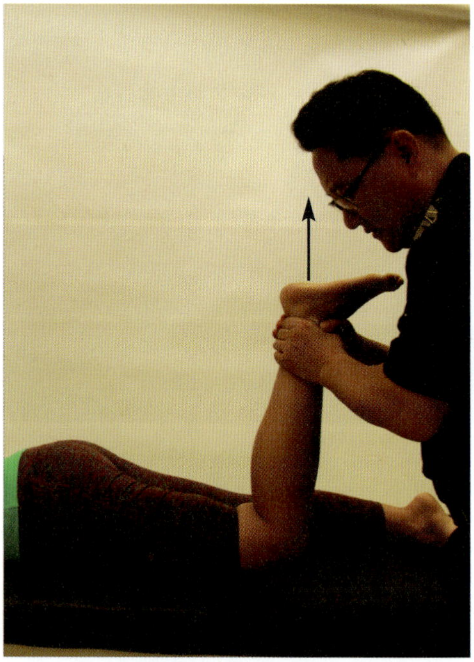

그림 11-235 애플리 신연 검사

참조 11-1 **앞십자인대와 반달연골 손상이 함께 있을 때**

손상기전과 증상 및 징후를 확인했을 때 앞십자인대 손상이 확실하다면 반달연골 손상을 알아보기 위한 검사를 하지 않는 것이 좋다. 검사 과정에서 더 큰 손상이 발생할 수 있다. MRI 검사 후 앞십자인대와 반달연골 손상이 동반되어 있다면 수술 후 재활운동 프로그램을 처방하는 것이 좋다.

안쪽곁인대(MCL) 손상평가

주관적 증상

- 무릎 가쪽에서 외반력이 발생했다.
- 무릎을 굽히고 펼 때 무릎관절 안쪽 부위에 통증이 국한된다.
- 무릎을 쭉 펴면 무릎관절 안쪽 부위에 통증이 국한된다.
- 손상 과정에서 '펑' 하는 소리가 있었으며 무릎을 펼 수 없었다.

객관적 징후

- 무릎관절의 안쪽으로 부종이 있는지를 확인한다.
- 무릎을 굽히고 펼 때 안쪽 부위에서 통증이 있는지를 확인한다.

진단

바깥굽음검사(Valgus Stress Test) 그림 11-236

- **방법**: 부상 선수를 테이블 가쪽으로 하여 눕히고 왼쪽 다리를 들어올려 15~20° 정도 굽힌다. 검사자는 왼손으로 발목을 잡거나 검사자의 옆구리에 발목을 끼워 고정시키고 오른손으로 무릎 가쪽에 댄 후 안쪽 방향으로 힘을 가한다.
- **주의1**: 검사자는 부상 선수의 엉덩관절과 정강뼈가 안쪽돌림되지 않도록 고정한다.
- **주의2**: 부상 선수의 무릎이 30° 이상 굽혀지면 위음성이 될 수 있다.

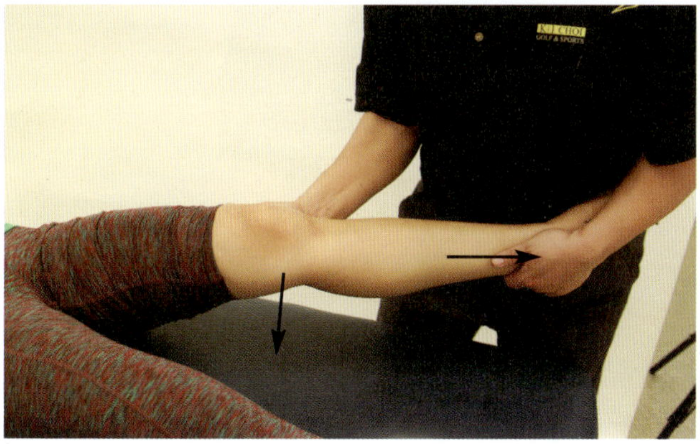

그림 11-236 **바깥굽음검사**

- **양성**: 무릎관절에 불안정이 있거나 통증이 발생한다면 양성이며, 더 정확한 진단을 위해 MRI 검사를 받도록 권장한다.

계획

- 단독 손상인 경우 수술보다는 비수술법을 선택하는 것이 좋으며, 손상의 정도에 따라 다르지만 2~3주 정도 완전 고정을 하는 것이 처음부터 재활운동을 하는 것보다 훨씬 더 회복 속도가 빠르다.
- 완전 고정 시 발가락이 석고붕대에서 나올 수 있도록 한 후 발가락 운동(굽힘, 젖힘, 벌림, 구슬집기 등)을 해야 한다.
- 손상되지 않은 쪽 다리 근력 운동을 하는 것은 손상 쪽 다리 근육의 위축을 예방할 수 있는 전이 효과가 있다.
- 석고붕대 제거 후에는 무릎뼈 움직임과 햄스트링근 이완이 매우 중요하다.
- 재활운동 프로그램은 관절가동범위가 확보된다면 더욱 가속화시켜야 한다.

가쪽곁인대(LCL) 손상평가

주관적 증상

- 무릎의 안쪽에서 내반력이 발생했다.
- 무릎을 굽히고 펼 때 무릎관절의 가쪽 부위에 통증이 국한된다.
- 무릎을 쭉 펴면 무릎관절의 가쪽 부위에 통증이 국한된다.
- 손상 과정에서 '펑' 하는 소리가 있었으며 무릎을 펼 수 없었다.

객관적 징후

- 무릎관절의 가쪽으로 부종이 있는지를 확인한다.
- 무릎을 굽히고 펼 때 무릎 가쪽 부위에서 통증이 있는지를 확인한다.

진단

안쪽굽음 검사(Varus Stress Test) 그림 11-237

- **방법**: 부상 선수를 테이블 좌측으로 붙여 눕히고 왼쪽 다리를 들어올려 15~20° 정도 굽힌다. 검사자는 부상 선수의 다리를 약간 가쪽으로 벌린 후 테이블에 앉는

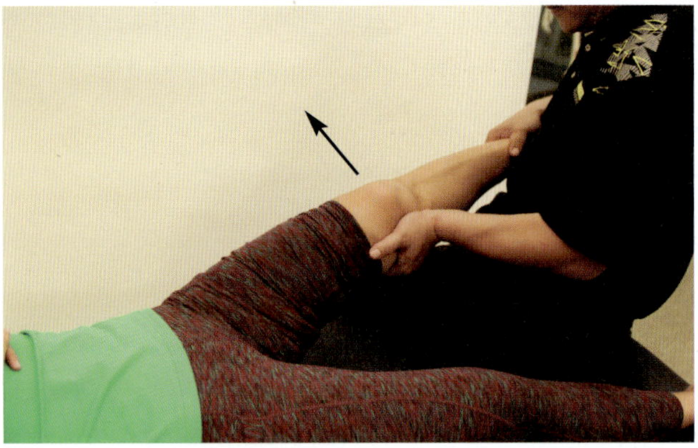

그림 11-237 **안쪽굽음 검사**

다. 이때 검사자의 한쪽 다리는 지면에 붙여서 고정시키도록 한다. 오른손으로 발목을 잡거나 검사자의 옆구리에 발목을 끼워 고정시키고 왼손으로 무릎 안쪽에 댄 후 가쪽 방향으로 힘을 가한다.

- **주의1:** 검사자는 부상 선수의 엉덩관절과 정강뼈가 가쪽돌림되지 않도록 고정한다.
- **주의2:** 부상 선수의 무릎이 30° 이상 굽혀지면 위음성이 될 수 있다.
- **양성:** 무릎관절에 불안정이 있거나 통증이 발생한다면 양성이며, 더 정확한 진단을 위해 MRI 검사를 받도록 권장한다.

계획

- 봉합 부위가 넙다리위관절융기 또는 종아리뼈머리 중 어느 곳에 가까운지를 확인한다.
- 일반적인 봉합 부위는 종아리뼈머리이지만 넙다리위관절융기 부위라면 엉덩정강띠와 마찰이 불가피하기 때문에 엉덩정강띠 스트레칭이 매우 중요하다.
- 재활운동 프로그램 시 정강뼈를 안쪽돌림 운동을 시킴으로써 가쪽돌림이 되지 않도록 한다.
- 수술 후 곧바로 재활운동 프로그램이 가능하다.

무릎힘줄(patellar tendon) 손상평가

주관적 증상

- 최근 갑작스러운 달리기나 등산과 같은 체중 지지 운동을 시작했다.
- 계단을 오르거나 내려올 때 무릎뼈 아래쪽에 통증이 동반된다.
- 무릎을 쭉 뻗거나 체중을 싣지 않을 때는 통증이 없다.

객관적 징후

- 체중을 실은 상태에서 무릎에 힘을 주면 무릎뼈 아래에 통증이 있는지를 확인한다.
- 무릎뼈 아래 부위를 촉지해 압력을 가할 때 통증이 있는지를 확인한다.
- 계단을 올라갈 때보다 계단을 내려올 때 통증을 더 호소하는지를 확인한다.

진단

무릎힘줄압박검사(Patellar Tendon Compression Test)

그림 11-238

- **방법:** 부상 선수를 테이블에 눕혀 무릎관절을 30° 굽히게 하고 발목을 발등굽힘하도록 한다. 검사자는 부상 선수의 오른쪽에 서서 왼손으로 무릎뼈 하단의 힘줄을 직하방으로 눌러서 통증을 확인한다.
- **주의1:** 무릎뼈 하단의 뒤쪽에 압박을 가할 경우 위양성이 될 수 있다.
- **양성:** 무릎힘줄에서 통증이 발생한다면 양성이며, 스포츠 활동의 중지 및 재활운동 프로그램을 받을 것을 권장한다.

계획

- 신체 교정 상태를 평가해 강화되어야 할 구조물과 이완되어야 할 구조물을 평가한다.

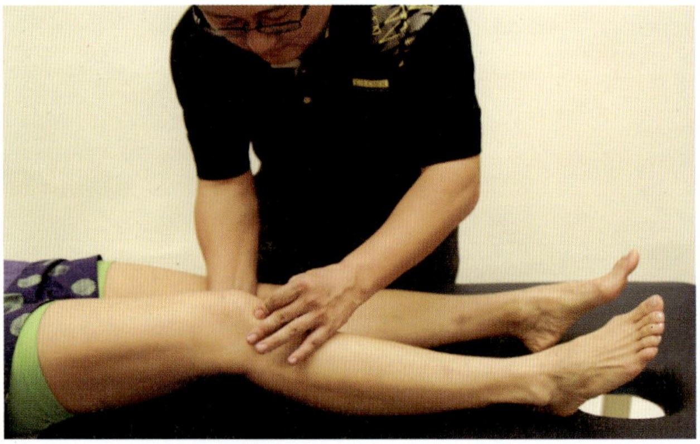

그림 11-238 **무릎힘줄압박 검사**

- 초기 통증 시 최소한 2주 동안의 재활운동 프로그램을 받도록 한다.
- 통증 감소를 위해 무릎힘줄에 주사(스테로이드, 단백질 등)를 맞는 것은 어떠한 도움도 되지 않는다.
- 충격파의 사용은 선택적이다. 가장 효과적이고 부작용이 없는 치료는 재활운동을 받는 것이다.
- 재활운동 프로그램은 신체교정과 근육의 평가, 움직임 평가 등을 통해 이루어져야 한다.

무릎 재활운동

가속화 재활의 원칙

- 무릎을 완전하게 편 상태에서 최대한 빨리 움직인다.
- 체중부하를 가급적 빨리 실시한다.
- 조기에 CKC 운동을 통해 근육 운동을 하고 신경근 조절 운동을 한다.
- 2개월에 일상활동이 가능하도록 한다.

관절가동범위 운동

무릎뼈 가동화 운동 그림 11-239

무릎뼈를 가쪽에서 안쪽으로 민 상태에서 5초 이상 유지하기를 2~3회 동안 반복한다. 그리고 안쪽에서 가쪽으로 민 상태에서 5초 이상 유지하기를 2~3회 반복한다. 다시 무릎뼈의 아래쪽에서 위쪽으로, 위쪽에서 아래쪽으로 밀면서 무릎뼈의 움직임이 부드러워질 때까지 실시한다.

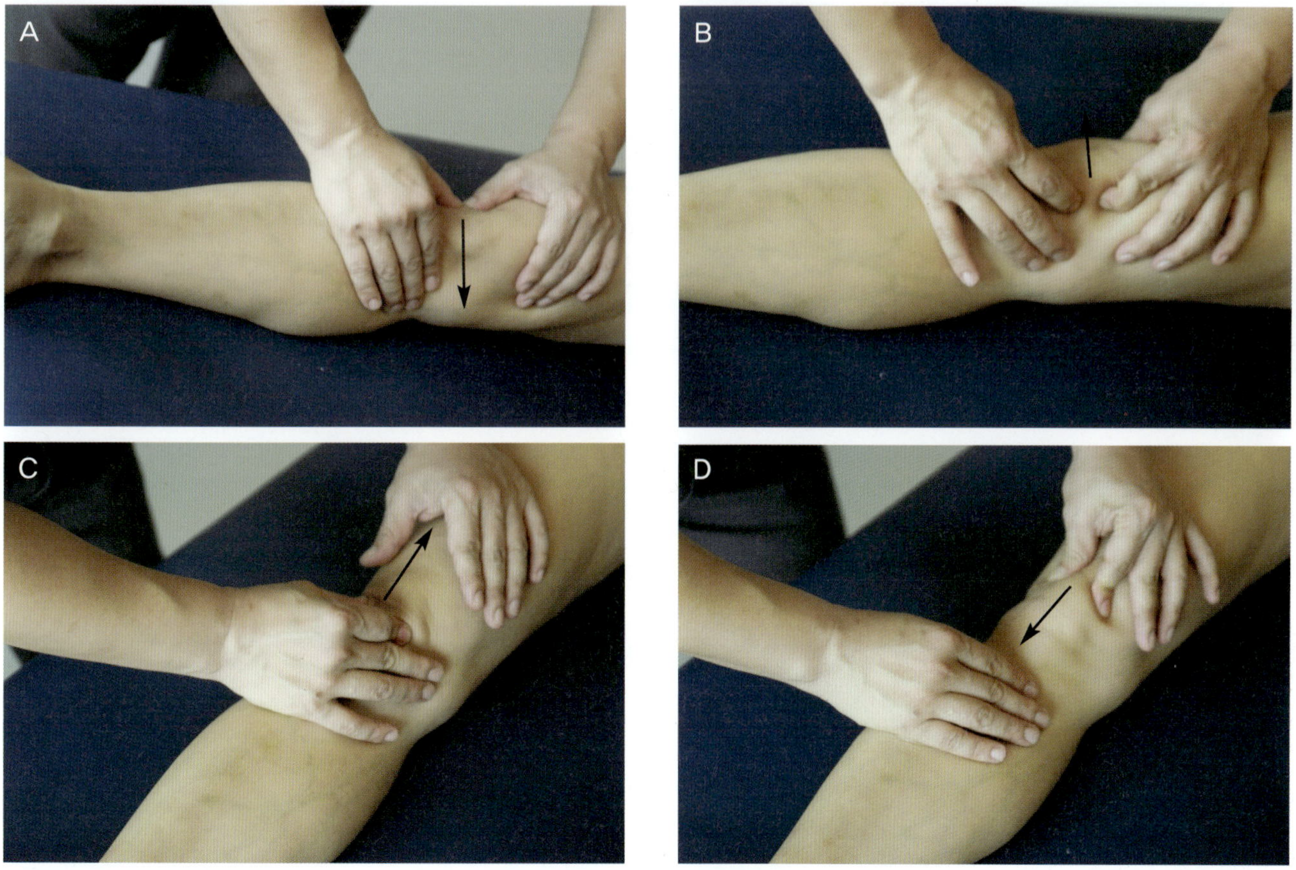

그림 11-239 **무릎뼈 가동화 운동**
A. 안쪽, B. 가쪽, C. 위쪽, D. 아래쪽

무릎관절 가동화 운동 그림 11-240

무릎관절 가동화는 무릎의 굽힘과 폄 움직임이 제한되어 있을 때 사용하는 기법으로 무릎의 굽힘이 제한될 때는 정강뼈를 후방으로 밀어서 8초 이상 유지하고, 무릎의 폄이 제한된 경우에는 넙다리뼈를 후방으로 민 상태에서 8초 이상 유지할 것을 권장한다.

무릎 굽히기 그림 11-241

수술 후 무릎 굽힘 각도가 제한되어 있을 때 환자 스스로 관절 각도를 증가시키기 위해 베드에 앉아서 환측 무릎을 굽힌 후 양손으로 정강뼈 상단을 잡고 최대한 몸쪽으로 잡아당긴다. 2분 이상 동작을 유지한 후 천천히 힘을 빼야 한다. 최소한 3회 이상 실시할 것을 권장한다.

무릎 편 후 버티기 그림 11-242

수술 후 무릎 폄 각도가 제한되어 있을 때 환자 스스로 관절 각도를 증가시키기 위해 발목에 모래주머니를 찬 후 무릎뼈가 베드의 안쪽으로 오게 한 후 엎드린다. 엎드린 상태에서 무릎에 힘을 빼고 2분 이상 유지한다.

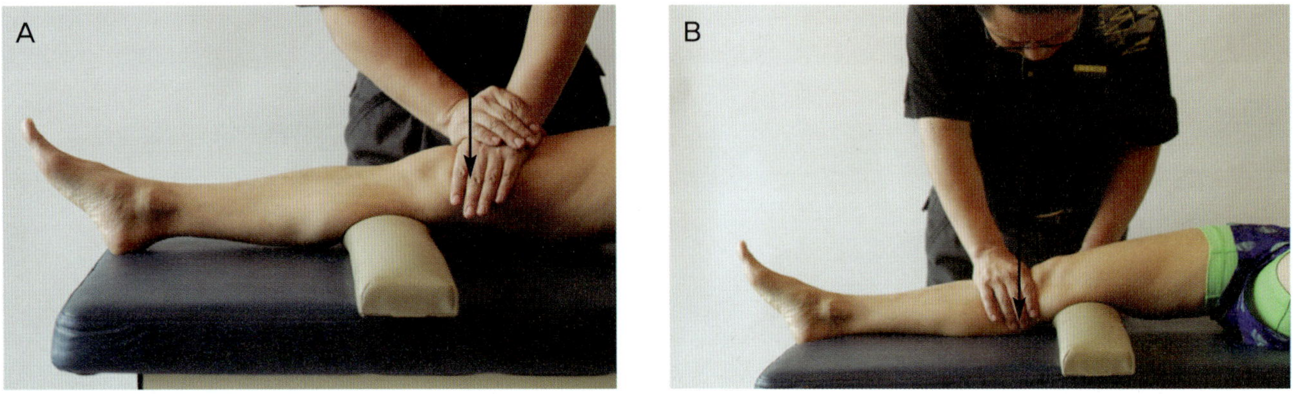

그림 11-240 무릎관절 가동화 운동
A. 무릎 폄을 위해, B. 무릎 굽힘을 위해

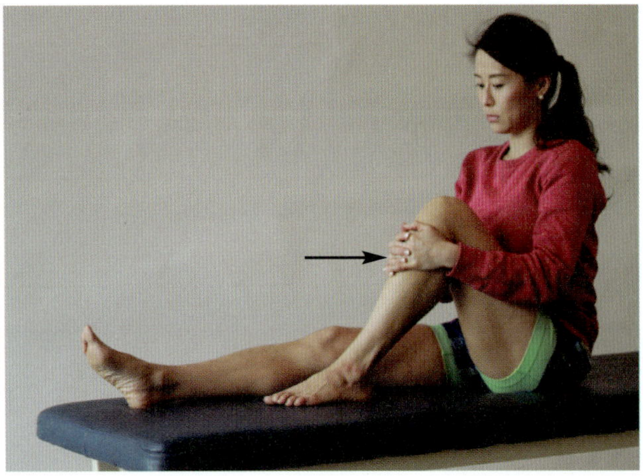

그림 11-241 무릎 굽힘 각도를 좋게 하는 무릎 굽히기

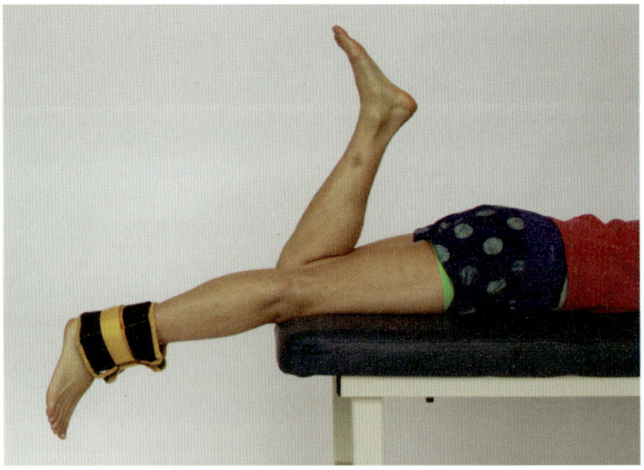

그림 11-242 무릎 폄 각도를 좋게 하는 무릎 편 후 버티기

비체중 부하 근육 운동

엉덩관절 운동 그림 11-243

엉덩관절의 굽힘, 폄, 벌림과 모음 운동을 실시한다. 이 운동을 통해 넙다리네갈래근과 햄스트링, 엉덩근, 볼기근 등 엉덩관절과 무릎관절에 관여하는 근육을 강화시킬 수 있다. 환자를 눕힌 자세에서 발등굽힘을 하면 운동 강도가 더 커지므로 환자의 근력 수준에 맞게 조치해야 한다. 발의 위치는 기본적으로 중립 상태를 유지하는 것이 가장 적절하다.

엉덩굽힘근 강화 운동 그림 11-244~249

무릎 수술 초기 환자의 경우 입원실에서부터 엉덩굽힘근을 강화시키는 것이 권장된다. 무릎의 각도가 제한이 된 경우에도 실시할 수 있으며, 특히 엉덩관절굽힘근을 강화시킬 수 있다.

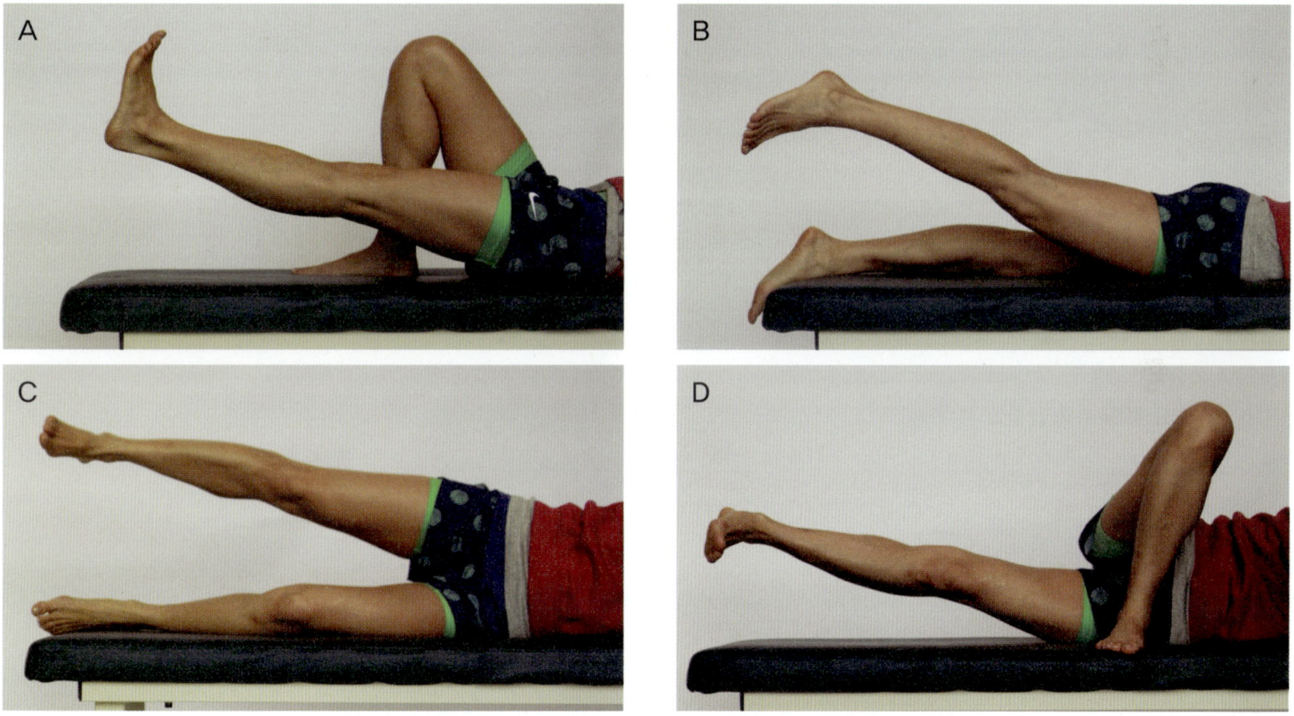

그림 11-243 엉덩관절 운동
A. 엉덩관절 굽힘, B. 엉덩관절 폄, C. 엉덩관절 벌림, D. 엉덩관절 모음

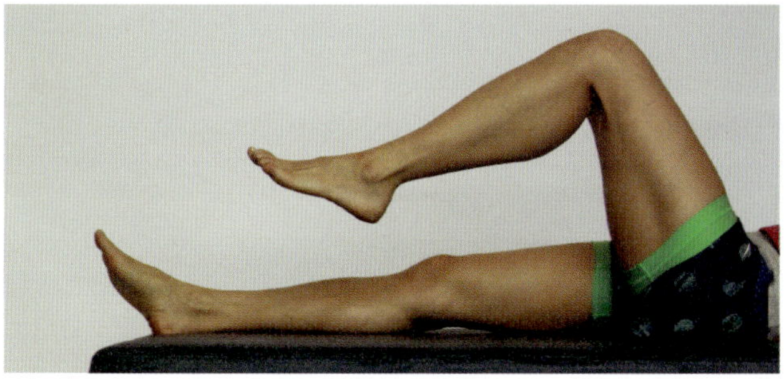

그림 11-244 엉덩굽힘근 강화 운동

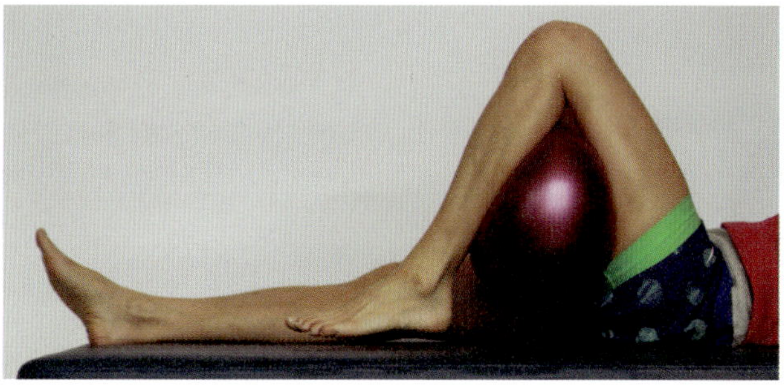

그림 11-245 무릎 굽혀 볼 짜기

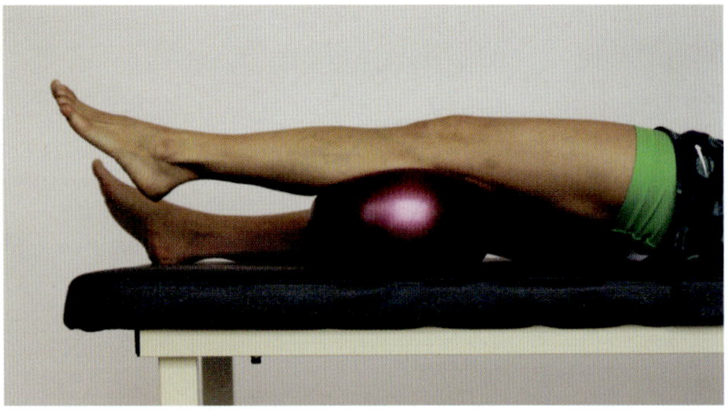

그림 11-246 **무릎 밑 볼 짜기**

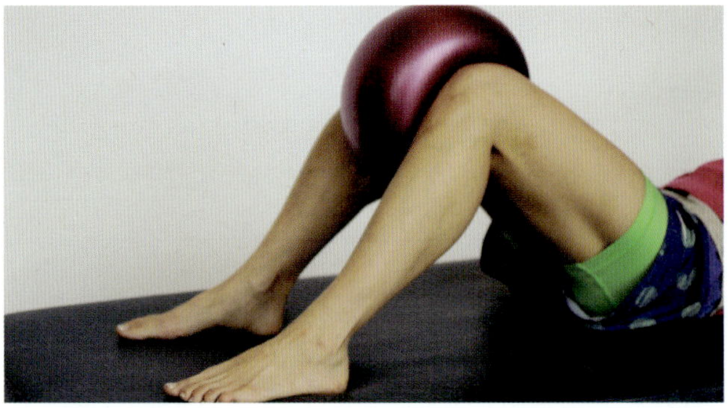

그림 11-247 **무릎 사이 볼 짜기**

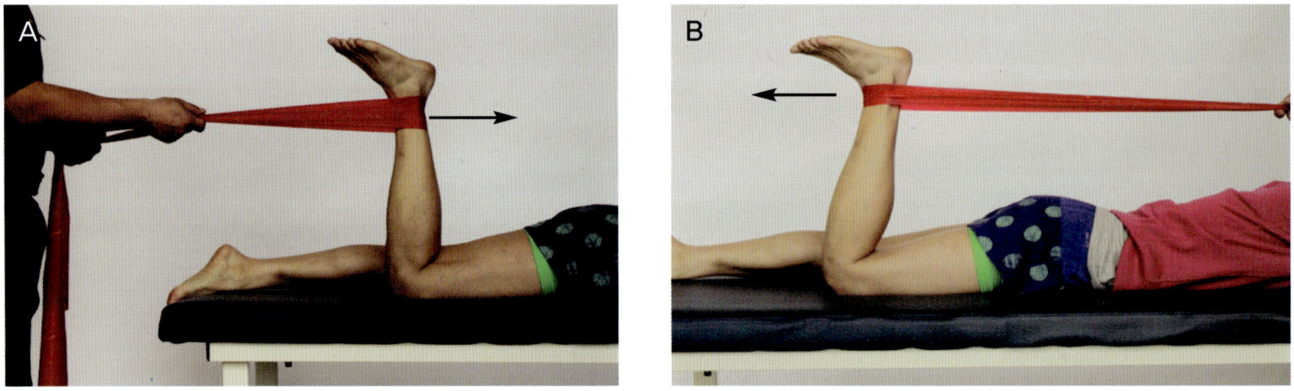

그림 11-248 **튜빙 무릎 굽힘과 폄 운동**
A. 무릎 굽힘 운동, B. 무릎 폄 운동

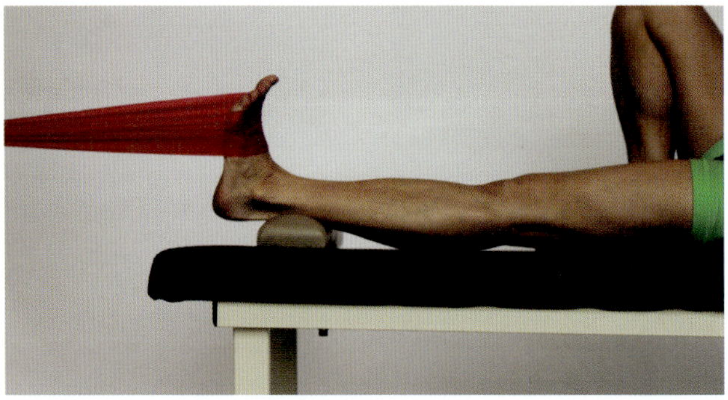

그림 11-249 **튜빙 발등 굽힘 운동**

CKC 근육 운동

측면 계단 오르기 그림 11-250

10cm 높이의 계단 옆에 선 다음 환측 다리를 계단 위에 정면을 보도록 한 후 올린다. 이때 건강운동관리사는 무릎뼈와 두 번째 발가락의 방향이 일치했는지를 확인하도록 한다. 천천히 환측 무릎에 힘을 주어 체중을 들어올려야 한다. 주의할 사항은 무릎뼈와 발가락의 방향이 다르거나 건측 다리로 지면을 차면서 반동으로 체중을 들어올리지 않도록 하는 것이다.

정면 계단 오르기 그림 11-251

측면 계단 오르기와 동일한 방법으로 시행한다. 근력이 약한 경우에는 건측 다리를 계단 위에 올려놓은 후 다시 내려갈 수 있으며, 근력이 양호하다면 건측 다리는 계단에 올리지 않고 환측으로 체중을 들어올린 후 다시 체중을 내려놓는 방법으로 하는 것을 권장한다. 계단 운동은 10cm부터 시작해서 15cm, 20cm까지 점증할 수 있으며, 그 이상의 운동은 더이상 시간 투자 대비 효과가 미흡하다는 것을 알아야 한다.

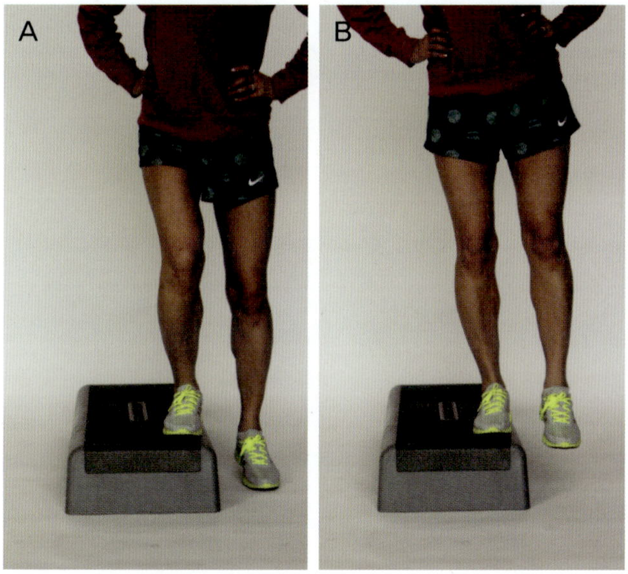

그림 11-250 측면 계단 오르기

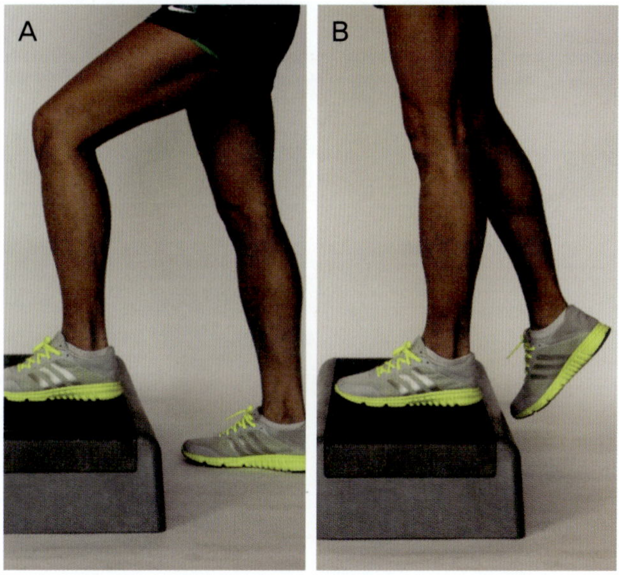

그림 11-251 정면 계단 오르기

미니 스쿼트 그림 11-252

미니 스쿼트는 무릎 각도가 40° 굽힘까지를 의미한다. 일반적으로 정강뼈가 지면과 직각이 되거나 무릎뼈가 발끝을 벗어나지 않도록 하는 것이 좋다. 건강운동관리사는 무릎관절의 Q각을 확인하고 무릎뼈와 두 번째 발가락이 일치되었는지를 반드시 확인해야 한다.

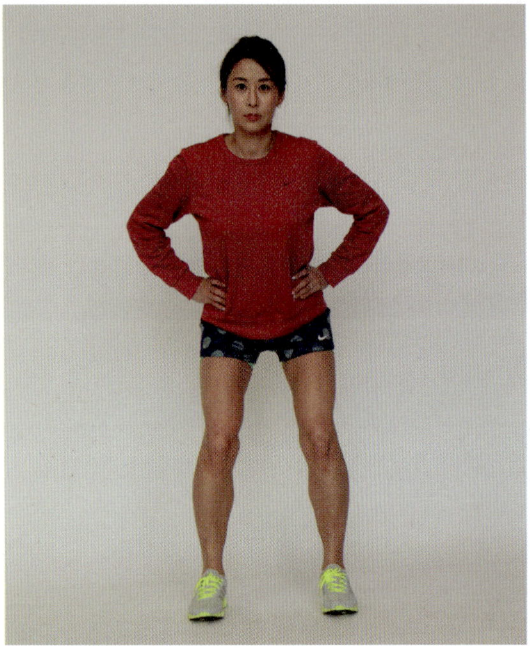

그림 11-252 미니 스쿼트

미니 런지 그림 11-253

미니 런지는 건측과 환측의 발을 교대로 실시하도록 한다. 환자의 근력 상태에 따라서 다르지만 초기에는 앞뒤 발의 거리를 가깝게 하여 실시하고 뒤쪽 발의 발꿈치만 지면에서 떨어지도록 해야 한다. 건강운동관리사는 양쪽 다리의 무릎뼈의 정렬 상태를 확인해야 한다.

체중 이동 그림 11-254,255

환자는 보행하기 이전에 한쪽 다리에 체중을 싣는 훈련을 받아야 한다. 그렇지 않으면 보행 패턴이 틀어져 원하지 않는 부위에서 더 큰 스트레스를 받게 된다. 체중 이동을 할 때는 보폭을 골반 너비로 벌리도록 한다. 체중을 좌우로 이동할 경우에는 체중을 완전하게 한쪽 다리로 지지할 수 있도록 한 상태에서 몇 초 동안 유지한 다음 체중을 반대쪽 다리로 옮기도록 한다. 그리고 앞뒤로 체중을 이동시킬 경우에는 앞쪽에 체중을 지지했다면 뒤쪽 발꿈치가 지면에서 완전하게 떨어지도록 하고, 체중이 뒤쪽 다리에 있는 경우에는 앞발의 앞꿈치가 지면에서 떨어지도록 해야 한다.

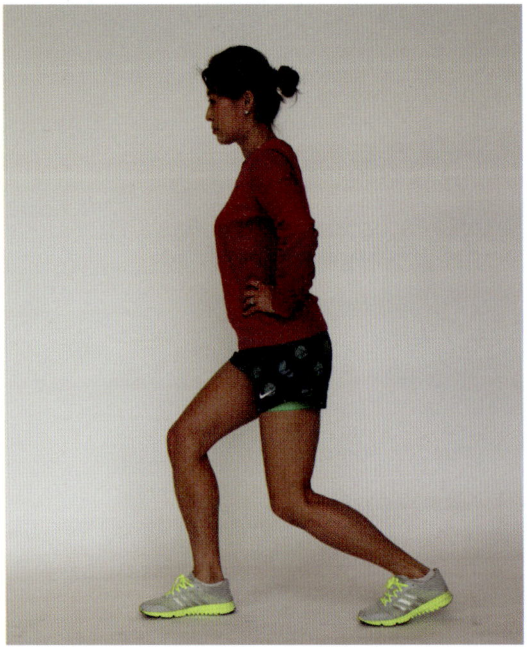

그림 11-253 미니 런지

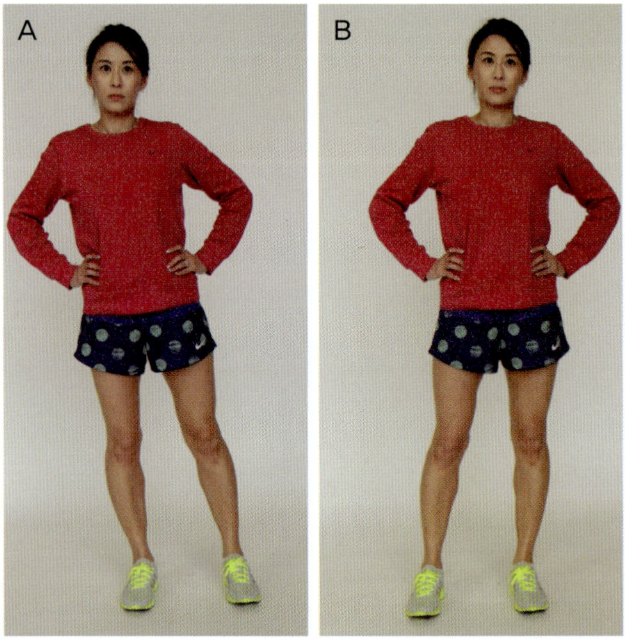

그림 11-254 체중 이동(좌우)

까치발 운동 그림 11-256

까치발 운동은 장딴지 근육을 강화시키는 가장 대표적인 운동이다. 우선 평지에서 실시하고, 근력이 향상된다면 계단 위에 발 앞쪽만을 댄 후 까치발을 하는 것으로 점증할 수 있다. 환자가 중심을 잡기가 어렵다면 벽이나 다른 지지물을 잡은 후에 실시할 것을 권장한다.

튜빙 무릎 폄 운동 그림 11-257

튜빙을 오금 부위에 걸고 앞쪽에서 고정한 후에 무릎을 펴면서 운동을 실시한다. 튜빙을 한 쪽은 햄스트링근육과 장딴지근육을 강화시킬 수 있으며, 튜빙을 하지 않은 쪽에서는 넙다리네갈래근이 강화된다.

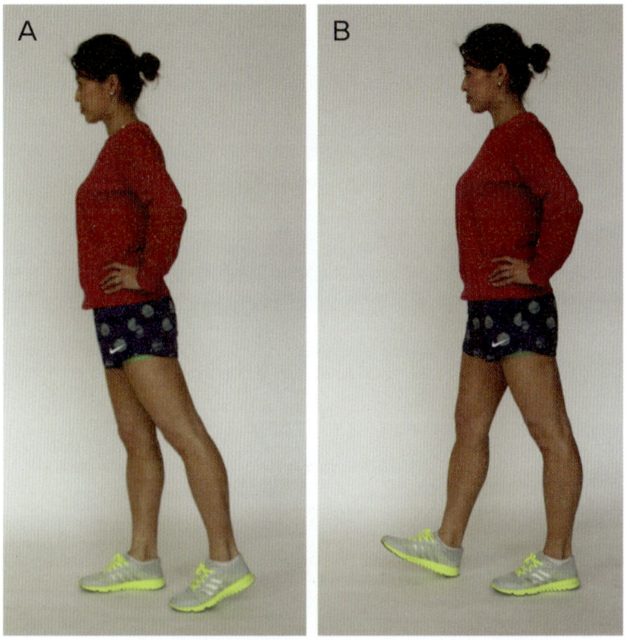

그림 11-255 체중 이동(앞뒤)

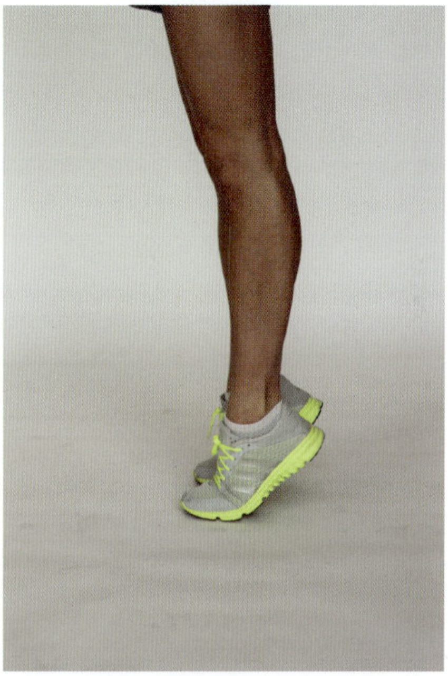

그림 11-256 까치발 운동

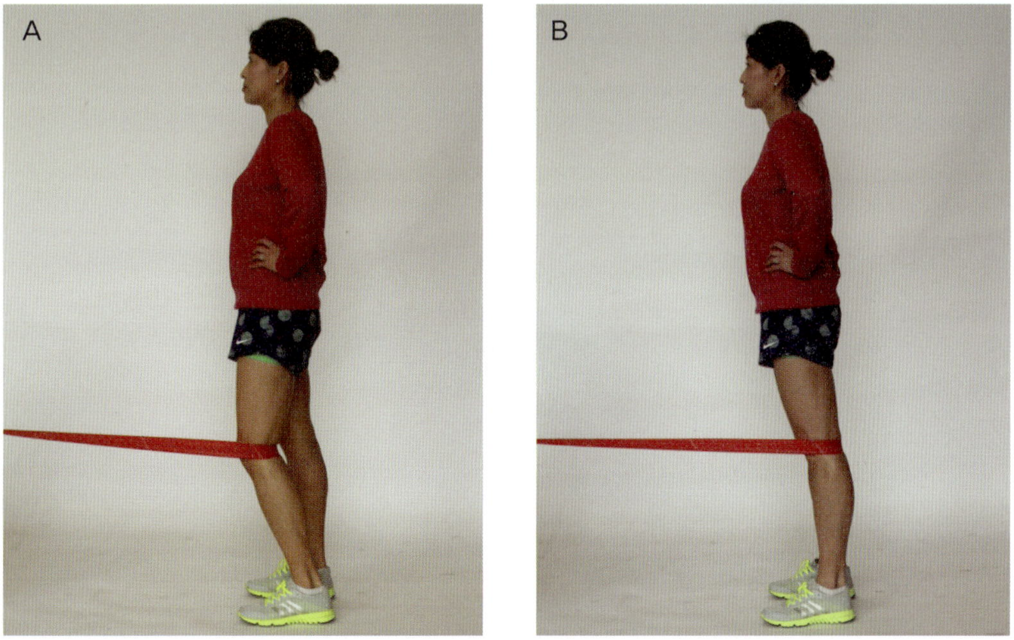

그림 11-257 튜빙 무릎 폄 운동
A. 시작, B. 종료

튜빙 엉덩관절 운동 그림 11-258

지지대를 잡은 후 엉덩관절 벌림과 모음, 굽힘과 폄 운동을 실시한다. 무릎을 최대한 편 상태에서 중심을 잡은 후 실시하는 것을 권장한다.

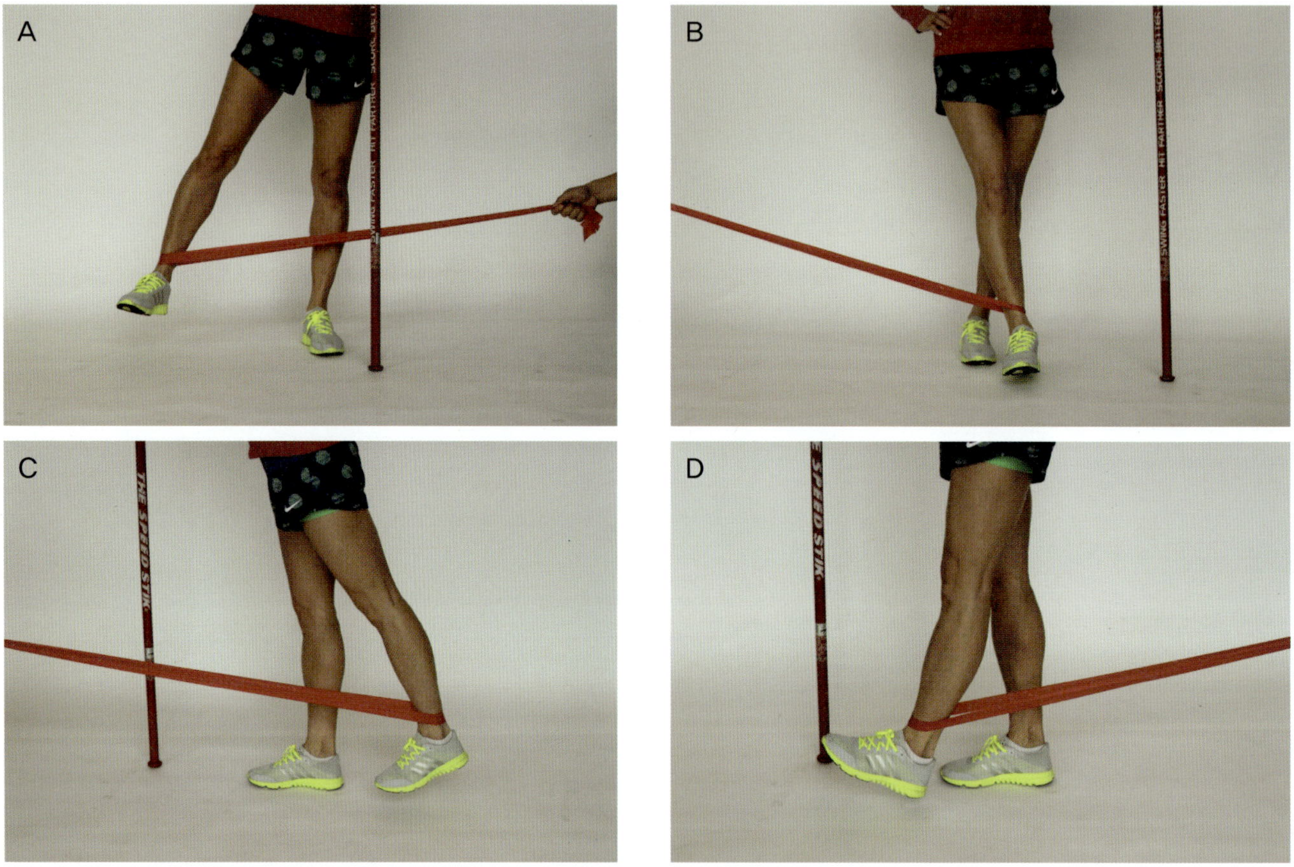

그림 11-258 튜빙 엉덩관절 운동
A. 벌림근 운동, B. 모음근 운동, C. 폄근 운동, D. 굽힘근 운동

고유수용감각 운동

중심잡기 운동 그림 11-259~261

스폰지 위에서 중심잡기 및 밸런스 보드 위에서 중심잡기, 트램펄린 위에서 중심잡기 등 불안정한 지면 위에서 중심잡는 운동은 신체의 고유수용감각을 증진시키는 효과가 있다. 환자의 상태에 따라서 운동의 강도를 조절해야 하며, 운동의 강도는 지면의 불안정 정도와 관련이 있다. 처음에는 안정된 지면 위에서 중심을 잡는 운동을 실시한 후 적응된 후에는 점차적으로 불안정한 지면을 선택하도록 한다.

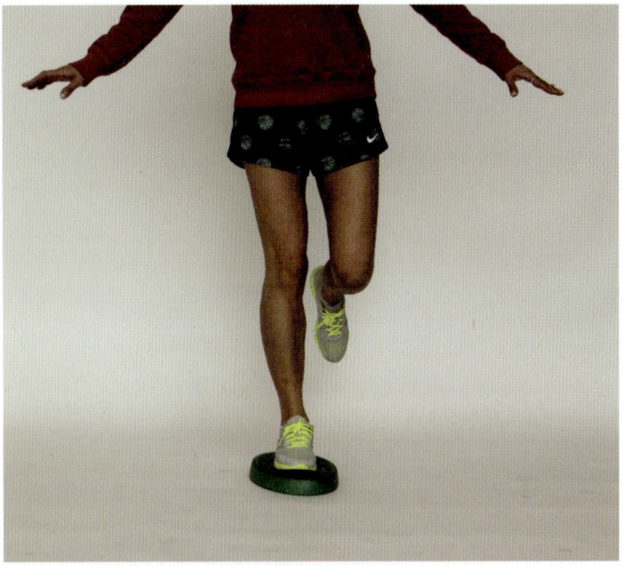

그림 11-259 스폰지 위에서 중심잡기

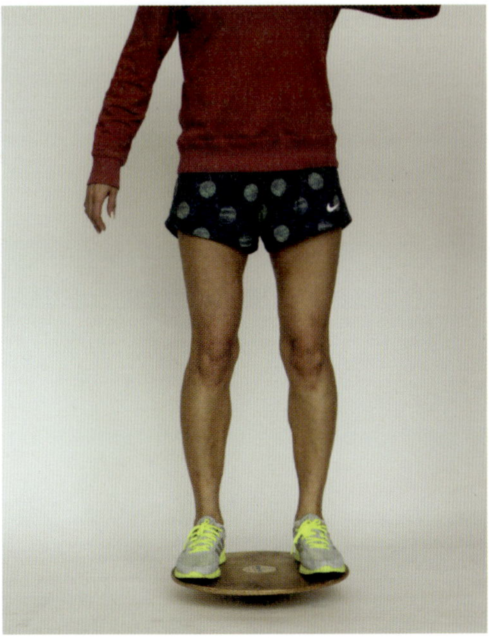

그림 11-260 밸런스 보드 위에서 중심잡기

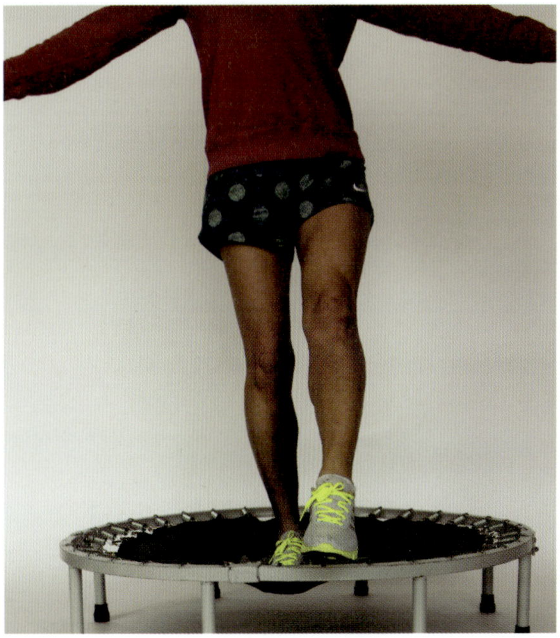

그림 11-261 트램펄린 위에서 중심잡기

변형 중심잡기 운동 그림 11-262,263

불안정한 지면 위에서 중심을 잡은 후 튜빙을 당기거나 볼을 주고 받는 운동이다. 한 발로 중심을 잡은 후 다른 다리를 앞과 뒤로 최대한 움직이면서 중심을 잡게 하는 등 운동의 강도를 높일 수 있다.

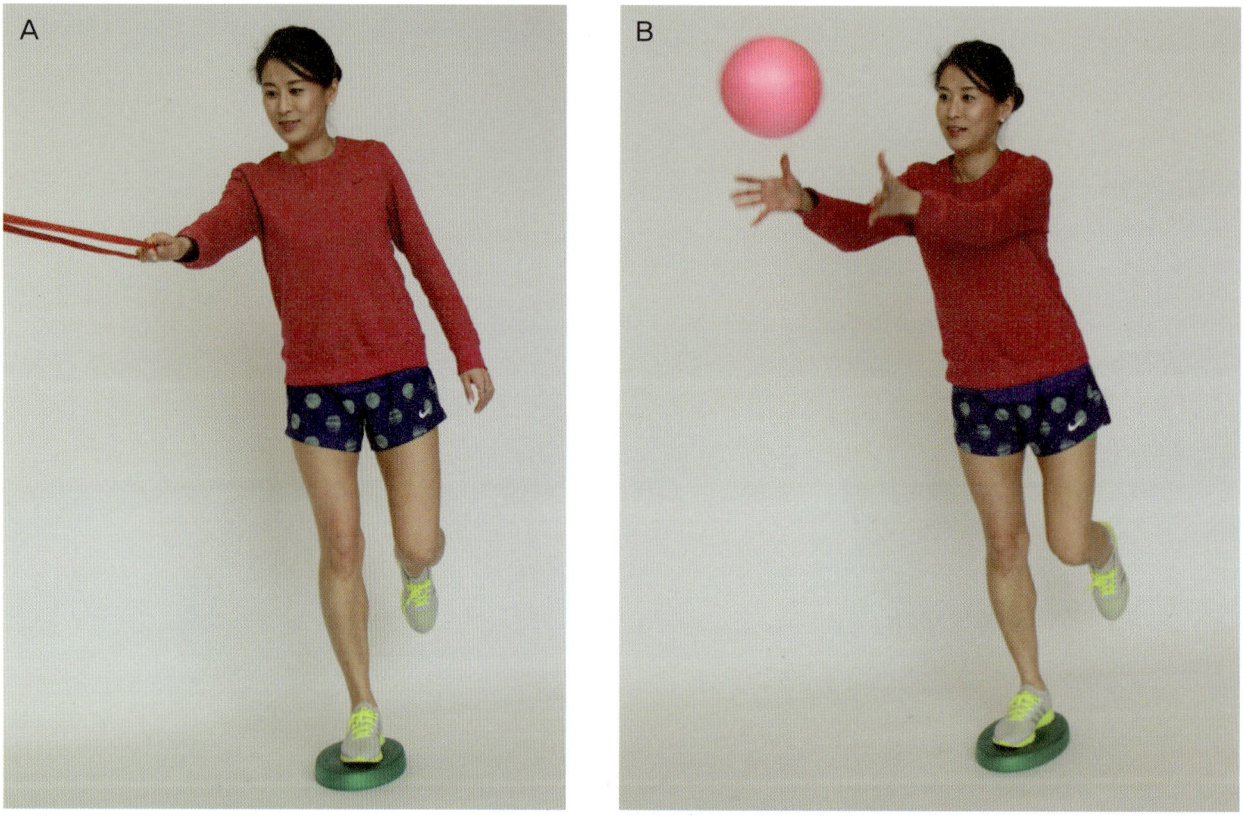

그림 11-262 변형 중심잡기 운동 1

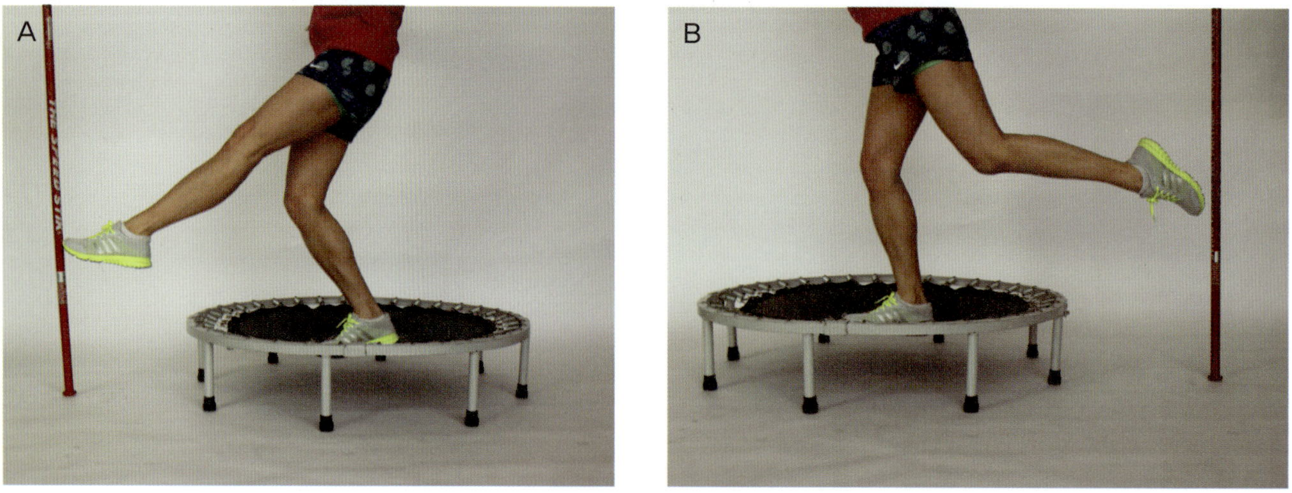

그림 11-263 변형 중심잡기 운동 2

연습문제

01 무릎관절의 해부학에 관한 설명으로 올바른 것은?

① 무릎관절은 넙다리뼈와 정강뼈, 종아리뼈로 되어 있다.
② 넙다리뼈의 먼쪽은 원형으로 되어 있기 때문에 돌림 움직임이 있다.
③ 정강뼈거친면은 무릎힘줄이 붙어 있는 곳으로 가로인대가 교차되어 있다.
④ 종아리뼈는 정강뼈와 함께 체중을 지지하며, 종아리뼈머리에 엉덩정강띠가 연결된다.
⑤ 무릎관절은 발목관절에 비해 움직임이 크고, 허리관절에 비해 체중부하가 많다.

02 다음 설명 중 가장 적절한 것은?

① 무릎뼈는 가장 큰 종자뼈로 무릎관절의 돌림에 기여한다.
② 무릎뼈에는 햄스트링근과 넙다리네갈래근이 상호 작용해 움직임을 조절한다.
③ 넙다리뼈는 정강뼈와 관절을 이루고 있기 때문에 불안정하다.
④ 넙다리뼈와 무릎뼈는 무릎을 굽혔을 때 상호 압박력은 감소한다.
⑤ 종아리뼈는 정강뼈와 관절을 이루고 있으며, 굽힘과 폄 운동을 한다.

03 다음 설명 중 적절하지 않은 것은?

① 앞십자인대는 무릎을 굽힐 때 꼬이고 무릎을 펼 때 꼬임이 풀린다.
② 뒤십자인대는 무릎을 굽힐 때 펴지고 무릎을 펼 때 꼬인다.
③ 반달연골은 충격을 흡수하는 역할을 하며, 안쪽반달은 C자, 가쪽반달은 O자 모양이다.
④ 안쪽곁인대는 안쪽반달과 서로 연결되어 있다.
⑤ 가쪽곁인대는 가쪽반달과 서로 연결되어 있지 않다.

04 다음 설명 중 가장 적절한 것은?

① 반달연골의 안쪽 1/3은 혈관이 없는 부위이기 때문에 손상 시 절제해야 한다.
② 거위발 힘줄에 부착되는 근육은 반막모양근, 반힘줄근, 그리고 두덩정강근이다.
③ 반건모양근은 반막모양근보다 더 크고 깊은 곳에 위치한다.
④ 넙다리빗근은 앞위엉덩뼈가시에서 넙다리뼈 위관절융기까지 연결되어 있다.
⑤ 무릎 Q각은 넙다리뼈와 정강뼈가 이루는 각을 의미한다.

05 다음 운동 손상에 관한 설명이다. 가장 적절한 것은?

① 앞십자인대 손상은 무릎 굽힘과 외반력에 의해 발생한다.
② 정강뼈 전방으로 지면에 부딪히는 사고를 당했다면 앞십자인대 손상을 의심해야 한다.
③ 갑작스런 방향 전환을 하면서 무릎관절 속에서 날카로운 통증이 동반되었다면 안쪽곁인대 손상을 의심해야 한다.
④ 안쪽곁인대는 관절주머니인대와 곁인대로 구분이 되며, 정강뼈의 굽힘과 외반력에 의해 손상이 된다.
⑤ 무릎뼈가 넙다리뼈의 위쪽으로 올라간다면 무릎힘줄염이나 넙다리무릎뼈 통증증후군이 발생할 가능성이 높다.

06 다음 설명 중 가장 적절한 것은?

① 넙다리두갈래근은 정강뼈를 안쪽으로 돌림시키는 역할을 한다.
② 오금근은 가쪽넙다리뼈 융기에서부터 정강뼈 뒤쪽에 연결되어 있으며, 무릎을 펼 때 정강뼈를 안쪽돌림시킨다.
③ 안쪽넓은근은 무릎뼈 안정화에 기여하며, 무릎 굽힘 시 작용한다.
④ 무릎을 펴기 시작할 때 오금근, 반막모양근, 그리고 반힘줄근의 수축으로 무릎이 풀리기 시작한다.
⑤ 무릎뼈는 넙다리뼈고랑(patellar groove)에서 움직이며, 넙다리네갈래근과 넙다리두갈래근의 상호 작용으로 움직임이 조절된다.

07 다음은 손상 기전에 관한 설명이다. 가장 손상이 의심되는 부위는?

> 농구선수 김 모 군은 앞쪽으로 달리다가 수비수를 속이기 위해서 갑작스러운 페인팅 동작을 했다. 오른쪽 방향으로 체중을 실으면서 움직이는 척하다가 왼쪽으로 턴하는 과정에서 갑작스러운 통증을 호소하며 주저앉았다. 손상 후 무릎을 굽히거나 펼 수 없었으며, 무릎관절선을 따라 뒤쪽에 통증이 있었다.

① 앞십자인대
② 뒤십자인대
③ 안쪽곁인대
④ 가쪽곁인대
⑤ 반달연골

08 다음은 손상평가에 관한 설명이다. 구조물과 검사법이 맞게 연결된 것은?

> 환자를 눕힌 상태에서 무릎을 90°, 엉덩관절을 45° 굽히고, 발목을 허벅지로 고정한 후 양손으로 정강뼈를 감싸쥐고 앞쪽으로 잡아당겼다.

① 앞십자인대–라크만 검사
② 앞십자인대–앞당김 검사
③ 앞십자인대–피봇시프트 검사
④ 뒤십자인대–뒤당김 검사
⑤ 뒤십자인대–뒤처짐 검사

09 반달연골 손상을 확인하기 위한 검사로 가장 민감성이 높은 검사법은?

① 앞당김 검사(Anterior drawer test)
② 애플리 신연 검사(Apley distraction test)
③ 패트릭 검사(Patrick test)
④ 맥머레이 검사(Mcmurray test)
⑤ 켄달 검사(Kendall test)

10 무릎 손상을 예방하기 위한 적절한 방법이 아닌 것은?

① 준비운동을 20분 정도 충분하게 실시한 후 본 훈련에 들어가도록 한다.
② 평소 근력 강화 훈련과 고유감각기능 훈련, 유연성 훈련 등을 충분하게 실시한다.
③ 산악 훈련을 통해 편심성 근수축 훈련을 자주 실시한다.
④ 점프-착지 훈련을 하면서 자신의 자세를 비디오로 확인한다.
⑤ 신발 바닥이 닳는 정도를 주기적으로 확인하여 신발을 교체한다.

---

1. ②	2. ③	3. ②	4. ①	5. ⑤
6. ④	7. ⑤	8. ②	9. ④	10. ③

무릎관절 평가질문지

무릎관절기능검사(Lysholm Score)

이름: 작성일: 점수: /100

항목	지수	항목	지수
절뚝거림(limp)(5점)		관절의 걸림 증상(Locking)	
전혀 없음	5	전혀 없음	15
약간 혹은 주기적일 때	3	덜컹하는 느낌은 있으나 관절에서 걸리지는 않음	10
심하게 항상	0	가끔 무릎이 구부러진 채 펴지지 않음	6
		자주 무릎이 구부러진 채 펴지지 않음	2
		검사 시 관절의 걸림 증상이 있음	0
지지(support)(5점)		불안정(Instability)	
보조 없이 정상 보행	5	전혀 무력감 없음	25
지팡이나 목발	2	다른 심한 힘을 발휘할 때 가끔	20
체중부하를 못 함	0	다른 심한 힘을 발휘할 때 자주	15
		일상생활에서 가끔 느낌	10
		일상활동에서 자주 느낌	5
		모든 걸음에서	0
계단 오르기(10점)		통증(pain)	
전혀 문제 없음	10	전혀 없음	25
약간 문제 있음	6	심한 운동을 한 경우만 약간 아픔	20
한 번에 한 계단씩만 오름	2	심한 운동을 한 경우 아픔	15
오르지 못함	0	2km 이상 걸으면 아픔	10
		2km 이하 걸을 때도 아픔	5
		항상 아픔	0
쪼그려 앉기(5점)		종창(Swelling)	
문제 없음	5	전혀 없음	10
약간 문제 있음	4	심한 운동을 한 경우는 부음	6
90° 이상 구부릴 수 없음	2	일상생활에도 부음	2
불가능함	0	항상 부음	0

발과 발목의 손상

발과 발목관절의 해부학

발과 발목의 뼈

발은 총 26개의 뼈로 구성되어 있으며, 크게 전족부와 중족부, 후족부로 구분된다. 전족부는 발가락뼈(phalanges) 14개와 발허리뼈(metatarsals) 5개가 있으며, 중족부는 발배뼈(navicular), 제1쐐기뼈(안쪽쐐기뼈, medial cuneiform), 제2쐐기뼈(중앙쐐기뼈, intermediate cuneiform), 제3쐐기뼈(가쪽쐐기뼈, lateral cuneiform), 입방뼈(cuboid) 총 5개가 있고, 후족부에는 발꿈치뼈(calcaneus)와 목말뼈(talus) 총 2개가 있다. 이외에도 제1발가락뼈 하단에는 종자뼈 2개가 있다. 발목관절을 이루는 뼈는 정강뼈와 종아리뼈를 목말뼈가 받치고 있는 구조를 취하고 있다. 정강뼈(tibia)는 종아리뼈(fibula)보다 훨씬 더 크고 강하며, 종아리뼈는 정강뼈보다 약간 뒤쪽에 위치하며, 더 아래쪽까지 내려가 있는 형태이다 그림 11-264.

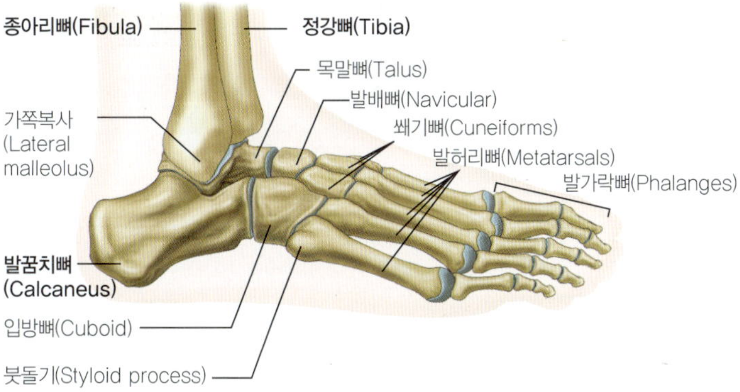

그림 11-264 발목관절의 뼈

발목관절의 인대

발목인대는 가쪽과 안쪽으로 크게 구분할 수 있다. 발목의 가쪽인대는 앞목말종아리인대(anterior talofibular ligament: ATFL), 발꿈치종아리인대(calcanoefibular ligament), 뒤목말종아리인대(posterior talofibular ligament: PTFL)가 있으며, 운동 중 발목 손상이 발생할 때 주로 가쪽인대가 손상된다. 안쪽인대는 세모인대(deltoid ligament)라고도 하며, 뒤정강목말인대(posterior tibiotalar ligament), 정강발꿈치인대(tibiocalcaneal ligament), 정강발배인대(tibionavicular ligament), 앞정강목말인대(anterior tibiotalar ligament)가 있다. 발목의 앞쪽에는 먼쪽앞정강종아리인대(distal anterior tibiofibular ligament)가 있다 그림 11-265.

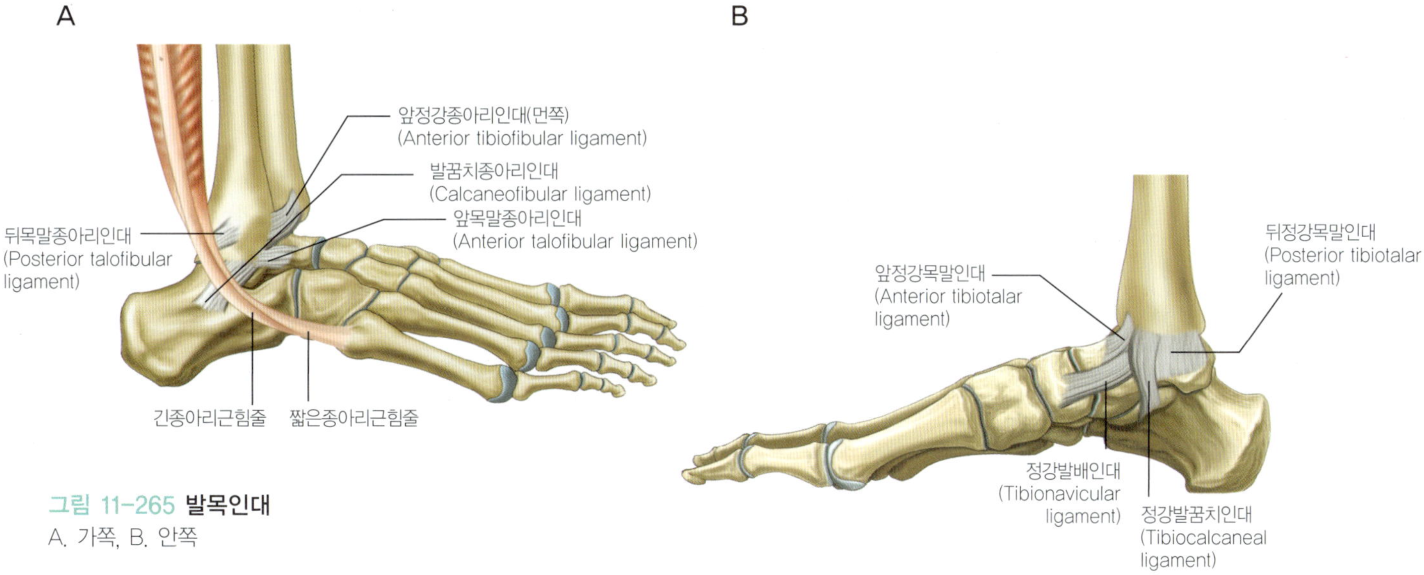

그림 11-265 발목인대
A. 가쪽, B. 안쪽

A

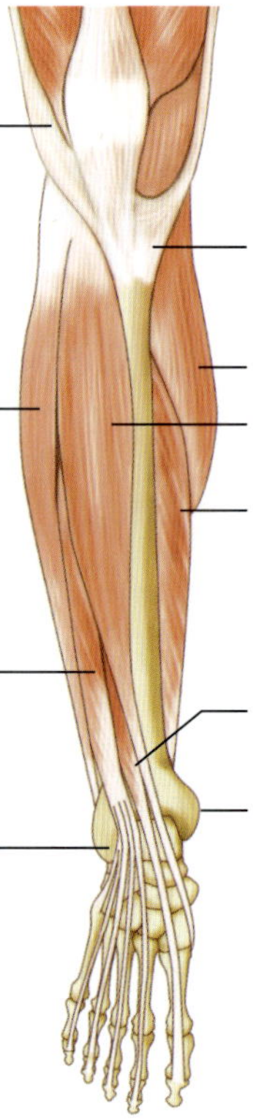

B

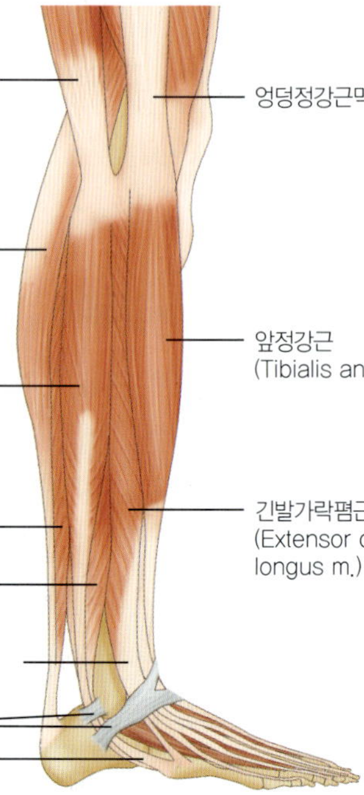

그림 11-266 **다리 근육**
A. 앞쪽, B. 가쪽, C. 뒤쪽

발과 발목관절의 주변 근육

발바닥에는 발꿈치뼈의 안쪽 거친면에서 발허리뼈까지 연결되어 있는 발바닥근막(족저근막)이 있으며, 발바닥의 안쪽에는 표피쪽으로 엄지발가락벌림근(abductor hallucis muscle)이 있다. 이 근육은 발의 아치가 낮거나 평발인 경우에 통증이 발생되는 부위이기도 하다. 발목의 앞쪽에는 앞정강근(tibialis anterior m.)과 긴엄지폄근(extensor hallucis longus m.), 짧은발가락폄근(extensor digitorum brevis m.), 긴발가락폄근(extensor digitorum longus m.), 셋째종아리근(peroneus tertius m.)이 있다. 앞정강근은 정강뼈의 가쪽에서 시작되어 제1발허리뼈의 몸쪽과 제1쐐기뼈에 연결된다. 이 근육은 발목의 발등굽힘과 안쪽번짐을 유도하는 역할을 한다. 긴엄지폄근은 종아리뼈의 가쪽 앞쪽에서 시작해 제1발가락뼈(엄지)의 먼쪽 기저부(base)에 붙어서 엄지발가락을 펴거나 발등굽힘을 보조하는 역할을 한다. 짧은발가락폄근은 발꿈치뼈의 앞쪽면에서 시작해 제1~4 발가락뼈의 몸쪽 기저부에 연결된다. 긴발가락폄근은 정강뼈의 가쪽과 종아리뼈의 몸쪽 2/3에서 시작해 제2~5 발가락뼈의 중간마디와 끝마디뼈에 연결되어 발가락의 폄과 발목관절의 발등굽힘을 보조하는 역할을 한다. 셋째종아리근은 종아리뼈 먼쪽에서 시작해 제5발허리뼈의 기저부에 연결되어 발목의 가쪽번짐과 발목의 발등굽힘을 보조한다. 가끔 셋째종아리 근육이 없는 사람이 있는 것으로 보고된다. 발목의 가쪽에는 긴종아리근(peroneus longus m.)과 짧은종아리근(peroneus brevis m.)이 있다. 긴종아리근은 종아리뼈의 가쪽 위에서 2/3 지점에서 시작되어 제1발허리뼈의 기저부와 제1쐐기뼈의 발바닥쪽에 연결된다. 이 근육은 발목의 가쪽번짐과 발바닥굽힘을 보조하는 역할을 한다. 짧은종아리근은 종아리뼈의 가쪽 아래 2/3 지점에서 시작되어 제5발허리뼈의 기저부에 연결된다. 발목의 뒤쪽에는 가장 안쪽 부위부터 뒤정강근(tibialis posterior m.), 긴발가락굽힘근(flexor digitorum longus m.), 긴엄지굽힘근(flexor

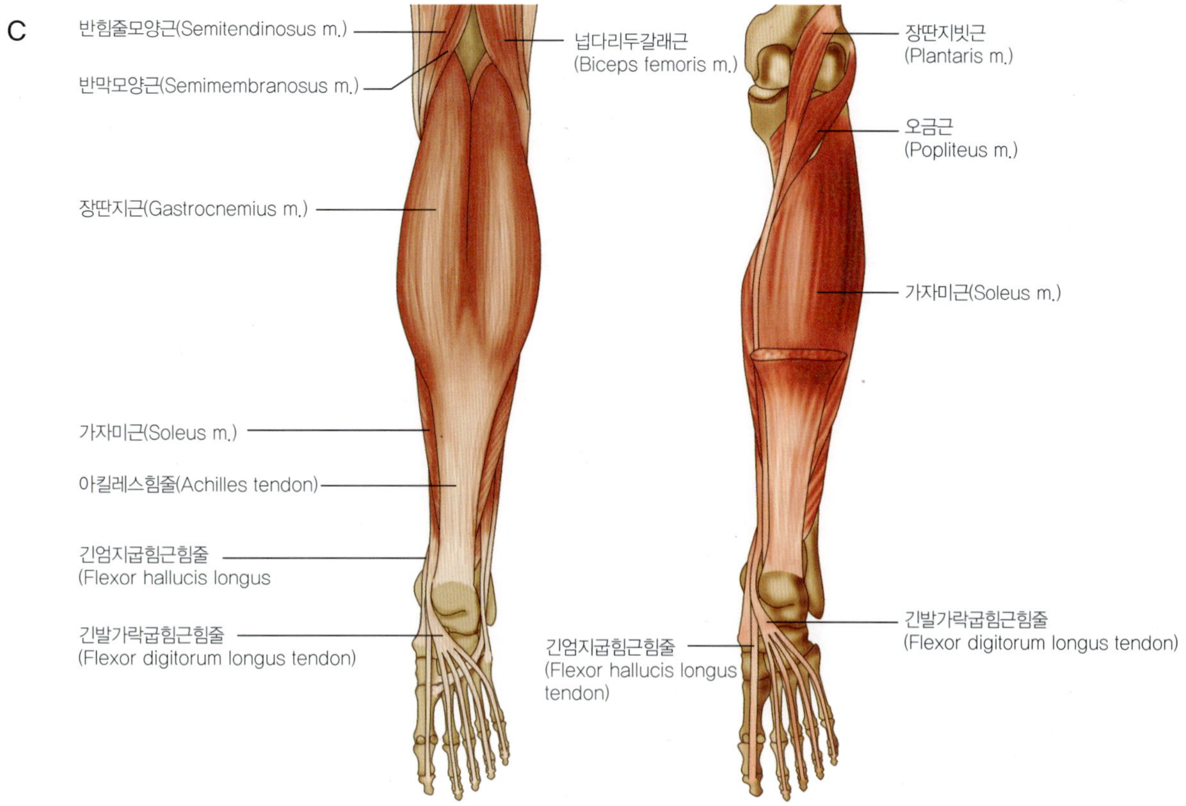

그림 11-266 **다리 근육(계속)**

hallucis longus m.)이 있으며, 표피층으로는 가자미근(soleus m.), 장딴지빗근(plantaris m.), 장딴지근(gastrocnemius m.)이 있다. 뒤정강근은 정강뼈와 종아리뼈의 뒤쪽에서 시작해 발배뼈와 제2~4발허리뼈의 기저부에 연결된다. 긴발가락굽힘근은 정강뼈 후방에서 시작해 제2~5발가락뼈 끝마디뼈에 연결된다. 긴엄지굽힘근은 종아리뼈의 아래쪽 2/3에서 시작하여 엄지발가락의 끝마디뼈에 연결된다. 이 세 근육은 모두 발바닥굽힘과 발목의 안쪽번짐에 작용한다. 가자미근은 종아리뼈의 몸쪽 1/3과 정강뼈의 뒤쪽 1/3에서 시작해 발꿈치뼈에 연결된다. 장딴지빗근은 넙다리뼈의 가쪽위관절융기에서 시작되어 장딴지근육을 지나 발꿈치뼈에 연결된다. 장딴지근은 안쪽머리와 가쪽머리로 구분되며, 안쪽머리는 넙다리뼈의 안쪽 위관절융기에서 시작되고, 가쪽머리는 넙다리뼈의 가쪽 위관절융기에서 시작되며, 아킬레스힘줄과 연결되어 발꿈치뼈에 부착되어 있다. 이 세 근육은 모두 발바닥굽힘에 관여한다. 특히 장딴지빗근과 장딴지근육은 무릎의 굽힘에도 관여한다 그림 11-266, 267 .

기능해부학

발목관절(talocrural joint)의 기능해부학

발목관절은 정강뼈, 종아리뼈, 그리고 목말뼈가 이루고 있는 관절이다. 특히 정강뼈의 안쪽복사와 종아리뼈의 가쪽복사는 정강뼈의 하단과 함께 목말뼈와 관절을 이룬다. 그 모양이 마치 목말뼈의 안쪽과 뒤쪽, 가쪽 부위를 감싸고 있기 때문에 격자관절이라고도 부른다. 목말뼈는 위쪽으로는 4면체 형태를 취하고, 앞쪽이 뒤쪽보다 더 넓으며, 목말뼈의 안쪽은 정강뼈와 만나고 가쪽은 종아리뼈와 연결된다. 목말뼈의 위쪽은 도르래처럼 되어 있고, 정강뼈의 끝부분이 도르래 위를 앞뒤로 움직인다. 발목을 발바닥굽힘이나 발등굽힘을 하는 것은 정강뼈가 목말뼈의 도르래 위에서 앞뒤로 움직이기 때문에 발생하는 것이

참조 11-2 **발목관절이 안쪽번짐(inversion) 되는 4가지 이유**

1. 뼈의 구조상 목말뼈의 안쪽과 정강뼈의 접촉면은 목말뼈의 가쪽과 종아리뼈의 접촉면에 비해 더 크고 넓기 때문이다.
2. 종아리뼈가 정강뼈에 비해 더 뒤쪽에 위치하고 있기 때문에 발목이 대각선으로 움직이는 벡터가 크기 때문이다.
3. 발목관절의 안쪽에는 4개의 짧고 단단한 인대가 지지하고 있지만, 가쪽에는 3개의 인대가 지지하고 있다. 즉, 발목의 안쪽 구조물이 가쪽보다 강하기 때문이다.
4. 발목의 안쪽번짐에 관여하는 근육은 장딴지근, 가자미근, 장딴지빗근, 뒤장딴지근, 긴엄지굽힘근, 짧은엄지굽힘근이 있지만, 발목의 가쪽번짐에 관여하는 근육은 긴종아리근과 짧은종아리근, 셋째종아리 근육만이 작용하기 때문이다.

다. 발목의 움직임 시 정강뼈가 목말뼈의 어느 부위에 위치해 있는지에 따라 체중을 지지하는 부위가 달라진다. 예를 들어, 발바닥굽힘을 했다면 목말뼈 도르래의 뒤쪽에서 체중에 의한 스트레스가 가해지며, 발등굽힘을 했다면 목말뼈 도르래의 앞쪽에서 체중에 의한 스트레스가 가해진다. 걷는 동안 중력에 반해 체중을 지지하는 축은 발꿈치뼈에서 목말뼈, 정강뼈, 넙다리뼈, 엉덩뼈, 척주, 머리뼈로 연결된다. 발목관절은 중력으로부터 발생되는 스트레스를 신체의 다른 관절로 분산시키는데 있어 매우 중요한 역할을 하는 첫 번째 체중지지관절이다. 즉, 발목관절의 부정렬은 다른 신체 부위의 부정렬을 초래하는 원인이 된다 참조 11-2 .

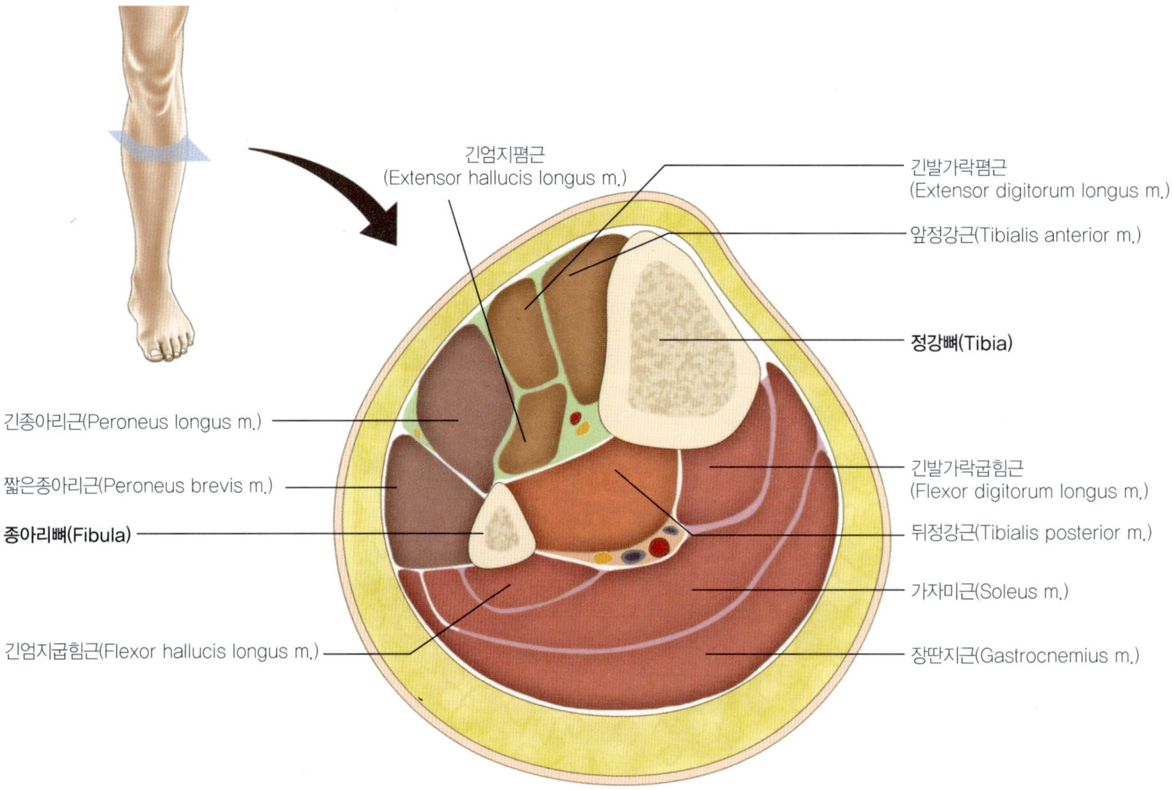

그림 11-267 하지 근육의 횡단면

목말밑관절(subtalar joint)의 기능해부학

목말밑관절은 목말뼈와 발꿈치뼈의 관절을 말한다 그림 11-268. 목말밑관절은 안쪽번짐과 가쪽번짐, 엎침(pronation)과 뒤침(supination)이 있는 관절이다. 목말뼈는 발꿈치뼈 위에 얹혀 있으며, 발꿈치뼈가 목말뼈보다 약간 더 가쪽에 위치하기 때문에 발목의 올바른 정렬을 위해서는 근력과 근육의 밸런스, 고유수용 능력이 매우 중요하다. 그러나 지나친 훈련이나 급격한 방향 전환과 같은 스포츠 등은 근육과 신경기능의 피로를 초래함으로써 발의 아치를 낮게 하거나 지면을 밀어올리는 기능을 감소시킴으로써 발목의 엎침을 유발시키고, 더 나아가서는 평발을 초래해 발바닥근막염, 아킬레스힘줄염, 무릎안쪽 통증 등을 발생하게 된다. 그러나 과다한 뒤침 동작이 발생한다면 발목 가쪽인대의 손상과 엉덩정강띠 마찰증후군 등이 발생한다.

운동 손상의 이해

운동 손상의 종류 및 기전

운동 손상 중에서 발목의 손상은 비교적 증상은 작지만 치료는 매우 장기간이 소요된다. 특히 생활습관과 매우 밀접하기 때문에 어려서부터 보행 습관과 조깅, 계단 오르기 등을 할 때 올바른 자세를 학습하는 것이 매우 중요하다. 불안정이 있더라도 지면에 접촉해 있기 때문에 다른 관절에 비해 불안정을 적게 느끼고 테이핑이나 압박붕대로 고정할 경우 다른 관절에 비해 다소 안정성을 확보할 수 있다는 장점이 있다. 그러나 부종이 발생할 경우 완전하게 없어지지 않으며, 발목의 불안정은 무릎이나 엉덩관절, 척주 등의 인접관절에 스트레스를 제공하기 때문에 발목의 정렬 상태를 확인하는 것은 매우 중요하고 어려운 일이다. 스포츠 활동 중 쉽게 발생할 수 있는 손상의 종류와 그 기전에 대해 알아보도록 한다.

인대 손상

스포츠 손상 중 발목의 인대 손상은 매우 흔하게 발생한다. 특히 발목 가쪽인대의 손상은 급성은 물론 만성 손상이 많으며, 발목 불안정과 매우 밀접한 관련이 있다. 가장 흔한 발목인대 손상에 대해 알아보자.

앞목말종아리인대(ATFL) 손상

내리막길에서 발목을 삐거나 계단을 내려올 때, 하이힐을 신고 길을 가다가 발목을 삐는 등의 인대 손상은 거의 대부분 앞목말종아리인대의 손상이다 그림 11-269. 이 인대는 목말뼈의 앞가쪽과 가쪽복사(lateral malleolus)를 연결하는 인대로, 종아리뼈와는 두 개의 다발로, 목

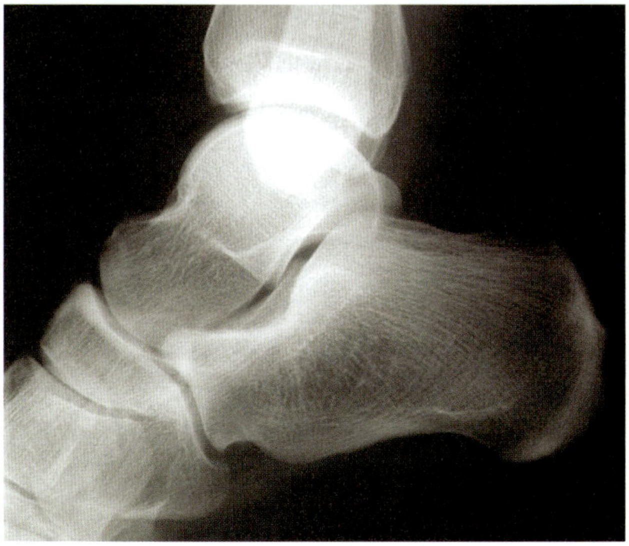

그림 11-268 목말밑관절

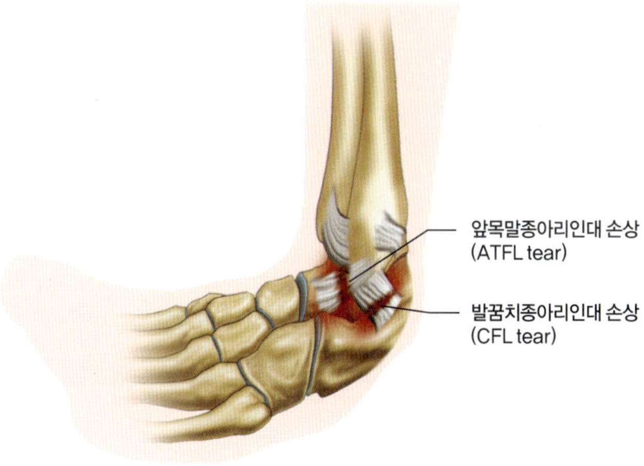

그림 11-269 발목 염좌 기전

말뼈에는 하나의 다발로 연결되어 있다. 인대 손상의 기전은 발바닥굽힘이 된 상태에서 뒤침과 안쪽번짐이 동시에 발생하기 때문에 발생된다. 손상 시 가쪽복사의 앞쪽에 부종과 압통이 있다. 심한 경우에는 가쪽복사 주변으로 부종과 멍이 발생할 수도 있다. 1~2도 손상 시 수술적 치료보다는 재활운동에 의한 주변 근육 강화와 고유감각 신경 확보에 중점을 둔다.

발꿈치종아리인대(CFL) 손상

앞목말종아리인대가 손상되면서 발꿈치종아리인대가 손상될 수도 있지만 평지에서 발목의 안쪽번짐과 발바닥굽힘이 발생할 경우에도 손상된다. 이 인대는 발꿈치뼈와 가쪽복사를 연결하고 있으며, 종아리힘줄과 지지띠(retinaculum)에 의해 지지를 받는다. 인대 손상으로 가쪽복사의 아래쪽에 부종과 멍이 발생할 수 있다.

먼쪽 앞정강종아리인대(Distal ATFL) 손상

앞정강종아리인대는 몸쪽과 먼쪽이 있다. 몸쪽은 무릎관절에 가깝게 위치하고 있지만 먼쪽은 발목관절에 위치한다. 먼쪽 앞정강종아리인대는 앞쪽과 뒤쪽 인대가 있지만 주된 스포츠 손상은 앞정강종아리인대이다. 발등굽힘과 발목의 가쪽돌림 과정에서 갑작스럽게 체중이 실릴 때 발생한다. 예를 들어, 축구선수가 오른쪽 앞발에 체중을 싣고 있다가 갑작스럽게 방향 전환을 하려고 할 때 앞정강종아리인대 손상이 흔하게 발생한다. 정강뼈와 종아리뼈는 인대 결합으로 연결되어 있기 때문에 인대 손상이 있더라도 외형이 변형되지 않았다면 고정한 후 재활운동을 권장한다.

앞목말종아리인대와 발꿈치종아리인대 동반 손상

스포츠 경기 중 앞목말종아리인대와 발꿈치종아리인대가 동반 손상되는 경우가 많다. 예를 들어, 농구 경기 중 점프 후 착지 과정에서 상대방의 발등을 밟는다거나 산을 빠르게 내려올 때 발목을 심하게 삐는 경우, 하이힐을 신은 상태에서 계단을 내려오다가 발목을 삐는 경우에는 두 인대가 동시에 손상될 수도 있다. 이러한 경우에는 전문의의 진료를 받은 후 수술 여부를 결정해야 한다.

만성 불안정성 발목(chronic ankle instibility)

인대의 만성 손상으로 인해 느슨해진 경우에 발목이 불안정할 수 있다. 특히 종아리힘줄의 이완과 가쪽인대의 느슨함 등으로 발목이 만성적으로 불안정해져 반복적으로 쉽게 발목을 삐게 된다. 특히 발의 뒤침, 안쪽번짐, 발바닥굽힘, 그리고 안쪽돌림 소견을 보인다. 만성 불안정성 발목이 있는 경우 인대의 파열이나 목말뼈연골 손상이 유발될 수 있으므로 적절한 재활운동이 필요하다.

근육과 힘줄 손상

스포츠 손상에서 발과 발목의 근육 손상에는 가자미근 염좌, 장딴지근 염좌, 정강이 통증, 아킬레스힘줄염, 종아리힘줄 충돌 증후군 등이 있다.

가자미근 염좌(soleus muscle strain)

가자미근은 발바닥굽힘을 유발하는 근육이며, 가자미처럼 납작하게 장딴지근육의 심부에 위치하고 있다. 스포츠 활동을 위해서는 이 근육의 수축과 이완이 매우 중요하지만 평소 스트레칭이나 강화 훈련을 잘하지 않는 경향이 있다. 일단 장딴지근육이 피로를 느끼면 가자미근은 쉽게 염좌가 발생된다.

장딴지근 염좌(gastrocnemius muscle stain)

장딴지근육은 매우 강한 파워를 가지고 있으며 발목관절의 안정성을 위해 매우 중요한 역할을 수행한다. 이 근육은 넙다리 뒤쪽의 안쪽과 가쪽 위관절융기에서 시작되어 아킬레스힘줄과 연결된다. 즉, 위에서는 두 개로 되어있지만 아킬레스힘줄과 연결될 때는 하나로 재결합한다. 장딴지근 염좌는 스포츠 경기 중 흔하게 발생하는데, 특히 안쪽 장딴지근 염좌가 더 많이 발생한다. 손상되는 이유는 스포츠 경기 중 커팅이나 피봇 등의 동작 시 정강뼈의 가쪽돌림과 발목의 가쪽돌림, 발의 엎침 등이 발생하며, 이때 체중은 안쪽 장딴지근에 더 많이 실리면서 편심성 수축을 하기 때문이다.

정강이 통증(shin splint)

정강이 통증은 정강뼈 앞쪽에서의 통증을 일컫는 용어이다. 오랜만에 산행을 하거나 조깅을 하면 정강뼈 앞쪽에서 통증이 느껴진다. 통증의 원인은 오르막에서 발등굽힘을 하면서 지면을 심하게 밀어내는 힘을 사용하기 때문에 앞정강근힘줄염이 발생하기 때문이다. 특히 마라톤을 하는 초보자의 경우에는 정강이 통증이 반복적으로 발생하면서 피로골절로 이어지는 경우가 있음을 기억한다.

아킬레스힘줄염(achilles tendinitis)

아킬레스힘줄은 두 가지로 구분할 수 있다. 첫째, 힘줄염은 장딴지근육이 갑작스럽게 강한 수축을 하거나 순간적인 방향 전환과 같은 움직임 시 발생하는 급성 손상이다. 둘째, 힘줄병증(tendinosis)은 장딴지근육의 지나친 사용으로 아킬레스힘줄에 미세한 염증이 반복적으로 발생하면서 조직의 퇴행성 변화가 유발되는 것이다. 아킬레스힘줄염은 발꿈치뼈에서 2cm 위쪽에서 가장 흔하게 발생하며, 아킬레스힘줄병증은 발꿈치뼈에서 6cm 부위가 가장 흔하게 발생한다. 이 부위에서의 손상이 많은 이유는 첫째, 혈관이 적고, 둘째, 힘줄섬유는 힘줄막에 의해 둘러싸여 있어 아킬레스힘줄의 반복적인 미세 손상으로 염증이 발생하면 힘줄섬유와 힘줄막에서 유착되기 때문이다. 따라서 아킬레스힘줄의 과사용 시에는 반드시 충분한 치유 기간을 갖거나 준비 운동으로 미세손상을 예방하는 등의 적절한 조치가 필요하다.

종아리힘줄 충돌 증후군(peroneal tendon impingement syndrome)

종아리힘줄은 가쪽복사뼈 바로 뒤를 따라 내려간다. 매우 긴 힘줄이기 때문에 지지띠에 의해 뼈에 잘 부착되어 있다. 그러나 점프와 같은 발바닥굽힘을 많이 하는 경우에는 순간적으로 장딴지근이 수축하기 때문에 지지띠의 파열이 발생할 수 있으며, 지지띠의 파열에 의해 종아리힘줄이 가쪽복사뼈와 부딪히는 충돌 증후군이 발생할 수 있다. 만약 점프 동작 시 가쪽복사뼈 뒤쪽으로 통증이 있다면 충돌 증후군일 수 있다. 심한 경우에는 힘줄이 가쪽복사뼈 위로 탈구되는 경우도 있다.

뼈(연골) 손상

스포츠 손상에서 가장 흔하게 발병하는 뼈의 손상은 가쪽복사뼈의 골절과 피로골절, 목말뼈후방충돌 증후군, 목말뼈지붕 골연골염, 발꿈치뼈 찢김골절, 기타 골절 등이 있다.

가쪽복사뼈 찢김골절(견열골절)

가쪽복사뼈에는 가쪽인대 3개가 모두 붙어 있는 부위이다. 발목을 급성으로 심하게 삐는 경우 인대가 가쪽복사뼈를 잡아당겨서 골절이 동반되는 찢김골절(avulsion fracture)이 발생하는 경우가 매우 흔하며, 가끔 외부 충격에 의해 가쪽복사뼈 골절이 발생하기도 한다 그림 11-270.

피로골절 그림 11-271

장시간 동안의 스포츠를 실시하는 것은 뼈에 미세 손상을 발생하게 하는데, 주로 정강뼈와 종아리뼈에 발생한다. 처음에는 근피로와 증상이 유사하기 때문에 대부분 조기 치료를 받지 않고 있다가 뼈를 따라 통증을 호소한다. 피로골절의 초기에는 X선 검사에서 음성으로 나타날 수 있기 때문에 증상이 오래 지속된다면 최소한 일주일 이상 휴식을 취할 것을 권장한다.

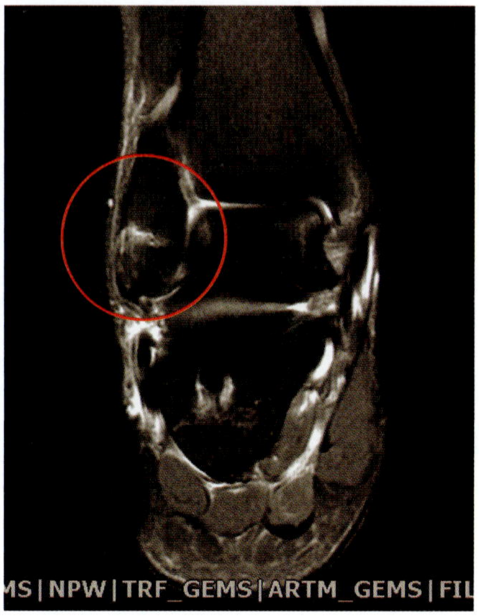

그림 11-270 뼈(연골) 손상

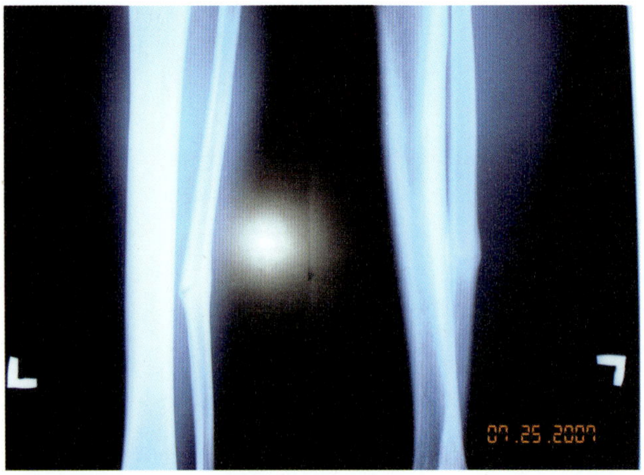

그림 11-271 피로골절

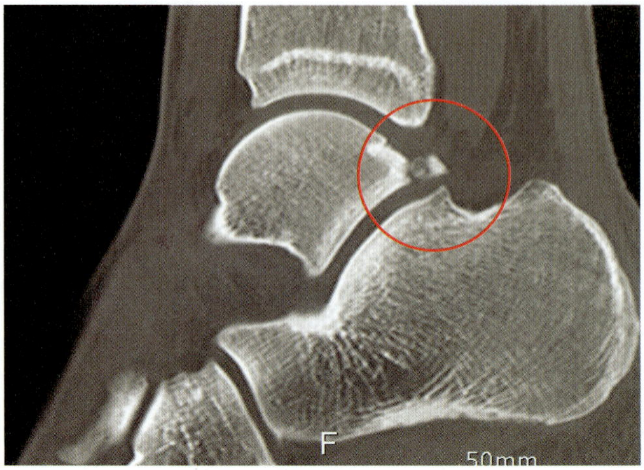

그림 11-272 목말뼈후방충돌 증후군

목말뼈후방충돌 증후군 그림 11-272

점프를 많이 하는 종목의 경우 목말뼈 뒤쪽이 정강뼈와 발꿈치뼈 사이에 끼이면서 부딪친다. 심한 경우에는 목말뼈 뒤쪽이 골절되기도 한다. 이 주변으로는 긴엄지굽힘근힘줄이나 종아리힘줄 등이 지나가기 때문에 때로는 힘줄이 뼈 사이에 끼여 통증을 호소하기도 한다. 지나친 점핑 훈련은 발꿈치뼈와 목말뼈의 골극 형성을 유발시키며, 더 지속적인 자극이 목말뼈의 골절을 유발시킬 수 있다.

목말뼈지붕 골연골염(osteochondritis dissecans on talus: ODT) 그림 11-273

만성 발목 불안정성이 있거나 발목인대 파열이 있는 경우에는 목말뼈지붕[특히 목말뼈지붕의 위뒤쪽(superior posterior lesion of talar dome)]과 정강뼈가 서로 부딪히거나 또는 목말뼈 가쪽과 가쪽복사뼈가 부딪친다. 전자의 경우가 발생 빈도가 더 높고, 목말뼈지붕 골연골염의 경우 관절선을 따라 압통과 부종이 있으며, 시린 느낌을 호소한다. 이때는 즉각적인 의사의 진료와 수술을 통해 치료를 받아야 한다. 일반적으로 천공술(micro fracture)을 실시해 연골에 미세 구멍을 내어줌으로써 혈액순환을 촉진하는 방법을 사용하며, 수술 후에는 주치의와 상의한 후 재활운동을 조심스럽게 진행해야 한다. 수술 후 3주부터 재활운동할 것을 권장하며, 수술 후 4주까지는 가급적 체중을 싣지 않은 상태에서 다른 관절 부위의 관절가동범위 확보와 근육 위축 예방에 중점을 두어야 한다.

발꿈치뼈 찢김골절 그림 11-274

아킬레스힘줄이 발꿈치뼈에 연결되어 있다. 지속적이고 반복적으로 아킬레스힘줄을 자극하는 것은 발꿈치뼈를 약하게 하여 찢김골절이 발생한다. 특히 유소년 선수의 경우에는 더욱 빈번하게 발생할 수 있기 때문에 사전에 증상과 검사를 실시함으로써 예방하는 데 주의를 기울여야 한다.

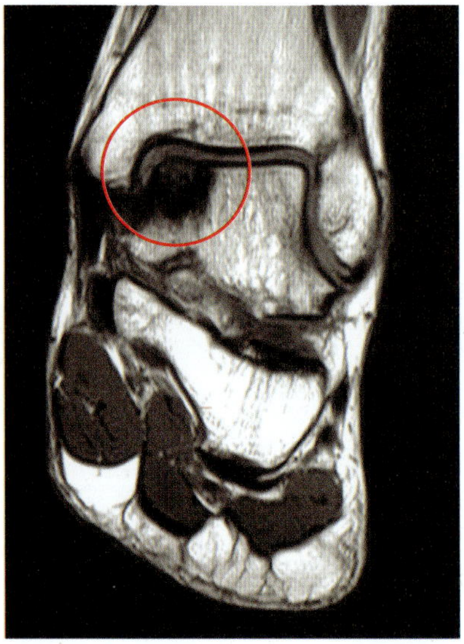

그림 11-273 목말뼈지붕 골연골염(ODT)

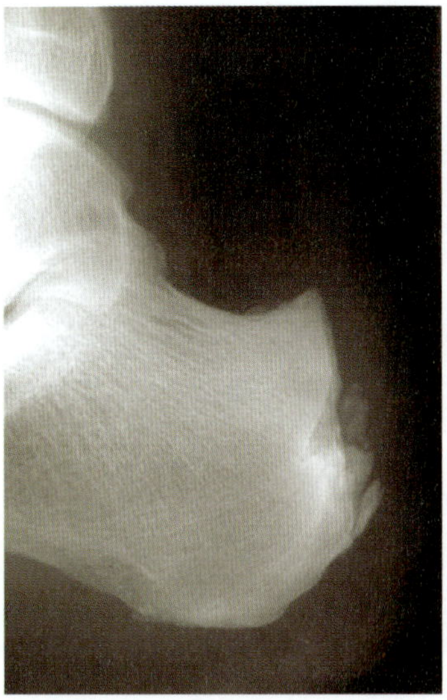

그림 11-274 발꿈치뼈 찢김골절

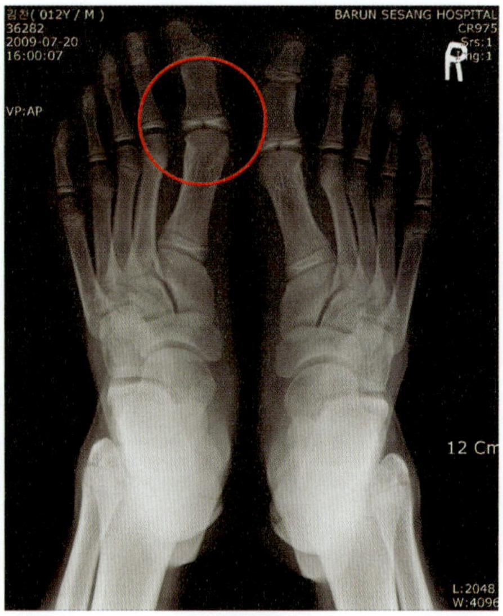

그림 11-275 기타 피로골절

기타 피로골절 그림 11-275

초등학교 6학년 축구선수의 경우 러닝과 인스텝 슈팅을 많이 함으로써 엄지발가락 몸쪽 기저부 골절이 있는 경우가 있었고, 대학교 여자 육상 단거리 선수의 경우 엄지발가락 밑에 있는 종자뼈가 골절된 경우도 있었다. 특히 종자뼈가 쌀알처럼 되어야 하는데 여자 선수의 경우 8자 형태로 변형되어 평소에는 통증이 없다가 육상할 때 통증을 호소했으며, 2개월 이상의 재활운동을 실시한 후 복귀했다.

손상에 따른 초기 관리

인대 손상

인대 손상은 인대가 늘어나는 1도와 인대의 부분 파열인 2도, 그리고 인대의 완전 파열인 3도로 구분한다. 발목에서는 앞목말종아리인대의 손상이 가장 흔하게 발생하지만 부분 파열이 있더라도 불안정성 발목이 되지 않도록 종아리근육을 강화하고, 평소 걷는 습관을 개선하는 것이 중요하다. 그러나 만약 인대의 손상이 있다면 스포츠 활동을 자제하고 발목 전문의의 진료와 함께 재활건강운동관리사의 조언을 구하도록 한다. 1도 손상은 통증이 있지만 발을 내딛을 수 있으며, 부종이 거의 없는 상태이다. 그러나 2도 손상은 약간의 부종이 있으며, 통증이 심하고 멍이 동반될 수 있다. 멍은 가쪽복사 앞부분보다 아래부분에서 더 많이 발견할 수 있다. 3도 손상은 손상 후 5분 이내에 부종이 가쪽복사뼈 주변으로 심하게 발생하며, 극심한 통증과 멍이 가쪽복사뼈 주변에 발생한다. 또한 발을 지면에 내딛지 못하고 무릎을 구부린다. 발꿈치종아리인대 손상은 1도의 경우 압통만이 있을 뿐 활동이 가능하고, 2도 손상의 경우 인대 주변에 약간의 부종과 통증이 있으며, 3도 손상은 흔하지 않지만 가쪽복사뼈 아랫부분에 부종과 통증이 심하게 발생한다. 인대 손상의 초기 관리는 매우 중요하다. PRICES의 원칙에 따르도록 한다.

P(Protect): 손상 부위를 이물질이나 스트레스로부터 보호하고 석고 부목이나 보조기 등을 이용해 고정한다.
R(Rest): 활동을 중지하고 손상 부위를 쉬게 한다.
I(Ice): 얼음을 손상 부위에 대주어 차갑게 해 준다.
C(Compression): 손상 부위를 탄력붕대나 밴드 등을 이용해 압박하여 부종을 감소시킨다.
E(Elevation): 심장보다 높게 올려준다.
S(Support): 심한 손상의 경우 지지대와 함께 고정한다.

현장에서 손상이 발생했을 때 감독이나 트레이너는 일단 PRICES 원칙에 따르고 상태에 따라 발목 전문의의 진료를 받도록 조언한다. 만약 반복적으로 손상이 발생한다면 손상 예방을 위해 건강운동관리사로부터 정확한 손상평가를 받은 후 재활운동 프로그램을 받는 것도 방법이다.

근육과 힘줄 손상

발목 주변 근육과 힘줄 손상은 스포츠 활동 중 매우 빈번하게 발생한다. 장딴지근육이나 종아리근육 등의 손상이 발생한 경우에는 염증이 없어질 때까지 12~72시간 동안 PRICES 원칙을 지키고, 그 이후에는 충분한 스트레칭과 재활운동 프로그램으로 원래대로 회복하는 것이 매우 중요하다. 그러나 힘줄의 손상인 경우에는 재활운동 프로그램을 위해 더 많은 시간이 요구된다. 발과 발목의 움직임을 분석하고 보행이나 조깅 시 움직임 평가, 근육의 밸런스, 고유감각 기능의 평가 등을 통해 재활운동 프로그램을 작성한 후 최소한 2개월 이상 재활건강운동관리사의 관리를 받아야 한다.

뼈(연골) 손상

스포츠경기 중 간헐적으로 골절이 발생한다. 골절의 경우에는 부종과 통증이 매우 심하기 때문에 PRICES를 실시한 후 곧바로 병원으로 이송해야 한다. 목말뼈 후방 충돌 증후군과 골연골염이 있는 경우에는 그 원인을 분석하고 손상 부위에 스트레스를 줄이기 위해 재활훈련 프로그램을 작성해야 한다. 이때 발바닥근육의 평가를 실시하고 발목 주변 근육의 밸런스 훈련에 중점을 두어야 한다. 수술했을 경우에는 재활운동을 위해 부상 선수가 어떤 수술을 어떤 방식으로 받았는지를 의사에게 확인하거나 아니면 부상 선수에게 수술기록지를 지참하도록 해야 한다. 재활운동을 하는 동안에는 수술한 의사에게 부상 선수의 재진이 잘 되도록 협조해야 한다.

발목 손상의 평가

가쪽 발목염좌(ankle inversion)시 평가

주관적 증상

- 달리다가 발목이 꺾였는데 "뚝" 하는 소리가 났다.
- 가쪽복사뼈 앞쪽으로 통증과 부종이 있다.
- 부종이 3일 정도 있었지만 없어졌고 멍이 있다.

객관적 징후

- 손상 직후에는 부종이 심했다.
- 손상 3일 이후에 부상 선수를 보니 부종이 남아 있으며 가쪽복사 아래쪽에 멍이 남아 있었다.
- 앞목말종아리인대 부위를 누르니 통증을 호소했다.
- 발이 약간 뒤침(supination), 발바닥굽힘(plantar flexion), 안쪽번짐(inversion), 모음(adduction) 되어 있다.
- 모음은 발을 뒤에서 볼 때 목말뼈 경사(talar tilt) 각이 큰 것을 의미한다.
- 발바닥굽힘과 안쪽번짐 동작을 하는 동안 통증을 호소한다.

진단(assessment)

앞목말종아리인대(ATFL) 손상평가

주관적 증상과 객관적 징후를 볼 때 앞목말종아리인대 손상이 예상된다.

앞당김 검사(Anterior Drawer Test) 그림 11-276

- **방법**: 부상 선수를 테이블에 앉히고, 왼손은 정강종아리관절의 먼 부위를 잡고 오른손으로 목말뼈와 발꿈치뼈를 잡아서 앞안쪽으로 당긴다. 이때 왼손으로 부상 선수의 발목이 움직이지 않도록 고정하면서 오른손으로 발꿈치를 순간적으로 2~3회 강하게 잡아당긴다.
- **주의1**: 천천히 당기면 위음성이 될 수 있다.
- **주의2**: 오른발을 검사할 때는 왼손으로 당기고, 왼발을 검사할 때는 오른손으로 당겨야 한다.
- **양성**: 목말뼈 주변에서 소리가 나거나 목말뼈가 앞쪽으로 빠져나와 부상 선수가 불안감이나 통증을 호소할 때는 양성이다.

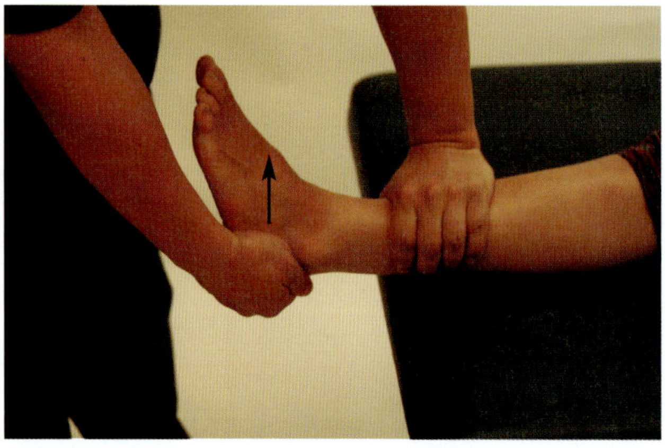

그림 11-276 앞당김 검사

발꿈치종아리인대(CFL) 손상평가

앞목말종아리인대 손상이 심할 경우 동반 손상 가능성이 높고, 발꿈치종아리인대 단독손상이 있을 경우에도 실시할 수 있다.

목말뼈경사검사(Talar Tilt Test) 그림 11-277

- **방법**: 부상 선수를 테이블에 앉히고, 왼손은 정강종아리관절의 먼 부위를 잡고 오른손은 목말뼈와 발꿈치뼈를 잡고 오른손 엄지손가락과 집게손가락, 가운데손가락에 힘을 주어 목말뼈를 안쪽으로 힘껏 기울인다.
- **주의**: 발목이 돌림되지 않도록 한다.
- **양성**: 목말뼈 경사를 할 때 부상 선수가 통증과 불안감을 호소하거나 경사각이 클 때 양성이다.

계획

- 경미한 손상일 경우 향후 손상 예방을 위한 재활운동 프로그램을 작성한다.
- 부상 선수의 고유감각 신경 회복을 위한 훈련 프로그램을 작성한다.
- 비접촉 손상일 경우 부상의 원인을 분석하고 선수(환자)의 상태를 평가한다.
- 손상이 심각할 경우 PRICES 원칙을 취한 후 병원 진료를 위해 전문의를 찾는다.
- 손상 경위 보고서를 작성해 감독 또는 보호자에게 보고한다.
- 부상 선수 또는 환자에게 안정을 취하도록 격려하고 재활운동 프로그램에 대해 설명한다.
- 재활운동과 훈련 프로그램의 효과를 설명하고 예후(prognosis)를 알려준다.

먼쪽 정강종아리인대 손상(distal anterior tibiofibular ligament sprain) 평가

주관적 증상

- 순간적으로 커팅하다가 발목의 앞쪽 꺾이는 부위에서 "뚝" 하는 소리가 났다.
- 발이 회전되면서 부상을 당했다.
- 발목관절의 앞쪽 선을 따라 통증이 있다.

객관적 징후

- 발등굽힘을 하면서 발목을 가쪽으로 돌리면 통증을 호소한다.
- 발목관절의 앞쪽 라인을 따라 압력을 가할 때 통증을 호소한다.
- 먼쪽 정강종아리인대 부위를 누르면 통증을 호소한다.
- 발등굽힘을 시키면서 저항을 가할 때 통증을 호소한다.

진단

클레이거 검사(Kleiger's Test) 그림 11-278

- **방법**: 부상 선수를 테이블에 앉히고, 왼손으로 발목관절의 위쪽을 잡고 오른손으로 환자 발바닥을 발등굽힘 시키면서 바깥돌림을 시킨다. 2~3회 실시한다.

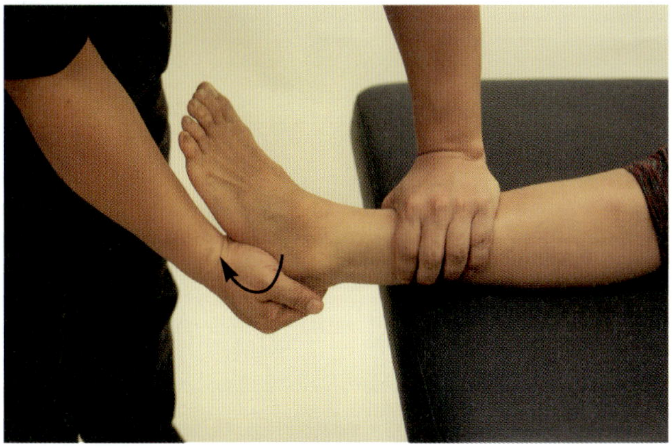

그림 11-277 목말뼈경사 검사

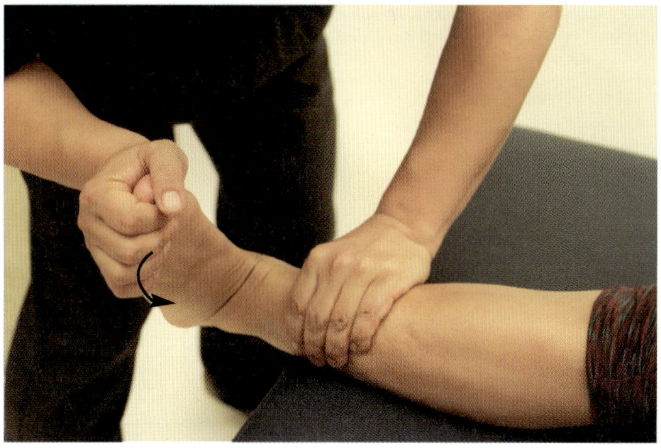

그림 11-278 클레이거 검사

- **주의:** 정강뼈가 바깥쪽으로 돌림하지 않도록 왼손으로 고정한다.
- **양성:** 먼쪽 앞정강종아리인대의 앞가쪽에서 통증을 호소하면 양성이다. 그러나 발목 안쪽의 세모인대에서 통증을 호소한다면 세모인대의 손상을 의심해야 한다.

계획

- 외형의 변화는 없지만 부종과 통증을 호소한다면 2주 정도의 석고붕대(cast)를 권장한다.
- 2주 후에는 석고붕대를 제거하고 발목관절과 목말밑관절의 관절가동범위를 확보한다.
- 3주 이후에 발목의 안쪽번짐과 가쪽번짐, 엎침과 뒤침을 실시한다.
- 4주 이후부터 가자미근과 장딴지근 강화를 위한 재활훈련을 실시한다.
- 평발이거나 발가락굽힘근의 위축이 있는지를 확인한 후 재활운동 프로그램을 작성한다.

아킬레스힘줄 파열

주관적 증상

- 아킬레스힘줄 파열 시 뒤에서 "딱" 하는 소리가 난다.
- 발에 힘이 들어가지 않는다.
- 준비운동을 하지 않은 상태에서 점프를 하다가 발생한다.

객관적 징후

- 아킬레스힘줄이 밑으로 처지면서 붓는다.
- 아킬레스힘줄 주변으로 부종과 통증이 동반된다.
- 아킬레스힘줄 촉진 시 장력(tension) 없이 흐물거림을 느낀다.
- 발등굽힘은 가능하지만 능동적인 발바닥굽힘을 할 수 없다.

진단

톰슨 검사(Tompson Test) 그림 11-279

- **방법:** 부상 선수를 테이블에 엎드리게 하고, 발목을 테이블 바깥쪽으로 나오도록 한다. 환자의 옆쪽에 서서 두 손으로 장딴지근을 압박한다. 이때 시선은 발목을 보면서 장딴지근 압박 시 발바닥굽힘이 발생하는지를 확인한다.
- **양성:** 장딴지근 압박 시 발바닥굽힘이 없다면 양성이다.

피로골절

스포츠 손상 시 골절은 정강뼈와 종아리뼈, 목말뼈, 발꿈치뼈에서 발생할 수 있다. 그러나 뼈가 돌출되거나 뼈의 내부 골절보다는 피로골절이 더 많이 발생한다. 골절인 경우에는 증상과 징후를 확인한 후 PRICES를 실시한 후 병원으로 이송해야 한다. 그러나 피로골절인 경우에는 아래의 절차를 따르도록 한다.

주관적 증상

- 운동을 하면 통증이 있지만 휴식을 하면 단순한 근피로처럼 증상이 없다.
- 반복적인 장시간, 고강도의 운동을 할 때 증상이 심해진다.
- 증상이 점차적으로 심해진다.

객관적 징후

- 특이적 증상이 없다.
- 손상 부위에 압통이 있다.
- X선 검사 시 음성으로 나올 수 있다.
- 관절가동범위는 정상 수준이지만 근력 검사에서는 통증을 호소한다.

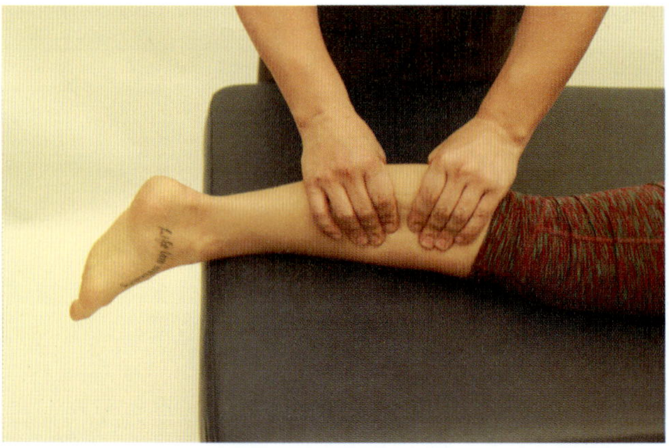

그림 11-279 톰슨 검사

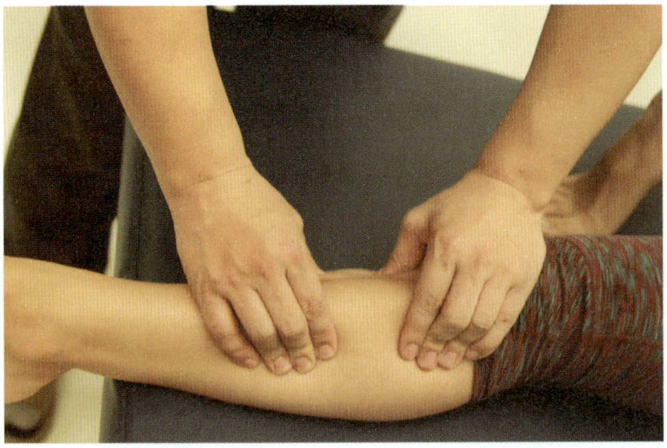

그림 11-280 압축검사

진단

압축 검사(Squeeze Test): 정강뼈 피로골절의 검사

그림 11-280

- 방법: 부상 선수를 테이블에 눕히고, 두 손으로 정강뼈와 종아리뼈를 잡고 쥐어짠다.
- 주의: 검사자는 두 손의 엄지벌림근을 이용해 강하게 쥐어짠다. 발목을 테이블 바깥쪽으로 둔다.
- 양성: 손상 부위에서 통증을 호소한다.

충격 검사(Bump Test, Percussion Test): 다리 피로골절의 검사 그림 11-281

- 방법: 부상 선수를 테이블에 눕히고, 발목을 중립 자세로 한 다음, 왼손으로 발목을 잡은 다음 오른손으로 발꿈치에 충격을 가하기 위해 손바닥의 기시부로 강하게 친다.
- 주의: 처음에는 가볍게 치고 점차적으로 강하게 타격한다.
- 양성: 피로골절 부위에서 통증이 발생한다.

계획

- 피로골절이 의심될 때는 병원에서 Bone Scan 검사를 받도록 권유한다.
- 최소 2주 이상 스포츠 활동을 중지하도록 설명한다.
- 초기부터 관절가동범위 확보와 근육 위축을 위한 재활운동 프로그램을 실시한다.
- 2주 이후에 재평가를 실시하고 통증이 없다면 운동 강도를 점차 높이도록 한다.
- 복귀를 위해서는 최소 6주 이상의 기간이 필요하다.

발목 재활운동

발목 재활운동은 크게 발목가동 기법, 관절가동범위 운동, 근력 운동, 고유수용성 운동으로 구분된다. 근력 운동은 튜빙을 이용한 운동이나 건강운동관리사에 의한 등척성 운동부터 실시하고 점차적으로 체중부하 운동으로 점증시키는 것이 권장된다.

발목가동 기법

ATFL 스트레칭 그림 11-282

앞당김 검사와 동일하지만 조심스럽게 당기면서 앞정강종아리인대를 늘려 주어야 한다. 이 스트레칭은 발목의 안정성에 기여하며, 발바닥굽힘과 발등굽힘, 안쪽번짐, 가쪽번짐 등의 움직임에 기여한다.

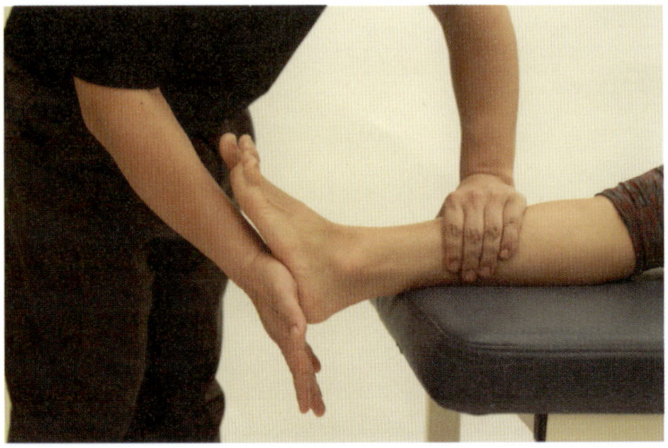

그림 11-281 충격 검사

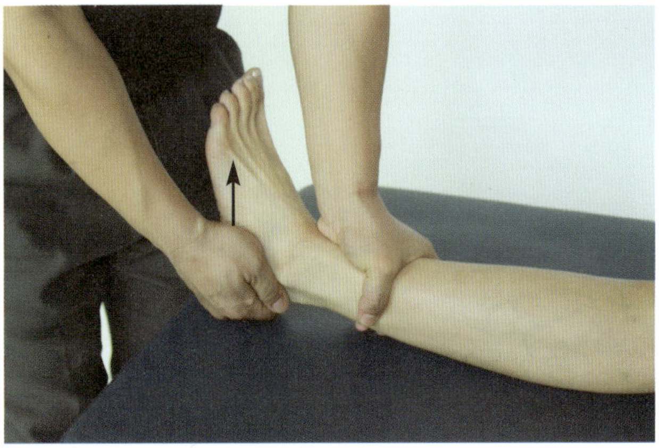

그림 11-282 ATFL 스트레칭

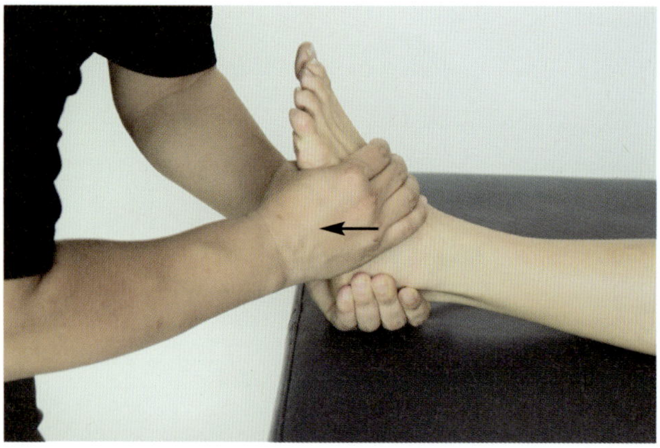

그림 11-283 발목관절 신연

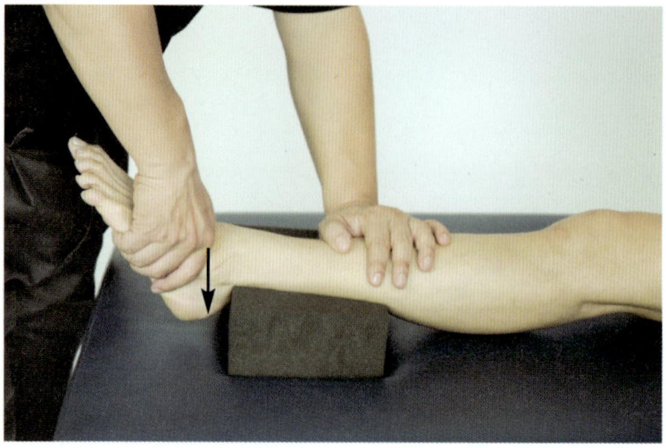

그림 11-286 목말뼈 후방활주

발목관절 신연 그림 11-283

한 손으로는 발꿈치뼈를 잡고 다른 한 손은 발등뼈를 잡아서 동시에 발바닥 방향으로 잡아당긴다. 이때 환자의 발은 중립이 되도록 양손으로 고정하면서 당기도록 한다. 조심스럽게 잡아당기면서 환자의 통증유무를 확인한다.

목말밑관절 활주 그림 11-284,285

발목의 안쪽번짐(내번)과 가쪽번짐(외번)을 향상시키기 위한 관절수기 요법으로 당기는 방법보다는 미는 방법을 더 쉽게 적용시킬 수 있다. 한 손으로는 발꿈치뼈를 잡고 다른 한 손으로는 정강종아리뼈의 먼 부위를 잡는다. 이때 발꿈치뼈를 아래쪽으로 밀어서 활주시킨다. 가쪽 활주는 안쪽번짐의 각도를 좋게 하고, 안쪽 활주는 가쪽번짐의 각도를 좋게 한다.

목말뼈 후방활주 그림 11-286

목말뼈를 후방으로 밀기 위해 한 손은 정강종아리뼈를 잡고 다른 한 손은 목말뼈를 위쪽에서 잡는다. 발목의 고정을 위해 정강종아리뼈 먼 부위에 패드로 고정시킨다. 발목관절을 약간 발바닥굽힘한 상태에서 후방으로 천천히 활주시킨다.

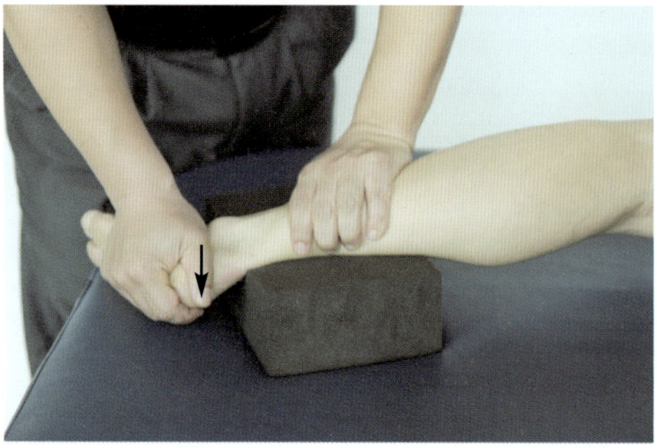

그림 11-284 안쪽 활주

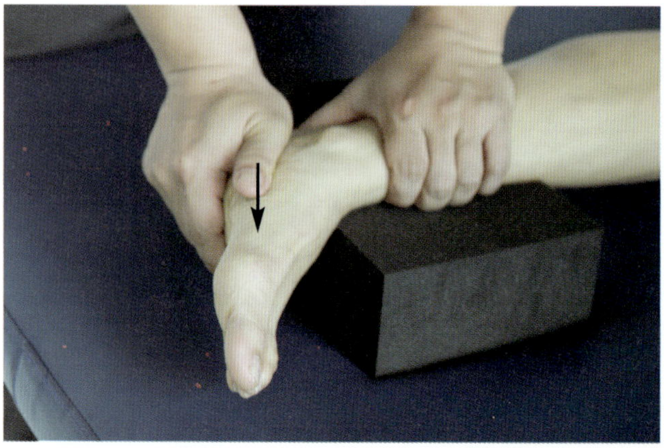

그림 11-285 가쪽 활주

스트레칭

장딴지근육 스트레칭 그림 11-287~289

장딴지근육 스트레칭은 벽을 잡고 환측 다리를 뒤에 둔 상태에서 무릎을 최대한 편다. 이때 발은 중립 상태가 되도록 하고 엉덩이를 앞쪽으로 이동시킨다. 발꿈치가 지면에서 떨어지지 않도록 주의한다. 또는 앉아서 수건으로 전족부를 감싼 후 무릎을 펴서 몸쪽으로 수건을 당기는 방법과 계단을 이용해 환측의 전족부만을 계단에 대고 발꿈치를 지면 방향으로 눌러주는 방법이 있다. 최소한 5초 이상 스트레칭하며 10초 이상 유지할 것을 권장한다.

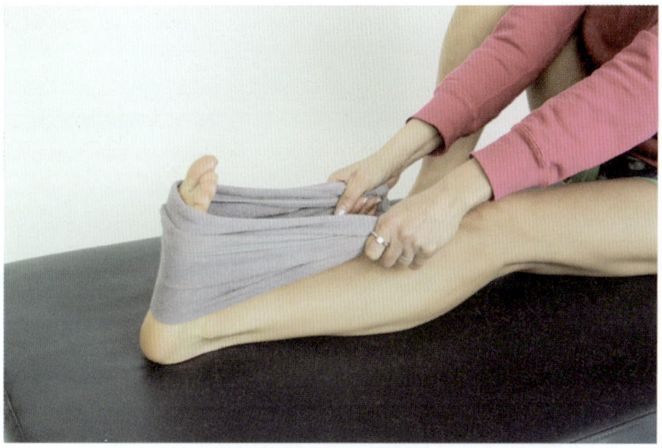

그림 11-288 수건 이용 장딴지 스트레칭

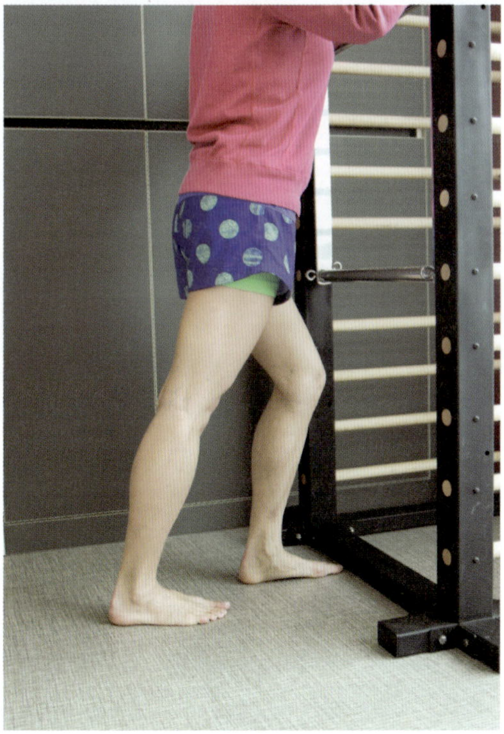

그림 11-287 벽 짚고 장딴지 스트레칭

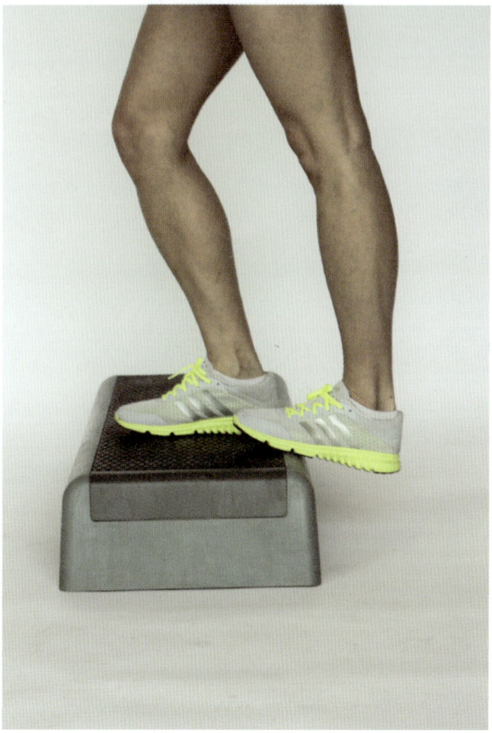

그림 11-289 계단 이용 장딴지 스트레칭

가자미근육 스트레칭 그림 11-290~292

가자미근육 스트레칭은 장딴지근육 스트레칭과 동일하지만, 무릎을 굽힌 상태에서 실시한다는 점에서 큰 차이가 있다. 다른 방법은 모두 동일하다.

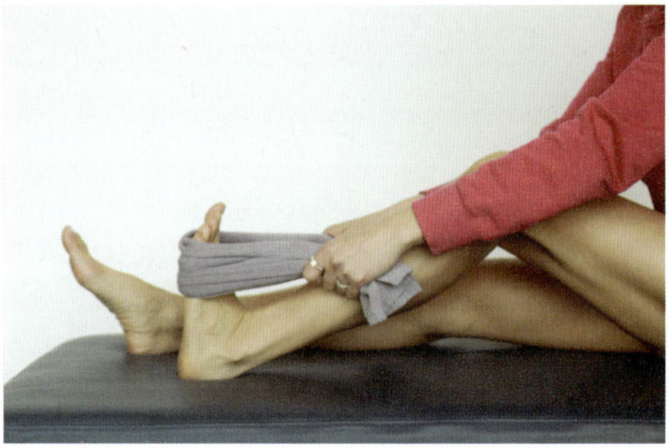

그림 11-290 수건 이용 가자미근 스트레칭

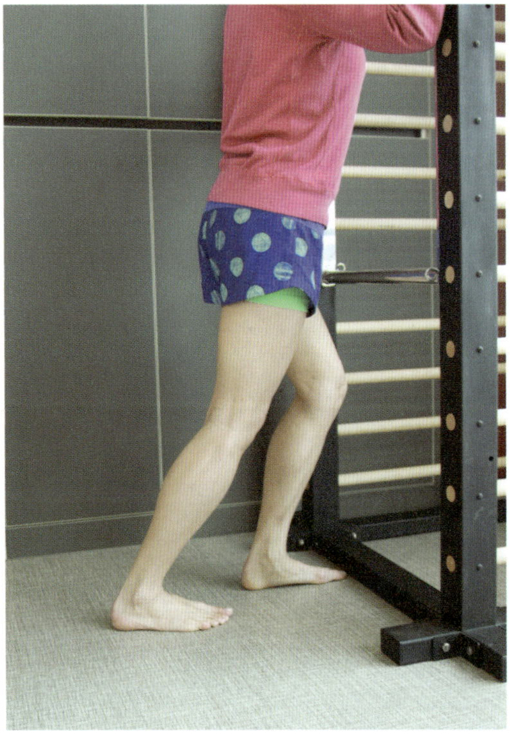

그림 11-291 벽 짚고 가자미근 스트레칭

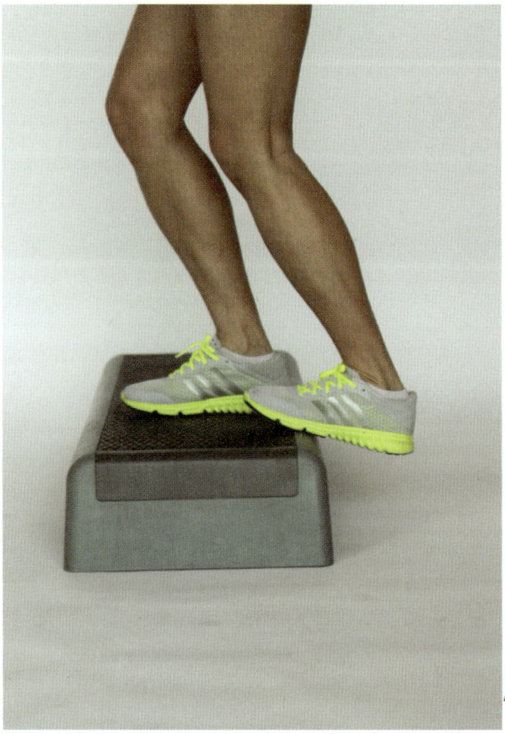

그림 11-292 계단이용 가자미근 스트레칭

근력 운동

발가락 운동 그림 11-293~295

엄지발가락 밀기와 엄지발가락 당기기, 발가락 밀기, 발가락 당기기 등의 운동은 다리의 심부근육을 강화시키기 때문에 발목의 안정화에 큰 도움이 된다. 다른 운동 장비가 없기 때문에 건강운동관리사의 손으로 직접 실시한다면 더 좋은 효과가 있을 것이다.

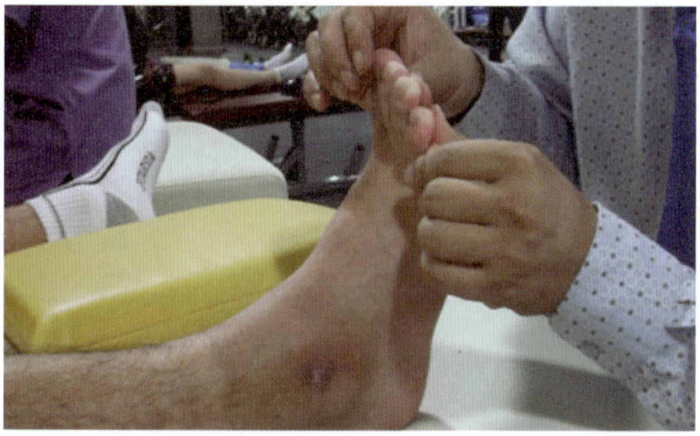

그림 11-293 발가락 밀기

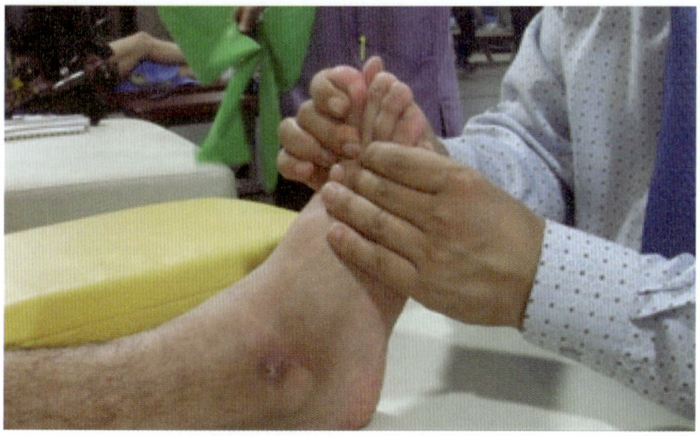

그림 11-294 엄지발가락 당기기

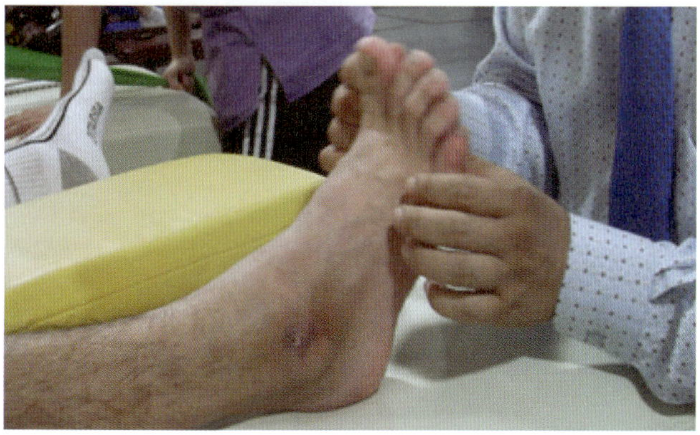

그림 11-295 엄지발가락 밀기

발목 튜빙 운동 그림 11-296

튜빙을 발의 전족부에 대고 발등굽힘, 발바닥굽힘, 가쪽번짐, 안쪽번짐의 운동을 실시한다. 10~15회를 실시할 것을 권장하며, 2~3세트를 실시한다.

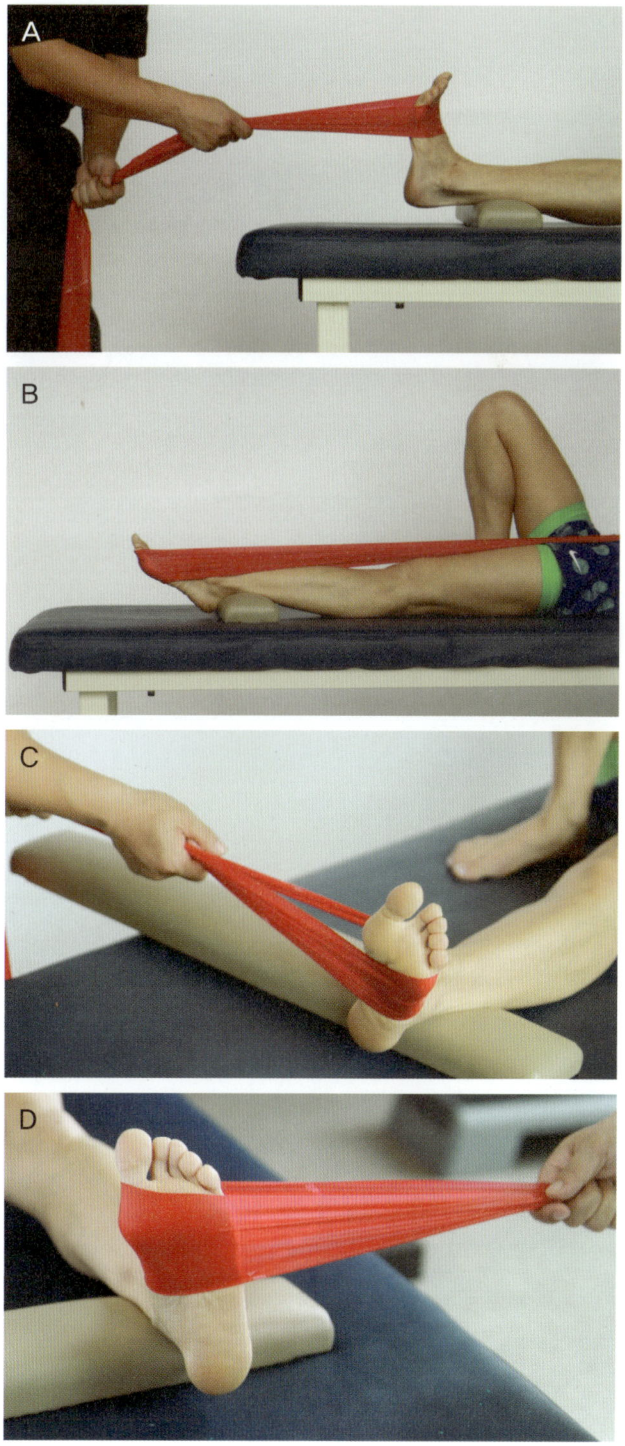

그림 11-296 발목 튜빙 운동

고유수용감각 운동 그림 11-297~300

발가락의 고유수용감각을 위해 발가락으로 구슬 집기, 트램펄린 위에서 중심잡기, 스펀지 위에서 중심잡기 등의 운동을 수행한다.

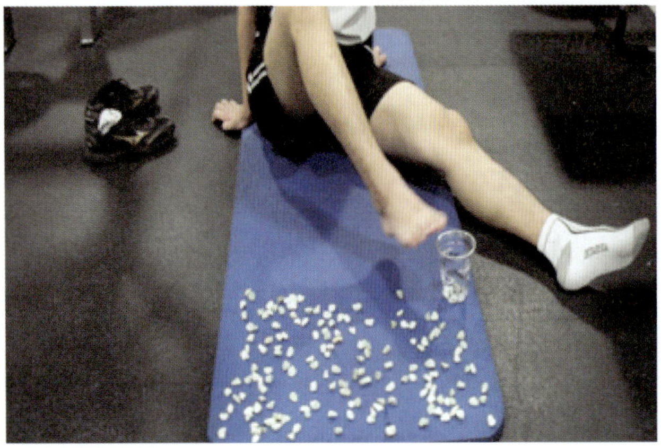
그림 11-297 구슬 집기

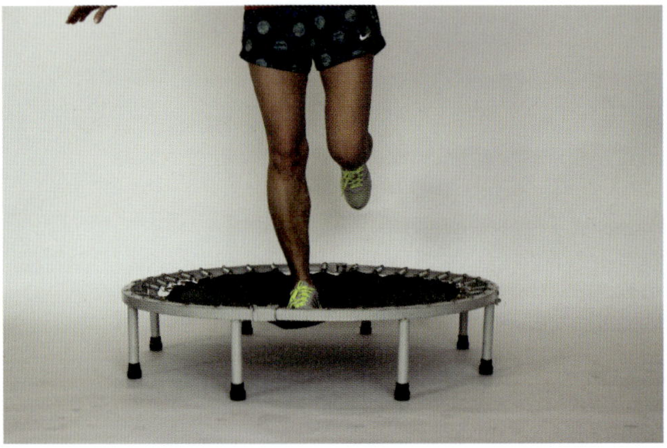
그림 11-298 트램펄린 위에서 중심잡기

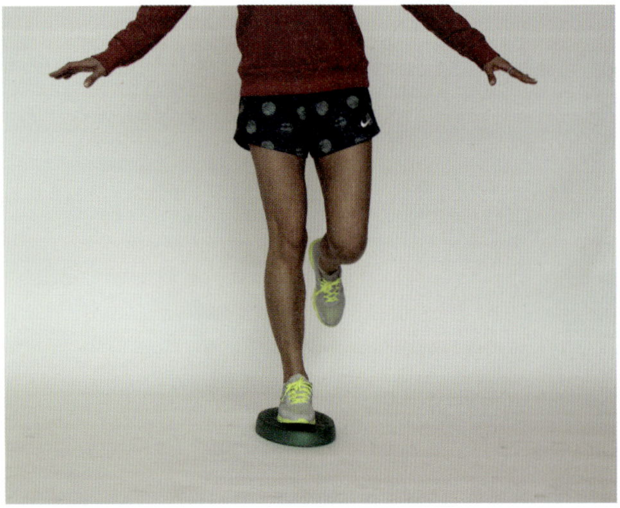
그림 11-299 스펀지 위에서 중심잡기

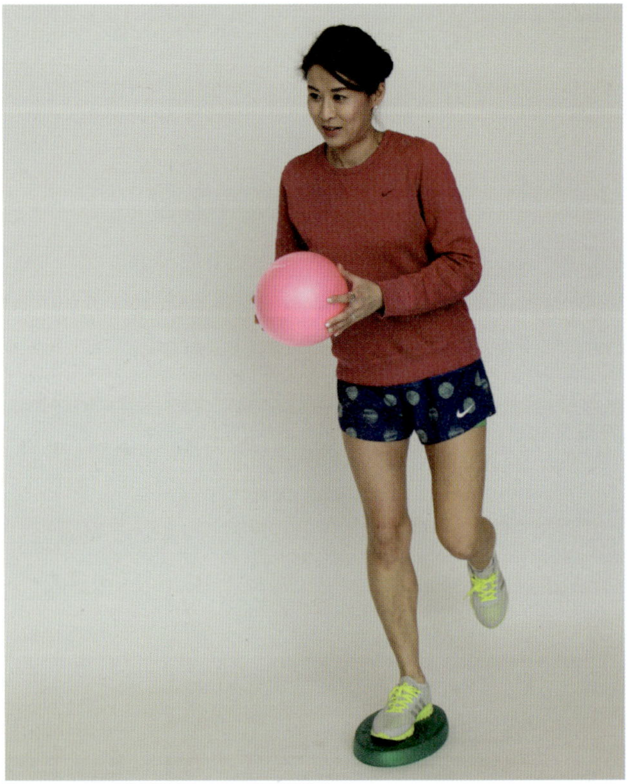
그림 11-300 스펀지 위에서 중심잡으며 볼 주고 받기

연습문제

01 발 해부학에서 중력의 영향을 가장 적게 받는 부위는?

① 발꿈치뼈(Calcaneus)
② 제1발허리뼈(1st metatarsal)
③ 목말뼈(Talus)
④ 정강뼈(Tibia)
⑤ 종아리뼈(Fibula)

02 다음 설명 중 가장 적절한 것은?

① 목말뼈는 가쪽쐐기뼈(lateral cuneiform)와 관절을 이룬다.
② 입방뼈(cuboid)는 제3발허리뼈(3st metatarsal)와 관절을 이룬다.
③ 목발뼈는 발꿈치뼈와 발목관절(talocrural joint)을 이룬다.
④ 발꿈치뼈는 보행 시 가장 먼저 지면에 접촉하는 뼈이다.
⑤ 발배뼈는 발의 가쪽에 위치하고 있기 때문에 짧은종아리힘줄이 부착된다.

03 다음 설명 중 가장 적절한 것은?

① 발꿈치뼈는 아킬레스힘줄이 붙어 있으며, 발의 뼈 중 가장 가쪽에 있다.
② 목말뼈 지붕은 사각형 형태로 되어 있다.
③ 긴종아리힘줄은 제5발허리뼈의 붓돌기에 연결되어 있다.
④ 짧은종아리힘줄은 종아리뼈머리에서 시작된다.
⑤ 안쪽복사뼈는 가쪽복사뼈보다 더 아래쪽으로 내려와 있다.

04 다음 설명 중 가장 적절한 것은?

① 목말뼈의 안쪽은 종아리뼈와 관절을 이룬다.
② 발의 아치는 충격을 흡수하고 엎침을 예방하는 역할을 한다.
③ 목말밑관절은 발목의 굽힘과 폄 기능을 한다.
④ 발가락을 폈을 때 발바닥의 안쪽 세로 아치가 증가해 요족이 발생한다.
⑤ 발바닥근막은 발의 횡아치를 위해 엄지벌림근과 상호작용을 한다.

05 다음 운동 손상에 관한 설명이다. 가장 적절한 것은?

① 앞목말종아리인대는 발목인대 손상 중 가장 많이 발생하는 부위이다.
② 발꿈치종아리인대는 발등굽힘을 심하게 했을 때 발생한다.
③ 장딴지근육의 염좌는 넙다리네갈래근의 기능과 관련이 없다.
④ 아킬레스힘줄의 손상은 발꿈치뼈와 붙는 부위에서 가장 흔하게 발생한다.
⑤ 먼쪽 앞정강종아리인대 손상은 계단을 내려올 때 주로 손상이 발생한다.

06 다음 설명 중 가장 적절한 것은?

① 정강종아리인대는 섬유성 인대결합과 함께 있기 때문에 가동성이 큰 관절이다.
② 발목의 세모인대는 3개의 인대가 삼각형 형태로 되어 있다.
③ 긴엄지굽힘근은 발목의 안쪽복사뼈 뒤로 내려간다.
④ 종아리긴힘줄은 장딴지 2/3 지점과 종아리뼈 1/3 지점에서 시작한다.
⑤ 뒤정강근은 긴엄지굽힘근보다 더 표피층에 존재한다.

07 다음은 손상기전에 관한 설명이다. 가장 손상이 의심되는 부위는?

> 계단을 급하게 내려오다가 발을 접질렀다. 발바닥굽힘된 상태에서 뒤침이 있었고, 손상 직후 통증이 매우 심했으며, 부종이 생기기 시작했다.

① 아킬레스힘줄
② 앞목말종아리인대
③ 앞정강종아리인대
④ 앞십자인대
⑤ 뒤목말종아리인대

08 다음은 손상평가에 관한 설명이다. 어떤 구조물과 관련이 가장 깊은가?

> 환자를 눕힌 상태에서 한 손으로 발목을 잡고 다른 한 손으로 전족부를 잡은 다음, 발등굽힘을 한 상태에서 발을 가쪽돌림시켰다.

① 발꿈치종아리인대
② 앞목말종아리인대
③ 앞정강종아리인대
④ 앞십자인대
⑤ 뒤목말종아리인대

09 아킬레스힘줄 파열을 확인하기 위한 검사법은?

① 앞당김 검사
② 뒤당김 검사
③ 클레이거 검사
④ 톰슨 검사
⑤ 충격 검사

10 무릎을 편 상태에서 발끝으로 체중을 싣고 발꿈치를 들어올린다면 가장 스트레스를 많이 받는 구조물은?

① 종아리근
② 앞십자인대
③ 발바닥근
④ 앞목말종아리인대
⑤ 장딴지근

---

1. ⑤	2. ④	3. ②	4. ②	5. ①
6. ③	7. ②	8. ③	9. ④	10. ⑤

발목관절 평가질문지

Ankle-Hind foot Scale(총100점)

이름: 작성일: 점수: /100

다음 각각의 질문에 가장 근접하는 곳에 ∨표시를 하세요.

I. 통증 (40점)

① 전혀 아프지 않음 □40
② 약간, 가끔 아픔 □30
③ 보통, 매일 아픔 □20
④ 심함, 현재 거의 항상 아픔 □10

II. 기능 (50점)

1. 활동에 제한이 있고, 도움이 요구되는 정도?

① 제한이나 도움은 전혀 필요하지 않음 □10
② 일상생활에 제한이 없고, 여가활동 시에 통증은 있으나 도움은 필요하지 않음 □7
③ 일상생활과 여가활동 시 모두 통증과 절뚝거림이 있음 □4
④ 일상생활과 여가활동 시 심한 제한이 있고, 걸을 때 보조기구(워커, 휠체어, 보조기 등)가 필요함 □0

2. 최대한 걸을 수 있는 거리(단위, 블록)

① 600m 이상 □5
② 400~600m □4
③ 100~300m □2
④ 100m 미만 □0

3. 보행할 수 있는 지면은?

① 어디든 어려움 없이 갈 수 있음 □5
② 울퉁불퉁한 지면, 계단, 경사, 사다리 등을 걸을 때 약간의 어려움(통증)이 있음 □3
③ 울퉁불퉁한 지면, 계단, 경사, 사다리 등을 걸을 때 심한 어려움이 있음 □0

4. 걷는 모양의 이상(비정상적인) 정도

① 전혀 없거나 약간 있음 □8
② 육안으로 알아볼 수 있을 정도의 파행 □4
③ 현저한 파행 □0

5. 시상면(sagittal motion)에서 굽힘+폄(flexion + extension)

① 정상 또는 약간 제한이 있음(30° 혹은 그 이상) □8
② 중등도의 제한(발바닥굽힘과 발등굽힘의 합이 15~29°) □4
③ 심한 제한이 있음(발바닥굽힘과 발등굽힘의 합이 15° 미만) □0

6. 목말밑 관절가동범위(안쪽번짐과 가쪽번짐 정도)

① 정상 또는 약간 제한이 있음(정상 범위의 75% 이상) □6
② 중등도의 제한(정상 범위의 25~74%) □3
③ 현저한 제한(정상 범위의 25% 미만) □0

7. 발목관절 및 후족부 안정성(앞뒤, 안쪽뒤쪽굽음)

① 안정적 □8
② 명백한 불안정적 □0

III. 정렬 (10점)

① 양호. 발바닥 전체를 땅에 대고 걸을 수 있고, 정렬도 정상적임 □10
② 보통. 발바닥 전체를 땅에 대고 걸을 수 있고 경도의 부정렬이 있으나 증상은 없음 □5
③ 불량. 발바닥 전체를 땅에 대고 걸을 수 없고 현저한 부정렬이 있으며 증상도 있음 □0

VAS score

하루 중 가장 아픈 때 몇 점 정도 됩니까?

0 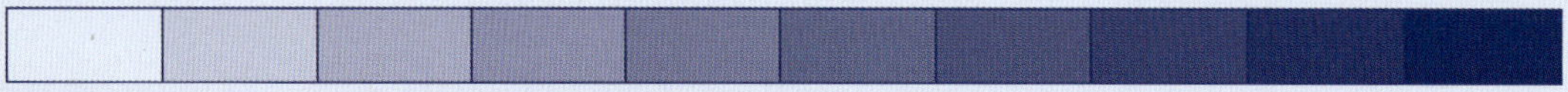 10

전혀 없다 죽을 만큼 아프다

CHAPTER 12

부가적인 의학적 상태

코피

스포츠 경기 중 코피는 흔하게 발생하는 부상 중 하나이다. 비의도적으로 상대 선수의 신체 부위와 충돌하면 코피가 발생한다. 경기하는 동안 발생된 코피는 의학적으로 큰 문제가 되지는 않으며, 약간의 지압을 하면 짧은 시간 안에 멈춘다. 그러나 피가 멈추지 않는다면 경기를 중단하고 환자의 병력을 확인하기 위해 병원으로 이송하는 것이 좋다. 경기장에서 혈흔이 경기장 바닥과 건강운동관리사의 몸에 묻어 있다면 감염을 막기 위해 알코올 솜을 이용해 깨끗하게 소독해야 한다.

피부 손상

피부는 인체에서 가장 큰 조직이며 표피, 진피, 피하조직으로 구분된다. 피부 손상에는 단순한 상처에서부터 박테리아, 곰팡이, 바이러스 감염에 이르기까지 다양한 질환이 있으며, 특히 스포츠 손상에서는 찰과상과 열상으로 인한 감염과 합병증이 있다. 따라서 상처가 발생하면 우선 출혈을 막고 소독함으로써 감염을 예방하는 것이 중요하다. 인간면역결핍바이러스(HIV)와 B형 간염바이러스(HBV)와 같은 감염원을 전이시키는 혈액으로부터 보호하기 위해 보호 장비를 활용해야 한다. 미국안전위원회(1993)에서는 상처를 소독하기 위한 몇 가지 원칙을 제시했다.

- 수술용 장갑을 착용한 후 응급처치를 해야 한다.
- 알코올 솜이나 멸균거즈로 상처 부위를 닦는다.
- 물로 상처 부위를 깨끗하게 닦은 후 마른 거즈로 닦는다.
- 상처의 인접 부위에 있는 혈흔을 알코올 솜으로 닦는다.
- 머큐로크롬이나 요오드 같은 화학 물질을 상처에 대지 않는다. 그 이유는 이러한 약제는 효과는 약간 있지만 알레르기 반응을 유발시킬 수 있기 때문이다.
- 작은 상처는 밴드를 부착하고 큰 상처는 멸균거즈를 부착한 후 반창고를 이용해 피부에 부착한다.
- 피부의 피하조직이 노출된 큰 상처는 출혈을 막은 후 병원으로 이송해 의학적 치료를 받아야 할 것인지에 대해 상의한다.

자외선에 의한 피부 손상

여름철 자외선에 의한 장시간 노출은 피부 손상을 유발시킬 수 있다. 경미한 손상은 화상으로 이어질 수 있지만 심한 손상은 피부암으로 발전할 수 있다. 자외선은 자외선 A(긴 파장 자외선)와 자외선 B(중간 파장 자외선)로 구분되며, 자외선 B는 피부질환을 더 잘 유발시킨다. 밝은 피부를 가지고 있거나 붉은 머리카락, 주근깨가 있는 경우 자외선에 노출된다면 손상의 위험이 더 크며, 특히 오전 10시에서 오후 2시 사이에 야외 운동은 자외선에 의한 피부 손상을 유발할 수 있다. 자외선으로부터의 피부 손상을 예방하기 위해 자외선차단제를 노출된 피부에 1시간 단위로 도포해야 한다. 과거에는 차단지수 15 정도를 권장했지만 최근에는 자외선이 더 강해졌기 때문에 최소한 30 이상의 차단제를 도포할 것을 권장한다.

물집

물집은 반복적으로 발이 신발과 마찰되거나 손과 운동 장비가 마찰되면 피부에 발생한다. 물집은 표피 아래에 액체가 증가하면서 부풀어 오르며, 일반적으로 맑은 액체를 담고 있기 때문에 위험성은 없지만 만약 화끈거림이 있다면 병원 진료를 받을 것을 권장한다. 물집은 훈련의 결과물로 발생할 수 있으므로 적절한 관리가 매우 중요하다. 물집이 발생하지 않도록 예방하기 위해서는 ① 발에 맞는 신발의 착용 ② 잦은 마찰 부위에 파우더 도포 ③ 마찰을 방지하기 위한 테이프 사용 ④ 적절한 기술의 사용 ⑤ 비정상적인 마찰이 있는 경우에 얼음찜질 등을 하는 것을 권장한다. 일단 물집이 발생했다면 시간적 여유가 있을 경우에는 물집을 소독된 칼로 구멍을 낸 후 주변을 소독하고 거즈를 붙이는 것이 좋고, 시간적 여유가 없을 경우에는 부푼 부위를 터트린 후 비누와 물, 또는 벤잘코니움과 같은 액체 방부 약품으로 세척한 후 거즈를 붙이도록 한다.

무좀

무좀은 감염되는 가장 흔한 질환이며, 선수들의 경우 감염된 운동화를 신고 땀을 흘리면 곰팡이균이 배양되어 무좀에 걸리기 쉽다. 무좀은 발가락 사이와 발톱의 끝부분, 발가락의 바닥 부분에서 주로 발생된다. 가려움 증상이 있으며, 피부가 벗겨지면 붉고, 회색의 반점과 염증이 발생한다. 만약 무좀의 초기 증상이라면 비누를 이용해 깨끗하게 씻고 건조시켜야 한다. 그리고 수시로 땀에 젖은 양말을 새 양말로 갈아 신고 신발은 항상 바람이 잘 통하는 그늘진 곳에 건조시키는 것이 좋다.

간질

간질은 뇌조직의 기능적 장애로 인해 발작적으로 신경 기능 장애를 일으켜 돌발적인 의식 상실, 경련, 정신 또는 감각 장애를 일으키는 질환이다. 전체 인구의 약 0.5~1%에게서 볼 수 있는 흔한 질병으로 유전병이나 불치의 병으로 단정해 치료를 기피했지만, 최근에는 약물 치료와 뇌수술로 간질 환자의 약 80%를 치유할 수 있다.

발작의 경우에는 사전에 질병을 확인한 후 필요한 약물의 섭취에 관한 정보를 인지하고 있어야 한다. 그리고 발작이 언제 주로 발생하는지, 외상과 관련이 있는지, 스트레스와 관련이 있는지 등에 관한 환자의 정보를 인지하고 환자와 상담을 통해 적절한 대처법을 사전에 알고 있어야 한다. 또한 발작이 발생하는 원인이나 시기에 대해 잘 알고 있다면 스포츠 종목을 선정할 때 참고하는 것이 바람직하며, 가급적 접촉스포츠를 하지 않도록 해야 한다. 주기적으로 병원 진료를 통해 적절한 관리법을 찾을 것을 권장한다.

연습문제

01 다음 중에서 피부 손상이 발생했을 때 상처 부위 소독에 관한 올바른 조치는 무엇인가?

① 끼고 있던 면장갑을 이용해 혈흔을 닦았다.
② 상처 부위를 머큐로크롬으로 깨끗이 닦았다.
③ 상처 부위를 물로 깨끗하게 닦은 후 마른 거즈로 닦았다.
④ 손상 부위에 부종이 있어서 파스를 붙였다.
⑤ 옷과 몸에 피가 묻어서 알코올 솜으로 닦은 후 계속 경기에 임하도록 했다.

02 다음 중에서 피부 손상이 발생했을 때 가장 적절하지 않은 것은 무엇인가?

① 자외선에 의한 피부 손상을 방지하기 위해 자외선차단제를 발랐다.
② 한여름 오후 1시 사이에 야외 운동을 실내 운동으로 대체했다.
③ 발가락에 물집이 있어서 운동화를 건조시키고 양말을 새것으로 교환했다.
④ 무좀이 있어서 운동화를 새것으로 교환했다.
⑤ 간질 증상이 있어서 병원의 진료를 받도록 했다.

03 물집의 적절한 예방법이 아닌 것은?

① 슬리퍼를 착용하도록 했다.
② 발에 맞는 신발을 착용하도록 했다.
③ 새끼발가락 쪽에서 잦은 마찰이 있어서 새끼발가락에 파우더를 발랐다.
④ 마찰이 있는 부위에 거즈를 대고 테이프로 고정했다.
⑤ 운동 기술이 잘못되어 잦은 물집이 생긴 것을 알고 적절한 기술을 적용하도록 했다.

04 다음 중에서 출혈 시 가장 적절한 대처법은 무엇인가?

① 상처가 발생한 부위의 출혈 부위를 멸균거즈로 압박해 출혈을 막았다.
② 출혈 부위를 고정하기 위해 부목을 대어 준다.
③ 일단 손으로 지압을 시킨 후 소독약을 찾았다.
④ 다리에 출혈이 발생되어 똑바로 누운 상태에서 대기했다.
⑤ 손가락에 출혈이 발생되어 붕대로 감은 후 팔을 몸 옆에 내려놓고 사용하지 않았다.

05 다음 중에서 가장 적절하게 처치한 것은 무엇인가?

① 무좀으로 가려움증을 없애기 위해 긁어주었다.
② 상처 부위를 소독하기 위해 머큐로크롬을 발라주었다.
③ 무좀이 있는 상태에서 발가락을 수건으로 닦았다.
④ 간질이 있는 선수에게 증상이 나타나지 않도록 격리시켰다.
⑤ 출혈 부위를 처치하기 위해 보호용 장갑을 착용했다.

---

1. ③ 2. ④ 3. ① 4. ① 5. ⑤

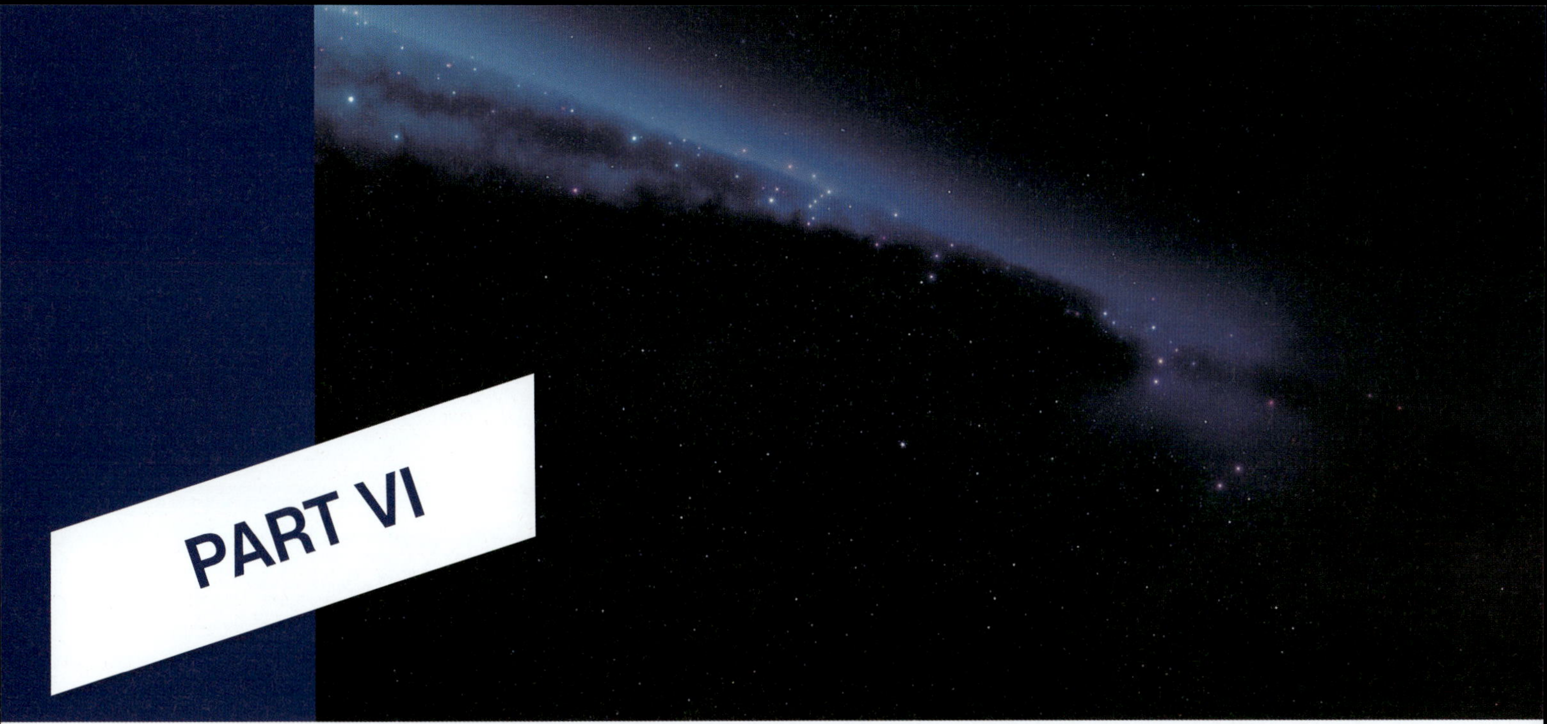

PART VI

스포츠 손상의 재활운동

13 재활운동의 원리

CHAPTER

서론

신체 평가를 통해 얻어진 결과는 치료의 단계와 목표에 맞는 재활운동으로 적절한 시기의 복귀를 결정하는 데 적용되고, 건강한 삶을 최대화하기 위해 사용된다.

재활을 위해서는 방법이나 테크닉, 장비, 몸의 움직임을 이용한 다양한 활동들과 같은 넓은 범위의 개입이 필요하다. 이러한 개입들은 문제되는 부위와 기능적 제한을 확인하고 개선하며 기능을 향상시키는 방향으로 이루어진다. 재활은 재활 세팅(클리닉, 병원, 팀 등)의 다양성과 개인의 나이, 건강 수준, 활동 수준에 따라 매우 다양하게 진행된다.

재활은 신체 컨디셔닝과 유사하다고 할 수 있다. 본질적으로 신체는 궁극적으로 스트레스에 반응해 그들의 기

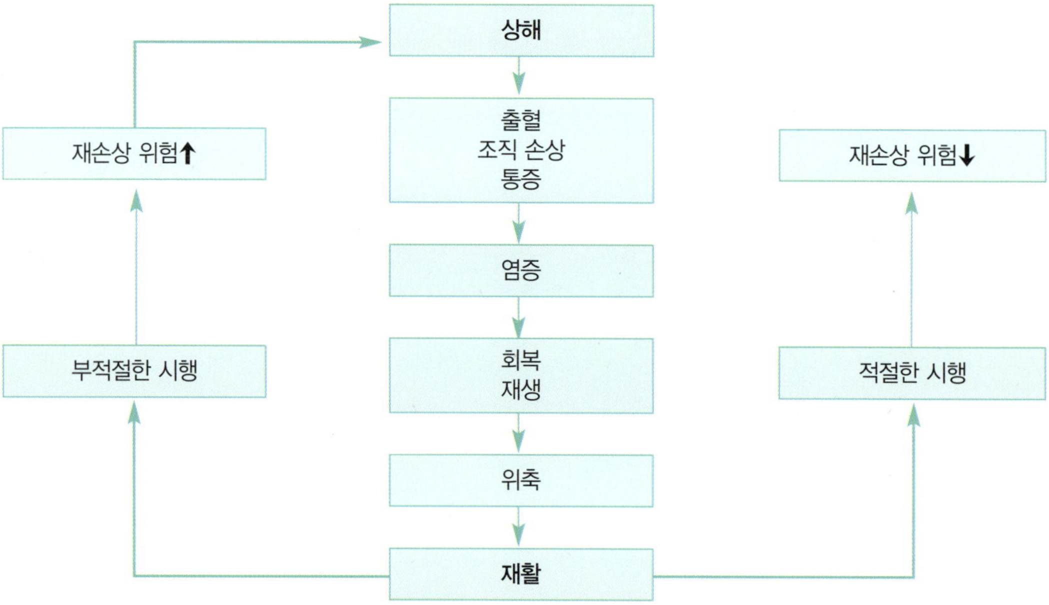

그림 13-1 손상에 대한 신체 반응과 재활의 역할

참조 13-1

- 통증을 감소시키는 테크닉
- 부종을 제한하는 테크닉
- 관절 가동성을 회복하는 테크닉
- 근육의 신장성과 탄성을 회복하는 테크닉
- 신경근 기능을 회복하는 테크닉
- 근력, 지구력, 스피드와 파워를 향상시키는 운동
- 균형, 신경근 조절, 협응과 민첩성을 향상시키는 활동
- 보행, 자세, 신체 기전을 향상시키는 운동
- 심폐 능력을 향상시키는 운동
- 스포츠, 활동과 관련된 기능적 운동
- 기본적인 수기 치료 능력과 치료 모달리티를 사용하고 가르칠 수 있는 능력

능을 향상시키며 적응해 간다. 재활은 치료되고 있는 조직에 적절한 스트레스를 적용하는 과정이라고 할 수 있다. 부적절한 재활과 빠른 복귀는 재손상에 노출시킬 수 있다. 그림 13-1 은 손상에 대한 신체 반응과 부적절한 재활의 결과를 보여준다.

효과적인 재활운동 프로그램을 만들기 위해 건강운동관리사는 치유 과정(healing process)에 대한 깊은 이해를 하고 있어야만 한다. 단순히 스트레칭하고 힘을 키우는 것만으로는 부족하다. 발생된 손상에 따른 개인화된 재활 프로그램을 만들어낼 수 있도록 각 조직과 구조, 신체가 어떻게 반응하는지에 대한 충분한 지식, 그리고 운동에 대한 전반적인 이해가 필수적으로 동반되어야 한다.

건강운동관리사는 개인이나 선수를 재활하려고 할 때 참조 13-1 과 같은 능력들이 필요하다.

부상이나 수술 후 적절한 재활운동을 알맞은 시기에 하는 것은 일상으로의 복귀를 단축시키기 때문에 매우 중요하다. 환자 또는 부상 선수들은 손상의 정도가 모두 다르고, 회복의 목표와 체력 수준, 기술 수준 및 개인의 심리적 요소에 따라 차이가 있기 때문에 개인마다 차별화된 재활운동 프로그램이 적용되어야 한다. 또한 재활운동이 성공적으로 이루어지기 위해서는 수술을 담당한 의사의 역할이 매우 중요하다. 정확한 진단과 수술 테크닉 및 치료 절차로 재활운동이 진행되도록 한다. 본 장은 재활운동의 원리와 목표, 구성요소, 고려사항, 재활운동 프로그램의 단계별 원리로 구성하였다.

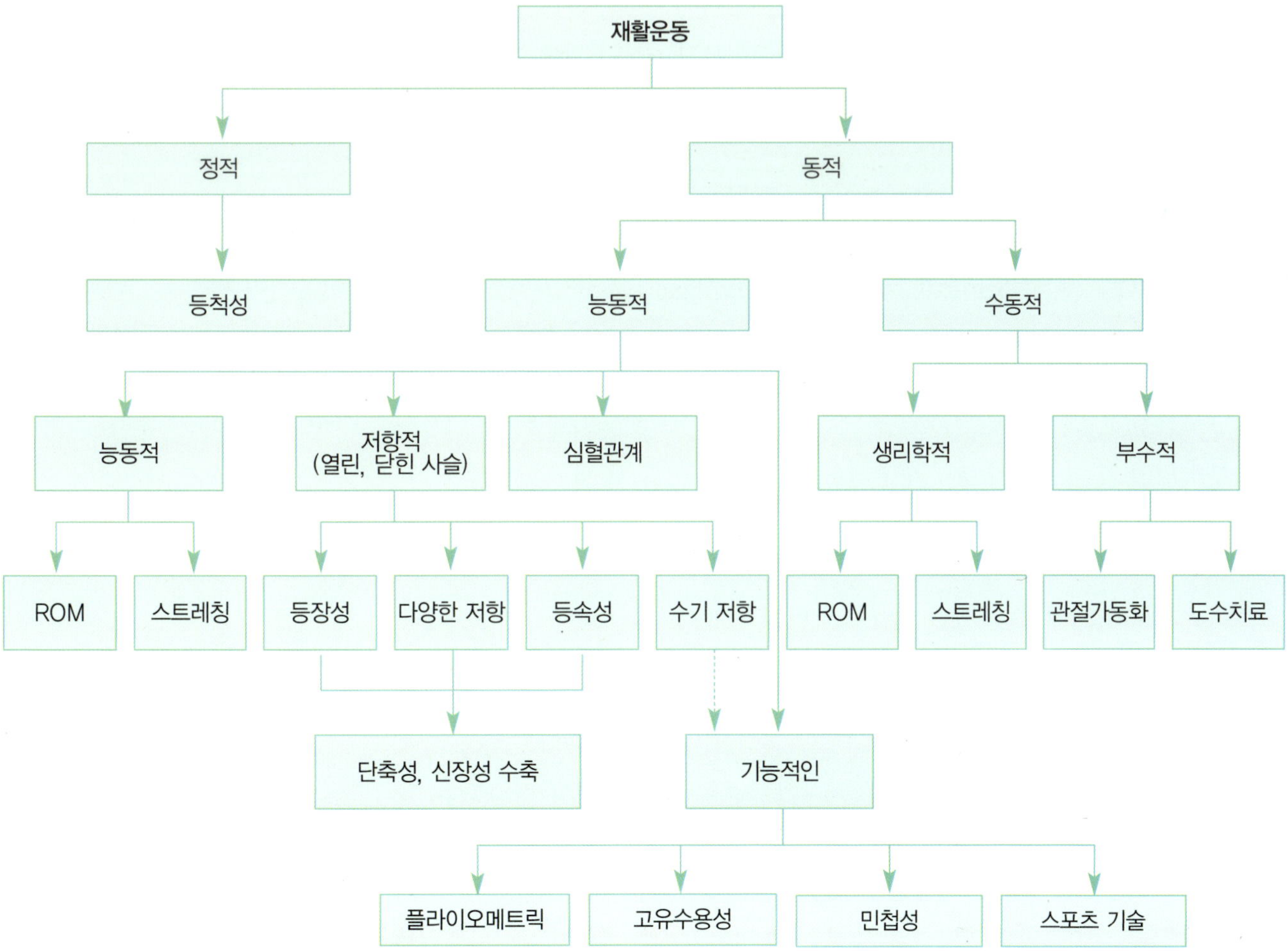

그림 13-2 재활운동의 종류와 세부적 요소

운동 손상 후 수술적 치료 또는 초기 응급 치료를 실시한 이후에는 언제부터 재활운동을 시작하고, 어떻게 시작할 것인지를 이해해야 한다. 또한 재활운동의 목적을 치료적으로 할 것인지, 기능 회복을 위한 트레이닝을 할 것인지, 아니면 체력 단련을 위한 훈련을 할 것인지에 대해서도 분명히 인식해야 한다 그림 13-1 , 그림 13-2 . 만약 수술을 받았거나 부상으로 인해 고정해야 한다면 고정의 기간과 고정 부위, 고정했을 때의 부작용, 고정의 효과 등을 환자에게 설명할 수 있어야 한다. 또한 재활운동 프로그램을 작성할 때 구성해야 하는 세부 프로그램에 대해서도 설명해야 한다. 세부 프로그램에서 열린사슬 운동과 닫힌사슬 운동에 대한 개념, 심부 안정화 운동의 중요성, 고유감각수용기를 촉진시키는 원리, 관절 가동화와 견인, 근막 이완을 위한 매뉴얼 테크닉 등을 포함한다.

재활운동 프로그램은 재활의 목표와 부상 선수의 기술 수준, 그리고 체력의 정도에 따라 달라진다. 재활운동의 목적은 회복 시간을 단축시키고, 치유 속도를 더 빠르게 하며, 손상 부위의 부종을 완화시켜 현장으로의 복귀를 단축시키는 데 있다. 재활운동 시 고려할 사항으로는 충분한 재활기간을 제공하는 것이다.

재활운동의 원리는 크게 과부하(overload), 부과된 요구에 대한 특별한 적응(specific adaptation to imposed demand: SAID)과 가역성(reversibility)의 원리를 따른다.

과부하의 원리

과부하의 원리는 근육 수행력의 향상을 위해서는 근육의 대사적 능력을 초과하는 부하를 적용해야 한다는 원리이다. 익숙해져 있던 부하보다 한 단계 높은 부하를 주어야만 한다는 것이다. 근육이 특정한 부하에 적용된 후에 계속적으로 같은 부하가 주어진다면 유지는 할 수 있으나 향상은 일어나지 않는다. 그러므로 점진적으로 부하를 올려야 한다는 것이다. 과부하의 원리를 안전하게 실행하기 위해서는 현재 개인이 가지고 있는 병리적 상황, 나이, 치유되고 있는 단계, 피로, 개인의 전체적 능력들을 알고 과부하의 범위와 점진적 진전을 적용해야만 한다.

SAID 원리

신체는 장시간 부가된 스트레스들에 적응된다는 'Wolff의 법칙' 의 확장이라고 할 수 있다. 예를 들면, 장력이 가해지는 부위의 크기와 방향에 따라 콜라겐의 배열이 달라진다 그림 13-3 . 'Wolff의 법칙' 은 뼈의 형태나 기능의 변화는 뼈 구조물에 부가된 스트레스에 따라 달라진다는 원리이다. 그러므로 뼈와 다른 결합조직들이 치료의 합병증 없이 회복을 최적화하려면 적절한 힘을 가지고 적절한 방향으로 부하를 가해야 하는 것이다.

SAID 원리는 주어진 스트레스에 우리 몸이 특별하게 적응한다는 원리로 재활운동 프로그램을 만들 때 특별화된 방법이 필수적 요인이라는 것을 뒷받침한다. 예를 들어, 원하는 기능적 목표가 계단을 오르내리는 능력이라면, 재활운동은 무게를 싣는 패턴에서 단축성과 신장성 수축 형태로 훈련시켜야 하고 원하는 스피드로 진전시켜야 한다. 이 원리는 재활의 효과를 최대한으로 끌어올리기 위해 어떻게 재활운동을 진행할 것인지와 특별히 원하는 기능과 목표를 위해 어떤 변인들을 선택할지를 결정할 수 있게 한다.

가역성의 원리

이 원리는 재활운동 프로그램에 반응한 근력과 지구력의 증가와 같은 신체의 적응된 변화는 운동 프로그램을 유지하지 않으면 일시적이라는 것이다. 운동 중지 후 2~3주 안에 근육 및 심폐 능력의 감소가 일어난다. 이러한 이유 때문에 재활운동 프로그램은 가능한 한 빨리 시

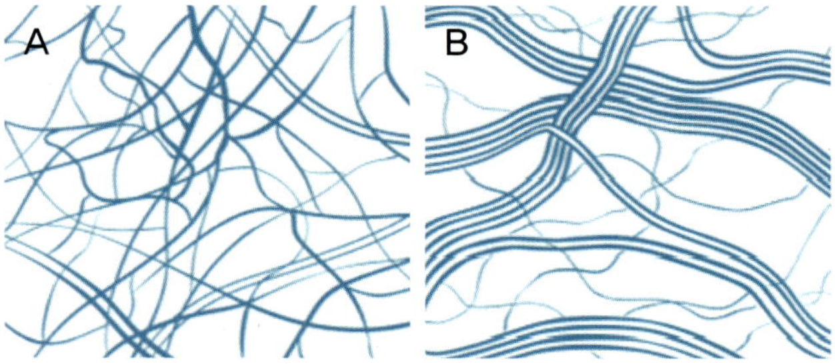

그림 13-3 **콜라겐 배열**
A. 스트레스를 받지 않은 콜라겐 배열
B. 스트레스를 받은 콜라겐 배열

작되어야 한다. 안전하고 빠르게 시작된 초기 재활운동은 원래 가지고 있던 기능들은 유지하면서 다친 구조의 형태를 잘 배열시키고 치유의 향상을 도와줄 수 있다. 이것이 초기 운동이 중요한 이유이다. 초기에 적용되는 재활운동은 문제의 악화를 초래하지 않도록 특별한 주의가 필요하며 잘 관찰해야 한다.

이러한 원리에 따라 재활운동을 하면 다음과 같은 이점들이 있다.

- 근육 수행력을 향상시킬 수 있다: 근력, 파워와 지구력의 회복, 유지 및 향상
- 결합조직들의 힘을 향상시킬 수 있다: 힘줄, 인대, 근육 내 결합조직
- 뼈의 밀도를 향상시켜 뼈가 약해지는 것을 막는다.
- 신체적 활동 동안 관절이 받는 스트레스를 줄일 수 있다.
- 신체적 활동 동안 연부조직 손상의 위험을 감소시킨다.
- 조직의 재형성에 미치는 긍정적인 영향 때문에 손상된 연부조직의 치유가 향상될 가능성이 있다.
- 균형에 향상이 있다.
- 일상생활, 일, 스포츠를 하는 동안 신체적 능력이 향상된다.
- 신체에 대한 인지능력이 향상된다.

고정(Immobilization)의 영향

신체 조직에 염증 반응이 발생했을 때는 고정이 필요한 치료 방법 중 하나이다. 염증의 크기에 따라서 고정하는 시간은 차이가 있다. 부상의 크기가 작거나 경미하다면 PRICES를 하는 시간이 짧아지고, 부상 부위가 커서 수술을 했다면 그 시간은 길어진다.그러나 찢어진 인대나 근육을 다시 붙이기 위해 고정해야 하지만, 고정 기간이 너무 길어진다면 우리 몸에는 다음과 같은 부작용이 발생하게 된다.

- 근육의 위축(atrophy)
- 근섬유 형태의 변화
  - 24시간 고정 후 위축 시작
  - 지근섬유(Type I)에서 가장 많은 근위축 발생
  - 시간이 지나면서 지근섬유는 속근섬유의 특성을 띰
  - 지근섬유의 수 감소와 속근섬유의 수 무변화
- 근신경의 효율 감소
- 관절 내 정상적인 윤활 작용이 감소
- 인대와 뼈의 약화
- 심폐 능력의 감소

재활운동의 목표

재활을 올바르게 진행하기 위해서는 목표를 세워야 한다. 목표를 세워 재활이 진행될 때 계속적인 평가가 이루어져야 하며, 단순한 동작에서부터 복잡한 동작으로, 가벼운 무게에서 무거운 무게로 저항이 점진적으로 이루어지고 스포츠로 복귀하기 위한 기능적 진전들이 있어야 한다. 고정이나 움직이지 않는 것은 장기간의 장애를 초래할 수 있으므로 가능한 한 빠르게 재활할 것을 권장한다.

손상 당한 개인을 위한 재활 프로그램의 일반적인 목표는 통증, 손상에 반응하는 염증 반응과 부종을 줄이고 능동적 관절가동범위를 완전하게 회복하며 근력, 지구력, 파워 등의 신체 기능이 손상 이전의 상태로 돌아가는 것이다.

재활운동 프로그램의 목표는 단기와 장기 목표로 나눌 수 있다. 단기 목표는 어떻게 하면 치유되는 데 최적의 환경을 제공할 것인지를 다루는 것이고, 장기 목표는 재활하고 있는 선수나 회원을 어떻게 하면 빠르고 안전하게 복귀시킬 수 있으냐이다. 예를 들어, 재활을 시작하는 2도의 발목염좌가 있는 축구 선수의 경우 장기 목표는 축구 선수로 빠르고 안전하게 복귀하는 것이며, 시작 단계에서의 단기 목표는 통증이나 부종을 없애는 것이고, 그다음 단기 목표는 통증과 부종 없이 1분 동안 걸을 수 있도록 만드는 것이다. 결국 장기 목표 안에 여러 개의 단기 목표들이 들어가 있는 것이다. 각 목표에 따른 재활 프로그램 설계는 성공적인 재활로 가는 방법이다.

재활운동 프로그램을 위한 목표들은 재활운동을 선택하고 진전시키며 마무리를 잘하도록 결정하는 것을 도와준다.

재활운동 프로그램의 구성 요소

- 부종 감소
- 통증 조절
- 근신경계의 재조절
- 코어 안정성
- 관절운동범위의 회복
- 근력과 근지구력, 파워의 회복
- 심폐체력의 회복
- 기능 훈련

부종 감소

부종은 혈관에서 출혈된 혈액과 윤활액, 염증성 부산물 등이 결합되어 있다. 부종은 클수록 회복의 시간이 느려지기 때문에 부상 초기에 줄이는 것이 회복의 시기를 앞당길 수 있다. 부상 초기에 부종을 줄이는 방법은 제9장을 참조하기 바란다.

통증 조절

통증은 자극에 대한 반응 중 가장 늦게 오는 반응이다. 생리학적으로 신체의 변화가 이미 진행된 이후에 통증이 발생한다는 의미이다. 통증의 정도는 손상의 심각성을 알려주는 지표가 될 수 있다. 그러나 통증에 대한 지각 능력과 반응은 선수마다 개인적 차이가 크기 때문에 주관적 지표로 인식된다. 통증시각척도는 제6장에 언급되어 있다. 통증을 조절하기 위해서는 손상 직후 RICE 기법을 사용하는 것이 매우 중요하다. 또한 치료할 때마다 통증 지수에 대해 관심을 갖고 평가해야 한다. 통증을 조절하기 위해 다양한 냉각 치료와, 열 치료, 전기 치료 등 다양한 물리치료적 요법을 시행하거나 병행할 수 있다. 통증이 완전하게 없어진 이후에 재활운동을 하게 된다면 근육의 위축이 너무 심해지기 때문에 통증지수 5 이상의 심한 통증이 없는 한 등척성 수축이나 근막이완 요법 등의 다양한 운동 기법을 통해 통증을 조절해 나가야 한다.

근신경계의 재조절

관절의 기계수용체(mechanoreceptors)는 압력이나 늘어남, 굽힘, 진동 등의 물리적인 변형을 감지하는 센서로, 근골격계에는 주로 인대, 관절낭, 반월상연골, 관절와순, 피부에 존재한다. 기계수용체는 루피니소체, 파치니소체, 메르켈소체, 메이스너소체, 자유신경종말로 구분된다.

- **루피니소체:** 인대와 피부의 접촉과 장력, 열에 대해 반응하며, 관절의 위치 변화와 움직임의 비율과 방향에 민감하다 관절운동범위 끝지점에서 가장 활성화된다.
- **파치니소체:** 피부에 강한 압력 제공 시 반응한다.
- **메르켈소체:** 피부에 압력 제공 시 반응하지만, 루피니소체보다 느리게 반응한다.
- **메이스너소체:** 피부의 가벼운 접촉에 의해 활성화된다.
- **자유신경종말:** 매우 강한 기계적, 열적, 화학적 에너지에 민감하다. 즉, 좌상, 창상, 화상 등에 반응한다.

근신경계를 부상 이전으로 회복시키기 위해서는 총 4가지의 재활운동 교육이 필요하다.

첫째, 고유감각수용체(proprioceptor)의 기능을 개선시켜야 한다.

수술이나 부상이 발생하면 관절 내 존재하는 고유감각수용체의 기능이 감소하게 된다. 즉, 말초 부위와 중추신경계의 상호 네트워크 작동에 오류가 발생하기 때문에 말초 부위에서 보내지는 감각 정보가 중추신경까지 전달되는 데 문제가 발생하게 되고, 다시 중추신경에서 말초신경으로 전달되는 운동 능력에 문제가 발생하는 것이다. 따라서 단순하게 부상 후 근력 운동만을 한다고 해서 신경근 회복에 도움이 되지 않음을 알아야 한다. 부상 부위의 말단 부위 예를 들면, 무릎관절에 부상이 발생했을 때 발목을 움직이거나 발을 들어올리는 등의 움직임 시 무릎관절에서 척수신경으로 정보를 전달하는 능력과 척추신경으로부터 다시 무릎관절을 움직이기 위해 운동신경을 동원하여 넙다리 근육과 햄스트링 근육을 수축시키는 명령 등은 상호 네트워크가 되어야만 가능하다. 근신경계의 기능을 다시 만들기 위한 신경계의 자극과 근육계의 움직임, 말초기관의 감각 기능 회복과 중추기관의 운동 기능 회복을 위한 근신경계의 재조절 교육은 재활 초기부터 실시해야 한다.

둘째, 동적 안정성(Dynamic Stability)을 회복시켜야 한다.

관절는 정적 안정성을 위한 구조물과 동적 안정성을 위한 구조물이 있다. 정적 고정자에는 관절주머니(joint capsule), 탄력섬유성연골(elastic fibrocartilage), 인대(ligament) 등이 있으며, 안정 시에 관절이 서로 충돌하지 않도록 잡아주는 역할을 한다. 동적 고정자는 관절 주변에 있는 근육이 그 역할을 하며, 관절을 움직일 때 서로 부딪힘 없이 주동근과 협력근의 길항근에 대한 상호 역학적 움직임이 있어야 가능하다. 근육이 발현하는 힘의 크기와 움직임 속도, 방향 등을 인지하여 조절할 때 동적 안정성은 회복된다. 재활 초기에는 힘의 크기와 속도를 작게 하고, 방향을 예정된 패턴에 따라 직선 움직임부터 시작하여 사선과 곡선, 회전 형태로 점증시켜야 한다.

셋째, 예정된 움직임과 반사 움직임 훈련을 시킨다.

예정된 움직임이란 예상되는 방향과 힘으로 근육을 움직이는 훈련이다. 예를 들어, 1kg의 덤벨을 이용하여 위팔두갈래근 강화를 위한 바이셉스 컬 운동을 하는 경우이다. 반대로 반사(reactive) 움직임이란 손을 내밀고 있도록 한 후 50cm 위에서 1kg의 덤벨을 떨어뜨린 후 덤벨을 잡아서 바이셉스 컬을 하도록 하는 경우이다. 즉, 반사 움직임을 할 때는 동일한 1kg의 무게라도 자유낙하의 속도와 방향을 계산하지 못하기 때문에 위팔두갈래근이 작용할 때 훨씬 더 근신경계의 민간한 반응이 필요하게 된다. 이런 훈련을 반복적으로 수행할 경우 근신경을 더 활성화시킬 수 있다.

넷째, 의식 상태(conscious)와 무의식 상태(unconscious)에서 움직임 훈련을 시킨다.

재활 초기에는 의식 상태에서 움직임 훈련을 한다. 예를 들면, 붉은색의 불빛이 들어올 때 오른 손으로 불빛을 터치하고 푸른색의 불빛이 들어오면 왼손으로 불빛을 터치하는 훈련과 같이 불빛의 색상에 따라 오른쪽과 왼쪽 손 모두를 사용하는 훈련을 의미한다. 반면에 무의식상태에서의 움직임 훈련은 눈을 감은 상태에서 외부의 자극에 반응하거나 다양한 변수를 주고 순간적으로 선택하는 훈련이다. 예를 들어, 불빛이 6개가 있고, 무작위로 불빛이 들어오고, 불빛이 들어왔을 때 터치하게 한다면, 이때의 훈련은 무의식 상태와 유사한 훈련으로 높은 근신경계 수준을 요구한다.

코어 안정성

코어(Core)는 허리와 골반, 엉덩이를 연결하는 몸통을 말한다. 허리뼈 주변의 주요 근육은 배가로근과 척주세움근, 허리네모근, 넓은등근이 있으며, 복부근육은 배곧은근, 배바깥빗근, 배속빗근, 배가로근이 있다. 엉덩이 근육에는 큰볼기근, 중간볼기근, 큰허리근이 있다. 코어 부위 강화를 위해서는 우선 디스크 병변이나 엉덩관절에 통증이 없어야 한다. 통증이 있었지만 치료를 완료하여 현재는 통증이 없다면 저강도에서의 코어 운동이 가능하다. 코어 운동을 할 때는 5초 단위로 동작을 유지하여 5초 단위로 시간을 늘려가도록 한다. 아래 동작 외에도 매우 다양하게 시도할 수 있다. 꼭 기억할 것은 코어는 몸통이므로 앞쪽과 뒤쪽, 측면을 모두 실시해야 하며, 복압이 상승하기 때문에 고혈압이 있는 경우에는 호흡법과 함께 실시할 것을 권장한다그림 13-4~15.

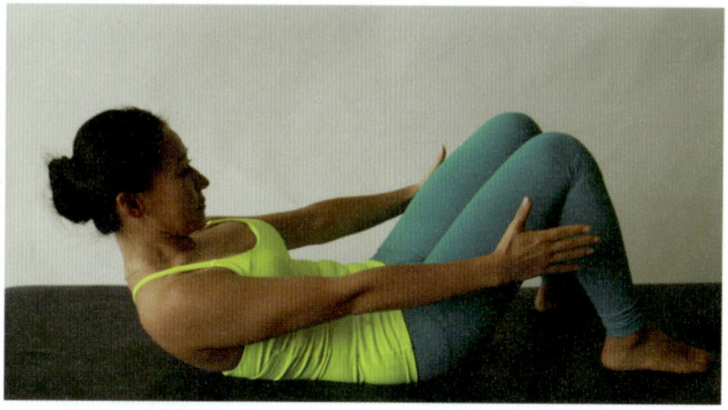

그림 13-4 크런치

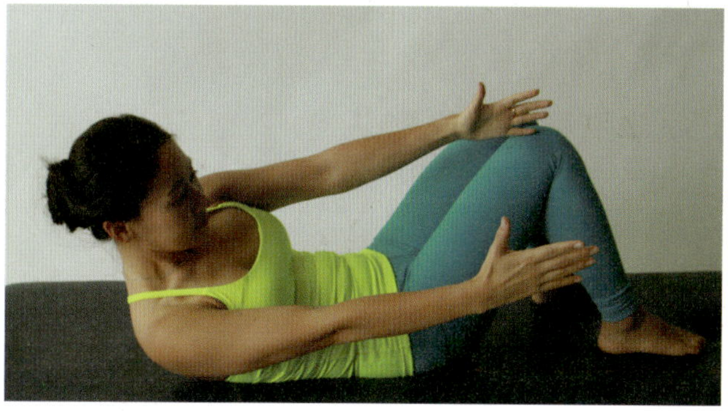

그림 13-5 사이드 크런치

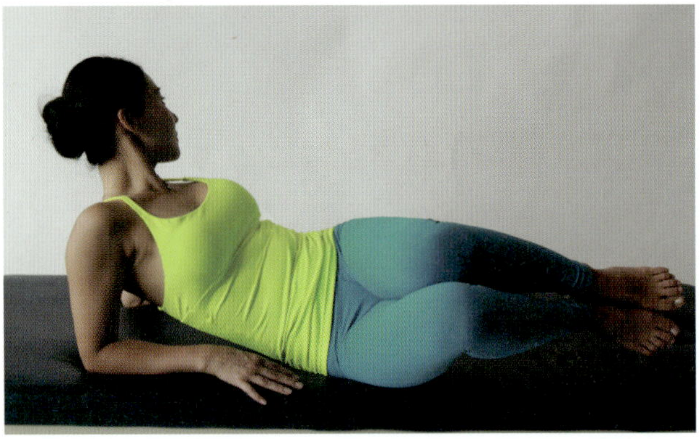

그림 13-6 골반 비틀기

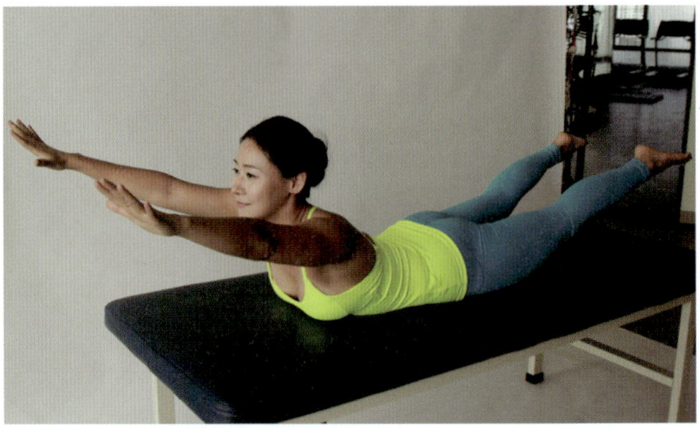

그림 13-7 수퍼맨

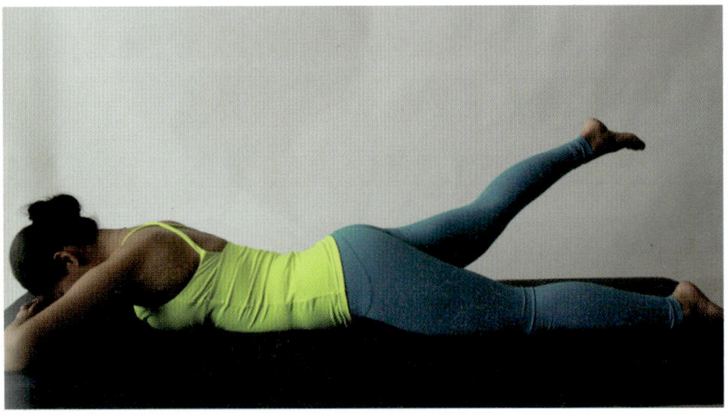

그림 13-8 엎드려 한다리 들기

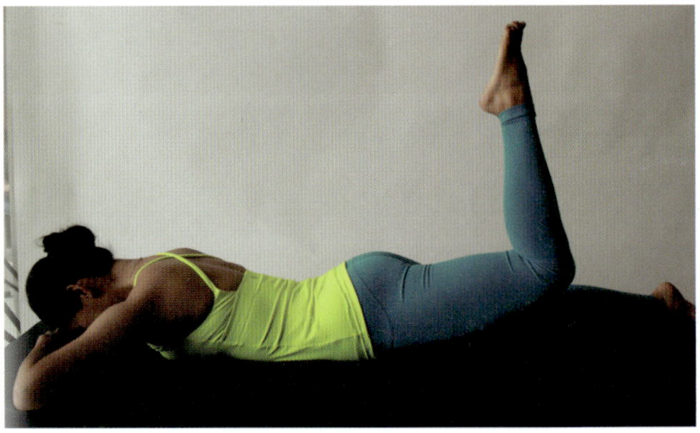

그림 13-9 엎드려 한쪽 엉덩폄

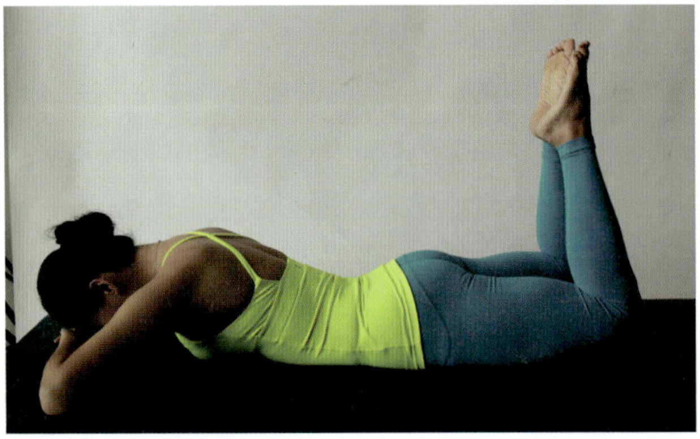

그림 13-10 엎드려 양쪽 엉덩폄

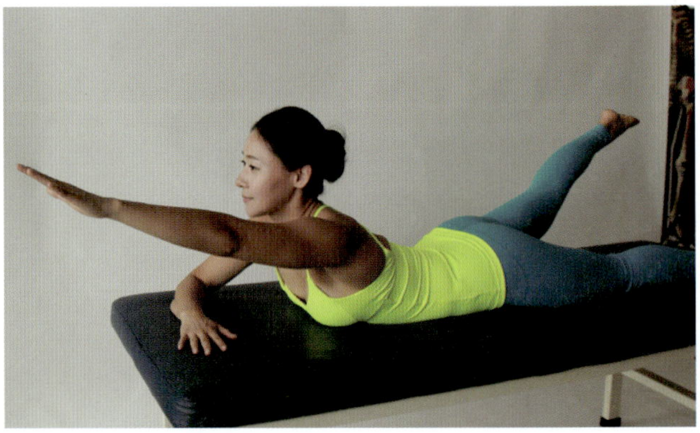

그림 13-11 팔다리 교차 들기

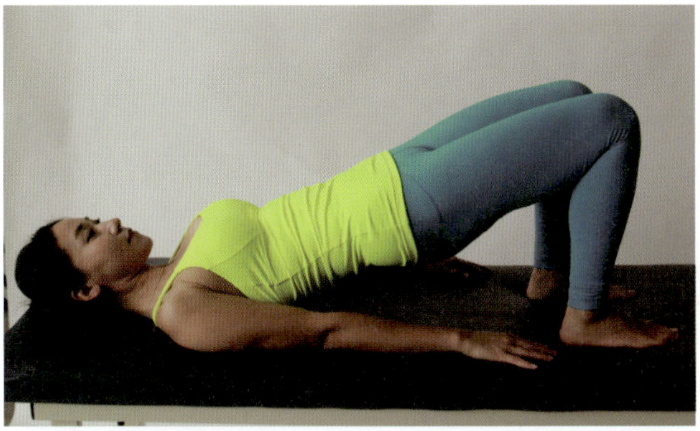

그림 13-12 **브릿지**

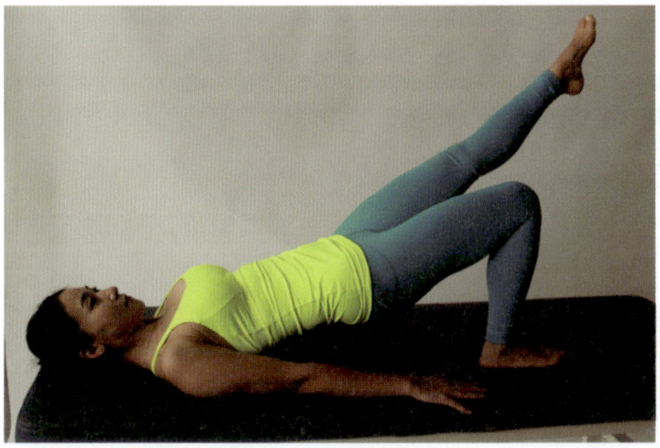

그림 13-13 **브릿지 후 편다리 들기**

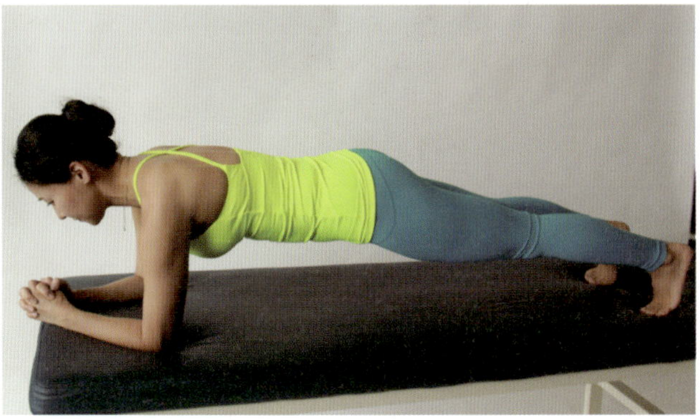

그림 13-14 **플랭크**

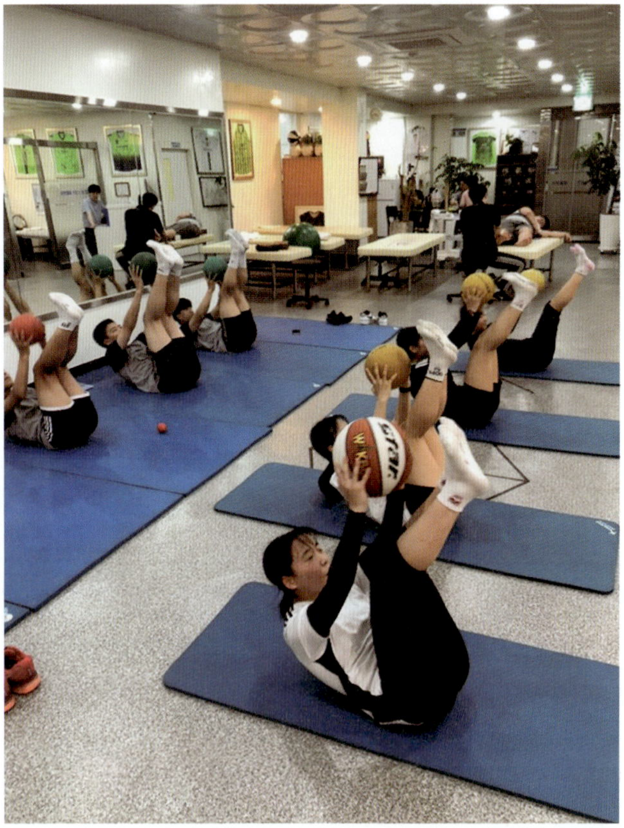

그림 13-15 **코어 운동**

관절운동범위의 회복

모든 관절은 운동범위를 갖고 있으며, 관절의 종류에 따라 움직임 형태가 달라진다. 관절은 경첩관절, 중쇠관절, 타원관절, 절구관절, 평면관절, 안장관절, 융기관절로 구분된다. 경첩관절(hinge joint)은 굽힘과 폄 운동을 하며, 중쇠관절(pivot joint)은 축돌림(회전) 운동을 한다. 타원관절(ellipsoid joint)은 굽힘과 폄, 벌림과 모음 운동을 하며, 절구관절은 굽힘과 폄, 벌림과 모음, 안쪽돌림과 가쪽돌림 운동을 한다. 평면관절(plane joint)은 미끄러짐 운동을 하며, 안장관절(saddle joint)은 오목과 볼목의 면에서 축돌림 운동을 한다. 융기관절(condylar joint)은 굽힘과 폄, 벌림과 모음, 안쪽돌림과 가쪽돌림 운동을 한다.

관절운동범위는 관절의 움직임 형태에 따라 달라진다. 정상 관절 각도는 제10장을 참조하기 바란다. 어깨굽힘과 벌림 각도는 180°로 가장 크고, 팔꿈치 굽힘 각도는 150°, 무릎의 굽힘 각도는 135°, 어깨의 수평모음 각도는

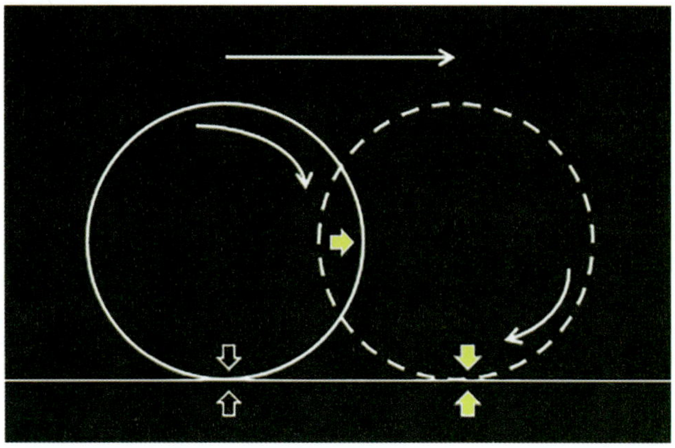

그림 13-16 구르기

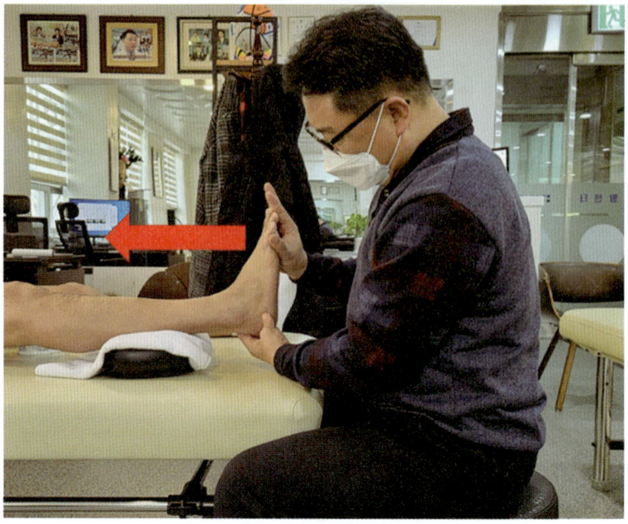

그림 13-17 발목관절의 구르기

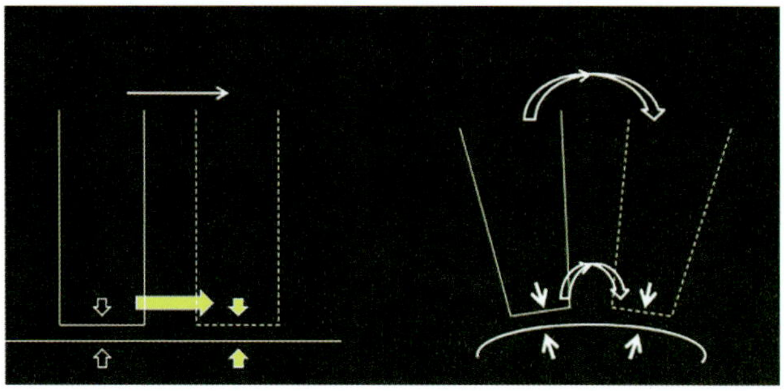

그림 13-18 미끄러짐

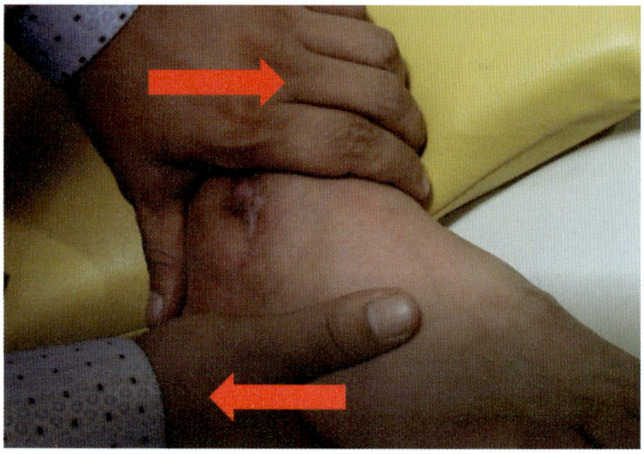

그림 13-19 목말밑관절의 미끄러짐

135°, 엉덩 굽힘 각도는 120°이다. 수술이나 부상 이후에는 관절 각도가 제한된다. 따라서 정상적인 관절운동범위로 회복시키는 것은 매우 중요한 재활운동의 목표가 된다. 부상 환자들을 대상으로 관절운동범위를 좋게 하기 위해 실시하는 일반적인 스트레칭은 통증을 유발시킬 수 있다. 특히 관절 내 구조물을 수술했거나 부상이 있다면 스트레칭하기 이전에 관절 내 구르기(Roll), 미끄러짐(Glide), 회전(Spin)이라는 관절가동화 기법을 적용해야 한다.

구르기(Roll)

이것은 두 개의 뼈가 만나는 관절에서 하나의 뼈를 구르기했을 때 서로 다른 접점이 생기는 것을 의미한다 그림 13-16. 뼈들은 서로 같은 방향으로 이동하게 되며, 미끄러짐과 동시에 발생된다. 그림 13-17은 발목관절(talocrural joint)의 구르기를 가동화시킴으로써 발목관절의 후방 관절주머니를 이완시켜 발등굽힘 각도를 향상시킨다.

미끄러짐(Glide)

하나의 뼈는 접점이 동일하지만 반대쪽 뼈는 새로운 접점이 생기는 것을 미끄러짐이라고 한다 그림 13-18. 미끄러짐의 방향은 움직임 면이 볼록일 경우에는 동일하지만, 오목일 때는 방향이 반대가 된다. 그림 13-19는 왼쪽 손은 아래로 누르고 오른쪽 손으로 발꿈치뼈를 잡아 상방으로 잡아당김으로써 목말밑관절(subtalar joint)을 미끄러짐하

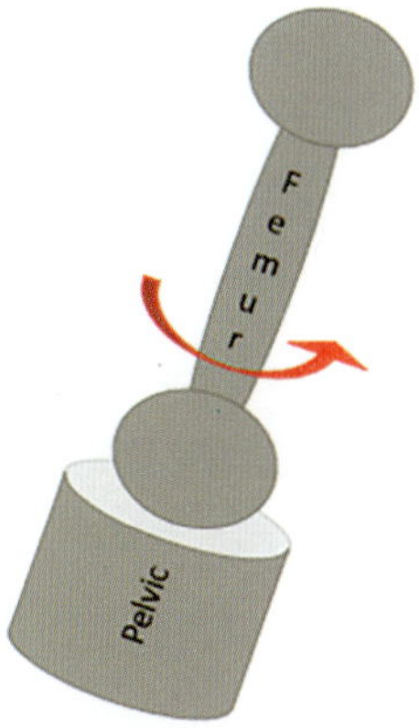

그림 13-20 회전

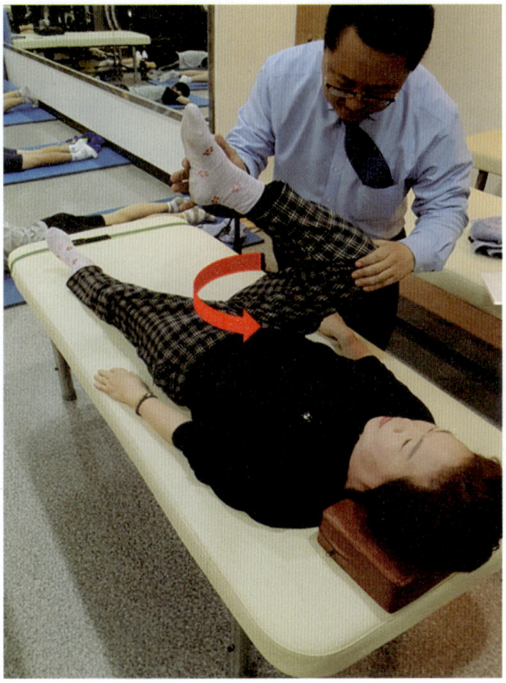

그림 13-21 엉덩관절의 회전

도록 하여 발목의 안쪽번짐(inversion) 각도를 향상시킨다.

회전(Spin)

하나의 뼈를 기준으로 다른 뼈가 회전하는 것을 의미한다 그림 13-20. 주로 어깨관절에서 위팔오목관절(GH joint)과 엉덩관절(hip joint), 그리고 몸쪽 노자관절(proximal radioulnar joint)에서 일어난다 그림 13-21.

관절가동화 기법은 관절주머니와 섬유성연골을 부드럽게 하기 때문에 관절 간 충돌을 줄이고 통증을 예방하는 데 매우 효과가 있다. 그리고 점차적으로 동적 고정자

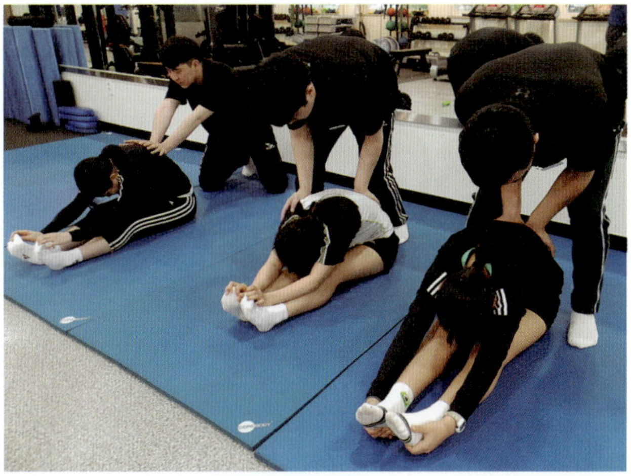

그림 13-22 햄스트링근 스트레칭

인 근육을 스트레칭한다 그림 13-22. 재활운동에서 관절운동범위를 확보하기 위해서는 관절가동화 기법을 먼저 실시하고 점차적으로 관절 주변 근육을 작은 범위에서부터 스트레칭하는 것이 중요하다.

근력과 근지구력, 파워의 회복

근력, 근지구력, 파워는 신체 부위의 기능을 손상 이전의 상태로 회복시키는 데 있어 가장 필수적인 요소들이다. 등척성 운동과 등장성 운동 그리고 가능하다면 등속성 운동을 단계에 맞게 적절하게 적용해야 한다.

등척성 운동(isometric exercise)

재활 초기에 실시되며 동작의 전체 범위에 걸친 저항 트레이닝이 부상을 악화시킬 수 있는 경우에 유용하게 사용된다. 정적 근력을 증가시키고 근위축을 감소시키는 데 도움이 되며 근육의 펌프 작용을 가져옴으로써 부종을 감소시킨다. 등척성 운동에서의 근력 증가는 관절이 운동되는 각도에서만 나타나고 기능적인 힘이나 신장성 능력은 발달되지 않는다. 따라서 등척성 수축을 통해 등장성 수축의 효과를 나타내기 위해서는 등척성 수축을 위한 관절 각도를 10°의 간격으로 적용할 것을 권장한다. 예를 들어, 무릎 굽힘 10°에서 등척성 수축을 실시한 후 20°에서 등척성 수축 운동을 실시하고, 그 다음은 40° 굽힘 상태에서 등척성 수축 운동을 실시하는 것처럼 10°의 간격으로 등척성 수축 운동을 하도록 프로그래밍할 것을 권장한다.

등장성 운동(isotonic exercise)

근육의 길이가 변화하는 동안 힘을 생성시키기 위해 가장 보편적으로 사용하는 근수축 운동이다. 등장성 운동은 근육의 동심수축(구심성 수축, concentric contraction), 편심수축(원심성 수축, eccentric contraction)으로 구분되는데, 동심수축은 근육의 길이가 짧아지면서 힘을 생성하는 수축이고, 편심수축은 근육의 길이가 늘어나면서 힘을 생성하는 수축을 의미한다. 재활운동을 할 때는 이 두 가지 모두 이용해야 한다. 그러나 동심수축을 먼저 시행해 근육에 적응력이 생긴 다음에 편심수축을 하는 것이 손상 부위에 스트레스를 줄이고 통증유발을 감소시킨다.

등속성 운동(isokinetic exercise)

등속성 운동은 근력 강화에 있어 이겨내야만 하는 저항을 적용하기보다 대항해야 하는 속도를 이용한 운동으로써 재활 후기에 주로 사용되며 특정 운동에 요구되는 기능적 스피드와 움직임의 신경근육 패턴을 발달시킨다. 보통 손상 후 스포츠 현장으로의 복귀를 판단하는 기준으로 흔히 사용된다. 등속성 운동은 특정 장비를 활용해야 하며, 무릎관절과 어깨관절의 경우에는 저속(90°/초 이하의 각속도)에서는 근력을 측정하고, 중속(90~180°/초에서의 각속도)에서는 근파워, 고속(180°/초 이상의 각속도)에서는 근지구력 측정을 위해 주로 사용된다. 그러나 발목관절과 허리관절, 팔꿈치관절의 경우에는 60°/초 이하의 각속도에서 근력을 측정하는 선행연구가 더 많다. 등속성 장비를 통해 검사하는 경우에는 주동근과 대항근의 비율(예: 근력의 차이, 최대수축(peak torque)을 내는 관절의 각도, 측정 범위 내에서의 근수축 그래프의 곡선 형태를 근거로 관절의 이상 유무를 진단한다. 등속성 운동을 실시할 때에는 중속(예: 무릎의 경우 90~180°/초)에서 먼저 실시한 후, 저속과 고속에서 실시하는 것이 통증 유발을 막을 수 있다 그림 13-23.

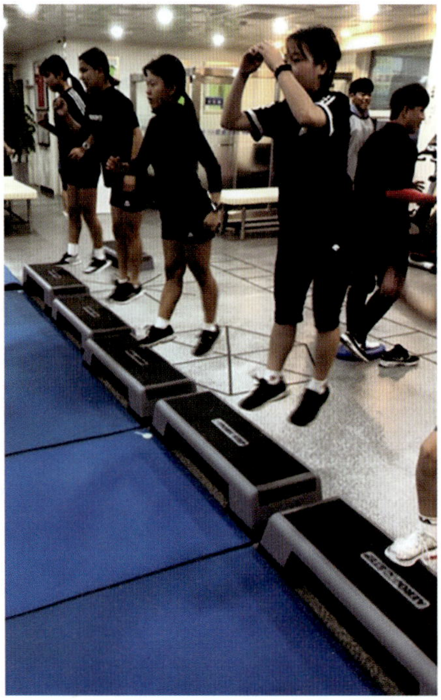

그림 13-23 **점프 훈련**

심폐체력의 회복

수술이나 부상 이후 재활운동을 하는 동안에는 체중지지의 여부에 의해 심폐체력의 방법이 결정된다. 초기 2주까지는 심폐체력을 향상하는 운동을 할 수 없다. 저강도 운동을 하거나 일반인의 경우에는 운동 중지 후 2~3주까지는 최대산소섭취량이 유지되지만, 중강도의 지구성 훈련을 했던 선수는 4주 이내에 최대산소섭취량이 빠르게 감소하게 된다. 20일 동안 중강도 훈련을 한 선수가 만약 부상으로 훈련하지 않았다면 1회 심박출량이 약 12% 감소하고, 최대산소섭취량은 7% 감소한다. 심박수는 약 3% 정도 증가하고, 동정맥산소차도 2% 증가한다 그림 13-24. 재활환자의 경우에는 3주 차부터는 심폐체력 향상을 위해 어떤 방식으로든 프로그램에 포함되어야 한다. 만약 하지 수술이나 부상이 있었다면 체중 지지를 하지 않아도 되는 고정식 자전거를 이용하여 심폐 훈련을 실시하고, 상지의 부상이라면 고정식 자전거나 런닝머신 모두 활용해야 한다. 그러나 디스크 병변에 의한 수술이나 나사고정술을 했다면 허리를 복대로 지지한 상태에서 가벼운 걷기 운동을 하도록 한다. 부상 중에 심폐체력을 할 때는 운동 시간을 20분 이상 할 수 없는 경우가 더 많다. 따라서 초기에는 5분 운동을 인터벌 형태로 4세트 이상을 실시하면서 점차적으로 10분 운동, 15분, 20분의 형태로 5분씩 점증시키도록 한다. 또한 하지 수술이나 부상 시에는 보상 기전으로 인해 보행 패턴에 오

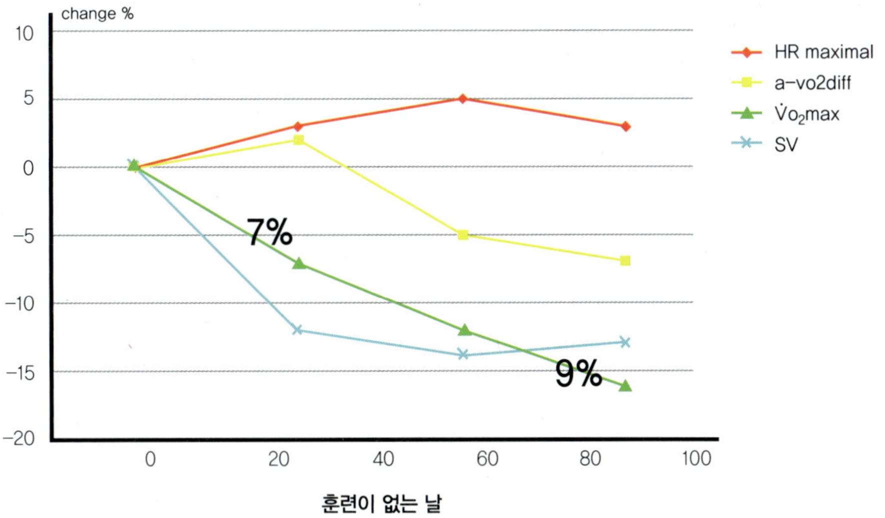

그림 13-24 중강도 훈련 후 탈훈련에 대한 변화

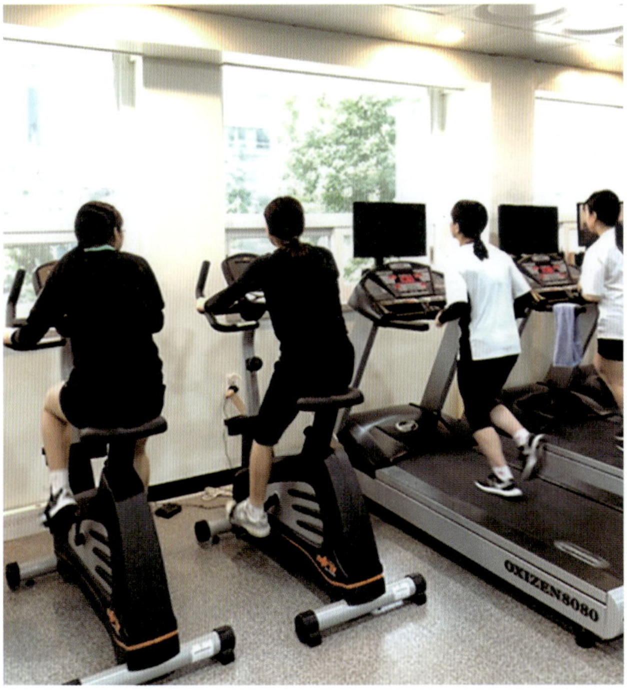

그림 13-25 심폐체력 운동

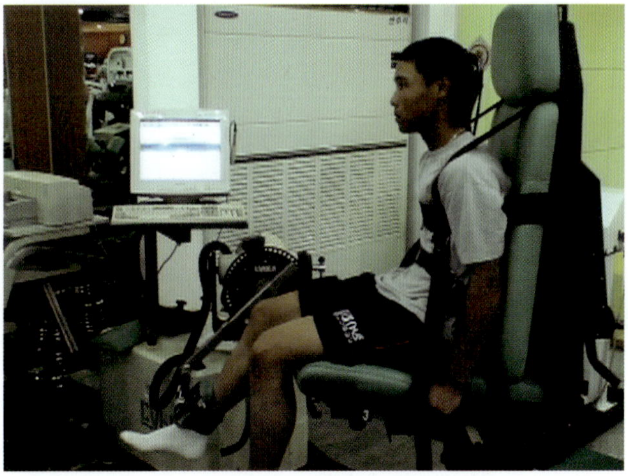

그림 13-26 등속성 장비를 이용한 무릎관절 운동

류가 발생하기 때문에 반드시 재활 2~4주 이내에 자연스러운 보행이 되도록 교육해야 한다. 심폐체력을 위해 물속에서 하는 운동이 도움이 되는 것은 사실이다 그림 13-25. 그러나 수영장의 특성상 물속에 들어가기 전에 바닥에 물기가 많기 때문에 미끄러질 위험이 높다. 따라서 수영장을 이용할 경우에는 매우 주의깊게 이동해야 한다. 위험성을 감당하기 어려울 정도의 통증을 가지고 있다면 수중 운동보다는 오히려 고정식 자전거나 상체 자전거 그림 13-26와 같은 보다 안정적인 심폐운동 종목을 선택하는 것도 고려해야 한다.

기능 훈련

재활운동을 할 때는 초기 재활의 성공이 복귀 기간을 결정하게 된다. 수술 또는 부상 직후부터 2주 동안의 초기 재활 또는 실밥을 제거한 후 2주 동안의 초기 재활에서 관절운동범위와 위축된 근육의 움직임, 근신경 기능이 회복된다면 점차적으로 운동의 강도를 높여야 한다. 초기 재활에서는 통증과 부종을 조절하면서 동시에 관절운동범위 확보, 근육의 움직임을 통한 근력과 근지구력의 회복, 근신경 기능의 회복을 위한 재활운동을 함께 진행해야 한다. 재활운동을 통해 일상생활이 가능해진다면 기능 회복을 위한 프로그램으로 전환되도록 설계해야 한다.

기능 회복을 위한 프로그램에는 순발력과 민첩성, 밸런스, 협응성, 그리고 스포츠 종목에 맞는 기술 체력 훈련이 포함되어야 한다.

순발력 운동

순발력은 짧은 시간 내에 폭발적인 힘을 낼 수 있는 능력이다. 점프 훈련이나 전력질주, 방향 전환 후 점프 등은 순발력을 향상시키는 대표적인 훈련 프로그램이다. 점프력을 향상시키기 위해서는 플라이오메트릭(plyometric) 훈련을 권장한다. 플라이오메트릭 훈련은 근육을 신장시킨 후 곧바로 단축시키는 트레이닝이다. 예를 들면, 점프할 때 무릎을 구부렸다가 순간적으로 수직 점프하는 경우 더 폭발적인 수축력을 발휘할 수 있다. 일반적으로 다양한 높이의 스텝박스를 가지고 점프 후 올라갔다가 다시 박스에서 내려온 후 다시 점프하여 더 높은 스텝박스로 올라가는 운동으로 향상시킬 수 있다. 또 다른 순발력 훈련으로는 전력 질주 훈련이 있다. 무릎을 최대로 가슴 쪽으로 당기면서 지면을 밀어내고 앞으로 달려가는 훈련을 통해 순발력을 증진시킬 수 있다.

민첩성 운동

민첩성은 빠른 시간에 신체를 반응시키거나 움직일 수 있는 능력을 의미한다. 시각적 자극에 의한 신체의 반응 그림 13-27 이나 소리 자극에 의한 반응, 그리고 트레이너가 던져 주는 공을 보고 반응하는 훈련 등을 통해 민첩성을 향상시킬 수 있다. 민첩성 향상을 위해서는 처음에는 예고된 방향이나 단순한 방향으로 반응하도록 하고, 점차적으로 예고되지 않은 방향이나 여러 방향 중 순간적인 선택을 해야 하는 훈련으로 강도를 점증해야 한다. 예를 들면, 불빛이 들어온 곳으로 순간적인 이동을 하거나 손으로 터치하도록 요구하는 훈련 등이 있다.

밸런스 운동

밸런스는 지면에서 신체의 중심을 유지하는 능력으로

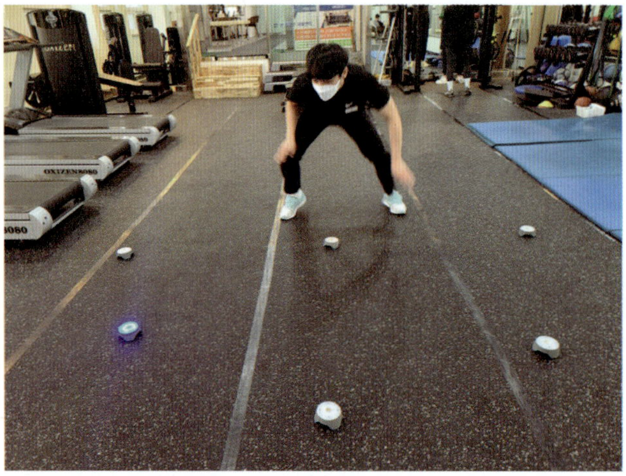

그림 13-27 불빛 반응 민첩성 운동

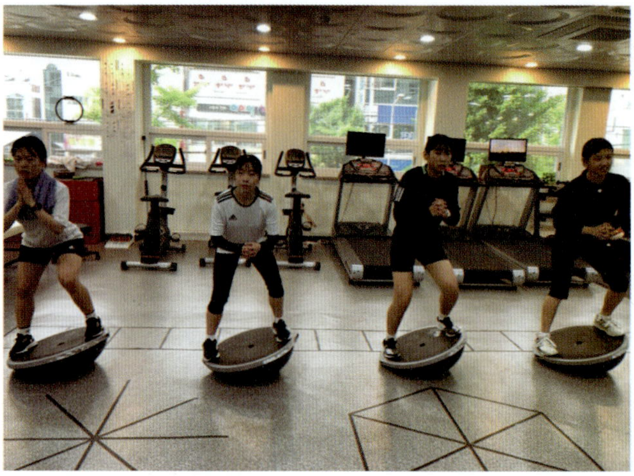

그림 13-28 밸런스 운동

기계적 수용기로부터 받는 근육의 힘, 신경학적 감각 정보와 생체역학적인 정보를 복잡하게 통합시키는 능력이다 그림 13-28. 자세의 안정성을 유지하고 균형을 잡기 위한 능력은 운동 기술을 수행하는 데 있어 매우 중요한 기술이다. 수술이나 부상 후에 밸런스 능력이 감소하고 자세의 안정성에 문제가 발생하기 때문에 처음에는 안정적인 지면에서부터 밸런스 운동을 시도한다. 하지만, 기능 향상을 위해서는 불안정한 지면에서 밸런스를 유지하거나 다양한 선택적 조건하에서 밸런스를 유지하도록 점증해야 한다. 선수의 종목에 따라 다양하게 진행할 수도 있다. 예를 들면, 축구 선수의 경우에는 한 발로 불안정한 지면에서 중심을 잡도록 한 후 공을 던져주고 다른 한 발로 차거나 헤딩하는 등의 운동은 좋은 밸런스 기능 운동이 된다.

기능 훈련의 例

① 조깅
② 지그재그 런 또는 카리오카
③ 잔발운동 후 질주
④ Figure step: 번호순 또는 무작위순

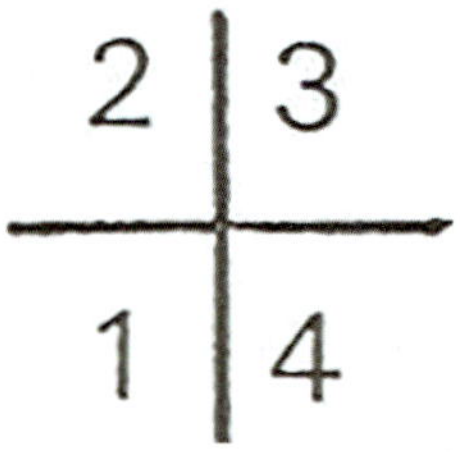

⑤ Corn exercise: 1m 간격 10개 설치 후
⑥ Turn training
⑦ 대시(Dash)(전, 후, 좌, 우)

CHAPTER 14

재활운동 프로그램 과정

서론

재활운동 프로그램을 시행하기 전에 건강운동관리사는 신체 평가에 익숙해져야 하고 수행할 수 있어야만 한다. 신체 평가는 다른 병리학적 조건들을 배제하고 선수의 현 신체적 조건에서 발생하는 문제들을 찾을 수 있어야 하며, 관절가동범위, 근육 유연성, 근력, 고유수용감각, 자세, 보행 패턴을 비롯한 전체 움직임에 대한 부분들까지 평가할 수 있어야 한다. 전체 움직임을 평가해야 하는 이유는 하나의 분절에 대한 개별검사로는 전체적인 것을 볼 수 없기 때문이다. 평가로부터 얻은 적절한 정보를 기본으로 하여 재활운동 프로그램들이 만들어져야만 좋은 프로그램이라고 할 수 있다.

재활운동 프로그램을 만들기 위한 과정은 급성 단계, 회복 단계, 기능 단계로 나눌 수 있다. 조직 치유 단계는 하나의 계획으로 잡고 재활운동 프로그램을 다르게 실시해야 한다. 각 단계에서 다른 수준의 운동들이 이용된다 표 14-1 .

만일 수술이 필요하다면 수술 전 운동 단계가 고려되어야만 한다. 손상의 형태와 정도 그리고 회복에 대한

표 14-1 단계별 재활운동 프로그램

단계	예시	적용
급성 단계에서의 운동	정적 강화(등척성)	위축과 약화 감소
	가벼운 정적 스트레칭	ROM의 손실의 제한
회복 단계에서의 운동	수축 이완 스트레칭	유연성 향상
	닫힌사슬 운동	동시에 팔다리 근력 강화 향상
	열린사슬 운동	근력 강화
	메디신볼	스포츠 특성 선호
	피지오볼	몸통 근력의 향상
기능 단계에서의 운동	밸런스 보드	균형 감각 향상
	미니 트램플린	고유수용성 기능 증가
	8자 뛰기	민첩성과 발의 배치 향상
	점프 훈련	근육-힘줄과 인대의 신장 능력 향상
		파워 향상
		스포츠에 적합한 신경근 조절 능력 향상
	머리 위로 던지기	근위의 안정성과 정렬 유지
	피지오볼 프로그램	손상 예방

개인별 반응에 따라 단계는 중복된다. 각 단계에서 다음 단계로의 진전을 판단하기 위해서는 기준이 있어야 한다.

수술 전 운동 단계

수술 전 운동 단계는 불가피하게 수술을 받아야 하는 환자에게만 적용된다. 또한 수술의 좋은 결과를 위해서는 수술하기 이전에 2주 정도의 재활운동을 실시하기도 한다. 이 기간 동안에는 초기 염증을 가라앉히고 근력, 유연성, 심폐체력 수준, 신경근 조절을 유지하고 향상시키는데 환자가 수술 후에 재활운동 프로그램을 지속할 수 있게 준비해 재활이 더 잘 될 수 있도록 만들어준다.

급성 단계

급성 단계는 염증 반응을 가라앉히고 증상을 줄이는 데 초점을 둔다. 다친 부위의 근력과 가동성을 보전하는 것은 중요하지만 만일 고정이 필요하다면 가동성보다는 고정을 더 중요하게 생각해야 한다. 다친 부위에 포함되지 않은 분절들은 전체 심폐체력 프로그램과 결합해 실시되어야 한다. 이 단계에서는 움직임을 크게 하는 운동은 위험 부담이 있기 때문에 등척성 운동을 이용해 근수축을 실시해야 하며, 가벼운 스트레칭과 관절가동범위 운동을 시작해야 한다.

이 단계는 손상이 일어난 직후에 즉시 시작하고 4일 정도 지속할 수 있다. 이 염증 단계는 찌꺼기들을 제거해 섬유아세포 단계에 도움이 될 수 있는 환경을 만든다. 이 단계 동안 재활의 초점은 손상 후 즉각적인 PRICE(보호, 휴식, 얼음, 압박, 거상) 방법을 이용해 부종을 조절하고 통증을 완화하는 것이다. 이 단계 동안에는 얼음과 압박, 거상을 가능한 한 많이 이용해야만 한다. 그림 14-1,2 는 얼음을 적용하는 시간, 압박과 얼음을 병행했을 때 보다 효과가 좋다는 사실을 보여준다.

이 단계에서는 다친 부위를 쉬게 하는 것이 중요하다. 손상 후 48시간 동안 과도하게 움직이면 염증 단계에서 쉬어야 할 부위가 쉬지 못해 염증 과정에서 해야 할 일들을 수행할 수 없다. 결과적으로 염증 반응에 필요한 시간이 길어진다. 그러므로 손상 후 초기 24~48시간 동안 고정하거나 움직이지 않는 것이 염증을 조절하기 위해 필요하다. 3~4일 정도가 되면 부종이 가라앉기 시작하고 결국 사라진다. 손상 부위는 만지면 따뜻하고 색깔의 변화가 있으며 만지면 여전히 아프고 움직이는 동안 약간의 통증이 나타난다. 이 시기에 고정이나 움직이지 않음으로써 나타나는 유해한 영향을 최소화하기 위해 통증이 없는 제한된 범위에서 수동적 움직임과 등척성 근수축, 초기 고유수용성을 위한 부하를 적용시켜야 한다. 이때 통증이 없는 범위에서는 능동적인 움직임 운동이 시작되어야 한다. 손상 부위가 다리인 경우에는 점진적으로 체중을 부하하도록 한다. 이와 함께 다치지 않은 부분들에 대한 컨디션을 유지해야 한다. 이처럼 급성 단계는 다친 부위의 보호와 치유, 일반적 유연성과 근력 향상의 목표를 가지는 단계이다.

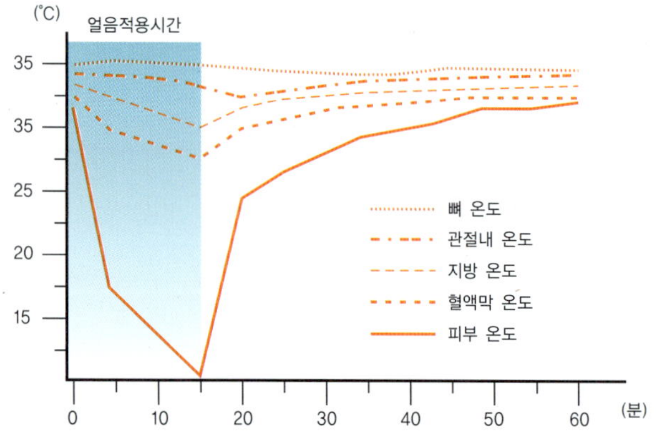

그림 14-1 얼음 적용 시간

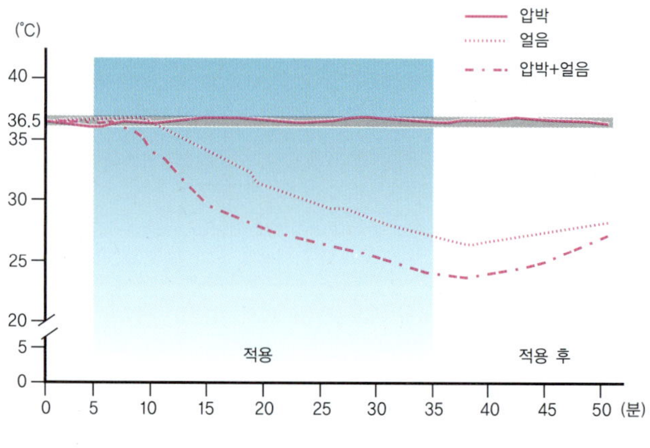

그림 14-2 압박과 얼음 치료의 효과

회복 단계

회복 단계는 조직 치유가 거의 끝날 때 시작된다. 회복 단계 동안의 초점은 관절가동범위의 회복, 연부조직 유연성, 근력 및 지구력을 향상시키고 고유수용감각을 회복하는 것이다. 이 단계에서는 손상 부위가 보호된 상태에서 운동을 실시해야 하고 다양한 움직임 면(좌우면, 전후면, 상하면)으로 진전시키도록 한다. 이 기간 동안에는 염증 반응이 다시 일어나는지와 운동 반응이 잘 이루어지고 있는지를 관찰해야 한다. 이 단계에서의 주요 특징은 능동적인 운동이 주가 되어야 한다는 것이다. 코어 안정성 운동은 이 단계에서 중요한 부분이다. 운동사슬(kinetic chain)과 몸통에서 팔다리로 힘의 전달을 고려할 때 가동성 훈련 동안 몸쪽(근위부)의 안정성을 유지하거나 향상시키는 것이 핵심적인 역할을 한다. 일반적으로 운동 프로그램을 선택할 때에는 손상 부위에 지나친 스트레스가 될 수 있으므로 주의 깊게 선택해야 한다. 운동의 부하는 목적에 따라 다양해질 수 있다. 예를 들면, 낮은 저항 높은 반복으로 운동하는 것은 지구력을 올려주고, 적은 반복 높은 저항으로 운동하는 것은 근력을 올려준다.

일단 염증 단계가 가라앉으면 재생 단계가 시작된다. 이 단계 동안 섬유아세포가 콜라겐 섬유의 기질(matrix)을 만들고 흉터조직(scar tissue)을 형성한다. 이 단계는 손상 후 빠르면 이틀부터 시작되고 몇 주까지 유지될 수 있다. 이 단계에서 부종은 완전히 사라진다. 손상 부위를 만지면 여전히 느낌이 있을 수 있지만 초기 단계보다는 통증이 크게 감소된 상태이다. 통증은 능동적이고 수동적인 움직임을 할 때 줄어든다. 염증이 조절되면 심폐체력을 유지하고 완전한 관절가동범위를 회복하며 근력을 유지하고 신경근조절을 회복할 수 있는 재활운동 프로그램이 시작되어야 한다. 지속적으로 손상 부위를 보호하면서 점진적으로 관절 움직임의 양을 증가시키고, 운동 강도와 기간을 진전시키며 반응하는 조직을 계속해서 살펴야 한다. 수동적 관절가동범위에서부터 능동적 움직임으로 진전시키고 긴장된 구조물의 스트레치 강도를 증가시키면서 가동성을 늘려 나가야 한다. 또한 무부하 상태에서의 등척성 수축을 시작으로 점차적으로 저항을 부여하도록 하고, 저항에 견딜 수 있다면 등장성 수축 운동으로 진전시킨다. 손상되지 않는 부위는 컨디션이 계속적으로 유지될 수 있도록 훈련되어야 한다. 결론적으로 회복 단계는 신체활동을 위한 준비, 운동사슬 연결과 순서의 향상, 뻣뻣함이나 근력 불균형과 같은 기능이상의 정상화, 스포츠 특성에 맞는 진전을 위해 힘과 근파워를 기본 목표로 하는 단계이다.

재활운동 단계

재활운동 단계는 관절가동범위 확보, 근력 회복, 신경근 조절의 회복 과정을 포함한다. 이 과정을 통해 점차적으로 강도를 높이면서 정상으로 회복되도록 해야 한다. 13장에서 동적 안정성과 근신경계에 대해 언급했지만, 재활운동 단계에서 동적 안정성과 근신경계의 조절 능력의 회복은 일상으로의 복귀를 앞당기는 데 있어 매우 중요하기 때문에 좀 더 자세한 설명이 필요하다.

동적 안정성의 회복

재활운동의 초기 단계는 상처 치유 또는 수술 이후 최소한의 치유 기간인 약 2~4주가 경과된 이후부터는 관절가동범위의 확보와 함께 위축된 근육이 회복되도록 해야 한다. 또한 관절주머니와 근육막에 존재하는 고유감각수용체의 기능이 매우 약해져 있기 때문에 작은 각도에서부터 관절가동범위 운동을 시작해야 한다. 점차적으로 재활운동의 단계가 점증되면서 관절의 안정성(stability)과 운동성(mobility)이 회복되도록 재활운동 프로그램을 작성해야 한다. 안정성에는 정적 안정성(static stability)과 동적 안정성(dynamic stability)이 있다. 회복 단계에서는 정적 안정성의 구조물인 인대와 관절주머니, 연골 등이 치유되는 시기이며, 재활운동의 초기 단계에서는 동적 안정성의 회복을 위해 재활운동 프로그램을 수립한다. 동적 운동성을 위해서는 관절의 움직임에 따른 역학적 작용과 연부조직의 저항력, 근육의 장력이 복합적으로 작동해야 한다. 예를 들어, 어깨관절에서 관절테두리(관절와, glenoid)와 위팔뼈머리(상완골두, hemural head)는 불안정한 구조를 가지고 있기 때문에 관절주머니와 관절와순(labrum), 관절주머니인대(capsular ligament)가 정적 안정성을 제공하며, 회전근개(rotator cuff)와 어깨세모근(deltoid), 어깨뼈 고정근(scapular stabilizers)이 동적 안정성을 제공하고 있다. 그러나 좀 더 고도화되고 전문적인 스포츠 활동을 위해서는 동적 안정성이 반드시 필요하다. 동적 안정성을 향상시키기 위해 근육 강화 운동과 고유감각수용체(proprioception) 회복 운동이 함께 진행되어야 하며, 이것을 신경근 동적 안정성이라고도 한다. 무릎관절의 경우에도 넙다리뼈(femur)와 정강뼈(tibia)가 관절을 이루고 있지만 불안정한 구조를 가지고 있기 때문에 관절주머니와 연골판 및 인대가 정적 안정성에 기여하지만, 대부분의 동적 안정성에 기여하는 구조물은 십자인대와 곁인대 및 무릎관절 주변의 근육들이다. 따라서 무릎관절의 동적 안정성을 위해 이마면에서의 굽힘과 폄 운동, 시상면에서의 내외반력에 대한 움직임, 발이 지면에 고정된 상태에서의 회전력 저항 운동, 점프 훈련 및 점프 후 착지 운동, 밸런스 운동 등의 다양한 운동이 병행되어야 한다. 이러한 훈련은 신경근 조절 능력을 향상시킨다.

근신경계의 조절

근신경계의 조절 능력은 재활 성공에 있어 매우 중요한 요소이다. 최근에는 재활운동의 초기 단계에서부터 적용해야 회복 속도를 단축시킬 수 있다. 재활 초기에 체성감각계의 회복에 초점을 맞추어야 한다. 이 과정에서 부종과 통증을 감소시키고 관절가동범위를 개선시킬 수 있다.

체성감각계는 촉각, 통증, 온도뿐만 아니라 근육과 결체 조직에 있는 감각 정보를 획득하고, 전송하고 해독하는 중추신경과 말초신경을 포함한다. 체성 감각은 기계수용체, 열수용체, 압수용체가 있다. 기계수용체(mechanoreceptors)는 근육과 관절 내 연부조직, 피부에서의 기계적인 상태를 감지하는 역할을 하며, 진동이나 압력을 전기신호로 바꾸어 중추신경에 전달한다.

그리고 열수용체(thermoreceptors)는 온도를 감지하는 역할을 하며, 특히 운동 중 발생하는 심부온을 감지하여 시상하부에 있는 열조절 중추에 전달하여 체온을 조절한다. 통증수용체(nociceptors)는 몸에 손상이 될 수 있는 자극을 중추신경에 전달하는 역할을 한다.

기계수용체

기계수용체는 근육수용기, 관절수용기, 피부수용기로 구분된다. 근육수용기는 골기건과 근방추에 의해 이루어지며, 골기건은 근방추의 섬유에서 운동신경까지 부착되어 있고, 수용기가 포함된 근건 단위에 따라 섬유수는 다양하다. 하나의 축삭이 골기건에 진입하여 건의 콜라겐과 섞여서 수초화되지 않은 섬유로 전달한다. 따라서 근육이 수축할 때 신경말판이 자극을 받게 되고, 골기건은 0.1g 이하의 작은 압력의 변화까지도 인지하여 압력에 대한 반응을 유도하게 된다. 근방추는 4~10mm 길이의 수용기들이 압축되어 있으며, 근섬유와 평행하게 이루어져 있고, 길이와 속도의 변화에 민감하다. 근방추는 감각신경과 감마운동신경에 의해 지배를 받는다. 감마운동신경은 근방추에 신경을 전달하기 때문에 근방추계(fusimotor system)라고도 한다. 알파운동신경과 근방추계 사이에서의 협응 작용은 근방추가 관절가동범위 내에서 근육 길이와 속도 변화에 민감하게 만든다. 따라서 운동 반응을 더 정확하게 하고 효율성을 높이기 위해서는 근방추와 기계수용체들과의 통합적 상호 작용을 향상시켜야 한다.

관절수용기는 루피니종말, 파치니소체, 골기건, 자유신경종판이 있다. **표 14-2** 는 무릎관절에 있는 기계수용체이며, **표 14-3** 은 어깨관절에 있는 기계수용체를 보여주고 있다.

피부수용기는 피부에서 발생하는 압박 증가나 늘어남을 감지하여 정보를 중추신경에 전달하고 운동감각에 관여한다. 마이스너소체(촉각수용기)와 크라우제소체(냉각수용기)의 종말은 접촉으로부터의 자극을 받으며, 운동감각에 대해 관여한다.

고유감각수용기(Proprioception)

고유감각수용기는 위치와 움직임을 감지하고, 힘과 수축을 감지하며, 신체 전체 그리고 일부의 방향을 감지하는 역할을 한다. 훈련으로 고유감각수용기를 향상시킬 수 있는지에 관한 선행연구를 보면 기계수용체의 생리적 기능을 향상시키는 것보다는 고유감각수용기를 예민하게 작용하도록 하기 때문에 경기력 향상에 약간의 도움은 되지만 의미 있는 효과를 얻기 어렵다.

표 14-2 **무릎관절의 기계수용체 분류**

수용기	위치	자극	움직임 형태	역치점	자극 반응
루피니종말	관절주머니, 인대	관절 위치, 관절내압, 움직임 크기, 움직임 속도	정적 또는 동적	낮은 역치	천천히 반응
파치니소체	관절주머니, 인대, 연골판, 지방층	가속, 감속	동적 움직임	낮은 역치	빠른 반응
골기건	인대, 연골판	관절가동범위 끝지점에서의 인대 장력	동적 움직임	높은 역치	천천히 반응
자유신경종판	관절 결체 조직에 전체적으로 분포	기계 또는 화학 기시부에서 통증	유해 자극이 없으면 작동하지 않음. 있다면 정적 또는 동적	높은 역치	천천히 반응

표 14-3 **어깨관절의 기계수용체 분류**

수용기	위치	반응	역치점	자극 반응
루피니종말	관절주머니, 인대	• 관절 위치에 민감 • 조직의 압박에 반응 • 한계 탐지기에 민감	낮은 역치	천천히 반응
파치니소체	관절주머니, 인대	• 움직임/속도 감각에 민감 • 압박력과 인장력에 민감	낮은 역치	빠른 반응
골기건	근건접합부	• 장력에 민감 • 자율근 수축과 근건의 수동 스트레칭 시 위치 감각 보조	높은 역치	천천히 반응
자유신경종판(통증수용기)	관절주머니, 인대	• 기계 또는 화학 기시부 통증에 민감 • 관절의 압력, 긴장, 움직임 감지	높은 역치	천천히 반응

자세와 움직임 조절

신경계는 안정성을 유지하기 위해 3개의 감각 정보를 사용한다. 즉, 체성감각, 시각계 그리고 전정기능계이다. 이러한 감각 정보 기관은 상호 작용을 통해 중추신경계에 다양한 정보를 제공하고 반응하게 한다. 또다른 인자들은 신체의 기계적 특성과 지지하는 표면의 특성을 고려하여 신체 안정성에 영향을 준다. 예를 들면, 몸을 앞으로 기울일 때는 신체의 뒤쪽에 있는 근육이 작용하여 안정성을 유지하도록 하고, 몸을 뒤쪽으로 기울일 때는 신체의 앞쪽에 있는 근육이 작용한다, 발목 주변에 있는 근육들은 이러한 작은 움직임에 의해 작동된다. 신체는 자세를 조절하기 위해서 예측 가능하고 자동적인 근신경의 협응을 해야 하지만, 외부 환경이 자세 유지를 방해하기 때문에 변화에 최대한 적합하도록 상호 조화를 이루어야 한다.

재활운동 프로그램의 예

재활운동은 수술하기 이전부터 시작하여 현장으로 복귀하기 전까지의 모든 과정에서 진행된다. 수술 부위와 방법, 그리고 수술 후 시기에 따라 지침과 목표, 주의 사항을 구체적으로 제시해야 한다. 예를 들어, 무릎관절의 전방십자인대 재건술을 받은 환자의 경우, 이식건으로 햄스트링건을 이용한 경우는 타가건을 이용하여 수술한 경우보다 햄스트링 근육의 운동 시기를 약간 더 늦게 진행해야 한다. 또는 전방십자인대 재건술과 반월상 연골판 봉합술을 동시에 한 경우는 전방십자인대 재건술만 한 환자보다 초기 체중부하의 시기를 2주 더 늦게 해야 한다. 이렇듯 환자에 따라 재활운동 프로그램을 다르게 적용해야 하기 때문에 환자의 의학적 상태에 대해 의사로부터 충분한 설명을 들은 후, 관절 각도와 체력 상태 등을 잘 고려하여 매우 섬세하고 구체적으로 작성해야 한다. 특히 초기 환자의 경우에는 재활운동 당일의 컨디션을 고려하여 운동 강도를 조절하고 집에서 할 수 있는 재활운동 프로그램을 제공해야 한다. 또한 통증에 대한 설명을 함으로써 심리적 안정을 취하도록 해야 한다.

아래의 재활운동 프로그램은 무릎관절과 어깨관절에서 가장 흔한 수술 기법으로 햄스트링건을 이용한 전방십자인대 재건술 후 재활운동 프로그램과 회전근개 봉합술 후 재활운동 프로그램에 대한 내용이다. 수술의 원칙과 활동 지침, 그리고 구체적인 프로그램에 대해 기간별로 제시하였다.

무릎관절 전방십자인대 재건술(햄스트링 이식건을 이용) 후 재활운동의 원칙

일반 지침

- 이식건의 재혈관화 기간은 수술 후 8~16주
- 수술 6주 이후에 햄스트링 강화 운동
- 수술 3~9개월 동안 전문 기관에서 재활운동

일상생활에서의 활동 지침

- 실밥 제거 이후 브레이스 없이 목욕이나 샤워 가능
- 수술 후 1주 동안 무릎을 편 상태에서 브레이스 착용 후 취침
- 운전 가능
- 좌측 무릎 수술 후 1주 이후부터 가능
- 우측 무릎 수술 후 승용차 또는 전동 킥보드는 4~6주에 가능
- 보행 시 목발이나 브레이스는 6주 동안 착용
- 수술 후 곧바로 견딜 만한 체중부하는 가능함

재활운동 프로그램

1단계: 초기 단계(수술 직후~6주)

- 목표
  - 이식건 보호(8주)
  - 고정으로 인한 부작용의 최소화
  - 염증과 부종의 조절
  - 무릎의 폄 각도를 최대화
  - 넙다리네갈래 근육의 운동
  - 일상생활 속에서 주의해야 할 자세나 행동에 대한 환자 교육
- 주의
  - 수술 후 4주 동안 햄스트링 가동화 및 스트레칭
  - 수술 후 6주 동안 견딜 만할 정도로 체중부하
- 브레이스
  - 수술 0~1주 동안 체중부하와 수면 시 무릎을 완전히 편 상태로 고정
  - 수술 1~6주는 보행 시 브레이스를 풀림 상태에서 하고, 수면 시에는 제거
- 운동 프로그램
  - 조심스럽게 발꿈치를 밀고 당기기
  - 넙다리네갈래근 운동
  - 무릎뼈 가동화 운동
  - 비체중 지지 운동, 장딴지근, 가자미근 스트레칭
  - 무릎을 완전히 편 상태로 편다리 들기 4방향 운동
  - 무릎 굽힘 90~60° 에서 넙다리네갈래근 등척성 수축
  - 볼기근 강화 운동
  - 체중 이동 운동
  - 정적 밸런스 운동
  - 발꿈치 들기: 처음에는 양발을 동시에 실시하고 점차적으로 한쪽만 실시할 것
- 임상 지침
  - 무릎이 완전히 펴되도록 한다.
  - 다리 떨림 없이 편다리 들기 운동이 가능하도록 한다.
  - 보행 시 절룩거림이 없어야 한다.
  - 무릎관절이 90° 이상 굽힘이 가능해야 한다.
  - 염증의 징후가 전혀 없어야 한다.
  - 부종이 증가되지 않아야 한다.
  - 통증이 증가되지 않아야 한다.

재활 2단계: 중간 단계(수술 6~8주)

- 목표
  - 정상 보행 가능
  - 완전한 무릎 폄 가능
  - 무릎 굽힘의 점증
  - 이식건 보호
  - 열린사슬 운동으로 햄스트링 운동 시작

- 주의
  - 다리 떨림 없이 편다리 들기가 가능하고 무릎이 완전하게 폄되었을 때 의사는 브레이스나 목발을 사용하지 않도록 권유
- 재활운동
  - 0~45°에서 wall slide를 시작하여 미니 스쿼트
  - 4방향으로 엉덩관절 굽힘, 폄, 벌림, 모음 운동 가능
  - 고정식 자전거(안장을 높게, 저강도 부하로 관절가동범위 개선을 위해 실시)
  - 튜빙이나 머신을 이용하여 닫힌사슬 운동 가능
  - 발꿈치 들기
  - 밸런스 운동
  - 열린사슬 형태로 햄스트링 운동 가능
  - 보행 교정을 위해 수중 치료 가능
  - 햄스트링 스트리칭과 장딴지, 가자미근 강화 운동
- 임상 지침
  - 최대 관절가동범위에서 운동을 실시한다.
  - 넙다리네갈래근 강화 운동을 한다.
  - 무릎 폄 각도가 수동으로 완전하게 유지되어야 한다.

재활 3단계: 점증 단계(수술 후 8주~6개월)

- 목표
  - 완전한 관절가동범위 확보
  - 완전한 기능 수행에 필요한 근력과 근지구력, 고유감각수용기의 회복
  - 이식건에 대한 과도한 스트레칭은 피할 것
  - 무릎넙다리관절의 보호
- 재활운동
  - 유연성 운동을 지속할 것
  - 계단오르기 운동
  - 무릎을 45~90° 굽힌 자세로 노르딕스키 운동
  - 닫힌사슬 운동: 한 발 스쿼트, 0~45°에서 레그 프레스, 계단 오르기 2~8인치
  - 고유감각수용기 운동: 슬라이드 보드, 볼이나 밸런스 보드를 이용한 운동
  - 수영장에서 러닝이나 수영을 포함한 수중 운동 프로그램(평영 제외)
- 운동 강도 점증을 위한 임상 지침
  - 통증 없이 무릎 관절가동범위가 정상이 되어야 한다.
  - 무릎넙다리관절의 긴장감이 없어야 한다.
  - 근력과 고유감각수용기의 능력이 건측의 70%에 도달해야 한다.

복귀 전 단계: 수술 후 9개월 이후

- 목표
  - 선수의 경우 완전히 복귀 가능해야 한다.
  - 근력과 근지구력을 요하는 운동의 수행이 가능해야 한다.

전방십자인대를 동종건으로 이식하기 이전에 재활 고려 사항

- 관절가동범위가 최소한 0~90° 확보되어야 한다.
- 관절의 부종이 최소가 되도록 해야 한다.
- 넙다리네갈래근이 위축되지 않도록 해야 한다.
- 전방십자인대 외 다른 구조물이 손상되지 않도록 해야 한다.
- 재활운동의 과정에 대한 교육이 이루어져야 한다.

수술 후 24~48시간에 수동 관절가동범위 운동을 시작함으로써 관절의 부종을 줄일 수 있다. 수술 후 1~2주 동안에는 얼음, 압박, 거상, 전기 자극을 통하여 부종을 최소로 하고, 무릎관절의 굽힘 90~40° 범위에서 무릎 폄 운동, 발꿈치 들기, 편다리 들기 운동을 4방향에서 실시하는 것이 좋다.

어깨관절 회전근개 최소 절개 후 관절경하 봉합술 후 재활운동의 원칙

수술 후 일반적인 재활의 원칙

- 견딜 정도의 강도로 저항성 운동을 하고 관절가동범위를 확보해야 한다.
- 내시경 및 절개한 부위 또는 특이적 통증이 있는 부위에서는 저항성 운동을 하지 않아야 한다.
- 일상생활이나 취침 시에 슬링으로 고정하는 것이 좋다.
- 수술 후 초기에는 손을 배에 대주는 동작, 노젓기, 주먹 쥐기와 같은 가정에서의 운동을 권장한다.

▪ 중력의 반대방향으로 능동적인 관절가동범위 확보를 위한 움직임을 해야 한다.

수술 후 1~2주 차 재활운동 프로그램

1. 초기에는 수동적 관절가동범위 운동을 하고 점차적으로 견딜 정도의 강도로 4~6주까지 실시한다.
   - 굽힘
   - 어깨뼈와 좌우면에서의 벌림 운동
   - 위팔뼈를 0~45°의 벌림 상태에서 내회전과 외회전 운동
2. 최대하 강도에서 등척성 내회전, 외회전, 굽힘, 폄, 벌림 운동
3. 위팔어깨관절(GH joint)과 어깨가슴관절(ST joint)의 가동성 운동을 실시한다. 팔꿈치와 전완, 손목을 관절각도 끝지점까지 수동적 스트레칭한다.
4. 옆으로 누운 자세에서 어깨뼈를 전인(protraction), 후인(retraction) 저항 운동을 함으로써 앞톱니근(전거근, serratus anterior)과 아래등세모근(lower trapezius)를 강화시킨다.
5. 가정 운동 프로그램
   - T바, 풀리와 같은 소도구를 이용한 수동 관절가동범위 운동과 능동 보조 관절가동범위 운동
   - 짐볼이나 테이블에 건측 손을 짚은 후 허리를 약간 굽힌 자세에서 코드만 운동
   - 주먹 쥐기 운동

수술 후 3주 차 재활운동 프로그램

1. 이전에 했던 관절가동범위 운동을 지속적으로 실시하고, 등척성 근육 운동을 추가함
2. 가능하다면 상체 자전거 운동을 실시
3. 어깨뼈 주변 근육을 강화시키는 운동을 실시
   - 어깨뼈 후인
   - 어깨뼈 내림 후 후인
4. 위팔두갈래근 굽힘(biceps curl), 위팔세갈래근 굽힘(triceps curl), 손목 굴신(wrist curl: 굽힘과 폄), 노뼈굽힘과 자뼈굽힘 운동
5. 누운 자세에서 동적 안정성 운동을 위해 팔을 90~100°까지 올리는 운동

수술 후 5~7주 차 재활운동 프로그램

1. 등장성 저항 운동을 시작
   - 옆으로 누운 후 외회전 운동
   - 엎드린 자세에서 어깨 폄 운동
   - 엎드린 자세에서 수평 벌림 운동(45°까지)
   - 누운 자세에서 내회전 운동
   - 90°까지 어깨 굽힘 운동

     ※ 낮은 강도에서 30회까지 반복 수를 많이 할 것을 권장
2. 선 자세에서 팔을 90° 벌린 후 내회전과 외회전 운동
3. 누운 자세에서 겨드랑이 아래에 수건을 말아 고정시킨 후 외회전 운동
4. 가정 운동 프로그램은 아령이나 튜빙을 이용하여 회전근개 운동 및 어깨뼈 주변근 강화 운동

수술 후 8주 차 재활운동 프로그램

1. 닫힌사슬 운동과 양손과 무릎을 지면에 대고 하는 어깨 안정화 운동
2. 상지의 체스트 프레스 운동을 플라이오메트릭으로 실시하고, 두 손으로 테니스 스윙을 하거나 골프 스윙하기

수술 후 10주 차 재활운동 프로그램

1. 선 자세에서 최대한 등속성 내회전과 외회전 운동
   - 등속성 운동이 가능한 경우
     - 어깨의 내회전과 외회전 각도가 거의 정상 각도로 회복되었을 때
     - 아령 1~1.5kg의 무게 또는 중강도의 튜빙으로 운동할 때 통증 없이 등장성 운동이 가능한 경우
2. 팔을 이용하는 던지는 스포츠를 하는 선수들은 90° 벌린 후 외회전하는 훈련으로 점증
   - 엎드린 후 외회전 운동
   - 어깨뼈 선상에서 팔을 90° 벌린 후 내회전과 외회전 운동

수술 후 12주 차 재활운동 프로그램

1. 팔을 몸에서 약 30° 벌림 후 팔꿈치를 30° 굽힌 자세에서 최대로 등속성 내회전, 외회전 운동

2. 아래의 기준에 해당된다면 인터벌 훈련을 시작한다.
    - 건측에 비해 내회전과 외회전 회전력이 85% 이상
    - 외회전과 내회전의 회전력 비율이 60% 이상
    - 전체 관절가동범위에서 통증이 없음
    - 이학적 검사 결과 충돌증후군과 불안정증 없이 정상소견

수술 후 16주 차 재활운동 프로그램

1. 등속성 재평가, 수동 및 능동 관절가동범위, 통증지수 등을 기록
2. 스포츠 활동으로 복귀하기 위한 어깨관절 점증 운동
3. 복귀를 위한 준비

기능 단계

기능 단계는 관절가동범위가 정상이고 통증이 없으며 점진적 운동 프로그램을 견뎌낼 수 있을 때 시작된다. 이 단계에서의 초점은 신경근 조절, 스포츠 특성에 맞는 다평면적 운동을 향상시키는 것과 재손상을 유발시킬 수 있는 잘못된 행동들이나 습관들을 고치는 것이다. 선수나 개인이 복귀 기준에 도달했을 때 기능 단계가 종료된다. 기능 단계에서는 유연성과 근력의 강화, 고유수용감각을 포함한 운동 프로그램들이 잘 만들어져야 하고 스포츠 특성에 맞는 활동들의 진전이 있을 때 성공적인 복귀에 도달할 수 있다. 잘못된 움직임 패턴들을 올바르게 바로잡는다면 잠재적 손상을 예방할 수 있다.

이 단계의 궁극적인 목표는 정상적인 신체활동으로 복귀하거나 스포츠 특정 기술을 회복하는 것이다. 스포츠 특성에 어울리는 유연성과 근력을 만들고 스포츠에 맞는 생리학적 활성화와 생체역학적 움직임들의 최적화를 이루며, 스포츠에 어울리는 기능적 진전에 초점을 맞추는 단계이다. 이 단계에서는 개인의 스포츠 수행력과 관련된 동적인 기능적 활동들이 재활운동 프로그램 안에 포함되어야만 한다. 강화 운동을 할 때는 스포츠(기능적 움직임) 복귀 후에 받게 될 스트레스를 점진적으로 다친 부위에 가해야 한다. 이때 플라이오메트릭 운동은 근파워와 순발력을 향상시키는 데 이용될 수 있다. 이 시점에서는 전 범위에 구조물들의 신장성을 증가시키기 위한 유연성 운동과 가동성 운동을 시행하고 등장성 운동에서 등속성 운동으로의 진전이 이루어져야 한다. 밸런스 운동은 표면에 대한 다양한 변화를 주어 고유수용감각 능력, 협응과 민첩성으로 진전시켜야 한다. 그리고 복귀 이전에 스포츠 특정 기술의 평가를 위해 기능 검사를 실시하고, 운동수행력과 통증 유무를 확인해야 한다.

스포츠로의 복귀

손상을 당한 선수가 스포츠와 시합으로 가능한 한 빨리 복귀하는 것도 중요하지만 안전한 복귀가 더욱 중요하다. 손상 부위가 더 나빠지지 않아야 하며 새로운 손상에 대한 잠재 가능성을 예방할 수 있어야 하고 동시에 선수의 효율적인 경기력이 나올 수 있어야 한다. 복귀를 결정할 때는 크게 임상적 변인들과 기능적 안정성, 기능적 진전에 대한 것들을 모두 평가해야 한다. 전통적으로 평가하는 임상적 변인들로는 통증, 부종, 관절가동범위, 근력, 그리고 지구력이 포함되지만, 단순히 정형외과적 평가를 통한 느슨함(laxity)을 테스트하는 것만으로는 기능적 안정성에 신뢰를 주기 어렵다. 그러므로 기능적 안정성을 평가할 때는 인대의 수동적 제한, 관절 형태, 근육의 능동적 제한, 활동할 때 발생하는 관절의 압박력과 관절의 움직임과 같은 것을 고려해야 한다.

기능적 진전(functional progression)이라는 개념은 임상적 변인뿐만 아니라 기능적 안정성을 향상시키기 위해 만들어진 개념이다. 여기에서 중요한 것은 임상적 변인과 기능적 안정성을 기반으로 한 신경근 협응과 민첩성이다. 기능적 진전은 스포츠에서 요구되는 특별히 수행해야 하는 보다 어려운 활동들의 계획된 순서로 정의되는데, 간단한 동작에서부터 보다 어려운 동작들로 수행된다. 이 시기에는 선수가 경기에서 경험하게 될 요구에 적응해야 하며, 심리적인 부분과 객관적인 부분들에 대해 복귀를 결정하도록 도와주어야 한다.

재활 후 일상으로의 복귀를 위한 일반적 가이드라인은 건측과 비교할 때 근력과 기능적 평가 점수, 전 범위 점수가 90% 이상 되어야 하고, 부종과 통증이 없어야 하며 완전한 능동적 관절가동범위를 가져야 한다. 재활 후 스포츠로의 복귀는 점진적으로 이루어져야 하며, 일반적

민첩성 훈련으로 시작해 스포츠 동작과 포지션에 맞는 특화된 운동들로 옮겨야 한다. 이러한 동작을 잘 수행하면서 통증, 부종, 피로 그리고 불편감들이 없어야 한다.

복귀를 위한 가이드라인은 아래와 같다.

- 환측 전 범위에서 움직일 때 통증이 없어야 한다.
- 증상이 없어야 한다.
- 붓기가 없어야 한다.
- 근력이 회복되어야 한다(예: 앞십자인대 손상의 경우 다치지 않은 쪽의 넙다리네갈래근의 최대 자발적 등척성 수축력의 90% 이상의 큰 근력이 보일 때).
- 좋은 유연성을 가진다.
- 고유수용감각과 신경근계 협응이 충분해야 한다.
- 기능적 재훈련이 가능해야 한다.
- 심폐체력이 회복되고 향상되어야 한다.
- 운동하는 것에 대한 정신적 자신감을 가져야 한다.
- 스포츠에 맞는 기술을 회복해야 한다.
- 계속해서 재손상 예방을 위한 장비의 수정, 보조기, 보정 기구들이 제공되어야 한다.
- 선수와 선수 가족, 코치와의 계속적인 의사소통이 이루어져야 한다.

선수가 스포츠로 복귀하기 전에 선수의 기능적 수준, 스포츠 관련 기술, 정신적 자신감의 정도, 손상 그 자체의 특성이 복귀를 결정하는 데 이용된다. 이 시점에서 선수가 스포츠로의 복귀를 위해 기능 검사를 하는 것도 중요하다. 기능검사는 특정 신체활동을 수행하는 개인의 능력을 평가하기 위한 목적으로 기능적 연습 동작들을 사용한다. 완전 복귀에 얼마나 가까운지를 파악하기 위해 검사 동안 선수는 최대한의 능력으로 수행해야만 한다. 기능 검사를 위한 방법으로는 스프린트 테스트, 민첩성 달리기, 8자 뛰기, 셔틀런, 카리오카 테스트, 사이드 스텝핑, 수직 점프, 한 발로 뛰기, 평형성 테스트 등을 포함한 다양한 테스트를 사용할 수 있다.

주의 사항

위에서 설명한 재활운동 프로그램을 시행할 때는 임상적인 이유와 문제를 해결하는 능력이 필요하다. 재활운동 프로그램을 진행할 때 통증이 증가하거나 부종이 생기거나 관절가동범위가 감소된다면 프로그램을 재평가해야만 한다. 선수가 점진적으로 기능이 향상될 때는 계

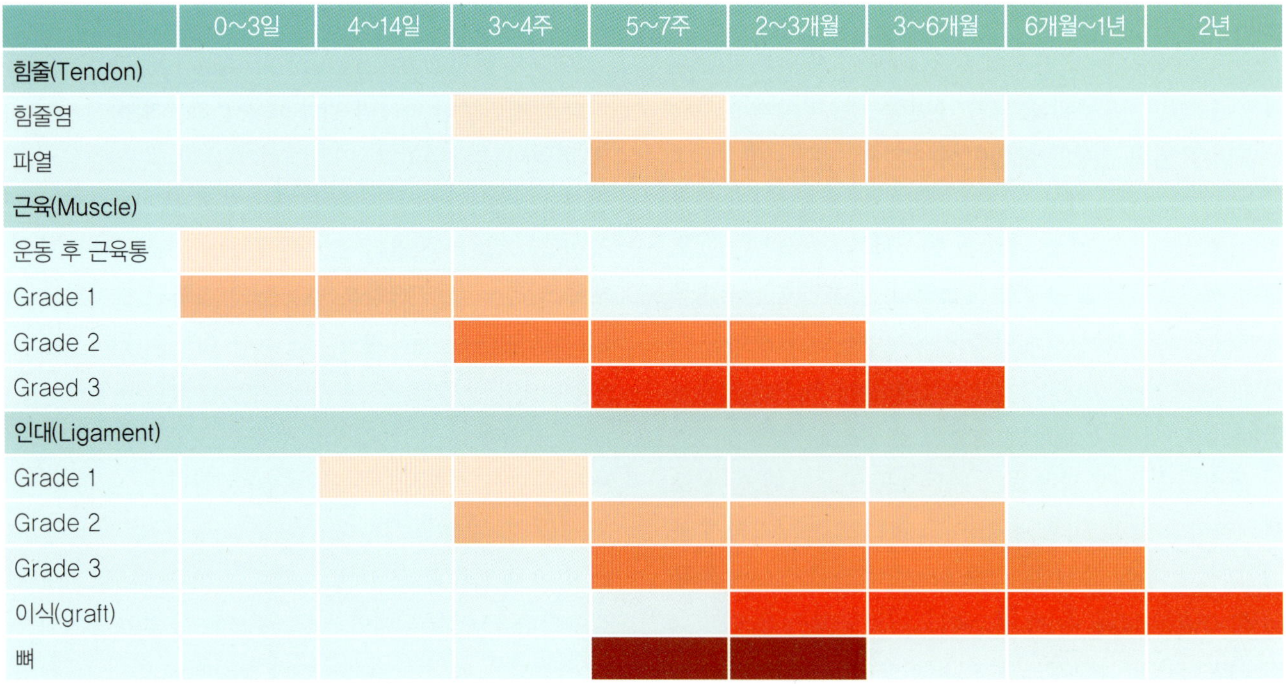

그림 14-3 조직 치유 시간

속적인 평가를 실시하면서 움직임이 대칭적인지, 움직임에 대한 조절 능력이 있는지(예: 멈추고 서는 것이 부드러운지, 커팅할 때 다른 스트레스를 그 부위에 주지 않고 하는지 등), 자신감을 가지고 움직임을 편안하게 하는지 등을 관찰해야 한다. 재활 과정 동안 진전은 반드시 문제가 생기기 전에 멈추어야만 한다. 진전의 방법은 선수가 실패(움직임의 대칭, 조절 능력, 자신감)를 겪는 어떤 지점 전에 멈추는 것이다. 이것이 그들이 복귀하고 싶은 마음을 끌어올리게 해준다.

통증은 진전의 속도에 많은 영향을 미친다. 부상 초기에는 통증이 심하지만 회복이 진행되면서 감소되며 결국에는 완전히 없어진다. 부종의 증가, 통증의 증가, 근력의 감소 또는 정체, 관절가동범위의 감소 또는 정체, 회복하는 인대의 느슨함 증가, 특정 운동 동안 또는 운동 후의 다른 임상적 증상의 악화는 손상 조직의 회복 또는 재형성 수준에 비해 부하가 너무 강하다는 것을 의미한다. 건강운동관리사는 회복 과정과 각 조직이 치유되는 재활에 요구되는 시간적 필요성을 인식해야만 하며 지나치게 적극적인 방식은 회복 과정을 방해한다는 것을 알고 재활을 진행해야 한다 그림 14-3 .

연습문제

01 다음 중 초기 재활 과정에서 운동이 중요한 이유가 아닌 것은?

① 신체에 부정적인 영향을 줄여 재활의 시기를 빠르게 하도록 도움을 줄 수 있다.

② 콜라겐 배열을 올바르게 한다.

③ 다른 조직들의 유착과 같은 합병증 없이 회복을 최적화할 수 있다.

④ 심폐능력을 향상시킬 수 있다.

⑤ 위축을 예방할 수 있다.

02 다음 중 재활운동의 원리 중 주어진 스트레스에 우리 몸이 특별하게 적응한다는 원리는 무엇인가?

① SAID 원리

② 과부하의 원리

③ 가역성의 원리

④ 특별성의 원리

⑤ 점진성의 원리

03 다음 중 재활운동 프로그램의 구성 요소에 들어가지 않는 것은?

① 유연성, 근력, 근지구력, 파워

② 심폐능력, 코어 안정성

③ 밸런스, 민첩성, 등속성 운동

④ 스포츠에 맞는 기술 훈련

⑤ 고유수용감각, 협응

04 재활 프로그램의 구성 요소에 대한 설명이다. 아래 설명에 맞는 것은?

기계적 수용기로부터 받는 근육의 힘, 신경학적 감각 정보와 생체역학적인 정보의 복잡한 통합 능력

① 파워

② 민첩성

③ 밸런스

④ 기술

⑤ 스피드

05 다음 중 재활운동 프로그램의 단계에 대한 설명이 올바른 것은?

① 회복 과정을 위해 부종보다는 통증 조절이 우선되어야 한다.

② 관절가동범위의 회복은 스트레칭으로만 가능하다.

③ 근력, 지구력, 파워는 신체 부위의 기능을 손상 이전의 상태로 회복시키는 데 가장 필수적인 요소이다.

④ 진전을 위해 어려운 동작의 많은 반복과 단순한 동작에서 보다 복잡한 동작으로의 단계가 필요하다.

⑤ 부종을 조절하기 위해서는 얼음 요법만을 쓰는 것이 가장 최상의 방법이다.

06 재활운동 프로그램의 요소 중 가장 무시되는 요소는 무엇인가?

① 유연성

② 밸런스

③ 심폐능력

④ 파워

⑤ 지구력

07 다음 중에서 재활의 장기적 목표는 무엇인가?

① 다친 부위에 최적의 환경 제공

② 빠르고 안전한 복귀

③ 최고의 경기력 만들기

④ 통증과 부종 제거

⑤ 모든 요소 유지 및 향상

08 다음 중 재활기간 동안 주의해야 할 사항이 아닌 것은?

① 부종의 감소

② 근력의 감소

③ 관절가동범위의 감소

④ 인대의 느슨함 증가

⑤ 신경근 조절 감소

09 다음 중 복귀를 위한 가이드라인에 대한 설명이 틀린 것은?

① 충분한 고유수용감각과 신경근계의 협응을 가지고 있어야 한다.

② 좋은 유연성이 있어야 한다.

③ 환측은 건측과 비교할 때 등척성 수축력의 70% 이상이어야 한다.

④ 복귀하려고 할 때 손상 예방을 위해 보조기를 제공해야 한다.

⑤ 기능적 재훈련이 가능해야 한다.

10 다음 중 성공적인 복귀를 위해 필요한 요소가 아닌 것은?

① 유연성, 근력 강화, 고유수용감각을 포함한 운동 프로그램들이 잘 만들어져야 한다.

② 스포츠 특성에 맞는 활동들의 진전이 있어야 한다.

③ 잘못된 움직임 패턴들의 교정이 있어야 한다.

④ 임상적 변인에 대한 평가만 있어야 한다.

⑤ 기능 검사를 통과해야 한다.

---

1. ④ 2. ① 3. ③ 4. ③ 5. ③
6. ③ 7. ② 8. ①,⑤ 9. ③ 10. ④

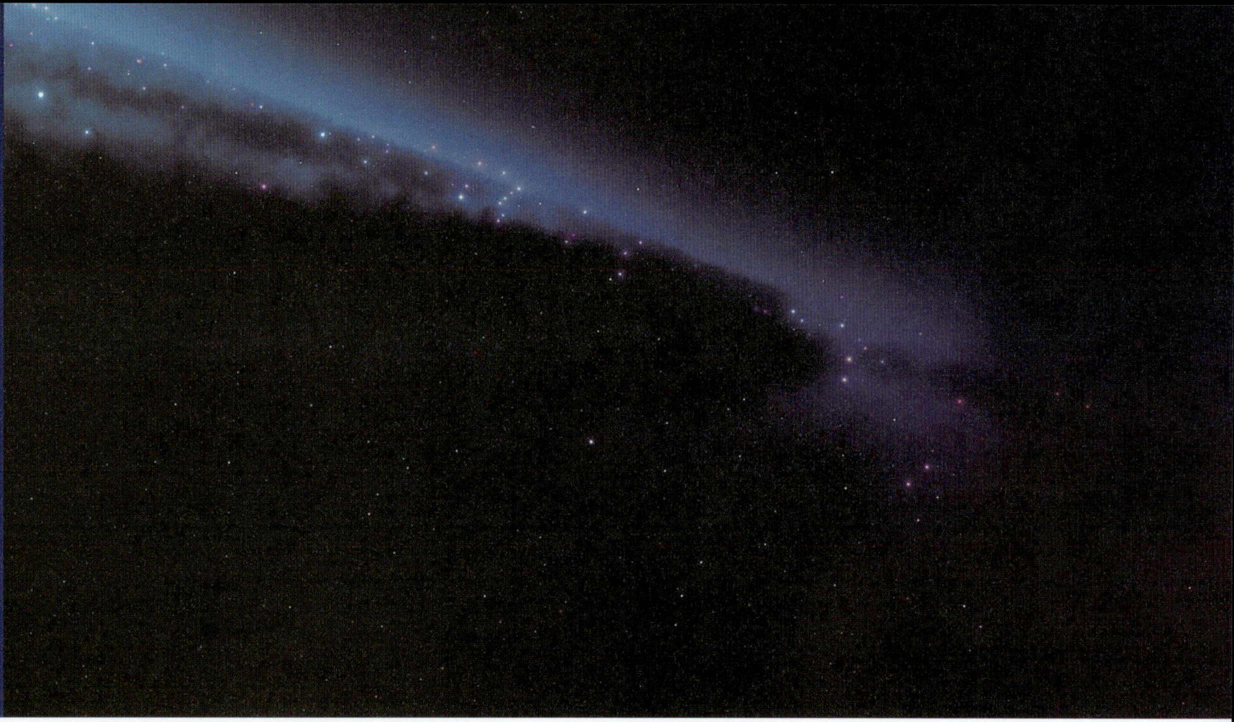

부록

부록 I. 스포츠 의학용어

운동손상학을 이해하기 위해서는 우리가 반드시 알아야 할 스포츠 의학용어가 있다. 손상을 인식하고 평가하며 재활훈련 프로그램을 작성하기 위해서는 부상선수를 진료하고 치료하는 데 있어 책임이 있는 의사의 판단을 정확하게 이해해야 하기 때문이다. 스포츠 의학용어는 이미 해부학에서 언급되어야 할 신체의 기본 방향에 관한 용어와 운동손상에 관한 용어, 그리고 약어를 이해해야 한다.

기본 방향에 관한 용어

Anterior 앞, 전
Posterior 뒤, 후
Superior 위, 상
Inferior 아래, 하
Inversion 안쪽번짐, 내번
Eversion 가쪽번짐, 외번
Proximal 몸쪽
Distal 먼쪽
Medical 안쪽, 내측
Lateral 가쪽, 외측
Flexion 굽힘, 굴곡
Extension 폄, 신전
Hyperextension 젖힘, 과신전
Abduction 벌림, 외전
Adduction 모음, 내전
Horizontal 수평
Rotation 돌림, 회전
Circumduction 휘돌림
Internal 안쪽의
External 가쪽의
Internal Rotation 안쪽돌림, 내회전
External rotation 가쪽돌림, 외회전
Ventral 배쪽, 복측
Dorsal 등쪽, 배측
Superficial 얕은, 천부
Deep 깊은, 심부
Palma 손바닥,
Plantar 발바닥
Palma flexion 손바닥굽힘
Plantar flexion 발바닥굽힘
Dorsiflexion 손등굽힘, 발등굽힘
Pronation 엎침, 회내
Supination 뒤침, 회외

운동손상에 관한 용어

Appendicular Skeleton 팔다리뼈대: 팔과 다리의 골격
Axial Skeleton 몸통뼈대: 머리와 척주, 몸통, 골반의 골격
Articulation 관절: Joint보다 더 좁은 개념의 관절
Synovial Joint 활액관절: 관절 내 활액이 있는 관절
Agonist muscle 주동근: 움직임을 유발시키는 주된 근육
Antagonist muscle 대항근: 움직임 방향의 반대쪽에서 움직임을 보조하는 근육
Insertion 닿는곳, 정지: 근육이 닿는 끝 부위
Origin 이는곳, 기시: 근육이 시작되는 부위
Bursa 윤활주머니, 윤활낭: 신체 내 마찰이 발생되는 부위에 있는 끈적한 액체가 있는 윤활주머니
Ligament 인대: 뼈와 뼈를 이어주는 구조물의 일종
Tendon 힘줄, 건: 근육과 뼈를 이어주는 구조물의 일종
Fascia 근막: 골격근을 둘러싸고 있는 막
Cartilage 연골: 뼈 끝에 붙어 있으며, 충격을 완화시키는 역할
Genu 무릎: 무릎을 의미
Genu valgum 외반슬: 무릎의 바깥쪽에서 안쪽으로 스트레스가 가해진 상태를 의미하며, X자형 무릎을 말함
Genu varum 내반슬: 무릎의 안쪽에서 바깥쪽으로 스트레스가 가해진 상태를 의미하며, O자형 무릎을 말함
Lordosis 척주앞굽음(증), 척주전만(증): 척추가 앞으로 굽어 있는 경우이며, 정상적인 경우에는 목뼈와 허리뼈가 앞굽음되어 있다.
Kyphosis 척주뒤굽음(증), 척주후만(증): 척추가 위로 굽어 있는 경우이며, 정상적인 경우에는 등뼈가 뒤굽음되어 있다.
Scoliosis 척주옆굽음(증), 척주측만(증): 척추를 앞이나 뒤에서 볼 때 옆으로 휘어져 있는 척추질환 중 하나
Arthritis 관절염: 관절의 염증
Bursitis 윤활낭염: 윤활주머니의 염증
Tendinitis 힘줄염: 힘줄의 염증
Osteochondritis 골연골염: 골연골의 염증
Ostoearthritis 골관절염: 퇴행성 변화에 의해 관절에 발생하는 관절염 중 하나
Rheumatoid arthritis 류마티스관절염: 자가면역 또는 바이러스에 의한 염증으로 인한 관절염
Subluxation 아탈구: 관절의 부분탈구
Dislocation 탈구: 관절의 완전탈구
Closed fracture 폐쇄골절: 피부 밖으로 돌출되지 않은 뼈의 골절
Open fracture 개방골절: 피부 밖으로 돌출된 뼈의 골절
Atrophy 위축: 근육의 소실 즉, 근육조직이나 세포의 크기가 작아지거나 없어진 경우
Adhesion 유착: 인접한 두 구조물이 서로 달라붙는 것
Crepitation 비빔소리, 염발음: 서로 부딪히면서 나는 소리
Degeneration 변성, 퇴화: 구조물의 퇴행성 변화

Edema 부종: 조직 내 림프액이나 삼출물이 과잉 존재하는 상태
Effusion 삼출액: 염증이 생겼을 때 세포 밖으로 빠져나오는 물질
Hemorrhage 출혈: 혈액이 혈관 밖으로 빠져 나오는 것
Ischemia 허혈: 국부근육에 혈액이 부족한 상태
Spondylosis 척추증, 척추관절강직증: 까닭 없이 척추가 굳어가는 병
Spondylolysis 척추분리증: 척추의 후관절(facet joint)이 위아래 분리된 질환
Spondylolisthesis 척추전방전위증, 척추탈위증: 추체가 지나치게 앞으로 빠져나간 질환
Sprain 염좌: 인대의 손상
Strain 염좌, 좌상: 근육의 손상
Arthroplasty 관절성형술: 인공관절로 치환하는 수술
Resection 절제술: 잘라내는 수술
Arthroscopy 관절경검사: 시술이나 수술을 위해 내시경 카메라를 이용하는 검사
Manipulation 수기처치법: 손을 이용해 관절이나 근육 등을 원래의 상태로 복원시키는 기술

약어

Ab.: Abduction 벌림, 외전
ACL: Anterior Cruciate Ligament 앞십자인대, 전방십자인대
Ad.: Adduction 모음, 내전
Ant.: Anterior 앞쪽, 전방
AP: Anteroposterior 앞뒤쪽, 전후방
ASIS: Anterior superior iliac spine 앞위엉덩뼈가시, 전상장골극
CV: Cardiovascular 심혈관
Flex.: Flexion 굽힘, 굴곡
L/E: Lower extremity 다리, 하지
Lt.: Left 왼쪽
PA: posteroanterior 뒤앞쪽, 후전방
PCL: Posterior Cruciate Ligament 뒤십자인대, 후방십자인대
Post.: Posterior 뒤쪽, 후방
Rt.: Right 오른쪽
U/E: Upper Extremity 팔, 상지
AROM: Active range of motion 능동관절가동범위
CKC: Closed kinetic chain exercise 닫힌사슬운동
Fx.: Fracture 골절
OKC: Open kinetic chain exercise 열린사슬운동
PNF: Proprioceptive neuromusclar facilitation 고유수용성감각촉진법
PRE: Progressive resistance exercise 점진적 저항운동
PROM: Passive range of motion 수동관절가동범위
RPE: Rating of perceived exertion 자각인지도
SLR: Straight leg raise 편다리들기, 하지직거상
ADL: Activities daily living 일상생활활동
CVA: Cerebrovascular accident 뇌혈관사고
CVD: Cardiovascular disease 심혈관질환
DM: Diabete Mellitus 당뇨병
HTN: Hypertension 고혈압
MI: Myocardial Infarction 심근경색
OPD: Out patient department 외래
CC: Chief Complaint 주증상
Dx.: Diagnosis 진단
MMT: Manual Muscle Test 도수근력검사
op.: Operation 수술
P/E: Physical examination 이학적 검사
Post-op: Following surgery 수술 이후
Pre-op: prior to surgery 수술 이전
pt.: Patient 부상선수
R/O: Rule Out 추측 진단
Surg.: Surgery 수술
Sx.: Symptoms 증상
Tx.: Treatment 치료
BMR: Basal metabolic rate 기초대사량
BP: Blood pressure 혈압
bpm: Beats per minute 분당심박수
CPR: Cardiopulmonary resuscitation 심폐소생술
GTO: Golgi tendon organ 골지힘줄기관
Hb: Hemoglobin 헤모글로빈
HR: heart Rate 심박수
Lab: Laboratory 검사실
MHR: Maximal heart rate 최대심박수
RBC: Red blood cell 적혈구
WBC: White blood cell 백혈구
CT: Computed Tomography 전산화단층촬영
ECG: Electrocardiogram 심전도
EEG: Electroencephalogram 뇌전도
EMG: Electromyogram 근전도

연습문제 1차 스포츠 의학용어 시험

※ 다음은 접두어이다. 올바른 뜻을 쓰시오.

1. Arthro ( )
2. Chondro ( )
3. Myo ( )
4. Osteo ( )
5. Tendino ( )

※ 다음은 접미어이다. 올바른 뜻을 쓰시오.

6. -itis ( )
7. -sis ( )

※ 다음은 신체의 면에 관한 문제이다.

8. 신체를 좌우로 구분하는 면을 무엇이라고 하는가?
9. 신체를 앞뒤로 구분하는 면을 무엇이라고 하는가?
10. 신체를 상하로 구분하는 면을 무엇이라고 하는가?

※ 다음의 주어진 문제를 보고 원어나 의학용어를 쓰시오.

11. Ligament ( ), 힘줄 ( )
12. 앞쪽 ( ), 뒤쪽 ( )
13. 위쪽 ( ), 아래쪽 ( )
14. Medial ( ), 가쪽 ( )
15. Flexion ( ), Extension ( )
16. Abduction ( ), Adduction ( )
17. Internal Rotation ( ), External Rotation ( )
18. Palmar Flexion ( ), Plantar Flexion ( )
19. Pronation ( ), Supination ( )
20. Bursa ( )

연습문제 2차 스포츠 기능해부학 시험

※ 다음은 의학용어에 관한 문제이다. 원어를 쓰시오.

1. 관절가동범위 (　　　　　　　　　　)
2. 인대 (　　　　　　　　　　), 힘줄 (　　　　　　　　　　)
3. 앞 (　　　　　　　　　　), 뒤 (　　　　　　　　　　)
4. 위 (　　　　　　　　　　), 아래 (　　　　　　　　　　)
5. 안쪽번짐 (　　　　　　　　　　), 가쪽번짐 (　　　　　　　　　　)
6. 몸쪽 (　　　　　　　　　　), 먼쪽 (　　　　　　　　　　)
7. 안쪽 (　　　　　　　　　　), 가쪽 (　　　　　　　　　　)
8. 굽힘 (　　　　　　　　　　), 폄 (　　　　　　　　　　)
9. 벌림 (　　　　　　　　　　), 모음 (　　　　　　　　　　)
10. 안쪽돌림 (　　　　　　　　　　), 가쪽돌림 (　　　　　　　　　　)
11. 손바닥굽힘 (　　　　　　　　　　), 발바닥굽힘 (　　　　　　　　　　)
12. 엎침 (　　　　　　　　　　), 뒤침 (　　　　　　　　　　)
13. 복장뼈 (　　　　　　　　　　)
14. 빗장뼈 (　　　　　　　　　　)
15. 어깨뼈 (　　　　　　　　　　)
16. 자뼈 (　　　　　　　　　　)
17. 노뼈 (　　　　　　　　　　)
18. 손목뼈 (　　　　　　　　　　)
19. 손허리뼈 (　　　　　　　　　　)
20. 넙다리뼈 (　　　　　　　　　　)
21. 무릎뼈 (　　　　　　　　　　)
22. 추체 (　　　　　　　　　　)

연습문제 3차 스포츠 기능해부학 시험

※ 다음은 의학용어에 관한 문제이다. 원어를 쓰시오.

1. 엎침	( )	2. 뒤침	( )
3. 복장뼈	( )	4. 빗장뼈	( )
5. 어깨뼈	( )	6. 자뼈	( )
7. 노뼈	( )	8. 손목뼈	( )
9. 손허리뼈	( )	10. 넙다리뼈	( )
11. 무릎뼈	( )	12. 추체	( )
13. 골반	( )	14. 정강뼈	( )
15. 종아리뼈	( )	16. 큰볼기근	( )
17. 중간볼기근	( )	18. 넙다리근막긴장근	( )
19. 궁둥구멍근	( )	20. 속폐쇄근	( )
21. 넙다리네모근	( )	22. 큰허리근	( )
23. 엉덩근	( )	24. 넙다리빗근	( )
25. 넙다리네갈래근	( )	26. 넙다리곧은근	( )
27. 중간넓은근	( )	28. 안쪽넓은근	( )
29. 가쪽넓은근	( )	30. 두덩근	( )
31. 긴모음근	( )	32. 짧은모음근	( )
33. 두덩정강근	( )	34. 슬괵근	( )
35. 넙다리두갈래근	( )	36. 반힘줄모양근	( )
37. 반막모양근	( )	38. 장딴지근	( )
39. 가자미근	( )	40. 장딴지빗근	( )
41. 오금근	( )	42. 뒤정강근	( )
43. 긴발가락굽힘근	( )	44. 긴엄지굽힘근	( )
45. 앞정강근	( )	46. 긴엄지폄근	( )
47. 긴발가락폄근	( )	48. 셋째종아리근	( )
49. 짧은종아리근	( )	50. 긴종아리근	( )

부록 2. SOAP 노트

ID:	건강운동관리센터 Specialized Exercise Center
Name:	
Sex/Age:	
Mobile:	

Date	Contents	Sign
Chief Complaints		
Diagnosis		
History		
Physical Examination		
Plan		

SOAP 노트 작성의 예

ID: 20150001	**서울 건강운동관리센터** Specialized Exercise Center
Name: 홍길동	
Sex/Age: M/23	
Mobile:	

Date	Contents	Sign
Chief Complaints	Rt. Shoulder Pain: Posterior	
Diagnosis	R/O Teres major/minor m. strain 2° Triceps/Latismusdorsi m. strain 2° 소견: Superior capsule or labrum 손상이 의심되지만 Ex. rehab을 실시한 이후 안정성을 재평가할 예정. 불안정성이 지속적으로 있다면 병원의뢰 후 MRI 검사 예정.	
History	Past History: Social History: 대학생 Exercise History: MOI: 3월 19일 넘어지면서 humerus proximal 부위가 의자에 강하게 부딪혔으며, 이때 superior 방향으로 밀리면서 superior capsule과 labrum 손상이 의심됨. 현재도 근육의 stiffness가 매우 강한 상태이며, 관절가동범위가 제한되어 있음.	
Physical Examination	Symptoms 어깨를 자연스럽게 움직일 수 없음. Physical Examination Ht/Wt: 182/67 BP : 120/80 ROM: Forward flexion: mild limited Swelling(0, +, ++, +++), Pain Scale: 7 Tenderness(− , +++) Special test(Fitness Result): Compression test(+) click sign O'brien test(+)	
Plan	Exercise Program 2(기간: 2주) 1. Posterior Shoulder/Triceps Relax: Hot pack 10min 2. ROM Exercise −supine position: Flexion, IR, ER, Horizonal flexion −Mobilazation: traction, glide(anterior/posterior, sup./Inf.) −Bar 이용 스트레칭 3. Rotator Cuff exercise: 1kg×10reps.×2−3set(덤벨,튜빙) −0~60° abduction dynamic ex. −0~90° flexion dynamic ex. −Scapular ex.: 벽밀기, 지면밀고 팔굽혀펴기(통증 없는 범위)	김용권

참고문헌

강대길, 권혁일, 김광진, 김민선, 김세훈, 김진혁 등 공역. 2002. 의학생리학 (10th ed). 서울: 정담미디어.

김용권, 김동문. 2012. 야구선수의 포지션에 따른 손상분석. 운동학 학술지, 14(1):67-76.

김용권, 안진욱. 2011. 수영선수의 손상분석. 운동학 학술지, 13(2):55-61.

김용권. 2000. 프로축구선수의 포지션별 체력특성 연구, 대한스포츠의학회지, 18(2):217-226.

이경태,송백용,양기원,김나민,김장렬,박성률. 2000. 프로 축구선수의 손상 분석. 대한스포츠의학회지, 18(2):176-180.

임완기, 정동춘, 김태형, 정덕조, 박인숙, 이병근 등. 2008. 운동생리학. 서울: 광림북하우스.

ACGIH. 2004. TLVs and BELs. Threshold limit values for chemical substances and physical agents and biological exposure indices, Cincinnati: ACGIH Signature Publications. 168-176.

ACSM 2009. American College of Sports Medicine position stand. Progression models in resistance training for healthy adults. Med. Sci. Sports Exerc., 41:687-708.

Akuthota V, Nadler SF. 2004. Core strengthening. Arch Phys Med Rehabil., 85:86-92.

American Academy of Family Physicians. 1992. Preparticipation Physical Evaluation(1st ed.). Chicago:American Academy of Family Physicians.

American Academy of Orthopaedic Surgeons. 1991. Athletic Training and Sports Medicine(2nd ed.). Park Ridge, III: American Academy of Orthopaedic Surgeons.

American College of Sports Medicine. 2010. ACSM's Resource Manual for Guidelines for Exercise Testing and Prescription(6th ed.). Lippincott Williams & Wilkins/Wolter Kluwer.

Amstrong LE, Epstein Y, Greenleaf JE, Haymes EM, Hubbard RW, & Roberts WO et al. 1996. ACSM Position stand: heat and cold illnesses during distance running. Medicine and science in sports and exercise, 28, i-x.

Amstrong LE. 1990. Effects of high altitude on athletic health and performance. NSCA Journal, 12(1):68.

Andrews H & E Wilk. 2004. Physical rehabilitation of the injuered Athlete(3rd ed). W. B. Saunders.

Andrews JR & Wilk KE. 1994. The Athlete's Shoulder. Churchill Livingstone.

Arnheim DD, Prentice WE. 2000. principles of Athletic Training(10th ed.). McGraw -Hill. A Division of the McGraw-Hill companies.

Athletic Training education competencies 5th edition 2011, NATA

Auerbach PS. 2001. Wilderness Medicine (4th ed). St. Louis, MO: Mosby. 240-316.

Barrientos S. 2008. Growth factors and cytokines in wound healing, Wound Repair and Regeneration, 16(5):585-602.

Bear M, Connors B, and Paradiso M. 2007. Neuroscience: Exploring the Brain. 3rd ed. Baltimore, Lippincott Williams & Wilkins.

Benson, M. 1995. 1995-96 NCAA Sports Medicine Handbook(8th ed.) Overland Park: The National Collegiate Athletic Association.

Bigler ED. 2008. Neuropsychology and clinical neuroscience of persistent post-concussive syndrome. J Int Neuropsychol Soc, 14:1.

Blackwell JR & Cole KJ. 1994. Wrist kinematics differ in expert and novice tennis players performing the backhand stroke: implications dor tennis elbow. *J of Biomechanics*, 27(5):509-516.

Brajkovic D. & Ducharme MB. 2003. Finger dexterity, skin temperature, and blood flow during auxiliary heating in the cold. *Journal of applied physiology*, 95:758-770.

Brontzman SB. 1996. Clinical Orthopaedic Rehabilitation. A Times Mirror Company.

Brotzman SB & Kevin E. Wilk. 2005. Clinical Orthopaedic Rehabilitation 2nd, Mosby.

Bruckner P. 2002. Clinical sports medicine. McGraw-Hill.

Brukner P, Khan K. 2011. Sports injuries, In Brukner P, editor: Clinical sports medicine, ed 3, Sydney, McGraw-Hill.

Buckwalter J. 2005. Musculoskeletal tissue healing. In Weinstein S: Turek's orthopedics: principles and their application. Baltimore, Lippincott, Williams and Wikins.

Burkhart SS, Morgan CD, Kibler WB. 2003. The disabled throwing shoulder: spectrum of pathology Part III: The SICK scapular, scapular dyskinesis, the kinetic chain, and rehabilitation. Arthroscopy, 19: 641-661.

Caine DJ, Caine CG, Lindner KJ. 1996. Epidemiology of sports injuries. Champaign: Human Kinetics.

Calle MC, Fernandez ML. 2010. Effects of resistance training on the inflammatory response, Nutr. Res, Pract., 4:259-269.

Cantu RC. 1986. Guidelines for return to contact sports after a cerebral concussion. Physician Sportsmed, 14(10):75.

Castellani JW, Young AJ, Ducharme MB, Giesbrecht GG, Glickman E. & Sallis RE. 2006. American College of Sports Medicine position stand: prevention of cold injuries during exercise. Medicine and science in sports and exercise, 38(11):2012-2029.

Chad Starkey & Jeffrey Rran. 2002. Evaluation of Orthopaedic and Athletic injueries(2nd ed). F. A. Davis.

Charkoudian N, Stephens DP, Pirkle KC, Kosiba WA. & Johnson JM. 1999. Influence of female reproductive hormones on local thermal control of skin blood flow. *Journal of applied physiology*, 87:1719-1723.

Cheung K. 2003. Delayed onset muscle soreness: Treatment strategies and performance factors, Sports Medicine 33(2):145-64.

Christakou A. & Lavallee D. 2009. Rehabilitation from sports injuries: From theory to practice. Perspect. Public Health, 129:120-126.

Colorado Medical Society, 1994. The School Health and Sports Medicine Committe guidelines for the management of concussions in sport. In National Athletic Trainer's Association: Proceedings of mild brain injury in sports summit, 106-109, Dallas, NATA.

Cook C. & Hegedus E. 2008. Orthopedic Physical Examination Tests: An Evidence-Based Approach. Upper Saddle River, NJ, Pearson-Prentice Hall.

Cooper RL, Taylor NF, and Feller JA. 2005. A systematic review of the effect of proprioceptive and balance exercises on people with an injured or reconstructed anterior cruciate ligament. Res. Sports Med., 13:163-178.

Costill DL, Maglischo EW. & Richardson AB. 1992. Handbook of sports medicine and science: Swimming. Champaign, IL: Human Kinetics.

Courson R. 1989. Rehabilitation of the throwers elbow. Sportsmed Update, Birmingham, Alabama, Spring.

Coyle EF. 1988. Carbohydrates and athletic performance. Sports Science Exchange, 1(7).

Creighton A, Spang J, Dahners L. 2005. Basic Science of ligament healing: Medial collateral ligament healing with and without treatment, *Sports Med Arthroscopy Review*, 13(3):34.

Curwain S and Stanish WD. 1984. Tendinitis: Its Etiology and Treatment. Lexington, Mass: D.C. Health and Company.

Danelsson U. 1996. Windchill and the risk of tissue freezing. *Journal of applied physiology*, 81:2666-2673.

De Carli MS, McDivitt R. 2006. Rehabilitation of patients following autogenic bone-patellar tendon-bone ACL reconstruction:1 20-year perspective, NAJSPT, 3(1):108-123.

Decker MJ, Hintermeister RA, Faber KJ, Hawkins RJ. 1999. Serratus anterior muscle activity during selected rehabilitation exercises. *American Journal of Sports Medicine*, 27: 784-791.

DePalma B. 2004. Rehabilitation techniques in sports medicine(4th ed.). McGraw-Hill.

Descoster L, Shirley C, Swartz E. 2005. Football face-mask removal with a cordless screwdriver on helmets used for at least on season of play, *J Ath Train*, 40(3):169.

Diegelmann R. 2004. Wound healing: An overview of acute, fibrotic, and delayed healing, Frontiersin Bioscience, (2):283-89.

DiFiori JP. 2002. Overuse injuries in young athletes: An overview, Athletic Therapy Today, 7(6):25.

Dillman CJ, Murray TA, Hintermeister RA. 1994. Biomechanical differences of open and closed chain exercises with respect to the shoulder. *Journal of Sports Rehabilitation*, 3: 228-238.

Ditmyer MM, Topp R, and Pifer M. 2002. Prehabilitation in preparation for orthopaedic surgery. Orthop. Nurs., 21(5):43-51

Eiff MP, Smith AT., Smith GE. 1994. Early mobilization versus immobilization in the treatment of lateral ankle sprains. *Am J Sports Med,* 22:83.

Ellenbecker T, De Carlo M, and DeRosa C. 2009. Effective Functional Progressions in Sport Rehabilitation. Champaign, IL, Human Kinetics.

Ellenbecker TS., Bailie DS., Kibler WB. 2006. Postsurgical Orthopaedic Sports Rehabilitation Knee & Shoulder; Rehabilitation after Mini-Open and Arthroscopic Repair of the Rotator Cuff. Mosby, 665-682.

Ellenbecker TS., Pieczynski TE., Davies GJ. 2010. Rehabilitation of the Elbow Following Sports Injury. *Clinics in sports medicine,* 29(1):33-60.

Epstein T. & Moran D. 2006. Thermal comfort and the heat stress indices. Industrial health, 44:388-398.

Ergen E, Ulkar B. 2008. Proprioception and ankle injuries in soccer. *Clin sports med.* 27:195-217.

Estein Y. & Moran DS. 2006. Thermal comfort and the heat stress indices. *Industrial health,* 44:388-398.

Evans R. 2009. Illustrated Orthopedic Physical Assessment. St Louis, Mosby.

Fitzgerald GK, Axe MJ, Snyder-Mackler L. 2000. A decision making scheme for returning patients to high-level activity with nonoperative treatment after anterior cruciate ligament rupture. *Knee surg sports traumatol arthrosc* 8:76-82.

Fitzgerald GK, Axe MJ, Snyder-Mackler L. 2000. The efficacy of perturbation training in non-operative anterior cruciate ligament rehabilitation programs for physically active individuals. Phys. Ther. 80(2):128-140.

Fu FH, Cohen SB. 2008. Current Concepts in ACL Reconstruction. SLACK Incorporated.

Gagge AP. & Gonzalez R. 1996. Mechanisms of heat exchange: biophysics and physiology. In: Handbook of Physiology: Environmental Physiology, M. J. Fregly and C. M. Blatteis (Eds.). Bethesda, MD: *American physiological society*, 45-84.

Giallonardo L. 2001. Clinical decision making in rehabilitation. In: Prentice W., and Voight M. Techniques in Musculoskeletal Rehabilitation. New York, McGraw-Hill.

Goldberg L & Elliot DL. 1994. Exercise for prevention and treatment of illness. Philadelphia: FA Davis Company.

Gonza ER. 2007. Biomechanics of long bone injuries. In Gonza ER, Harrington IJ, editors: Biomechanics of Musculoskeletal injury, Baltimore, Willams and Wilkins.

Guskiewicz KM, Ross SE, Marshall SE. 2001. Postural stability and neuropsychological deficits after contussion in collegiate athletes. *J Athletic Training*, 36(3):263.

Guyton AC. & Hall JE. 2002. Textbook of medical physiology (10e). Philadelphia, PA: W. B. Saunders Company.

Hamlet MP. 2001. Nonfreezing cold injuries. In: Textbook of Wilderness Medicine, P. S. Auerbach (Ed.). St. Louis, MO: Mosby, 129-134.

Han KJ, Kim YK, Lim SK, Park JY, Oh KS. 2009. The Effect of Physical Characteristics and Field Position on the Shoulder and Elbow Injuries of 490 Baseball Player: Confirmation of Diagnosis by Magnetic Resonance Imaging. *Clin J Sport Med,* 19(4):271-276.

Hedgepath E, Gieck J. 2004. Psychological considerations for rehabilitating the injured athlete. In prentice W, editor: Rehabilitation techniques in sports medicine and athletic training, St Louis, McGraw-Hill

Hertel J. 2000. Functional instibility following lateral ankle sprain. Sports Med, 29:361.

Hertel J. 2002. Functional anatomy, pathomechanics, and pathophysiology of lateral ankle instability. *J Athl Train*, 37:364.

Hess et al., 1989. Prevention and treatment of overuse tendon injuries, *Sports Med.* 8:371-384.

Hill C. 2007. Rehabilitation of soft tissue and musculoskeletal injury. In O' Young B: Physical medicine and rehabilitation secrets, Philadelphia, Hanley-Belfus.

Hirashima M, Kadota H, Sakurai S, Kudo K, Ohtsuki T. 2002. Sequential muscle activity and its functional role in the upper extremity and trunk during overarm throwing. *J Sports Sci.,* 20:301-310.

Hoffman MD, Sheldahl LM, Kraemer WJ. 1998. Therapeutic exercise. Rehabilitation Medicine: Principles and practice(3rd ed). Philadelphia: Lippincott-Raven Publishers.

Hölmich P, Larsen K, Krogsgaard K et al. Exercise program prevention of groin pain in football players: a cluster-randomized trial. Scand J Med Sci Sports 2010;20(6):814-21

Hoppenfeld S, Murthy V, Taylor K. 2000. Treatment and rehabilitation of fractures, Philadelphia, Lippincott Williams and Wikins.

http://www.kmle.co.kr/search.php

Jacobs I, Romet T, Frim J. & Hynes A. 1984. Effects of endurance fitness on responses to cold water immersion. Aviation, space, and environmental medicine, 55:715-720.

James C, Uhl T. 2001. A review of articular cartilage pathology and the use of glucosamine sulfate, *J Athl Train*, 36(4):413.

James RA, Gary LH, Kevin EW. 2012. Physical Rehabilitation of the injured athlete. 4th ed. Elsevier. P42-52

Johnson J. 2008. Overuse injuries in young athletes: Cause and Prevention, *Strength and Conditioning Journal*, 30(2):27-31.

Jordan BD, 1989. Hand injury in sports. In Jordan BD, Tsairis P, Warren RR. SPorts Neurology. New York:Aspen Publishers, 75-83.

Jordan BD, 1989. Hand injury in sports. In Jordan BD, Tsairis P, Warren RR. SPorts Neurology. New York:Aspen Publishers, 75-83.

Kenney WL. & Armstrong CG. 1996. Reflex peripheral vasoconstriction is diminished in older men. *Journal of applied physiology*, 80:512-515.

Kibler WB, Livingston BP. 2001. Closed chain rehabilitation for the upper and lower extremity. *J Am Acad Orthop Surg* 2001, 9:412-421.

Kibler WB, Livingstone B, Bruce R. 1995. Current concepts in shoulder rehabilitation. Adv Poer Orthop, 3:249-300.

Kibler WB, Uhl TL, Maddux JW, Brooks PV, Zeller B & McMullen J. 2002. Qualitative clinical evaluation of scapular dysfunction: a reliability study. *Journal of Shoulder and Elbow Surgery*, 11(6): 550-556.

Kisner C. & Colby LA. 2007. Therapeutic Exercise Foundations and Techniques, 5th ed. Philadelphia, Davis, 150-151

Kjaer M, Langberg H, Heinemeier K, et al. 2009. From mechanical loading to collagen synthesis, structural changes and function in human tendon. Scand. *J. Med. Sci. Sports*, 19:500-510.

Klag MJ, Lawrence RM, Davis RA. & Niparko JK. 1999. Johns Hopkins family health book. London: HarperCollins. 1308.

Knight K. 1995. Cryotherapy in sport injury management, Champaign, I 11, Human Kinetics.

Konin JG, Beil N, Werner G. 2003. Functional rehabilitation. Facilitating the serape effect to enhance extremity force production. Athlet Ther Today., 8:54-56.

Lavell E. 2007. Myofascial trigger points, Anesthesiology Clinics 25(4):841-51.

Lephart S, Pincinero D, Ciraldo J, et al. 1997. The role of proprioception in the management and rehabilitation of athletic injuries. *Am J Sports Med.*, 25(1):131-137.

Lephart S, Swanik C, Fu F. 2004. Reestablishing neuromuscular control. In prentice W, editor: Rehabilitation techniques in sports medicine and athletic training, St Louis, McGarw-Hill.

Lephart SM, Pincivero DM, Giraldo JL, Fu FH. 1997. The role of proprioception in the management and rehabilitation of athletic injuries. *Am J Sports med.*, 25(1):130-137.

Levy A, Pullman R, Polman P. 2006. Mental toughness as a determinant of beliefs, pain, and adherence in sport injury rehabilitation, *J sport Rehabil*, 15(3):246.

Ludewig PM, Cook TM. 2000. Alterations in shoulder kinematics and associated muscle ativity in people with symptoms of shoulder impingement. Phys Ther, 80(3): 276-291.

Ludewig PM, Hoff MS, Osowski EE, Meschke SA, Rundquist PJ. 2004. Relative balance of serratus anterior and upper trapezius muscle activity during push-up exercise. *American Journal of Sports Medicine*, 32(2): 484-493.

Manske RC., Prohaska D., Livermor R. 2006. Postsurgical Orthopaedic Sports Rehabilitation Knee & Shoulder; Anterior Cruciate Ligament Reconstruction Using the Hamstring-Gracilis Tendon Autograft. Mosby, 189-206.

Maehlum S. 2004. Clinical guide to sports injuries, Champaign, IL, Human Kinetics.

Maffulli N. 2000. Basic science of tendons, Sports Med Arthroscopy review, 8(1):1.

Magee DJ. 1997. Orthopedic Physical assessment. Philadelphia: W. B. Saunders.

Malone TR, Hardaker WT. 1990. Rehabilitation of foot and ankle injuries in ballet dancers. *J Orthop Sports Phys Ther*, 11(8):355.

Manske RC. 2006. Postsurgical Orthopedic Sports Rehabilitation: Knee &Shoulder.

Mark C, Sarah M. 2011. Kinetic Control:The management of uncontrolled movement. Elsevier, 85.

Maron BJ, Thompson PD, Ackerman MG. 2007 Recommendation and considerations related to preparticipation screening for cardiovascular abnormalitied in competitive athletes. Circulation, 2007:115(12):1643-1655.

Marshall RN, Elliott BC. 2000. Long axis rotation: The missing link in proximal to distal segmental sequencing. *J Sports Sci.*, 18:247-254.

McArdle W, Katch F, and Katch V. 2009. Muscular strength: Training muscles to become stronger. Exercise Physiology: Energy, Nutrition, and Human Performance, 7th ed. Baltimore, Lippincott Williams & Wilkins.

Mcardle WD, Magel JR, Gergley TJ, Spina RJ. & Toner MM. 1984. Thermal adjustment to cold-water exposure in resting men and women. *Journal of applied physiology*, 56: 1565-1571.

McCrea M. 2001. Standardized mental status testing in the sideline after sport-related concussion. *J Ath Train*, 36(3):274.

McGill SM. 1998. Low back exercise: Evidence for improving exercise regimens. *Physical Therapy*, 78:754-765.

McGill SM. 2001. Low back stability: from formal description to issues for performance and rehabilitation. *Exercise and Sports Sciences Reviews*, 29:26-31.

McKenzie RA. 1981. The lumbar spine: mechanical diagnosis and therapy, spinal publication, Waikanae, NZ, Spinal.

Mellion MB., 2edi., 1996. Office Sports Medicine. Hanley & Beifus.

Meredith RM, Butcher JD. 1997. Field splinting of suspected fractures: preparation, assessment, and application. Physician sports med, 25(10):29.

Merrick M. 2002. Secondary injury after musculoskeletal trauma: A review and update. *J Athl Train* 37(2):209.

Molina F. 2011. The physiologic basis of tendinopathy development. Athletic Therapy and Training, 16(6):5-8.

Moskwa CA, Nicholas JA. 1989. Musculoskeletal risk factors in the young athlete. Phys Sportsmed, 17(11):51.

Mowad CM, McGinley KJ, Foglia A. & Leyden JJ. 1995. The role of extracellular polysaccharide substance produced by Staphylococcus epidermidis in miliaria. *Journal of american academy of dermatology*, 33(5 part 1):729-733.

Nachemson AL. 1992. Newest Knowledge of low back pain. *Clinical Orthopedics*, 279:8-20.

Nash CE, Mickan SM, Del Mar CB, and Glasziou PP. 2004. Resting injured limbs delays recovery: A systematic review. *J. Fam. Pract.*, 53:706-712.

National Safety Council. 1993. First Aid and CPR(2nd ed.) Boston: *Jones and Bartlett.*

Neptune RR, Wright IC, van den Bogert AJ. 1999. Muscle coordination and function during cutting movements. *Med Sci Sorts Exerc*, 31:294.

Patel D. 2011. Stress fractures: Diagnosis, treatment, and prevention, *American Family Physician*, 83(1):39-46.

Peggy A Houglam. 2003. Therapeutic Exercise for Athletic Injuries. Human Kinetics.

Perrin DH. 2012. Athletic taping and bracing (3rd ed). Champaign, IL: Human Kinetics.

Pfeiffer RP, Mangus BC, 1998. Concepts of Athletic Training(2nd ed.). Jones and Bartlett Publishers.

Postsurgical orthopedic sports rehabilitation knee & shoulder. 2006. Mosby.

Pozos RS. & Danzl DF. 2002. Human physiological responses to cold stress and hypothermia. In: Textbooks of Military Medicine: Medical Aspects of Harsh Environments, Volume 1, K. B. Pandolf and R. E. Burr (Eds.). Falls Church, VA: Office of the Surgeon General, U. S. Army, 351-382.

Prentice W. 2004. The healing Process and pathophysiology of musculoskeletal injury. In Prentice W, editor: Rehabilitation techniques in sports medicine and athletic training, St Louis, McGraw-Hill.

Prentice W. 2004. The healing process and pathophysiology of musculoskeletal injury. Rehabilitation techniques in sports medicine and athletic training, McGraw-HIll.

Prentice WE. 1999. Rehabilitation Techniques in Sports Medicine(3rd ed), McGraw-Hill.

Prentice WE. 2010. Arnheim's Principles of Athletic Training: A Competency Based Approach(13th ed.). McGraw-Hill.

Pretice WE. 2004. Considerations in designing a rehabilitaion program, In Pretice WE: Rehabilitation techniques in sports medicine and athletic training, St. Louis, McGraw-Hill.

Rees JD, Wolman RL, and Wilson A. 2009. Eccentric exercises; why do they work, what are the problems and how can we improve them? *Br. J. Sports Med.*, 43:242-246.

Reinold MM. Fleisig GS., Andrews JR., Wilk KE., Jameson GG. 2000. Biomechanics and Rehabilitation of Elbow Injuries During Throwing. International Journal of Athletic Therapy & Training, 5(3):12-18.

Rogol IM, Emst G, Perrin DH. 1998. Open and closed kinetic chain exercises improve shoulder joint reposition sense equally in healthy subjects. *Journal of Athletic Training*, 33: 313-318.

Romani W, Gieck J, Perrin D. 2002. Mechanisms and management of stress fractures in physically active persons, *J Athl Train*, 37(3):306.

Sall J. 1990. Dynamic muscular stabilization in the nonoperative treatment of lumbar pain syndromes. Orthop Rev 19(8):691-700.

Sandrey M. 2003. Acute and chronic tendon injuries: factors affecting the healing response and treatment, *J Sport Rehabil*, 12(1):70.

Sarrafin S. 1983. Anatomy of the foot and Ankle. Philadelphia: JB, Lippincott.

Savage MV. & Brengelmann GL. 1996. Control of skin blood flow in the neutral zone of human body temperature regulation. *Journal of applied physiology*, 80:1249-1257.

Scherzer C, Brewer B, Cornelius A. 2001. Psychological skills and adherence to rehabilitation after reconstruction of the anterior cruciate ligament, *J sport Rehabil* 10(3):165.

Schwellnus M. 2003. Flexibility and joint range of motion. In: Frontera WR, ed. Rehabilitation of sports injuries: Scientific basis. Oxford: Blackwell Science., 232-257.

Sforzo G. & Touey P. 1996. Manipulating exercise order affects muscular performance during a resistance exercise training session. *J. Strength Cond. Res.*, 10:20-24.

Shelbourne KD, Nitz P. 1990. Accelerated rehabilitation after anterior cruciate ligament reconstruction. *Am J Sports Med.*, 18:292-299.

Silver JK & Leadbetter WB. 1998. Piriformis syndrome: Assessment of current practice and literature review. Orthopedics, 21:1133.

Simek S, et al. 2007. The effects of proprioceptive training on jumping and agility performance. Kinesiology 39(2):131-141

Smolander J. 2002. Effect of cold exposure on older humans. International journal of sports medicine, 23:86-92.

Starkey C, Brown SD, Ryan JL. 2010. Examination of Orthopedic and Athletic Injuries(3rd ed.). The F.A Davis Company, Philadelphia, Pennsylvania.

Steiner D, 2010. Pathophysiology of ligament injuries. In Comfort P: Sports rehabilitation and injury prevention, NewYork, John Wiley & Sons.

Stensdotter A, Hodges PW, Mellor R, Sundelin G, Hager-Ross C. 2003. Quadriceps activation in closed and in open kinetic chain exercises. *Med Sci Sports Exerc.*, 35:2043-2047.

Stocks JM, Taylor NA, Tipton MJ. & Greenleaf JE. 2004. Human physiological responses to cold exposure. Aviation, space, and environmental medicine, 75:444-457.

Taylor M. 2000. Treating Chronic tendon injuries, *Athletic Therapy Today* 5,(6):50.

Terry GC, Chopp TM. 2000. Functional Anatomy of the Shoulder. *Journal of Athletic Training*, 35(3):248-255.

Thomas JR. & Oakley EHN. 2002. Nonfreezing cold injury. In: Textbooks of Military Medicine: Medical Aspects of Harsh

Environments, Volume 1, K. B. Pandolf and R. E. Burr (Eds.). Falls Church, VA: Office of the Surgeon General, U. S. Army, 467-490.

Thompson L. 2002. Skeletal muscle adaptations with age, inactivity, and therapeutic exercise, *J Orthop sports Phys Ther*, 32(2).

Tikuisis P, Jacobs I, Moroz D, Vallerand AL. & Martineaul L. 2000. Comparison of thermoregulatory responses between men and women immersed in cold water. *Journal of applied physiology*, 89:1403-1411.

Tippett SR, Voight ML. 1995. Functional Progressions for Sport Rehabilitation. Human Kinetics, Champaign

Uhl TL, Carver TJ, Mattacola CG, Mair SD, Nitz AJ. 2003. Shoulder musculature activation during upper extremity weight-bearing exercise. *Journal of Orthopaedic Sports Physical Therapy*, 33: 109-117.

USARIEM. 2005. Heat injury prevention program. Appendix 1: Commander' s, senior NCO' s, and instructor' s guide to risk management of heat casualties. Avalable from: http://www.usariem.army.mil/HealthInjury.htm. Accessed April.

Walter RF, Stanley AH, Lyle JM, Julie KS, Timothy PY. 2007. Clinical Sports Medicine: Medical Management and Rehabilitation.

Ward P. 2010. Acute inflammation and chronic inflammation In Serhan C: Fundamentals of inflammation, Cambridge, UK, Cambridge University Press.

Weintraub W. 2003. Tendon and ligament healing: A new approach to sports and overuse injury, Herndon, VA, Paradigm.

Weintraub W. 2005. Tendon and ligament healing: A new approach to sports and overuse injury, Brookline, MA, Pradigm.

Wiesner SL. 1994. Rehabilitation of Elbow Injuries in Sports. Physical medicine and rehabilitation clinics of North America, 5(1):81

Wilder R, Sethi S. 2004. Overuse injuries: Tendinopathies, stress fractures, compartment syndrome, and shin splints, *Clin Sports Med*, 23(1):55.

Wilk KE. 1994. Current concepts in the rehabilitation of athletic shoulder injuries. In:Andrews, J. R., Wilk. K. E(eds). The Athlete' s shoulder. Churchill Livingstone, New York, 335-354.

Williams GR., Kelley M. 2000. Management of Rotator Cuff and Impingement Injuries in the Athlete. *Journal of Athletic Training*, 35(3):300-315.

Williams PC. 1965. The lumbosacral spine, emphasizing conservative management, NY, McGraw-Hill.

Winters MV et al. 2004. Passive versus active stretching of hip flexor muscle in subjects with limited hip extension; A randomized clinical trial. Phys Ther. 84:800.

Worrell T, Booher LD, Hench KM. 1994. Closed kinetic chain assessment following inversion ankle sprain. *Journal of sport rehabilitation*, 37:507-511.

Young AJ. 1996. Homeostatic responses to prolonged cold exposure: human cold acclimatization. In: Handbook of Physiology: Environmental Physiology, M. J. Fregly and C. M. Blatteis (Eds.). Bethesda, MD: American physiological society, 419-438.

찾아보기